国家科学技术学术著作出版基金资助出版

压 疮 护 理

主 编 韩斌如 王欣然
副主编 赵晓维

科学技术文献出版社
SCIENTIFIC AND TECHNICAL DOCUMENTATION PRESS
· 北京 ·

图书在版编目（CIP）数据

压疮护理 / 韩斌如，王欣然主编. —北京：科学技术文献出版社，2013. 1（2022. 8重印）
ISBN 978-7-5023-7167-8

Ⅰ. ①压…　Ⅱ. ①韩…　②王…　Ⅲ. ①褥疮—护理　Ⅳ. ① R473.6

中国版本图书馆 CIP 数据核字（2012）第 009274 号

压疮护理

策划编辑：付秋玲　　责任编辑：付秋玲　　责任校对：张吲哚　　责任出版：张志平

出 版 者　科学技术文献出版社
地　　址　北京市复兴路15号　邮编 100038
编 务 部　(010) 58882938，58882087（传真）
发 行 部　(010) 58882868，58882870（传真）
邮 购 部　(010) 58882873
官方网址　www.stdp.com.cn
发 行 者　科学技术文献出版社发行　全国各地新华书店经销
印 刷 者　北京虎彩文化传播有限公司
版　　次　2013 年 1 月第 1 版　2022 年 8 月第 6 次印刷
开　　本　889 × 1194　1/16
字　　数　540千
印　　张　20.25　彩插40面
书　　号　ISBN 978-7-5023-7167-8
定　　价　118.00元

前　言

压疮，是由于身体局部组织长期受压，血液循环障碍，组织营养缺乏等原因，而引起的组织破损和坏死。压疮至今仍是护理学领域的难题，它不仅降低病人的生活质量，而且消耗了极多的医药、护理费用。为加大压疮的管理与研究，美国和欧洲分别设有压疮的防控组织体系，并在此领域展开了一系列的相关研究，这对压疮的防控起到了积极作用。然而，国内护理领域对于压疮的认识还相对滞后，相关知识尚未普及，从而导致知识更新速度慢，不能快捷地把新的理论有效运用到临床护理中。近年来国内许多护理工作者已经意识到压疮的防控对于护理工作的重要性，相关知识、技能的学习需求越来越大。同时迫切需要压疮护理的专业书籍来指导临床护理工作。但目前压疮护理方面的书籍有限，本书正是针对临床这一迫切需求编写的一本压疮护理方面的专著，突出知识新与实用性强的特点，总结了多年临床护理实践与教学所做的系列研究及成功经验的同时，还参考了大量国内外相关资料，以图示、病例分享等方式高度概括、深入浅出地阐述并分析了压疮护理实践中的重点及难点问题。本书内容共分四篇 17 章，涵盖了目前压疮护理各方面内容。其中包括压疮概论、压疮的皮肤生理、形成机制、压疮的识别、愈合、敷料的选择与运用、感染、营养、风险评估、各级压疮的处理、防护、特殊患者的压疮预防、病例分析、健康教育、社区压疮预防、压疮的质量管理及压疮的护理研究等内容。本书更新了压疮护理理念，纠正在护理理论与实践中存在的误区，对临床压疮护理有着指导作用，也是护士规范化培训、在职教育、护理院校实习生临床实践的参考书。

本书在编写过程中，承蒙科学技术文献出版社给予的大力支持，在此表示衷心地感谢。为了保证本书的内容具有实用性和科学性，主编和编写者尽最大努力，反复斟酌、修改，但限于时间和水平，仍难免有欠缺之处，恳请读者指正。

首都医科大学宣武医院

韩斌如

编写人员名单

主　　编　韩斌如　王欣然

副 主 编　赵晓维

编写人员　(按姓氏笔画为序)

王　玲　王　威　王　思　王会元
王欣然　王雅菁　石长瑞　冯新玮
朱晓红　刘　宁　刘大川　刘凤春
齐　颖　杨　洋　张　琰　陈　宏
陈欣欣　欧　洲　岳　鹏　赵晓维
侯丽敏　曹　峰　梁　潇　寇京莉
尉俊铮　韩景璐　韩斌如　景肖玲
姜红涛　鲍月红　穆　红

特　　邀　张剑峰(北京大学第一医院)、
周红(儿童医院)参与编写,特此感谢

目录

第一篇　压疮相关基础知识

第一章　压疮概论 …… 3

第一节　压疮的历史沿革 …… 3

第二节　压疮的流行病学介绍 …… 4

第二章　皮肤生理 …… 9

第一节　人体皮肤解剖和组织学基础 …… 9

第二节　皮肤的生理功能 …… 13

第三节　皮肤组织病理学概述 …… 19

第三章　压疮的形成机制 …… 22

第一节　缺血性损伤学说 …… 22

第二节　再灌注损伤学说 …… 25

第三节　细胞变形学说 …… 28

第四章　压疮的识别 …… 32

第一节　伤口的定义及分类 …… 32

第二节　伤口的评估 …… 33

第三节　压疮的分期与分型 …… 36

第四节　压疮的鉴别诊断 …… 39

第五章　压疮愈合 …… 44

第一节　再生与修复 …… 44

第二节　伤口愈合的基本过程 …… 49

第三节　伤口愈合的类型 …… 52

第四节　影响伤口愈合的因素 …… 52

第五节　促进伤口愈合的因素 …… 55

第六节　伤口愈合的评价 …… 56

第六章　伤口敷料的选择与运用 …… 60

第一节　伤口敷料的历史演变 …… 60

第二节　伤口敷料的种类 …… 61

第三节　伤口敷料的选择 …… 65

第四节　伤口敷料的运用 …… 68

第七章　压疮与感染 …… 71

第一节　压疮感染的微生物学基础 …… 71

第二节　压疮感染的诊断与治疗 …… 74

第三节　微生物标本的采集 …… 77

第四节　感染伤口消毒液的选择 …… 79

第五节　抗菌药物的合理使用 …… 80

第六节　预防感染的必要措施 …… 85

第八章　压疮与营养 …… 88

第一节　营养不良与压疮 …… 88

第二节　营养评估与营养筛查 …… 89

第三节　正常成人的营养需求 …… 94

第四节　压疮患者的营养治疗问题 …… 96

第五节　能量消耗的评估 …… 99

第六节　压疮患者的胃肠内营养支持 …… 103

第七节　压疮患者的胃肠外营养支持 …… 107

第二篇　压疮的风险评估及处理

第九章　压疮风险评估 …… 115

第一节　护理风险管理相关概念 …… 115
第二节　压疮风险预警体系 …… 116
第三节　压疮危险评估工具介绍 …… 120
第四节　压疮风险评估过程中护理思维的培养 …… 127

第十章　各级压疮的处理 …… 130

第一节　Ⅰ期压疮的处理 …… 130
第二节　Ⅱ期压疮的处理 …… 133
第三节　创面床准备 …… 134
第四节　Ⅲ、Ⅳ期压疮的处理 …… 138
第五节　难以分期及可疑深度压疮的处理 …… 141
第六节　压疮的手术治疗 …… 142
第七节　重度压疮患者围术期的护理 …… 146
第八节　压疮的高压氧治疗 …… 149

第三篇　压疮护理的临床实践

第十一章　压疮防护技术 …… 157

第一节　患者清洁技术 …… 157
第二节　协助患者移动转运技术 …… 163
第三节　外固定压疮预防技术 …… 175
第四节　压疮护理相关无菌技术 …… 182

第十二章　特殊患者压疮预防及相关技术 …… 190

第一节　重症患者压疮的防护 …… 190
第二节　手术患者术中压疮的防护 …… 201
第三节　骨科患者压疮的预防 …… 209
第四节　神经科患者压疮的防护 …… 212
第五节　急诊患者压疮的防护 …… 219
第六节　老年患者压疮的防护 …… 221
第七节　小儿患者压疮的防护 …… 223
第八节　尿失禁患者压疮的防护 …… 226
第九节　大便失禁患者压疮的防护 …… 233
第十节　伤口大量渗出患者压疮的防护 …… 236
第十一节　心脏病患者压疮的防护 …… 237
第十二节　糖尿病患者压疮的防护 …… 240
第十三节　烧伤患者压疮的防护 …… 243
第十四节　肥胖患者压疮的防护 …… 246

第十三章　压疮护理病例分析 …… 251

第一节　压疮风险评估与预防病例分析 …… 251
第二节　Ⅰ期、Ⅱ期压疮处理病例分析 …… 256
第三节　深度压疮处理病例分析 …… 260

第十四章　压疮防护的健康教育 …… 266

第一节　健康教育基本知识 …… 266
第二节　针对患者的压疮防护健康教育 …… 269
第三节　针对照顾者的压疮防护健康教育 …… 272

第十五章　社区压疮预防及护理 …… 275

第一节　社区护理学概述 …… 275
第二节　压疮的社区预防及护理 …… 278
第三节　社区压疮护理的完善与发展 …… 282

第四篇　压疮护理管理

第十六章　压疮护理的质量管理 …………… 287

第一节　护理质量管理评价指标 ……… 287

第二节　压疮护理管理体系的介绍 …… 290

第三节　压疮护理管理体系的建立 …… 292

第四节　压疮护理管理体系的运行 …… 292

第五节　压疮质量管理效果评价 ……… 296

第六节　专科护士培养 ………………… 297

第七节　压疮质量管理中的问题及改进建议 ………………………… 301

第十七章　压疮的研究 ……………………… 304

第一节　压疮防治网络资源的利用 …… 304

第二节　我国压疮临床研究方向及趋势 ………………………… 308

第三节　常用压疮实验动物模型 ……… 309

第一篇　压疮相关基础知识

第一章　压疮概论

压疮(pressure sore)是由于肢体突出部位组织受长期压迫导致局部组织持续缺血、缺氧、营养不良而致组织坏死形成的软组织溃疡。压疮是长期卧床病人在临床上常见的并发症，也是护理工作中较为棘手的问题。

第一节　压疮的历史沿革

在中医典籍中，“席疮”是与“压疮”雷同的名词。最早记载有关压疮的医书为明代申斗垣的《外科启玄》，其中记载“席疮乃久病之人挨擦磨破而成”。在清代顾世澄编著的《疡医大全》第三十五卷中，更明确记载压疮的好发对象、部位及难治程度，曰：“席疮乃久病着床之人，挨擦磨破而成。上而背脊，下而尾间，当用马屁勃软衬，庶不致损而又损，昼夜呻吟也。病患但见席疮，死之征也”；“席疮乃大病后久而生眠疮也，乃皮肉先死，不治”。清代钱襄撰著的《侍疾要语》，是现存古代中医文献中，最早较全面论述中医护理的专书，它历述长期卧床的患者预防席疮的具体措施如“久病消瘦，皮肤或碎，须垫以灯草圈则痛处不着褥席”。

自1590年，压疮被称为褥疮，“褥疮”一词来源于拉丁文，意为“躺下”。“褥疮”是一种形象的命名，其把压疮的发生与长期卧床紧密联系在一起，是一种传统习惯的称法，直至今日“褥疮”这一术语仍然在使用。但是若是因久坐原因在坐骨结节处发生溃疡或因站立、行走发生的足底溃疡称之为褥疮显然不太合适，因为在实践中人们发现，这种溃疡不仅发生于卧位，也发生于坐位，并非仅仅是“躺卧引起的溃疡”。因此，“褥疮”一词正逐渐被“压疮”或“压力性溃疡”(pressure ulcer)所替代。因为“压疮”或“压力性溃疡”从病因、病理生理学角度，更准确概括压疮的实质，反映出受压而引起的病理学变化，更具有科学性。

而“压疮”和“压力性溃疡”这两个命名相比较，又以“压疮”更为恰当、准确，因为“压疮”更能反映其病理特征，即指与局部受压有关的压力性损害，又表明其具有慢性溃疡改变的病变特征；更能反映其临床特征，即与受压部位有关的骨隆突处的局限性损伤，无论患者处于任何体位(卧位、坐位)，只要局部有难以释放的压力且引起了皮肤及皮下组织不可逆性的损害，即可命名为压疮，而不仅仅是卧床时才会发生的皮肤损害(褥疮)。此外，“压疮”的命名更为简短并避免与其他部位的溃疡混淆，如被认为与应激有关的十二指肠球部溃疡(人们也习惯于将应激称为“压力”，因而十二指肠溃疡有时也被称为应激性溃疡或压力性溃疡)。将 pressure ulcer 命名为“压疮”，既能反映其病理和临床特征，又能避免与其他概念混淆，是一种较为恰当的命名。

随着命名的改变，新加坡卫生部压疮预测和预防临床护理实践指南工作组2001年将压疮定义修正为“由于切割、摩擦和压迫骨性隆起而造成的局部皮肤、肌肉和肌肉下层组织的损坏”。2007年美国国家压疮专家组(NPUAP)将压疮的定义更新为：“压疮是皮肤或皮下组织由于压力、剪切力或摩擦力而导致的皮肤、肌肉和皮下组织的局限性损伤，常发生在骨隆突处。有很多相关因素或影响因素与压疮有关，但这些因素对压疮发生的重要性仍有待于探索(NPUAP，2007)。”

分析更新的压疮定义，压力、剪切力或摩擦力的联合作用是形成压疮的主要原因，主要受累部位是骨隆突处。更新的定义有助于将骨隆突处的剪切伤和摩擦伤也归类于压疮，以避免以前将压疮主要归咎于受压，而造成压疮被低估。在临床护理中常会遇到发生在非受压部位的压疮，护理人员应该更加致力于对剪切力和摩擦力的干预，而不是将注意力只集中在分析受压原因上。压疮的干预重在预防，而压疮一旦形成，重要的是采取有效措施进行处理。

第二节　压疮的流行病学介绍

一、流行病学概述

流行病学(epidemiology)是研究特定人群中疾病、健康状况的分布及其决定因素，并研究防治疾病及促进健康的策略和措施的科学。流行病学是预防医学的一个重要学科，通过对疾病分布的描述，可帮助人们认识疾病的流行规律和探索疾病病因的基础，为临床诊断和治疗等提供重要信息；同时，通过对疾病分布规律及其决定因素的分析，可为合理地制定疾病的预防控制策略及措施，以及评价干预措施实施的效果提供科学依据。

流行病学的研究内容包括疾病、伤害和健康三个层次。流行病学任务分三个阶段：第一阶段的任务是“揭示现象”，即揭示流行或分布(其他疾病、伤害与健康)的现象；第二阶段为“找出原因”，即从分析现象入手找出流行与分布的规律与原因；第三阶段为“提供措施”，即合理利用前两阶段的结果，导出预防或处置的策略与措施。流行病学的三大要素为原理、方法和应用。而流行病学应用的范畴包括重大公共卫生问题的确定；突发事件的应急与处理；疾病相关监测；疾病病因和危险因素研究；疾病的自然史研究和疾病防治的效果评价。

二、压疮流行病学研究方法

(一)描述性研究

是压疮流行病学研究的基础，主要方法为现况研究，通过调查描述压疮的分布和各种可疑致病因素的关系，提出病因假说。

(二)分析性研究

选择一个特定的人群，对由描述性研究提出的病因或流行因素的假设进行分析检验。

(三)实验法

流行病学实验是在人群现场中进行的，将观察人群随机分为试验组和对照组，给试验组施加某种干预措施，通过随访观察，判定对压疮的干预措施的效果，进一步验证假说。

三、压疮流行病学调查研究的基本步骤

(一)制定调查设计方案

包括资料搜集、整理和分析资料的计划。搜集资料的计划在整个设计中占主要地位，包括以下内容：

1. 明确调查目的和指标

明确调查目的是了解参数，用以说明总体的特征，还是研究事物或现象之间的关系。前者包括了解某医院或某病区压疮发病及患病情况。后者用以探求人群健康的有关因素或探索病因，如研究压疮的发病原因和相关因素。将调查目的具体化为指标。

2. 确定研究对象和观察单位

调查对象是根据研究目的确定调查总体的同质范围。观察单位是要调查的总体中的个体，也是统计计算的单位。如研究总体是全市综合性三级甲等医院所有ICU护士。个体是ICU护理工作时间≥6个月的护士。

3. 选择调查方法

调查方法按调查范围，可分为全面调查和非全面调查。全面调查是对总体中每个个体都进行调查，如某医院压疮的普查。非全面调查又有典型调查和抽样调查。典型调查是有意识选择好的、中间型的或差的典型进行调查；抽样调查是从总体中随机抽出一部分进行调查，是医学研究中常用的方法。

4. 决定采取的调查方式

有直接观察、采访、填表和通信四种调查方式。前两种方式由调查人员亲自参与和记录，调查质量可靠。后两种方式由被调查者自己填写，若被调查者文化水平高，素质高，乐意配合调查，也可以得到可靠的资料。

5. 设计调查项目和调查表

调查项目包括备查项目和分析项目。备查项目用于核查资料，如被调查者的姓名、性别、住址、

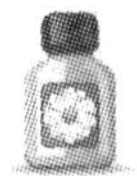

电话以及调查者和调查日期。分析项目用于计算统计指标,分析压疮相关因素或病因。备查项目不可过多,但是必要的分析项目不能少。将调查项目按逻辑顺序排列即可成调查表。

6. 估计样本含量

若进行抽样调查,须估计样本含量,其方法有查表法和公式计算法。

(二)制定调查实施方案

包括人、财、物的准备,调查人员的培训,统一调查方法。最好开展预调查,获得经验,完善调查方案。如"护士对湿性愈合治疗压疮认知度的调查",调查表设计后,先进行预调查,随机抽取20例样本,进行内容一致性信度检验,证明该问卷具有较好的信度后,即可以用于正式调查。

(三)正式调查

调查时把好质量关,调查者了解调查目的、意义、方法,掌握调查对象纳入标准,保证收集的资料完整、准确、及时。

(四)整理、分析资料,写出调查报告

四、常用指标及统计方法

流行病学调查结果进行分析比较时,不能直接应用收集来的绝对数值,而是计算出概率,这里简要地介绍了几种常用的指标及其统计方法。

(一)压疮发生率

压疮发生率是指在一定时间和一定人群中新发生压疮的频率。观察时间一般以年为单位。用作描述疾病的分布,通过比较不同人群的压疮发生率,来帮助确定可能的病因,探讨发生因素,提出病因假说,评价防治措施的效果。发生率的准确性取决于疾病报告,登记制度以及诊断的正确。其计算公式为:

$$\text{压疮发生率}(\%)=\frac{\text{(同一时期内)新发生压疮的例数}}{\text{(同一时期内)处于危险中的人数}}\times 100\%$$

$$\text{或}=\frac{\text{同期新发生压疮的例数}}{\text{同期住院病人数(或出院病人数)}}\times 100\%$$

(二)压疮例次发生率

在压疮监测中,一个患者可能多部位发生压疮,所以还必须计算压疮例次的发生率。压疮例次发生率常高于(病例)发生率,因此在压疮的有关报道中应指出是发生率还是例次率,以便于分析和比较。其计算公式为:

$$\text{压疮例次发生率}=\frac{\text{同期新发生压疮的例次数}}{\text{同期处于危险中的人数}}\times 100\%$$

(三)压疮罹患率

压疮罹患率用来统计处于危险人群中新发生压疮的频率,其分母必须是具有压疮风险的人群数,分子必须是该人群的一部分,常用于表示较短时间和小范围内压疮的发生情况。观察时间的单位可以是日、周或月。其优点是可以根据暴露程度精确测量的发病几率。适用于研究局部地区压疮的情况。其计算公式为:

$$\text{压疮罹患率}=\frac{\text{同期新发生压疮的例数}}{\text{观察期间具有压疮风险的人数}}\times 100\%$$

(四)压疮患病率

压疮患病率也称现患率,是指在一定的时间或时期内,在一定的危险人群中实际发生压疮(新、旧压疮)例数所占的百分比。观察的时间可以是一天或一个时间点,称为时点患病率,若是在一段时间内则称为期间患病率。其计算公式为:

$$\text{压疮患病率}=\frac{\text{(特定时间)存在的压疮例数}}{\text{观察期内处于压疮危险中的人数}}\times 100\%$$

压疮患病率与压疮发生率不同,主要区别在于分子上,发生率是指在某一期间某一人群中新发生压疮的例数所占的比率,而患病率是指某一时间某一人群中所有存在的压疮病例所占的比率;只要观察期间仍未痊愈的压疮均为统计对象,而不管其发生的时间。患病率通常都高于发生率。进行现患率调查必须强调实查率,只有实查率达到90%～100%,统计分析的材料才有意义和说服力。实查率的计算公式为:

$$\text{实查率}(\%)=\frac{\text{实际调查病人数}}{\text{调查期间住院病人数}}\times 100\%$$

五、压疮流行病学概况

(一)压疮的发生率及治疗费用

在我国,认为压疮完全可以预防的观点占统治地位,使大家不敢上报。隐瞒不报致使大量的压疮患者得不到及时、规范的治疗护理,致使国内尚无权威性的压疮发生率、患病率和压疮治疗护理相关的医疗费用统计数据,也未见有整个机构的压疮发生率和患病率的调查报告。近年来,医疗护理质量管理得到进一步规范。我国亦有文献报道,压疮的发生率为2.5%～8.8%,有的甚至高达11.6%。胡宏鸯等参照Kathy Whittington于2005年进行了浙江邵逸夫医院压疮发生率和患病率预调查，调查中显示，在患病率调查中，观察病例数 875 例，其中 10 例存在压疮，患病率为 1.14%；发生率调查中，观察病例数 1493 例，14 人出现压疮，发生率为 0.94%。我国亦有文献报道，中国某儿童医院的压疮发生率为 17.56%，而成人压疮发生率为 2.7%～38.0%。

压疮不仅导致了患者的生理及心理伤害，而且也加大了卫生医疗的负担。美国每年有近 100 万名患者发生压疮，治疗费用达到 85 亿美金，治疗 1 例压疮约花费 500～50000 美元，花费金额与压疮的严重程度呈正相关。而来自欧洲压疮顾问小组（EPUAP）的权威数据提示高达 18%的住院患者发生压疮。在英国，每年用于压疮治疗的资金约为 118 亿～312 亿英镑，而用于预防的经费也在 118 亿～715 亿英镑。而荷兰大于 1%的卫生保健经费用于压疮的防治或支付压疮所致的住院费用。国外的护理观点认为压疮大部分是可以预防的，但并非全部。Hibbs 认为在已经发生的压疮中，5%属于不可避免的压疮。如严重负氮平衡的恶液质患者、神经科丧失感觉的患者、营养和循环不良的患者，均易导致压疮的发生。

（二）压疮的年龄分布

老年患者压疮发生率呈直线上升，其中 70%发生在住院 2 周内。根据美国的相关资料统计，压疮患病率与年龄呈正相关，71%的压疮出现在 70 岁以上的老年人。据 Perheger 等对 2373 名患者所做的观察显示，40 岁以上患者较 40 岁以下患者压疮患病率高出 6～7 倍。Ketts R 报道，住院患者中老年人的压疮发生率为 10%～25%；护理院老年人第一年压疮的发生率为 9.5%；第二年为 21.6%。压疮和患者的死亡率相关，有研究表明患压疮的老年人出院后的死亡率高达 60%。美国老年患者每年以治疗压疮为主的住院日占到了 53.2 万个，每年可因压疮并发症导致约 6000 例患者死亡。

我国有文献报道，压疮发生率与年龄呈正相关，在被调查的发生压疮的人群中，65 岁以上老人占到 50%。在住院老年人中，压疮发生率为10%～25%，其中高龄患者压疮发生率可增加到 20%～32%，发生压疮的老年人较无压疮的老年人死亡率增加 6 倍。

（三）压疮发生地点分布

美国一项压疮患病率的调查显示，在综合性医院为 10%～18%；在长期护理机构为 2.3%～28%，家庭护理中为 9%～29%。而 Ketts R 称，美国一般医院的患者压疮发生率为 2.5%～11.6%，护理之家的被护人员中有 3%～24%发生压疮。亦有文献报道在养老院压疮的发生率是 4%～24%，在养老院二期压疮发生率是 10.8%～13.3%，一期压疮的发生率上升至 28%。在急救医院，压疮的患病率为 9.2%。老人护理院入院时患病率 17.4%。患病未入院而在家中治疗发生压疮的为 50%，而住院期间压疮的发生率为 42%。整形外科发生率为 15%。加拿大最近的一项研究调查了 45 所医疗机构的 1.4 万例患者，结果显示压疮的发生率在急性病病房为 25.1%，在家庭病房和康疗中心为 29.9%，在综合性医院为 15.1%，所有医疗机构平均的压疮发生率为 26.2%。

我国文献报道，急诊压疮发生率为 9.2%，专科和福利院的压疮发生率为 23%～27.5%，住院老年人的压疮发生率为 10%～25%。

（四）压疮病因及部位分布

Barton 的研究报道，500 例危重患者压疮发生率约占 45%，有压疮的患者护理量增加 50%。Ketts R 报道昏迷、截瘫患者的压疮发生率为 24%～48%，；神经科、慢性病压疮发生率达 30%～60%。另有国外文献统计，手术中压疮发生率在 3%～5%。

我国亦有文献报道，脊髓损伤患者的压疮发生率在 25%～85%，且 8%与死亡有关。股骨骨折的老人压疮发生率高达 66%；神经科患者压疮的发生率达 30%～60%。

从压疮的发生部位来看，骶尾部仍然是压疮的最高发部位，分别在患病率调查中占 50%的比例，在发生率调查中占 64.3%的比例。

六、压疮流行病学研究的几点启示

（一）我国压疮的流行病学监测数据亟待完善

随着医学研究的不断深入，国内外对压疮的防治有了长足的发展。但是，从全球范围来看，压疮的发生率与 15 年前相比没有下降的趋势，至今仍是护理学领域的难题，它不仅降低患者的生活质量，而且大量消耗医药护理费用，增加患者的痛苦和经济负担，影响疾病的康复，甚至危及患者的生命，还会激化护患之间矛盾。多年来我国有关压疮发生率的数据都在引用国外的统计数据，一直没有多中心、大样本的可靠数据来说明我国各级各类医院压疮的发生率和患病率等指标。因此，要想切实提高压疮的防治水平，实施科学的压疮流行病学指标监测已迫在眉睫。

（二）提高护理人员对压疮的认知水平尤为重要

护士的知识和态度对临床压疮预防十分重要。在过去的30年里，压疮防治理念发生了巨大的变化。治疗不再是热灯烘烤，PVP消毒，干燥伤口愈合理念已经不是临床处理压疮的标准，取而代之的是湿润伤口愈合理念。然而先进的压疮防治护理始终未渗透到床边和社区医疗卫生服务中，而医生在此方面的认知更为欠缺。在芬兰一项调查结果显示：医护人员对压疮知识了解不足和医护人员人力不足与压疮的增加存在相关性。谢小燕等人通过调查发现护士的压疮防治相关知识相当缺乏，及格率仅为11.7%。另有研究结果显示：压疮常被错误的分类，护士不能正确使用压疮评估表，评分后不能正确判断结果，不知道如何评价措施的有效性。临床上仍在广泛地使用按摩、气圈减压、烤灯等措施。为此应对医护人员进行有循证理论和方法支持的压疮预防教育，更新陈旧的知识结构和理念，使其明白压疮预防的重要性及其操作方法，并获得组织的支持。

（三）压疮风险预测及防范能力有待提高

压疮护理最重要的环节是预测和预防，使用风险评估工具发现压疮高危患者，对其进行客观性评估并采取相应的预防措施是预防压疮关键性的一步。目前各类压疮评估工具已逐渐引进临床，但是应用水平却参差不齐，压疮风险预测结果的科学性、可信性、提示性均有待进一步提高，而针对预测结果实施防范措施还存在随意性、经验性、传统性的诸多问题，护理措施落实的情况也难令人满意，急需进一步改进。

（四）大力推进社区压疮的防治工作

社区公共卫生服务是我国医疗改革的重点，绝大多数慢性病在社区诊治成为趋势，要求医护提高技能，深入家庭开展卫生服务工作。有研究表明社区老年慢性患者由于缺少有效的护理和专业性指导，导致院外压疮发生率较高。说明当前社区护理人员急需在压疮防治方面开展更为有效的工作。充分调研以了解社区护士压疮防治观念、知识水平、临床实践状况、社区压疮患者治疗现况，是提高社区护士压疮防治知识和技能的可行途径和方法，也是实施有效压疮防治的前提。

针对以上的问题，希望通过压疮流行病学的研究，更好地帮助人们认识压疮的流行规律和探索压疮的危险因素，为合理地制定压疮的预防控制策略及措施，以及评价干预措施实施的效果提供科学依据。

参 考 文 献

[1]Amlung, Stephanie R, Miller, Wendy L, Bosley, Linda M. 1999 National Pressure UlcerPrevalence Survey: A benchmarking aPProach. ADV SKIN WOUND CARE, 2001,14:297～301

[2]谢小燕，刘雪琴．对护士压疮防治相关知识现状的调查. 中华护理杂志，2005,1(40):67～65.

[3]于青，于兰．压力性溃疡危险因素的评估[J]. 护士进修杂志，1996,11(2):7～8.

[4]张世民．压疮研究新进展[J]. 国外医学·护理学分册，1995,14(5):193～195.

[5]李旭，杨家林．国内外护理新进展[M]. 长春：吉林人民出版社，2004:16.

[6]沈小芳，沈艳婷，汪琪，等．压疮预防评估表的设计与应用[J]. 护理学杂志，2007,22(2):44.

[7]李晓蓉．循证护理在骨科患者压疮预防中的应用[J]. 中国实用护理杂志，2007,7(23):14.

[8]吴金花．压疮预防及治疗的进展[J]. 实用护理杂志，1997,156(12):619～620.

[9]张长惠．采用评分法针对危险因素预防褥疮[J]. 国外医学·护理学分册，1996,15(5):202.

[10]Pokorny ME,Koldjeski D,Swanson M. Skin Care Intervention for Patients Having Cardiac Surgery[J]. Am J Crit Care,2003,12(6):535～544.

[11]Cuddigan J,Berlowitz DR,Ayello EA. Pressure ulcers in America:Prevalence,incidence,and implications for the future[J]. Adv Skin Wound Care,2001,14(4):208～215.

第二章　皮肤生理

第一节　人体皮肤解剖和组织学基础

皮肤被覆于体表并与外界环境直接接触，是人体一种具有重要解剖学和生理学功能的器官。

一、皮肤解剖

皮肤为人体最大的器官，它的总重量约占个体体重的16%。从面积上说，成人皮肤总面积一般为1.5～2.0m^2，新生儿约为0.21m^2。皮肤的厚度随年龄、部位不同而存在较大的差异，皮肤的厚度约为0.5～4mm(不包括皮下组织)，表皮的厚度一般为0.1mm，真皮的厚度是表皮的15～40倍。乳房、外阴、眼睑等处的皮肤最薄，而枕后、项背、臀及掌跖部位的皮肤最厚。皮肤的颜色因人而异，与性别、年龄、种族以及外界环境等因素均密切相关，即使同一人体的皮肤，在不同部位颜色的深浅也不同(彩图1-2-1-1)。

皮肤的表面有许多纤细致密的多走向沟纹称为皮沟(skin grooves)，皮沟将皮肤划分为细长而略隆起的皮嵴(skin ridges)，较深的皮沟又构成三角形、菱形或多边形的微小区域称为皮野(skin field)。掌跖及指(趾)屈侧的皮沟、皮嵴平行排列并构成特殊的涡纹状图样，称为指(趾)纹，其形态由遗传因素决定，在一生中稳定不变且个体之间存在差别，因此可作为鉴别个体的可靠根据之一。指(趾)纹通常可分为四种类型，即袢形、涡形、拱形(弓形)和混合形。

皮肤的结构分为表皮、真皮和皮下组织三层，表皮与真皮之间由基底膜带相连接。除了本身的结构外，还含有丰富的血管、淋巴管、神经、肌肉及各种皮肤附属器如毛发、皮脂腺、汗腺和甲等。皮肤的毛发分布很广，但掌跖、指(趾)屈侧面、唇红、乳头、包皮内侧、小阴唇、大阴唇内侧等处皮肤称为无毛皮肤，其他区域的皮肤则有长短不一的毛发覆盖称为有毛皮肤。

二、皮肤组织学

皮肤由三部分组成，由外往里依次为表皮、真皮和皮下组织。

(一)表皮

表皮在组织学上属于复层扁平上皮，主要由角质形成细胞、黑素细胞、朗格汉斯细胞和麦克尔细胞等构成(图1-2-1-2)。

1. 角质形成细胞(keratinocyte)

是由外胚层分化而来的上皮细胞，在其分化过程中可产生具有保护作用的角蛋白。角质形成细胞是构成表皮的主要细胞，占表皮细胞数量的80%以上。根据角质细胞形成分化的不同特点，表皮的角质形成细胞由深至浅依次分为基底层(stratum basale)、棘层(stratum spinosum)、颗粒层(stratum granulosum)、透明层(stratum lucidum)和角质层(stratum corneum)。

(1)基底层：位于表皮的最下层，是一层立方形或圆柱状细胞，排列于深面的基膜上。胞核卵圆形，核仁明显，胞质嗜碱性，常可见核分裂象。胞质内含有从黑素细胞获得的黑素颗粒，电镜下基底细胞的胞质内可见许多张力细丝。基底层细胞底部借半桥粒与基底膜带相附着。

正常情况下，基底层细胞不断分裂并逐渐分化成熟为新的角质层细胞并最终由皮肤表面脱落，所

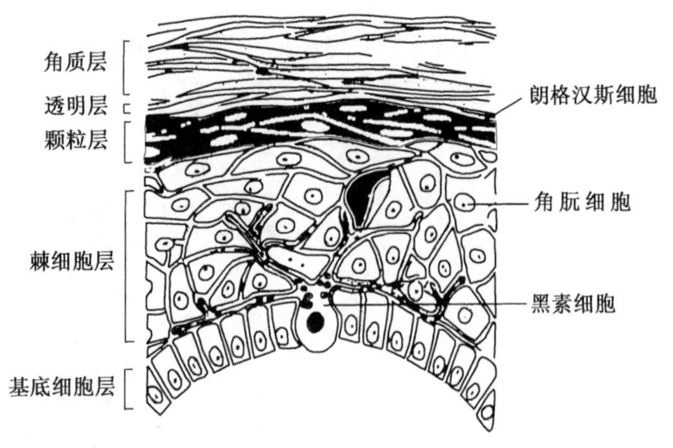

图 1-2-1-2 表皮细胞模式图

以基底层也称为生发层。角质细胞增殖有一定的规律性，每天大约有 30%～50%的基底层细胞可不断进行分裂，新生的角质形成细胞有次序地不断向上移动，由基底层移行至颗粒层最上层约需 14d，再移行至角质层表面而脱落又需 14d，约共为 28d，这是表皮细胞的更替时间。

（2）棘层：位于基底层的上方，一般由 4～8 层细胞构成，细胞呈多角形，且随上移渐趋扁平。细胞表层有许多棘状突起，相邻细胞的突起相连接形成桥粒。电镜下可见胞质内有许多张力细丝，棘层浅部细胞的胞质中分布有卵圆形，直径约为 100～300nm，有包膜的颗粒，即角质小体（也称 Odland 小体）。

（3）颗粒层：位于棘层上部，通常由 2～4 层扁平或梭形细胞构成。细胞的主要特点是胞质中出现许多较大的强嗜碱性致密颗粒，称透明角质颗粒（keratohyline granules），沉积于张力细丝束之间。正常皮肤颗粒层的厚度与角质层的厚度成正比，掌跖等部位的颗粒层细胞可厚达 10 层。

（4）透明层：位于颗粒层与角质层之间，一般由 2～3 层较扁平的细胞构成，此层仅在掌跖部位的较厚表皮中可见。细胞界限不清，易被伊红染色，光镜下胞质呈均质状并有强折光性。

（5）角质层：为表皮的最浅层，由 5～20 层角化的扁平细胞构成。角质层细胞已不含细胞核，细胞器结构几乎消失，水分也大量丢失。角化细胞越接近表层结合得越不紧密，最后失去弹性脱落而形成皮屑。

2. 黑素细胞（melanocyte）

黑素细胞是表皮产生色素的细胞，它起源于外胚层的神经嵴，8 周后的胎儿表皮中就可出现黑素细胞。黑素细胞主要位于表皮的基底层，数量约占基底层细胞总数的 10%。无论肤色、人种或性别如何，表皮中黑素细胞的数量是相同的，真正决定肤色的是由黑素细胞合成的黑素小体或色素颗粒的数量和大小。

在 HE 染色切片中，黑素细胞胞质透明，胞核较小，故又称透明细胞。多巴染色或银染色可显示表皮中黑素细胞由顶部发出树枝状突起伸向周围的基底层细胞及棘层细胞间，并借其输送已合成的黑素小体，后者聚集在这些细胞的胞核上方，能遮挡和反射紫外线，保护真皮及深部组织免受辐射损害。

3. 朗格汉斯细胞（Langerhans cell）

是由起源于骨髓的单核-巨噬细胞通过一定循环通路进入表皮中形成的免疫活性细胞。主要存在于表皮棘层细胞间，数量约占表皮细胞总数的 3%～5%；密度约 460～1000/mm^2，主要与部位、年龄和性别有关。在光镜下，朗格汉斯细胞在 HE 染色的切片中难以辨认，而在专门针对该细胞的氯化金特殊染色中表现为树突状细胞。超微结构下，它们的特征是有折叠核及胞质内有特征性的 Birbeck 颗粒，当其发育完全后，细胞器呈棒状而且末端有空泡，从而呈现网球拍样外观。

朗格汉斯细胞的主要作用是摄取外界物质（兼有吞饮及吞噬作用），具有很强的抗原呈递能力，在

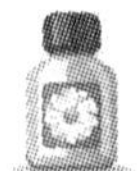

皮肤接触性变态反应和同种异体皮肤移植排斥反应中发挥重要作用。

4. 麦克尔细胞(Merkel cell)

麦克尔细胞是一种具有短指状突起的细胞，多分布于基底层细胞之间，在手掌面表皮、毛囊上皮、甲床上皮、口腔和生殖道黏膜上皮中较多，可保持较固定位置而不跟随角质形成细胞迁移和脱落。电镜下，麦克尔细胞借桥粒与角质形成细胞相连，胞核呈圆形，胞质中含有较多的有包膜的高电子密度颗粒，直径约为80～100nm。麦克尔细胞在感觉敏锐部位(如指尖和鼻尖)密度较大，这些部位的神经纤维在临近表皮时失去髓鞘，扁盘状的轴突末端与麦克尔细胞基底面形成接触，构成麦克尔细胞-轴突复合体(Merkel cell-neurite complex)，具有非神经末梢介导的感觉促进作用，因此被认为是触觉细胞。

5. 角质形成细胞间及其与真皮间的连接

(1)桥粒：角质形成细胞间的连接主要依靠桥粒(desmosome)。桥粒是由相邻细胞的细胞膜发生卵圆形致密增厚而共同构成，桥粒本身就具有很强的抗牵张力，张力细丝又在相邻细胞间形成连续结构网，这样使得细胞间连接很牢固。在角质形成细胞的分化过程中，桥粒可以分离，也可重新形成，这样使表皮细胞逐渐到达角质层而呈现规律的脱落。一旦桥粒结构被破坏，角质形成细胞之间可相互分离，临床上形成表皮内水疱或大疱。

(2)半桥粒：基底层细胞与下方基底膜带之间的连接主要依靠半桥粒(hemidesmosome)。半桥粒呈夹心饼样，在结构上类似于半个桥粒故而得名，是由角质形成细胞真皮侧胞膜的不规则突起与基底膜带相互嵌合而成。半桥粒数目无年龄、性别和部位差异。

(3)基底膜带：基底膜带是连接真皮与表皮的主要结构，皮肤附属器与真皮之间、血管周围也存在基底膜带。该区带的超微结构是由四个部分构成：①胞膜层，即基底层细胞真皮侧胞膜，有半桥粒形成，有张力细丝附着。②透明层，位于胞膜层的下方，电子密度较低，故也称为透明板。其厚度约为35～40nm，主要成分是板层素及其异构体，它们构成透明板的细胞外基质和锚丝，锚丝可从半桥粒穿过透明板，固定在致密板上。③致密层，位于透明板之下，电子密度高，厚约35～45nm，主要成分是Ⅳ型胶原，Ⅳ型胶原通过分子间联系形成连续三维网格，具有高度稳定性，是基底膜带的重要支持结构。④致密下层：又称网板，与真皮之间互相移行，无明显界限。致密下层中有锚原纤维穿行，锚原纤维的主要成分为Ⅶ型胶原与锚斑，从而使致密层和真皮连接起来。基底膜带的这四层不同结构有机结合在一起，形成完美的真皮-表皮连接，其结构高度复杂，其中任何一个环节异常均可导致真皮-表皮之间的分离，形成表皮下水疱或大疱。基底膜带还是完成表皮和真皮之间细胞和液体交换的结构。

(二)真皮

真皮(dermis)源于除神经外的中胚层结构，可以分为两层，即浅部的乳头层真皮(papillary layer)和深部的网状层真皮(reticular layer)，但两层之间没有明显的界限。乳头层的乳头向上，与表皮突呈犬牙交错样相接，内含丰富的毛细血管和毛细淋巴管，并有游离神经末梢和囊状神经小体；网状层内含有较大的血管、淋巴管、神经以及皮肤附属器、肌肉等结构。真皮结缔组织是由纤维、基质和细胞成分组成的(彩图1-2-1-3　真皮成分模式图)。

1. 真皮中的纤维

(1)胶原纤维(collagen fibers)：胶原纤维是真皮结缔组织的主要成分，在真皮内结合成束，各部位的胶原束粗细不同。真皮乳头层、表皮附属器和血管附近的胶原纤维较纤细，无一定的走向；真皮的中、下部胶原纤维较粗，走向与皮面近乎平行，相互交织成网，在不同水平面上各自延伸；真皮内胶原纤维的主要成分是Ⅰ型胶原蛋白(约占80%～90%)和Ⅲ型胶原蛋白(约占8%)。胶原纤维韧性大，抗拉力强，但无弹性。

(2)弹力纤维(elastic fibers)：弹力纤维较细，直径约为1～3nm，呈波浪状交织缠绕在胶原纤维束之间。弹力纤维的主要成分是弹力蛋白和微原纤维。弹力纤维具有较强的弹性，拉伸后可以恢复原状。

(3)网状纤维(reticular fibers)：主要分布在乳头层及皮肤附属器、血管和神经周围。网状纤维纤细，分支较多，互相交织成网状，类似幼稚的胶原纤维。网状纤维的主要成分是Ⅲ型胶原蛋白。

2. 真皮的基质(matrix)

基质是一种无定形均质状物质，填充于纤维、纤维束间隙和细胞间，其主要成分为蛋白多糖。蛋白多糖使基质形成具有许多微孔隙的分子筛立体构型，大于微孔隙者的物质如细菌等不能通过，被限制于局部，有利于吞噬细胞吞噬；小于这些孔隙的物质如水、电解质、营养物质和代谢产物则可自由通过，进行物质交换。

3. 真皮中的细胞

真皮结缔组织间可见较多的成纤维细胞，可以合成真皮中的胶原纤维、网状纤维、弹力纤维和基质。此外，还有肥大细胞、巨噬细胞、淋巴细胞和其他白细胞，以及真皮树枝状细胞、Langerhans 细胞和噬色素细胞等。

（三）皮下组织

真皮下方为皮下组织(subcutaneous tissue)，又称皮下脂肪层或脂膜，由疏松结缔组织及脂肪小叶组成。皮下组织与真皮无明显界限，下方则连接肌膜等组织。其中，脂肪的厚度据部位、性别及营养状况的不同而不同。皮下组织的主要功能是保温并储存能量，同时也可作为内脏器官的缓冲垫。

（四）皮肤附属器

皮肤附属器均由外胚层分化而来，包括毛发、皮脂腺、汗腺和甲等(图 1-2-1-4)。

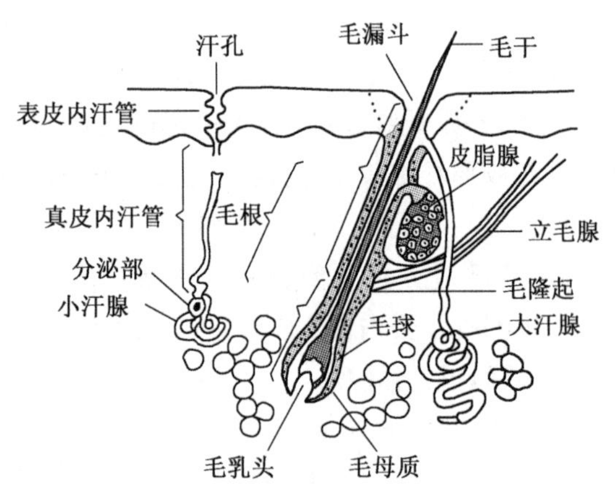

图 1-2-1-4 皮肤附属器结构模式图

1. 毛发(hair)

大部分皮肤表面均有毛，但口唇、掌跖、指(趾)侧面、足踝以下足侧面、乳头、脐、龟头、阴蒂、大小阴唇和包皮内面无毛。覆盖于体表大部分区域的细毛称为毳毛(vellus hair)；头发、眉毛、睫毛、腋毛、胡须、阴毛等粗长而黑的毛称为终毛(terminal hair)，终毛是唯一含髓质的毛。毛发位于皮肤以外的部分称毛干(hair shaft)，位于皮肤以内的部分称毛根(hair root)，毛根末端膨大形成毛球(hair bulb)，包含在由上皮细胞和结缔组织形成的毛囊(hair follicles)内，毛球下端凹陷形成毛乳头(hair papilla)，包含结缔组织、神经末梢和毛细血管，为毛球提供营养。毛发是由角化的上皮细胞所构成，由内向外可分髓质、皮质和毛小皮。

毛发在身体各部位密度不等，各部位相差较大，面部的毛发密度较大；毛发的外形可有直形、螺旋形、波浪形和蜷曲形等；头发的颜色据毛发皮质中黑素颗粒的种类和数量不同可呈现出黄色、棕色、红色、黑色或白色等，但发色在人类没有特殊的生物学功能；毛发在体表的排列不同，与体表呈一定角度倾斜，排列的方向为根部向头部而毛稍向肢体的末端，许多毛发的倾斜方向是一致的，称为毛流，可表现为不同形状，通常毛流在头顶部有一个中心，向外呈漩涡状排列，约 57%～68%呈顺时针方向。不同种族毛发性状有明显差异，一般黄种人毛发密度比白种人小，多为直形、黑色、较粗，黑种人毛多为蜷曲形、黑色，横切面多为卵圆形，但一侧为平边，易受外界因素的损伤。

毛发的生长周期可以分为三个阶段，即生长期(anagen)、退行期(catagen)和静止期(telogen)，其中 80%的毛发处于生长期。各部位毛发并非同时或按季节生长或脱落，而是在不同时间定期分散地脱落和更新。毛发的长度取决于生长周期，但毛的粗细则与毛球大小有关。

2. 皮脂腺(sebaceous glands)

详见“本章第二节三、(皮肤的)分泌和排泄功能”。

3. 汗腺

详见“本章第二节三、(皮肤的)分泌和排泄功能”。

4. 甲(nail)

甲是由致密坚厚的角质构成，分为甲板(nail plate)和甲根(nail root)。甲板是甲的外露部分，暴露于指(趾)的末端伸面，稍凸起，其形状在不同个体和同一个体的各指(趾)上均有差异，厚度约为 0.5～0.75mm，甲板下的皮肤称为甲床；甲板周围

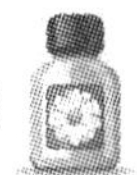

的皮肤则是甲廓，伸入近端皮肤中的部分称为甲根，甲根下的甲床即甲母质，是甲的生长区。指甲平均每天生长 0.1mm，4～5 个月可替换整个甲板。而趾甲生长速度慢得多，诸如大拇趾甲板的更换需要 12～18 个月。疾病、营养状况、环境和生活习惯的改变可影响甲的性状和生长速度，比如甲的异常可以作为皮肤和全身性疾病的重要线索。甲的功能是协助抓取小物体并保护指尖免受伤害。

（五）皮肤的血管、神经、淋巴管和肌肉

1. 血管

皮肤血管具有营养皮肤组织和调节体温等作用，分布于真皮及皮下组织内，可以分为五丛，由内而外依次是：

（1）皮下血管丛：位于皮下组织深部，是皮肤内最大的血管丛，供给皮下组织营养。

（2）真皮下血管丛：位于皮下组织浅部，供给汗腺腺体和导管、毛乳头和皮脂腺营养。

（3）真皮中静脉丛：位于真皮深部，主要调节各丛血管之间的血液循环，并供给汗管、毛囊和皮脂腺营养。

（4）乳头下血管丛：位于真皮乳头层深部，具有贮血的功能。此丛血管的走向与表皮平行，因此对皮肤颜色影响很大。

（5）乳头管血管丛：位于真皮乳头层浅部。此丛血管多袢曲，主要供给真皮乳头层以及表皮的营养。

2. 神经

皮肤中分布有丰富的神经，分为感觉神经和运动神经两大类。通过与中枢神经系统间的联系感受各种刺激、支配靶器官活动及完成各种神经反射。神经纤维多分布在真皮和皮下组织中。

（1）运动神经：运动神经来自交感神经节后纤维，其中肾上腺素能神经纤维支配立毛肌、血管、血管球、顶泌汗腺和小汗腺的肌上皮细胞，胆碱能神经纤维支配小汗腺的分泌细胞；面部横纹肌则由面神经支配。

（2）感觉神经：感觉神经末梢可分为神经小体和游离神经末梢，后者末端变细，分布到表皮下及毛囊周围。神经小体分囊状小体和非囊状小体，非囊状小体如表皮中能感受触觉的 Merkel 细胞突触结构，囊状小体由结缔组织被囊包裹神经末梢构成，包括 Pacinian 小体、Meissner 小体、Ruffini 小体及 Krause 小体等，主要分布在无毛皮肤（如手指）。皮肤的感觉可分为触觉、痛觉、温觉、压觉和冷觉等。

3. 淋巴管

皮肤的毛细淋巴管盲端起始于真皮乳头层的结缔组织间隙，由一层内皮细胞及稀疏的网状纤维构成。在乳头层深部及真皮深部分别汇合成浅、深淋巴网，经过皮下组织通向淋巴结。较大的深部淋巴管有瓣膜。由于毛细淋巴管内的压力低于毛细血管及周围组织间隙的渗透压，且通透性较大，因此皮肤中的组织液、游走细胞、皮肤病理反应的一些产物、侵入皮肤的细菌、肿瘤细胞等均易进入淋巴管而到达淋巴结。在淋巴结内被吞噬处理或引起免疫反应，或进一步扩散。

4. 肌肉

皮肤内最常见到的是立毛肌。立毛肌的一端起自真皮乳头层，另一端插入毛囊中部的结缔组织鞘内，当精神紧张及寒冷时立毛肌收缩引起毛发直立，形成俗称的“鸡皮疙瘩”。此外还有阴囊的肌膜和乳晕平滑肌，汗腺周围的肌上皮细胞也具有平滑肌的功能。面部的皮肤有横纹肌。

第二节　皮肤的生理功能

皮肤是人体最大的器官，覆盖于人的整个体表，是机体内、外环境的分界，具有屏障、吸收、分泌和排泄、体温调节、感觉、代谢、免疫等生理功能，对于机体的健康十分重要。

一、屏障功能

人体正常皮肤有两方面屏障作用，一方面保护机体内各种器官和组织免受外界环境中有害因素的侵袭；另一方面防止组织内的各种营养物质、水分、电解质和其他物质的丧失。因此，皮肤在保持机体内环境的稳定上起着重要的作用。

（一）防御机械性损伤

正常皮肤的表皮、真皮及皮下组织共同形成一个完整的整体，质地坚韧、柔软，具有一定的张力和弹性，这些物理特性都与真皮内的胶原纤维和弹力纤维等物质的性质有关，并且受年龄、性别与身体部位等因素的影响。皮肤对外界的各种机械性刺激(如摩擦、牵拉、挤压及冲撞等)有较好的防护作用,并能迅速地恢复正常状态;经常受摩擦和压迫的部位,如手掌、足跖、四肢伸侧和臀部等处,角质层增厚,甚至形成胼胝,可显著增强对机械性刺激的耐受性;如果外界机械性刺激太强烈,则可引起保护性的神经反射动作,回避对机体的损伤。

(二)防御物理性损伤

1. 光

正常皮肤对光具有吸收能力,可保护体内器官和组织免受光的损伤。光透入人体组织的能力和它的波长及皮肤组织的结构有密切的关系,一般波长愈短,透入皮肤的程度愈表浅,随着波长增加,光的透入程度也有变化,红光及其附近的红外线透入皮肤最深,但长波红外线(波长 1.5～400μm)透入程度很差。皮肤各层对光线的吸收也相应具有明显的选择性,如角质层主要吸收短波紫外线(波长180～280nm),而棘层和基底层主要吸收长波紫外线(波长 320～400nm);黑素细胞生成的黑素颗粒有吸收紫外线的作用,因此黑素细胞对防止紫外线损伤具有重要作用,黑素细胞在紫外线照射后可产生更多的黑素颗粒并输送到角质形成细胞中,使皮肤对紫外线的屏障作用显著增强。

2. 电

皮肤是电的不良导体,它对低电压电流有一定的阻抗能力,阻抗能力受部位、汗腺分泌和排泄活动、精神状态及气候等因素的影响,尤其和皮肤角质层的含水量及其表面湿度有关,而且电阻值的高低和含水量多少成反比,即皮肤潮湿时电阻减小,导电性增加,易发生电击伤。

3. 磁

磁是能量的一种表现形式,对人体组织(包括皮肤)可产生一定的磁生物效应。一般认为它可以影响组织内生物电流的大小和方向,引起细胞内、外电解质及酶系统产生变化,它本身还可以产生磁电流,但是一般不会引起组织损伤。

4. 机械力

角质层具有防止机械损伤的功能,要将角质层撕开 2mm 宽需 40g 的力,但角质层脱水后,只要用10g 的力即可撕开,如将角质层全部去除,则表皮即丧失其张力。对抗外界的压力主要依靠真皮,因其具有弹性胶原纤维,全厚度的腹部皮肤每平方厘米具有 50～200kg 的张力。皮下脂肪层对外力具有缓冲作用,使皮肤具有一定的抗挤压、牵拉及冲撞的能力。

(三)防御化学性损伤

正常皮肤对各种化学性刺激都有一定的屏障作用,主要的屏障部位在排列紧密的角质层。正常皮肤表面一般偏酸性,其 pH 值约为 5.5～7.0,最低可到 4.0,对碱性物质可起缓冲作用,被称为碱中和作用;而头部、前额及腹股沟处偏碱性,对 pH 值在 4.2～6.0 范围内的酸性也有相当的缓冲能力,被称为酸中和作用,可防止一些酸性物质对机体的损害,故皮肤有中和酸、碱的能力。皮肤自身酸碱度受各种体内外因素的影响,如小汗腺较多的部位pH 值约为 5.5(±0.5),大汗腺较多的部位则为6.5(±0.5)。

(四)防御生物性损伤

皮肤与外界环境直接接触,经常会接触各种病原微生物,人体皮肤上寄生的一些微生物在一定的条件下可成为致病微生物对人体造成危害。但正常皮肤有多方面的抵御致病微生物侵害的能力。首先,致密的角质层和角质形成细胞间通过桥粒结构相互镶嵌排列,能机械地防止一些微生物的侵入;其次,皮肤表面干燥及弱酸性环境不利于微生物的生长繁殖;此外,一些正常皮肤表面寄居菌如痤疮杆菌和马拉色菌等能产生酯酶,能将皮脂中的甘油三酯分解成游离脂肪酸,这些游离脂肪酸对葡萄球菌、链球菌和白念珠菌等有一定的抑制作用;角质形成细胞不断脱落,也可清除一些寄居于体表的微生物;青春期后皮脂分泌的某些不饱和脂肪酸如十一烯酸增多,可抑制真菌的繁殖;真皮成分组成分子筛结构能将进入的细菌局限于局部,有利于白细胞的吞噬。

(五)防止体内营养物质和体液的丢失

正常皮肤除了汗腺、皮脂腺分泌和排泄,角质层水分蒸发及脱屑外,一般营养物质及电解质等都不能透过皮肤角质层而丧失,角质层的这种半通透膜特性起着很好的屏障作用。但因角质层深层含水量多,浅层含水分少,一些水分仍可通过浓度梯度的弥散作用丢失。正常成人 24h 内通过正常皮肤弥散丢失的水分约为 240～480ml(不显性发汗),

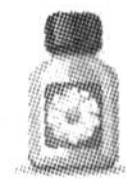

但如角质层全部丧失，水分丢失将增加10倍以上；将表皮全部去掉，则屏障作用完全消失，营养物质、电解质和水分会大量流失，对健康造成极大的危害。

二、吸收功能

人体皮肤具有吸收外界物质的能力，称为经皮吸收、渗透或透入。皮肤的吸收作用对维护身体健康是不可缺少的。

（一）皮肤的吸收途径

皮肤主要通过角质层、毛囊皮脂腺及汗管开口三种途径吸收外界物质，其中角质层是皮肤表面完整的半透膜，有相当稳定的物理性能，在一定条件下水分子可以自由通过，经过细胞膜进入细胞内，是皮肤吸收最重要的途径。有一些物质是通过毛囊皮脂腺和汗腺管侧壁弥散至真皮中去的，但其在皮肤吸收中的重要性不及角质层，仅有少数重金属及化学物质通过这两种途径进入皮肤。

（二）影响皮肤吸收的主要因素

1. 皮肤的结构和部位

皮肤的吸收能力与角质层的厚薄、完整性及其通透性有关，不同部位皮肤的角质层厚薄不同，因而吸收能力存在差异，一般而言，阴囊最易透入，而面部、前额、手背比躯干、上臂和小腿更易透过水分，手掌皮肤除水分外几乎一切分子均不能透过。婴儿皮肤角质层较薄，吸收作用也较成人强。皮肤的损伤、糜烂或溃疡等可降低屏障作用，经皮肤吸收增加，尤其是当损伤面积较大时，可因大量吸收而造成严重后果。如硼酸溶液长期大面积湿敷，可因大量吸收而导致患者死亡。

2. 皮肤的水合程度

即含水量也影响皮肤的吸收。当角质层被水合后，许多物质的渗透性增加。局部用药后用塑料薄膜封包比单纯搽药的吸收系数高出100倍，就是由于封包阻止了汗液和不显性汗液的蒸发，使角质层的水合作用增强，因而增加了药物的局部吸收率，临床上常用此法增加药物的吸收，提高疗效，但必须警惕副作用的产生。

3. 透入物质的理化性质

完整皮肤只能吸收少量水分和微量气体，水溶性物质如维生素C、维生素B、葡萄糖等不易被皮肤吸收，电解质吸收也很少。脂溶性物质如维生素A、维生素K、性激素及大部分糖皮质激素可经毛囊、皮脂腺吸收。对油脂类物质吸收也较好，对油脂类吸收的规律一般为羊毛脂＞凡士林＞植物油＞液体石蜡。某些物质如汞、铅、砷、铜等的化合物可与皮脂中的脂肪酸结合变成脂溶性物质而被皮肤吸收。

物质的分子量及分子结构、浓度、电解质是影响皮肤吸收的重要因素。相对分子量与皮肤的吸收率之间无明显的关系，如分子量小的氨气极易透皮吸收，而某些分子量大的物质如汞软膏、葡聚糖分子也都可透入皮肤，但有些小分子物质却不易透入皮肤。物质浓度与皮肤吸收率一般成正比，即透入物质的浓度越高，皮肤吸收越多，但某些物质如石炭酸高浓度时可引起角蛋白凝固，反而使皮肤通透性降低，导致吸收不良。药物的剂型也明显影响皮肤的吸收，软膏和硬膏可促进药物的吸收，霜剂次之，粉剂和水溶液中的药物则很难吸收，加入有机溶媒可显著提高脂溶性和水溶性药物的吸收。

4. 其他

温度、湿度等外界因素也可以影响皮肤的吸收。环境温度升高时皮肤的吸收能力增强，这是由于皮肤的血管扩张，血流速度增加，已透入组织内的物质弥散速度也加快；外界环境湿度的增大使皮肤角质层内外水分的浓度差减少，皮肤的吸收能力降低，如外界的湿度低，皮肤本身很干燥，角质层内的水分＜10%时，角质层吸收水分的能力明显增强。

三、分泌和排泄功能

皮肤具有分泌和排泄功能，主要通过汗腺和皮脂腺进行。

（一）汗腺的分泌和排泄

汗腺分为小汗腺（或外分泌腺）和大汗腺（或顶泌汗腺）两种，它们各自有不同的生理活动，但都具有分泌和排泄汗液的能力。一般认为大汗腺的分泌产物中包括分泌细胞的远端部分，后者溶解后与大汗液共同排出；而小汗腺的分泌是通过完整的细胞膜，其分泌细胞完整无损。

1. 小汗腺的分泌和排泄

小汗腺分布在除黏膜部位外的皮肤表面，成人皮肤上小汗腺约有200万～500万个，其密度因人种、年龄、性别及部位而有所不同，一般掌跖最多，约有620万个/cm^2，背部最少，仅有64个/cm^2。这些小汗腺活动分为活动状态和休息状态。小汗腺受交感神经支配，其节后纤维为胆碱能神经纤维。腺体的分泌活动状态与小汗腺的数目有关系。在室温条件下，只有少数小汗腺有分泌活动，多数处于静息状态。外界温度高于30℃时，活动状态的小汗腺增加，排汗明显增多。小汗腺的分泌部的暗细胞只分泌一种含黏多糖的黏液，透明细胞则分泌钠离子及水分等。二者混合成一种类似血浆一样的等渗或轻度高渗的液体。在汗管中，部分钠离子由管壁细胞主动再吸收。氯化物则被动再吸收，汗管中的水分再吸收较少，在出汗率高时，不存在水分的重吸收，因此排到皮肤表面的汗液为低渗性液体，大量排汗时可导致血浆中高渗性脱水。小汗腺分泌和排泄的主要功能是调节体温，每天皮肤的不显性出汗为500～700ml，特别在高温干燥的环境中，大量的显性出汗起到明显的散热降温作用。此外，汗腺与皮脂腺混合后形成乳状的脂膜，使皮肤柔软、光滑、湿润。酸性的汗液可抑制一些细菌的生长。发汗还可以排泄尿素氮及一些药物的代谢产物，并调节水电解质平衡，代替肾脏的部分功能。精神因素如紧张、愤怒、恐惧兴奋等可引起掌跖、前额、颈部、腋窝等部位出汗，称为精神性出汗；口腔黏膜、舌背等处分布有丰富的神经末梢及特殊的味觉感受器，进食(尤其是辛辣、热烫食物)后，在咀嚼时可引起口周、鼻、面、颈、背等处反射性出汗，这种出汗称为味觉性出汗。局部注射乙酰胆碱、肾上腺素也能使小汗腺分泌活动增加，分别称为胆碱能性排汗和肾上腺素能性排汗。

2. 大汗腺的分泌和排泄

大汗腺主要分布在有毛的腋窝及外阴部位。其分泌的汗液呈乳状液体，分为液体和固体两部分。前者主要为水分，后者包括铁、脂质(包括中性脂肪、脂肪酸、胆固醇及类脂质)、荧光物质、有臭物质和有色物质。有臭物质和有色物质含量较多时，可引起臭汗症和色汗症，使局部皮肤或衣服染色；有时可见到大汗液内含有血液成分，称为血汗；含尿素过多的，则可嗅到一种尿味，称为尿汗；含有磷成分的称为磷汗。大汗腺处主要有肾上腺素能神经纤维分布，其分泌在青春期后增强，并受情绪影响，感情冲动时其分泌和排泄增加。局部或系统应用肾上腺素能类药物也可使大汗腺的分泌活动增加。大汗腺有三种分泌方式，即顶浆分泌、裂殖分泌和全浆分泌。

(二)皮脂腺的分泌和排泄

皮脂腺分布全身，但在掌跖处没有，手背、足背很少，头面部、躯干中部、外阴部皮脂腺多且体积较大，即所谓脂溢部位。一般皮脂腺开口于毛囊，但口腔黏膜、唇红、乳晕、包皮和眼睑不开口于毛囊，而是直接开口于皮肤表面。皮脂腺分泌和排泄的产物称为皮脂，为一种混合物，其中包含有多种脂类物质，主要有饱和的及不饱和的游离脂肪酸、甘油酯类、蜡类、固醇类、角鲨烯及液体石蜡等。

皮脂大部分由皮脂腺分泌，小部分在表皮细胞角化过程中形成，这些皮脂与表皮细胞和外界的水分共同形成乳剂样膜称为皮脂膜。皮脂腺的功能可用皮脂的排泄来表示，如将皮肤表面脂肪层除去，皮脂将以很快的速度排泄出来，当表面皮脂达到一定厚度时，皮脂的排泄速度逐渐减慢直至完全停止。皮脂的排泄是两种力量对抗的结果，一方是皮脂腺内部皮脂的压力；另一方是皮表黏稠皮脂膜的对抗力。

皮脂的活动明显受内分泌系统的影响。青春期分泌活动最旺盛，女性绝经期后和男性70岁以后分泌则减少。雄激素可加快皮脂腺细胞的分裂，使其体积增大，皮脂合成增加；雌激素可抑制内源性雄激素产生或直接作用于皮脂腺，减少皮脂分泌。禁食可使皮脂分泌减少及皮脂成分改变，另外，温度和湿度升高，将增加皮脂的排泄与皮脂在皮表面的扩散。皮脂具有参与形成皮表脂质膜、润滑毛发及皮肤、防止皮肤干燥皲裂等作用，其中的脂酸对真菌和细菌的生长有轻度抑制作用。

四、体温调节功能

皮肤对体温保持恒定具有重要的调节作用。一方面皮肤可通过遍布全身的外周温度感受器(可分别感受热和冷刺激)感受外界环境温度的变化，并向下丘脑发送相应信息；另一方面又可接受中枢信息，通过血管舒缩反应、寒战或出汗等反应对体温进行调节。

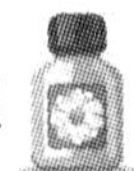

皮肤的动脉在乳头下层形成动脉网，皮肤的毛细血管异常弯曲，静脉丛丰富，手、足、唇、鼻和耳等处动脉还有丰富的血管球。皮肤血管的这些结构特点决定了皮肤的血流量可以有很大变动，冷应激时交感神经兴奋，血管收缩，皮肤中的血流量减少，皮肤散热减少，可防止皮肤体温过度降低；热应激时交感神经功能降低，皮肤血流量增加，皮肤散热增加，体温不致过度升高。皮肤富含的小汗腺的汗液蒸发(不显性及显性出汗)可以带走较多热量，对体温调节有重要作用。

人体的主要散热部位是皮肤，体表散热主要通过热辐射、空气对流、热传导和汗液蒸发，其中汗液蒸发是环境温度过高时主要的散热方式，每蒸发 1g 水可带走 2.43kJ 的热量，热应激情况下汗液分泌速度可达 3～4L/h，散热率为基础条件下的 10 倍。

五、感觉功能

正常皮肤内分布有感觉神经及运动神经，它们的神经末梢和特殊感受器广泛地分布在表皮、真皮及皮下组织内，以感知体内外的各种刺激，产生各种感觉并引起相应的神经反射，以维护机体健康。皮肤中的感觉神经末梢分为游离神经末梢、毛囊周围末梢神经和特殊形状的囊状感受器三种。皮肤的感觉可以分为两类：一类是单一感觉，皮肤内多种感觉神经末梢将不同的刺激转换成具有一定时空的神经动作电位，沿相应的神经纤维传入中枢，产生不同性质的感觉，如触觉、痛觉、压觉、冷觉和温觉；另一类是复合感觉，皮肤中不同类型的感觉神经末梢共同感受的刺激传入中枢后，由大脑综合分析形成的感觉，如干、湿、光、糙、硬、软等。此外皮肤还有形体觉、两点辨别觉、图形觉和定位觉等。这些感觉经大脑分析判断，做出有益于机体的反应，使人体能积极参与各项生产劳动。

六、代谢功能

皮肤作为人体的一个重要器官参与整个机体的一般代谢过程，但由于其解剖结构的特殊性，在生物化学代谢方面有许多特点。皮肤的糖、蛋白质、脂类、水和电解质以及黑素的代谢如下。

(一)糖代谢

皮肤中的糖类物质主要为糖原、葡萄糖和黏多糖等。其中糖原和葡萄糖能为细胞提供能量；糖原主要分布在表皮颗粒层及以下的角质形成细胞、汗管的上皮细胞等处，含量根据其所在细胞的功能状态不同而有所变化。人体皮肤角质形成细胞有合成糖原的能力，而糖原降解过程的被激活则受血液循环中肾上腺素水平的影响。皮肤含葡萄糖的量约为血糖的 2/3，其中表皮中的含量最高，患糖尿病时，皮肤葡萄糖含量更高，易受真菌和细菌的感染。同机体的大多数组织一样，皮肤中的葡萄糖分解提供能量也是通过有氧氧化和糖酵解两条途径，但相对而言，无氧糖酵解途径在人体各组织中最快，这与表皮无血管而含氧量相对较低有关。皮肤中的黏多糖属于多糖，以单纯形式，或与多肽、脂肪或其他糖类结合呈复合物形式存在。其性质不稳定，容易被水解。在真皮中黏多糖最丰富，角质形成细胞间、基底膜带、毛囊玻璃膜、小汗腺分泌细胞等亦含较多黏多糖。真皮基质中的黏多糖主要为透明质酸、硫酸软骨素等，多与蛋白质形成蛋白多糖(或称黏蛋白)，后者与胶原纤维结合形成网状结构，对真皮及皮下组织起支持、固定作用，这些蛋白多糖对水、盐代谢平衡也有重要作用。黏多糖的合成及降解主要通过酶促反应完成，但某些非酶类物质也可降解黏多糖；此外，内分泌因素亦可影响黏多糖的代谢，如甲状腺功能亢进可使透明质酸和硫酸软骨素含量在局部皮肤中增加，形成胫前黏液性水肿。

(二)蛋白质代谢

皮肤蛋白质可以分为纤维性蛋白质和非纤维性蛋白质两大类。

1. 纤维性蛋白质

主要包括角蛋白、胶原蛋白和弹性蛋白等。角蛋白是角质形成细胞和毛发上皮细胞的代谢产物及主要构成成分，现已发现的角蛋白有 30 多种，其中包括 20 种上皮角蛋白和 10 种毛发角蛋白；皮肤内的胶原蛋白主要有Ⅰ、Ⅲ、Ⅳ、Ⅶ型，真皮内胶原纤维主要成分为Ⅰ型和Ⅲ型胶原蛋白，网状纤维主要为Ⅲ型胶原蛋白，基底膜带主要为Ⅳ型和Ⅶ型胶原蛋白；弹性蛋白是真皮结缔组织内弹力纤维的主要结构成分。

2. 非纤维性蛋白质

主要分布于真皮的基质和基底膜带，常与黏多糖类物质结合而形成黏蛋白。各种细胞内的核蛋白以及细胞内外的各种酶也属于非纤维性蛋白质。

（三）脂类代谢

皮肤中的脂类代谢与表皮细胞的分化及供能有密切关系。皮肤中的脂类包括脂肪和类脂质（磷脂、糖脂、胆固醇和胆固醇脂等）。脂肪主要存在于皮下组织，其主要功能是储存能量和氧化供能。类脂质在表皮细胞及未成熟皮脂腺细胞内含量较高，是细胞膜结构的主要成分和某些生物活性物质合成的原料。表皮细胞在分化的各阶段，其类脂质的组成有显著差异，如由基底层到角质层，胆固醇、脂肪酸、神经酰胺含量逐渐增多，而磷脂则逐渐减少。表皮中最丰富的必需脂肪酸为亚油酸和花生四烯酸，它们主要功能有二：一是参与正常皮肤屏障功能的形成；二是作为一些主要活性物质的前体，如花生四烯酸是合成前列腺素的前体物质。血液脂类代谢异常也可影响皮肤脂类代谢，如高脂蛋白血症时，可使脂质蛋白在真皮局部沉积，形成皮肤的黄色瘤。

（四）水和电解质代谢

皮肤是人体内的一个主要的贮水库，儿童皮肤的含水量更高些，成人中女性皮肤含水量略高于男性。皮肤中的水分主要分布于真皮，它不仅是皮肤本身各种生理功能的重要内环境，也对全身水分的调节起着重要作用。正常情况下，皮肤本身散发一定的水分。皮肤有炎症时，水分蒸发增多。皮肤内水分代谢受全身水分代谢活动的影响，当机体脱水时，皮肤可提供部分水分以补充循环血容量。

皮肤也是电解质的重要贮存库之一，大部分贮存在皮下组织内，包括钠、氯、钾、钙、镁、铜、锌等。其中钠、氯在细胞间液中含量较高，钾、钙、镁主要分布于细胞内，它们对维持细胞间的晶体渗透压和细胞内外的酸碱平衡起着重要的作用；钾是某些酶的激活剂，且能拮抗钙离子；钙对维持细胞膜的通透性和细胞间的黏着性有一定作用；锌缺乏可引起肠病性肢端皮炎等疾病；铜缺乏时可出现角化不全或毛发卷曲。

（五）黑素代谢

人类皮肤可呈红黄棕及黑色，肤色与血红蛋白、类胡萝卜素及黑素有关，其中黑素起决定性作用。黑素小体的数目、大小、形状、分布和降解方式的不同决定种族的肤色及部位的差异。

黑素小体是黑素细胞进行黑素合成的场所，根据其分化过程可分为Ⅰ期、Ⅱ期、Ⅲ期和Ⅳ期黑素小体，其中Ⅰ期、Ⅱ期黑素小体均无酪氨酸激酶活性，Ⅲ期黑素小体的酪氨酸激酶则已阳性。黑素小体被输送至角质形成细胞后，经被膜包裹形成次级溶酶体。在白种人皮肤的角质形成细胞中，黑素小体相对较小，多排列成群，并在细胞核上形成帽状结构，易被酸性水解酶降解，而在黑种人皮肤及棕色、黑色毛发中，黑素小体较大，在细胞内不聚集，胞核上的帽状结构少见，不易被酸性水解酶降解。在角质形成细胞分化过程中，黑素小体可被酸性水解酶降解后随角质层脱落而排出体外，而角质层下的黑素小体中的氨基酸、糖类及脂质可被重新吸收，参与表皮的代谢过程。此外黑素还可被白细胞吞噬后进入血液循环。

七、免疫功能

长期的研究表明，皮肤不仅仅是一些免疫反应攻击的靶组织，其本身也是一独特的免疫器官，具有独特的免疫功能，皮肤免疫系统（skin immune system，SIS）的概念已经确立，在免疫学领域中有着十分重要的作用。皮肤免疫系统由免疫细胞和免疫分子两部分组成。

（一）皮肤免疫系统的细胞成分

1. 角质形成细胞

角质形成细胞分布在表皮，是表皮内数量最多的细胞，它能表达 MHC-Ⅱ类抗原，在 T 细胞介导的免疫反应中有辅助作用。角质形成细胞产生的一些细胞因子（如 IL-1、IL-6、IL-8、IL-10、TNF-α 等）可参与局部免疫反应。角质形成细胞分泌的 IL-10 和 IL-12 在皮肤免疫应答中起重要作用。角质形成细胞还有吞噬功能，能粗加工抗原物质，有利于朗格汉斯细胞摄取和递呈抗原。

2. 淋巴细胞

皮肤内的淋巴细胞主要分布在真皮乳头内的毛细血管后小静脉丛周围，主要为 $CD4^+$ T 细胞，其次为 $CD8^+$ T 细胞。其中表皮内淋巴细胞占皮肤淋巴细胞总数的 2%，以 $CD8^+$ T 淋巴细胞为主。T 淋巴细胞具有亲表皮特性，并且可在血液循环和皮肤之

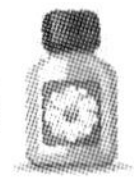

间进行再循环，传递不同的信息，介导免疫反应。

3. 朗格汉斯细胞

朗格汉斯细胞分布在表皮基底层上方及附属器上皮，除参与角质形成细胞角化过程外，还是参与免疫反应的主要细胞，能在表皮内摄取、处理和呈递抗原，为表皮内主要的抗原递呈细胞。此外，还可调控T淋巴细胞的增殖和迁移并参与免疫调节、免疫监视、免疫耐受、皮肤移植物排斥反应和接触性变态反应等。

4. 血管内皮细胞

血管内大分子成分、血细胞与血管壁外物质交换以及细胞外渗均需内皮细胞积极参与。此外，血管内皮细胞还积极参与合成、分泌、炎症、修复和免疫等过程。内皮细胞涉及免疫反应的起始阶段。细胞因子可诱导内皮细胞活化，后者使白细胞的黏附增加。一般而言，内皮细胞活化是积极和有益的现象，但有时也可引起功能障碍而致病。另外，血管内皮细胞还具有生物合成等生物活性，如参与纤维连接蛋白、凝血因子、内皮素合成等，内皮细胞功能异常可导致许多合成物质的活性和功能异常，导致疾病。

5. 肥大细胞

肥大细胞分布在真皮乳头血管周围，分布密度较高。肥大细胞表面有IgE Fc受体，能与IgE结合，因此与Ⅰ型变态反应关系密切。通过免疫和非免疫机制激活肥大细胞，使它产生和释放多种生物活性介质，如血管活性物质、趋化因子、活性酶和结构糖蛋白等，参与机体的生理或病理过程。肥大细胞不仅参与Ⅰ型变态反应，也参与迟发性超敏反应。

6. 巨噬细胞

巨噬细胞主要位于真皮浅层，参与免疫反应，处理、调节和递呈抗原，产生和分泌IL-1、干扰素、补体、花生四烯酸、各种酶及其他产物。巨噬细胞对外来微生物的非特异性和特异性免疫反应，在炎症、创伤修复中具有核心作用。

7. 成纤维细胞

真皮中的成纤维细胞在初级细胞因子刺激下可产生大量次级细胞因子，成纤维细胞也是角质形成的细胞生长因子的主要产生细胞之一，在创伤修复及IL-1存在的情况下产生角质形成细胞生长因子明显增加。所以成纤维细胞与角质形成细胞分泌细胞因子间的相互作用对稳定皮肤免疫系统较为重要。

（二）皮肤免疫系统的分子成分

1. 细胞因子

细胞因子是具有免疫调节功能的一群异源性蛋白质的总称。表皮内多种细胞均可在一定的刺激下合成和分泌细胞因子，其中许多细胞因子主要是由角质形成细胞产生。细胞因子在细胞分化、增殖、活化等方面起着重要作用，不仅可在局部发挥作用，而且产生系统性作用，通过激素样方式作用于全身。

2. 黏附分子（adhesion molecules）

黏附分子是介导细胞与细胞间或细胞与基质间相互接触或结合的一类分子，这种接触或结合是完成许多生物学过程的先决条件。黏附分子按结构特点可以分为整合素家族、免疫球蛋白超家族、选择素家族和钙黏素家族四类。在某些病理状态下，黏附分子表达增加，可显著升高血清中可溶性黏附分子（如可溶性E-选择素、P-选择素、VCAM-1和ICAM-1等）的水平，因此可作为一些疾病的监测指标。

3. 其他

皮肤表面和腺体分泌的免疫球蛋白在防止微生物侵入中起很大作用，皮肤表面分泌型IgA在皮肤局部免疫的特异性防御反应中可通过阻碍黏附、溶解、调理吞噬、中和等发挥抗感染及抗过敏作用；补体可通过免疫吸附、溶解细胞、杀菌、清除过敏毒素及促进介质释放等参与特异性、非特异性免疫作用；皮肤神经末梢受外界的有害刺激后释放的一些感觉神经肽则可在受损局部产生风团和红斑反应。

第三节　皮肤组织病理学概述

皮肤在致病因素的影响下，可发生与身体其他器官相似的病理变化，但皮肤有自己的组织结构特点，因此也有特殊的病理变化。

一、皮肤组织病理学的基本改变

（一）表皮的基本病理改变

1. 角化不全（parakeratosis）

指由于表皮细胞的转换过快，使细胞未完全角化就到达角质层，在角质层内仍有残留的细胞核，常伴颗粒层变薄或消失。常见于银屑病等。

2. 角化过度(hyperkeratosis)

角质层比同一部位正常角质层异常增厚。可以是绝对的，如扁平苔藓、慢性皮炎等；也可以是相对的，见于鱼鳞病等。

3. 角化不良(dyskeratosis)

指表皮或附属器个别角质形成细胞提前异常角化的现象。表现为个别细胞核浓缩、深染，胞质红染。通常分为两型：一是棘突松解型，如毛囊角化病等；二是肿瘤型，常见于鳞状细胞癌，其角化不良细胞呈同心性排列，接近中心部逐渐出现角化成为角珠。

4. 棘层肥厚(acanthosis)

指表皮棘细胞层厚度增加，常伴有表皮突延长或增宽，多数由于棘层细胞数目增多导致，见于银屑病及慢性皮炎等；有一部分是由于细胞体积增大所致。

5. 颗粒层增厚(hypergranulosis)

指颗粒层厚度增加，是因细胞增生和(或)肥大所致。常见于有角化过度的皮肤病，如红斑狼疮、扁平苔藓等。

6. 疣状增生(verrucous hyperplasia)

指表皮角化过度、颗粒层增厚、棘层肥厚和乳头瘤样增生等四种病变同时存在时，使表皮表面呈山峰状起伏。见于寻常疣、疣状痣等。

7. 乳头瘤样增生(papillomatosis)

主要指真皮乳头体不规则地向上增生，使表皮表面呈不规则增生，使表皮呈不规则的波浪状起伏，同时表皮也有轻度增厚，见于黑棘皮病、皮脂腺痣等。

8. 假上皮瘤样增生(pseudoepitheliomatous hyperplasia)

指棘层增厚明显，表皮不规则向下增生甚至到达真皮深层，但细胞分化良好，无异型性。常见于慢性感染灶的边缘。

9. 表皮水肿(epidermal edema)

通常可以分为细胞内水肿(intracellular edema)和细胞间水肿(intercellular edema)。

(1)细胞内水肿：主要指棘层细胞内发生水肿，细胞体积增大，胞质变淡。细胞可高度肿胀呈气球状变性；若细胞内水肿使细胞膨胀破裂，可发生网状变性。见于病毒性皮肤病、接触性皮炎等。

(2)细胞间水肿：细胞间液体增多，细胞间隙增宽，细胞间桥粒拉长而清晰可见，甚似海绵，水肿严重时形成表皮内水疱。见于皮炎湿疹等。

10. 基底细胞液化变性(liquefaction of basal cells)

又称水滴状变性，表现为基底细胞肿胀、空泡化和崩解，重者基底层消失，使棘细胞直接与真皮接触，常见于扁平苔藓、红斑狼疮等。

11. 棘层松解(acantholysis)

指表皮细胞间桥粒发生变性，细胞间失去了紧密联系而呈松解状态，可形成表皮内裂隙、大疱或水疱。见于各型天疱疮、毛囊角化病等。

12. 表皮内微脓肿(microabscess of epidermis)

指真皮内的炎细胞进入表皮聚集成小的团块，常有以下几种类型：

(1)Pautrier 微脓肿：为 3 个或 3 个以上淋巴样细胞集聚，主要发生在棘层，也可见于表皮下部、表皮与真皮交界处及外毛根鞘。见于原发性皮肤 T 细胞淋巴瘤等。

(2)Kogoj 微脓肿：颗粒层或棘层上部海绵形成的基础上中性粒细胞聚集成的多房性脓疱，称 Kogoj 微脓肿。见于连续性肢端皮炎、脓疱性银屑病等。

(3)Munro 微脓肿：指在角质层、颗粒层及棘层内有中性粒细胞聚集。见于脓疱型银屑病等。

13. 色素失禁(incontinence of pigment)

指基底细胞及黑素细胞损伤后，黑素从这些细胞中脱落到真皮上部，或被吞噬细胞吞噬，或游离于组织间隙中，是基底细胞不能保持黑素及黑素脱落的现象。见于皮肤黑变病等。

(二)真皮的组织病理变化

1. 透明变性(hyaline degeneration)

又称玻璃样变性，多发生于胶原纤维及实质细胞内，呈均匀、无结构的玻璃样半透明物质，HE 染色呈均匀一致的红色。见于硬皮病、瘢痕疙瘩等。

2. 黏液变性(mucinous degeneration)

指胶原纤维基质中出现类似黏液的物质积聚，表现为胶原纤维束间隙增宽，其间充满浅蓝色的透明无结构物质。见于胫前黏液水肿等。

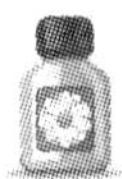

3. 嗜碱性变性(basophilic degeneration)

指真皮上部结缔组织失去正常的嗜酸性，呈无定形或颗粒状的浅蓝色嗜碱性变化，明显时可表现为不规则排列的嗜碱性卷曲纤维，与表皮之间隔以境界带。见于老年人暴露部位的皮肤等。

4. 纤维蛋白样变性(fibrinoid degeneration)

多发生于胶原纤维及小血管壁内，指结缔组织因病变而呈现明亮、嗜伊红、均质性改变，显示出纤维蛋白的染色反应。见于红斑狼疮、变应性血管炎等。

5. 弹力纤维变性(degeneration of elastic fibers)

指弹力纤维断裂、破碎，可以聚集成团或粗细不匀呈卷曲状，量减少甚至溶解消失，呈现嗜碱性变，需弹力纤维染色加以证实。见于弹力纤维假黄瘤、皮肤松弛症等。

6. 肉芽肿(granuloma)

指各种原因导致的慢性增殖性改变，病变局部形成以组织细胞为主的结节状病灶，病变中可含有组织细胞(上皮样细胞、巨噬细胞)、多核巨细胞、淋巴细胞、浆细胞、中性粒细胞等。见于结核、麻风、梅毒和各种深部真菌病等。

7. 渐进性坏死(necrobiosis)

是一种不完全的坏死，在某些肉芽肿性皮肤病中，真皮结缔组织(包括纤维细胞、脂肪及其内的血管等)均失去正常着色能力，但仍可见其轮廓，炎症不明显，在其边缘常可见成纤维细胞、组织细胞或上皮样细胞呈栅栏状排列。多见于类脂质渐进性坏死、类风湿结节、环状肉芽肿等。

二、皮肤病理学检查的意义

皮肤组织病理学是肉眼观察的延伸与补充，是皮肤科学中的一个不可缺少的组成部分。皮肤组织病理学是研究皮肤病的病因和发病机制，研究患病机体形态、功能代谢的变化和转归与临床联系的科学。因此，研究皮肤病理变化，不但可以协助临床确定诊断，有利病人的治疗，而且对疾病的发生、发展和转归，以及了解机体全身状态，都可能有一定的帮助。

皮肤是人体不可分割的一部分，不少皮肤病就是系统性疾病的表现或其组成部分。由于皮肤组织位于人体表面，不仅临床表现可以与病理密切结合，而且还可以在不同的病程中，根据病情需要继续进行组织病理变化观察；同时在皮肤上做活体检查也比较容易，因而皮肤组织病理学具备了人体其他任何器官所没有的有利条件，所以皮肤组织病理学的重要性日益增加。

参 考 文 献

[1]张学军．皮肤性病学．第7版．北京：人民卫生出版社，2008.

[2]戴更武，潘宁．皮肤外科学．北京：科学出版社，2006.

[3]张学军．皮肤性病学．第6版．北京：人民卫生出版社，2004.

[4]奥多姆著；徐世正译．安德鲁斯临床皮肤病学．北京：科学出版社，2004.

[5]王侠生，廖康煌，杨国亮．皮肤性病学．上海：上海科学技术文献出版社，2005.

第三章　压疮的形成机制

压疮是生理学、病理学、组织学、形态学等多学科共同研究的焦点问题，因不同研究存在学科侧重和研究方向等差异，使压疮形成机制呈现多学说争鸣的局面。近年来随着临床应用解剖、显微外科以及生物技术的发展，为压疮形成机制的研究提供了更多的科学实证。

第一节　缺血性损伤学说

局部组织持续受压后导致的缺血性损伤是压疮机制的经典学说，该机制认为压疮的实质是组织受压变形后毛细血管血流被阻断导致局部缺血。当外加压力大于外周血管内压力，或皮肤受牵拉阻断血流均可产生缺血；同时皮肤磨损和微小损害可促使外周血管血栓形成，也可导致缺血。

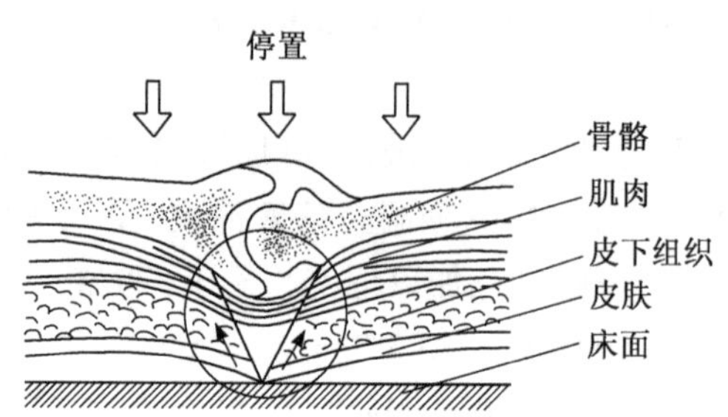

图 1-3-1-1　压力在体内呈圆锥形作用

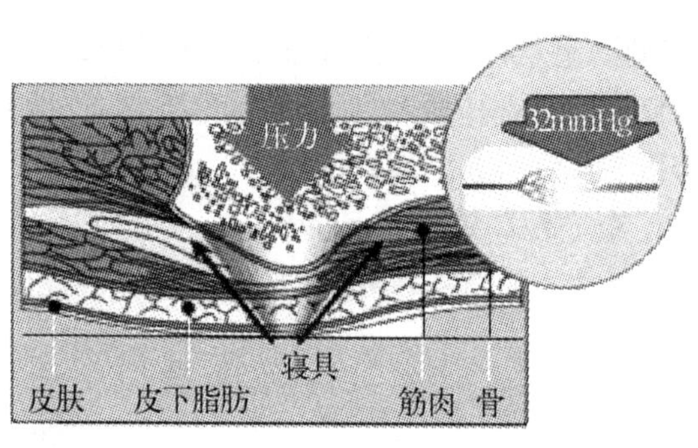

图 1-3-1-2　超过 32mmHg 的压力使毛细血管动脉端受压

一、压力主导观点

大多数研究者支持“压力主导观点”，认为压力的物理性破坏是发生压疮的决定因素。

（一）压力的作用特点

压力垂直作用于受力面，在体内呈圆锥形作用（图 1-3-1-1），通过皮肤累及所有间质传向内部骨骼，而最大压力聚集于骨的隆起部位，四周压力逐渐减小，提示骨突出部是压疮的好发部位。

（二）外部压力与毛细血管动脉端压力的关系

正常皮肤的毛细血管动脉端压力为 4.26kPa（32mmHg）左右，实验表明，如果局部受压超过此压力范围（图 1-3-1-2），即能引起一系列组织微循环和细胞生物化学的变化。首先，组织微循环发生变化，外部作用力使血管受压或扭曲导致血流受阻，血液流变学发生改变，纤维蛋白原含量等升高；血小板聚集性增加，微血栓形成；红细胞变形性降低，细胞膜受损；白细胞贴壁、翻滚，并局部浸润；血管舒张因子局部释放，血管反应性充血伴或不伴动静脉出血，形态学上可出现如同炎症早期的可逆性改变。其次，细胞生物化学也变化，如果缺血持续存在，血管内皮细胞和组织细胞严重缺氧，导致细胞氧化磷酸化减少，从而引起高能磷酸盐（ATP 和肌酐）的合成障碍，使膜上 ATP 依赖的离子泵功能下降，Ca^{2+}、Na^{+} 和水进入细胞内，引起细胞水肿，导致细胞功能和结构异常从而变性、坏死。

据测定，人体仰卧位时，枕骨处的压强为 5.33kPa，足跟的压强可达到 9.33kPa，坐骨结节处最大压强可达 13.33kPa；侧卧位时，髋部最大压强

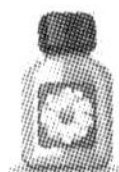

可到 12.67kPa;俯卧位时,中胸部的压强为 4.00～5.33kPa,髌骨部的压强为 5.33～6.67kPa;坐位时,坐骨结节处的压强为 8.00～69.2kPa。当表皮压强超过毛细血管动脉端压力的 2 倍,且压力持续在 1～2h,即可阻断毛细血管对组织的灌流,引起组织缺氧;受压超过 2h 以上,局部皮肤、脂肪、纤维结缔组织和肌细胞即可出现不可逆的缺血性改变,最后导致坏死而形成临床上的压疮。因此,提示卧床患者至少 2h 变更一次体位。

(三)压力与时间的关系

压力-时间关系在压疮的发生机制中占有重要地位。早在 20 世纪 50 年代,已有学者通过动物实验研究压疮形成的力学与时间因素发现,组织承受 8.0kPa 外部压力 1h 后可发生微循环病理损伤,承受 80.0kPa 外部压力持续 1h 可造成压疮;同时,建立了第一条压力-时间与组织损伤之间的关系曲线——抛物线关系(图 1-3-1-3),即较大压力产生压疮所需时间比较小压力所需时间短。另有学者证实,短时间强压力与长时间低压力对组织的损伤作用相同,且较小压力的持续压迫危害更大,这都提示在压疮的防治上时间因素的重要性。

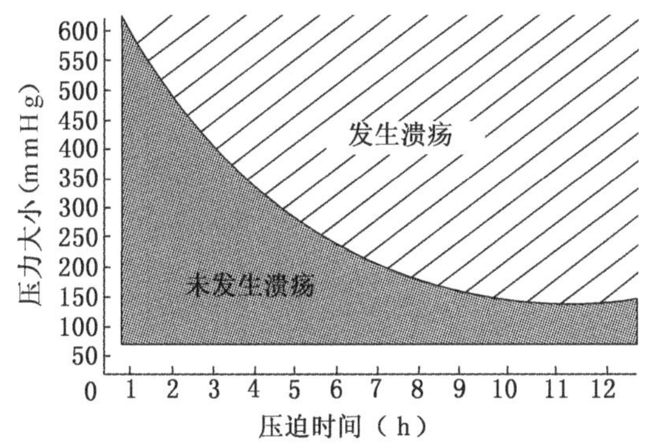

图 1-3-1-3　压力-时间曲线

另有研究发现,动物模型缺血 2h 后产生的反应性充血常伴有动静脉出血、间隙水肿和血管内改变,形态学变化如同炎症早期的可逆性改变。缺血 4h 后血液浓缩,血黏度增加,血栓形成而出现水肿。解除压迫后血管再通十分缓慢,此时产生的组织创伤不可逆。萎缩的、瘢痕化的、感染的组织对压力的敏感性更加明显。

(四)压力研究的分歧

1. 由表及里损伤理论

Kosiak 通过对狗及大白鼠的研究提出,在压力作用下,各层组织均发生相应的退行性病变,包括水肿、肌横纹溶解消失、透明性变及吞噬细胞。通过对病人皮肤压疮多处活检,描述了其病理变化过程。首先出现血液循环障碍,毛细血管及微静脉扩张、水肿及吞噬细胞浸润,继而血小板聚集、组织细胞肿胀及血管周围出血,同时汗腺及皮下脂肪出现坏死,表皮坏死脱落,持续缺血、缺氧、营养不良而导致软组织溃烂和坏死,表现为由表及里的病理演变过程。该理论与临床压疮分期一致,认为完整皮肤出现可消退的红斑是压疮损伤的初始信号。

2. 深部组织损伤理论

即缺血性损伤和组织损害由深及浅发展,最后到达表皮。早在 1969 年 Corps 就通过动物研究表明,具有脂膜肌(PaC)结构的肌肉组织对于持续压力最为敏感,最易发生损伤。1981 年 Daniel 等根据对猪的实验发现,随着压力的增加和时间的延长,如经高压短期(66.7kPa,4h)或低压长期(13.3kPa,10h)的压迫,尽管浅层皮肤及毛发生长仍正常,但附着于骨隆起部的肌肉组织已发生损害,证明压疮可能由深而浅的发展,损害从深部肌肉经皮下脂肪至真皮浅层皮肤及毛发,发现肌肉及脂肪组织比皮肤对压力更敏感,最早出现坏死。持续长时间的压迫(53.4kPa,11h 或 26.7kPa,16h),深部肌肉损害即出现,1 周后才出现肉眼可见的皮肤损害。这一结果与临床上的闭合性压疮相符,即皮肤未破或仅有一小窦道,但深部组织坏死范围大而广泛(图 1-3-1-4～图 1-3-1-5)。

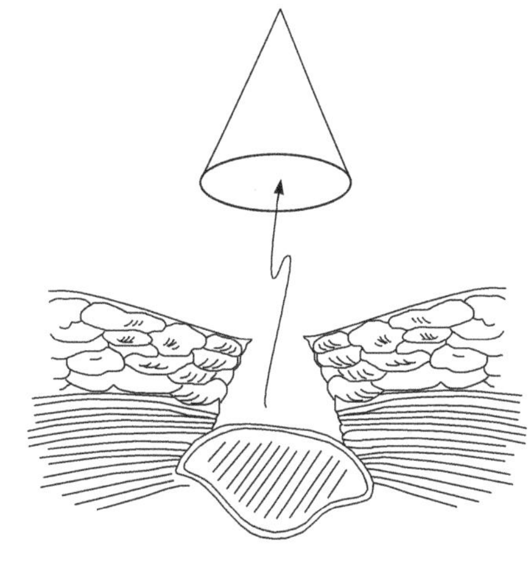

图 1-3-1-4　压疮的锥状坏死模式图

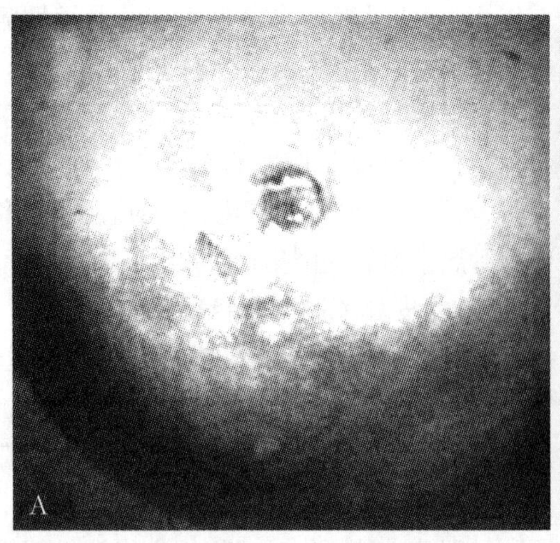

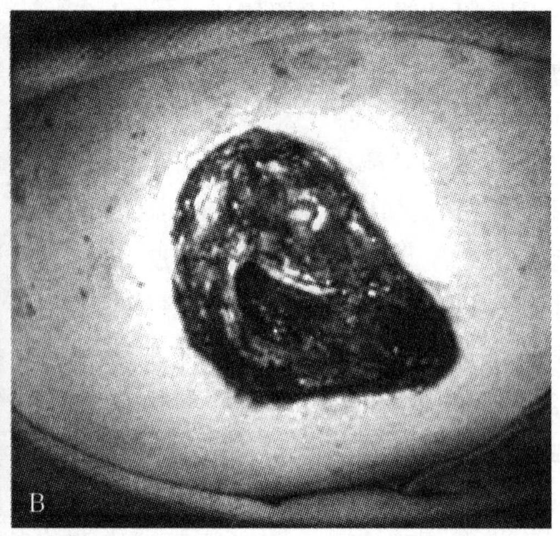

图 1-3-1-5　压疮的锥状坏死实例图

二、剪切力独立作用观点

剪切力是发生在深部组织中引起软组织在横切方向上变形的机械力，是作用于相邻物体表面，引起相反方向进行性平滑移动的力量。剪切力对组织的损害作用在“缺血性损伤学说”中最为明显。其可切断较大区域的血液供应，使组织氧张力下降，比垂直方向的压力更具危害，更易导致压疮；同时组织间的血管被拉伸、扭曲和撕拉，可引发深部坏死。剪切力可显著增加垂直压力的危害，因为扭曲的血管在较小压力下即发生血流阻断，有研究显示，100g/cm^2 剪切力可使血管完全闭塞，压力耐受程度降低 50%；另有学者进行的动物实验再次证明了此结论，并指出剪切力大小与组织耐受性呈明显的负相关关系。

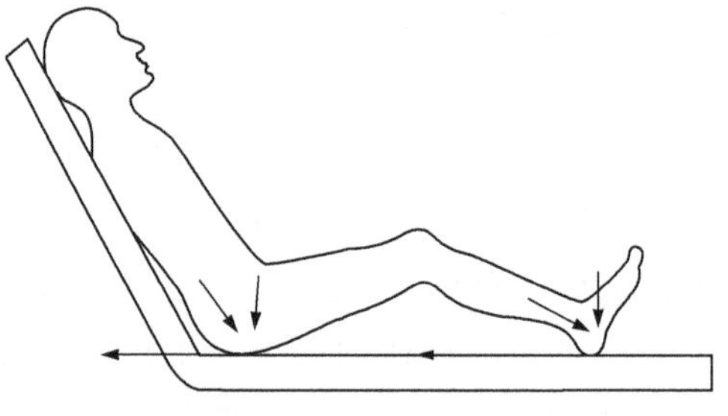

图 1-3-1-6　剪切力的形成(1)

以半坐位为例，当抬高床头时，身体因重力作用而发生倾斜，深筋膜和骨骼趋向下滑，而床单的摩擦力使皮肤和浅筋膜保持原位，从而产生了剪切力(图 1-3-1-6～图 1-3-1-7)，使骶尾部皮肤与骶骨错位，血管扭曲受压而产生局部血液循环障碍，导致压疮发生。如果将受压部位的血管比喻为水管的话，压力是将水管挤扁，而剪切力是将水管折弯，所以剪切力更易阻断血流，有实验证明，剪切力只要持续存在>30min，即可造成深部组织不可逆损害。但是应指出目前国内外将剪切力引入动物模型以研究压疮机制的报道很少见，有待进一步探讨。

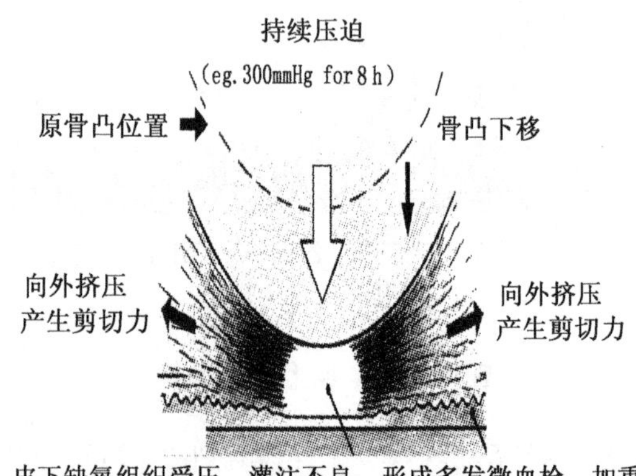

图 1-3-1-7　剪切力的形成(2)

三、摩擦性溃疡观点

身体重心向反方向移动时对皮肤的牵拉作用即摩擦力。1973 年 Dinsdale 第一次将压力和摩擦力同时考虑并运用于压疮动物实验，其研究结果摩擦力是导致压疮的主要因素，但是并不是导致缺血

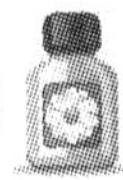

的主导因素。尽管它与压力和剪切力协同作用时会加速皮肤或其他软组织的损失，但它的病因学完全不同于压力和剪切力。搬动患者时的拖拉动作、床单皱褶或有渣屑等是临床常见的摩擦来源。同时摩擦力与皮肤的潮湿程度有关，少量出汗的摩擦力>干燥皮肤，大量出汗则可降低摩擦力。应注意在汗液的作用下，爽身粉的细微粉末可结合成粗大颗粒，使皮肤的表面摩擦系数增大，同时堵塞毛孔，阻碍皮肤呼吸，加重摩擦力对皮肤的损伤，因此应慎重使用爽身粉。

摩擦力作用于上皮组织，能直接损伤皮肤的角质层，增加皮肤的敏感性，使表皮的浅层细胞与基底层细胞分离，发生充血、水肿、出血、炎性细胞聚集及真皮坏死。同时由于皮肤屏障作用受损，表皮的氧和营养供给不足，病原微生物易于入侵，组织更易受压力所伤。此外摩擦力可使局部温度升高，温度升高1℃，能加快组织代谢并增加氧的需要量10%，在持续压力引起组织缺氧的情况下，温度升高将增加压疮的易发性。

第二节　再灌注损伤学说

再灌注损伤又称缺血-再灌注损伤，是指组织器官经历数分钟乃至数小时缺血缺氧，又重新获得氧合血液灌注后，反而导致组织器官非缺血缺氧性损伤进一步加重的现象。Sundin认为压疮不仅可由短时间的高压或长时间的低压所造成，反复短时间的低压也可形成压疮，这是由于组织再灌注损伤所致。

一、氧自由基的作用

（一）氧自由基的生成

自由基是指外层轨道含有不配对电子的分子、离子、原子或原子团。由于自由基的外层电子中含有一个未配对的电子，因此其化学活性高、不稳定，具有较强的氧化能力，是非常强的氧化剂和还原剂。氧自由基是指含有氧，而且不成对电子位于氧原子上的自由基，又称活性氧，是氧分子单价还原过程中的中间产物。其主要包括羟基自由基（OH^-）和超氧阴离子自由基（O_2^-），具有活性强、结构不稳定、存在时间短、反应后常呈连锁式反应的特点，可对机体造成持续性的损害。

氧自由基的来源主要有两个方面，一是电离辐射、某些药物、酒精、吸烟或高压氧中毒等，这些称外源性自由基；二是机体在代谢过程中产生自由基，即内源性自由基。正常时，细胞基本能量需求通过高能三磷酸腺苷（ATP）分子的脱磷酸作用供给。98%的分子氧都在细胞线粒体内（细胞色素氧化酶体系）。正常的线粒体有内膜和外膜两层膜结构，两层膜中间为膜间腔，内膜内侧为基质。线粒体外膜通透性较高，内膜对各种物质的通过性有严格的选择性，几乎所有的离子和不带电荷的小分子化合物都不能自由的通过。由于线粒体内膜对离子通透性的严格限制，结果使基质内充满了高选择性的分子。生理条件下，每分子 O_2 在复合体Ⅳ的水平被4个电子还原（四价还原），但仍然有约2%的氧只能得到单个的从电子传递链上复合体漏出的电子（单价还原），形成氧自由基。少量氧自由基的产生是保持氧化还原状态所必须的，对基因的活性、Ca^{2+}循环、维持许多酶的功能以及机体的防御功能（如白细胞杀菌、杀死肿瘤细胞等）起重要作用。由于机体内具有灭活氧自由基的酶系统，正常情况下产生的氧自由基可迅速被消除，维持动态平衡，不产生损伤作用。

当组织细胞缺血、缺氧时，细胞供氧明显减少，从而导致细胞低氧和氧化磷酸化抑制，细胞内ATP浓度快速下降。为了保持线粒体完整性，线粒体内的ATP合酶水解ATP以保持线粒体跨膜电位。ATP水解导致游离的磷酸盐升高，促使内膜通透性增加，缺血时间延长导致位于复合体Ⅰ和复合体Ⅱ中的铁硫蛋白的退化，引起二价铁离子的释放，在再灌注期参与氧自由基的形成；而膜通透性增加，使得细胞内酶外释，钙离子内流激活黄嘌呤氧化酶。正常情况下，黄嘌呤氧化酶在组织中的活性很低，但在缺血条件下，黄嘌呤脱氢酶转变为黄嘌呤氧化酶迅速增加。缺血组织的ATP大量消耗，渐分解为黄嘌呤和次黄嘌呤，二者在黄嘌呤氧化酶的作用下，在低氧状态下产生少量的自由基。当恢复血流再灌注后，大量的氧为黄嘌呤氧化反应提供了另一产物，生成大量自由基，加上儿茶酚胺的应用和白细胞的参与，则可导致暴发性产生氧自由基。而且缺血再灌注下，SOD（超氧化物歧化酶）的活性降低,SOD和GSH-Px(谷胱甘肽过氧化物酶)大量丧失,造成组织内自由基清除剂的亏空,使得原有的动态平衡被打破,造成细胞急性或慢性损伤。

(二)氧自由基的危害

1. 损伤细胞膜

氧自由基氧化细胞膜磷脂中的多不饱和脂肪酸,使细胞膜迅速去极化,通过脂质过氧化作用直接损伤细胞膜的正常结构,使其通透性增加,细胞膜破裂。再加上再灌注时,大量钙离子流入细胞内,细胞内钙超负荷(钙反常)。大量钙反流,激活了膜蛋白酶和磷脂酶,此两种酶能破坏细胞膜,产生游离脂肪酸和溶解磷脂,进一步导致花生四烯酸的释放,产生更多的氧自由基。一旦脂质氧化被引发,则可呈连锁反应,进一步扩散和放大。细胞膜和亚细胞结构磷脂中的多不饱和脂肪酸含量很高,是脂质过氧化损伤的主要部位。

2. 损伤线粒体

线粒体不仅易受到脂质氧化的损害,而且也是持续产生氧自由基的来源。细胞内钙增加使线粒体的氧化磷酸化反应不能连接,ATP生成减少,而钙-ATP酶激活增加,ATP被分解消耗,黄嘌呤氧化反应速度加快,氧自由基生成增加。膜电位耗散,细胞能量代谢障碍,细胞进入不可逆的死亡过程。

3. 损伤内皮细胞

在微循环中,自由基使内皮层胶原和基膜中的透明质酸发生不可逆性降解。这种相互作用的结果是激活细胞趋化性,使血小板和颗粒细胞聚集。作为炎症反应的一部分,聚集的颗粒细胞又可释放出更多的自由基。自由基损伤血管内皮的机制可能是增加血管壁的通透性,导致组织水肿。

4. 起着趋化因子的作用

自由基还可破坏前列腺环素与血栓素的平衡,促使产生有害的血栓素,从而破坏花生四烯酸的代谢。近年的研究还显示,核转录因子NF-KB的活化参与了缺血/再灌注性肾损伤。NF-KB是氧化还原作用敏感的转录因子,它调控着多种细胞因子、生长因子和化学趋化因子的表达,如白细胞介素、细胞趋化因子等,参与多种基因特别是与炎症及免疫反应相关基因的表达调控。缺血再灌注后NF-KB大量活化,活化的NF-KB通过调控细胞因子和黏附分子的表达而参予了再灌注损伤的发生发展。氧自由基可激活NF-KB,促进炎性介质的表达,进而引起细胞损害。

二、Ca^{2+}超载作用

钙超载是缺血再灌注损伤的又一重要因素。1972年Shen和Jennings发现犬心脏冠状动脉短暂闭塞后复灌可加速细胞内Ca^{2+}的积聚,并首次提出钙超载之说。受体依赖性钙通道、电压依赖性钙通道(VDAC通道)、内质网和线粒体、肌浆网对钙的调节、Ca^{2+}泵、Na^{+}-Ca^{2+}交换体、钙调蛋白等机制共同作用维持细胞内外Ca^{2+}梯度相对稳定。破坏以上任何一个机制均会引起细胞内外钙的重新分布,进而造成一系列的损伤。钙超载引起细胞受损,其机制主要有以下几个方面:

(一)线粒体功能障碍

线粒体通过多种钙转机制,从内膜摄取和释放钙,调节细胞内局部和整个细胞的钙离子浓度。当细胞内钙超载时,线粒体的Ca^{2+}转运器(MCU)摄取细胞内钙。当线粒体对钙的摄取量达到一定程度时,引起线粒体通透性转运孔(PTP)的开放。PTP是近年来发现的,是一种位于线粒体膜上的复合物,结构非常复杂,可能包括肌酸酐激酶,线粒体外膜蛋白或VDAC通道以及已糖激酶。PTP开放时许多大分子非选择性地由胞浆向线粒体扩散,导致线粒体膜电位的破坏和功能障碍,细胞内钙超载时,Ca^{2+}也可与PTP相结合,导致线粒体肿胀,功能失调,均能引起细胞死亡。

(二)酶的激活

细胞内钙超载时,Ca^{2+}激活Ca^{2+}依赖的磷脂酶A_2和钙敏感性蛋白酶C,磷脂酶A_2和蛋白激酶C的活化可导致花生四烯酸形成,花生四烯酸不仅通过其清洁剂样性能干扰细胞膜,还是环氧化酶的重要底物。此外,花生四烯酸的活化可导致前列腺素和血栓素A的形成,而前列腺素是氧自由基产生的底物。磷脂酶C催化磷酸肌醇水解能产生三磷酸肌醇(IP3)和二酰基甘油(DG),前者可动员细胞内Ca^{2+},后者能激活蛋白激酶C,间接地通过Ca^{2+}通道和Na^{+}-H^{+}交换加剧Ca^{2+}超载。激活的钙蛋白酶能促使作为细胞骨架成分的胞衬蛋白裂解,在Ca^{2+}的刺激下,核支架蛋白酶使分离核中的纤层蛋

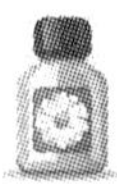

白降解，从而直接损伤细胞。钙蛋白酶是各种细胞毒物质造成细胞死亡的重要中介，用线粒体抑制剂抗霉素A作用于细胞时，钙蛋白酶活性增加并引起外钙内流，接着钙蛋白酶从胞质中转移到细胞上，从而引起 Cl^- 内流和细胞溶解死亡。钙蛋白酶的激活在细胞损伤过程中发挥双重作用。起始的钙蛋白酶激活导致胞外 Ca^{2+} 经硝苯地平敏感的钙通道内流，接着转移到胞膜上，引起 Cl^- 内流和细胞死亡。

（三）Na^+-K^+ ATP酶活性受到抑制

缺血期血流减少甚至完全阻断使细胞供氧明显减少，从而导致细胞低氧和氧化磷酸化受到抑制，细胞内ATP浓度快速下降，ADP短暂升高，大量的磷酸链堆积，细胞通过促进糖酵解以维持细胞内ATP浓度。因糖酵解产生的乳酸使细胞pH下降。缺血持续时ATP浓度的下降使 Na^+-K^+ ATP酶活性受到抑制，胞浆 Na^+ 浓度进行性增加，伴细胞外 K^+ 浓度增加。胞内 Na^+ 激活 Na^+-Ca^{2+} 交换和 Na^+-H^+ 交换使胞内 Ca^{2+} 和 H^+ 浓度升高。细胞内 Na^+ 升高也导致细胞膜去极化引起短暂的电压依赖型 Ca^{2+} 通道开放，使 Ca^{2+} 内流增加。此外，有学者提出，细胞内 Ca^{2+} 的增多，可能是细胞黏附蛋白介导中性粒细胞（PMN）释放的磷脂酶及氧自由基，对细胞膜结构及肌浆网 Ca^{2+} 泵功能破坏的结果，因而认为 Ca^{2+} 负荷过重是氧自由基及PMN作用机制的一部分。

三、白细胞的作用

大量的动物实验和临床研究均证实了白细胞（以PMN为主）参与了缺血再灌注损伤过程，并发现这种损伤的严重程度与再灌注前循环中的白细胞成直线关系。

（一）白细胞与内皮细胞黏附增强

正常情况下，大多数白细胞随血流在血管腔流动，与内皮细胞之间无作用，但有25%的白细胞沿着毛细血管和集合小静脉内皮表面滚动。在缺血/再灌注引起的骨骼肌微血管损伤时，引起白细胞-内皮细胞间的相互作用和微血管的通透性增加。Menger等报道，当缺血4h再灌注30min后，滚动的白细胞增加了50%，24h后恢复到正常。这种白细胞活化依赖性的沿静脉壁滚动，由至少2种白细胞表面黏附受体分子，即植物血凝素黏附分子-1（LECAM-1）和白细胞黏附分子-1（LAM-1）所介导。然后白细胞表面表达的另一种黏附分子即CD11/CD18复合体与内皮细胞间黏附分子-1（ICAM-1）结合，阻碍了白细胞的滚动，使之牢固地黏附于内皮细胞。白细胞与内皮细胞间的黏附，使大量多形核粒细胞在组织间隙聚集，产生更多的自由基，使内皮细胞受到进一步损害并形成白色微血栓，导致微循环受损。

（二）活化的白细胞产生毒素

白细胞在组织缺血后的氧代谢及细胞功能异常中起着重要作用。活化的白细胞通过还原辅酶Ⅱ氧化酶系统产生氧自由基并分泌髓过氧化酶（myeloperoxidase），该酶催化细胞毒性氧化剂、次氯酸和N-氯胺的产生。活化的白细胞可以通过产生细胞毒性氧化物和非氧化物毒素如蛋白酶、胶原酶等来损伤内皮细胞、增加内皮细胞通透性。

（三）释放炎性介质

激活的白细胞（主要是PMN）释放出炎性递质血栓素 A_2（TXA_2），引发血栓形成，导致再灌注期“无复流”现象，从而加重原有缺血性损伤。TXA_2 还作用于毛细血管内皮细胞，使内皮细胞间隙增宽，毛细血管通透性增加。

四、胶原合成、淋巴回流障碍及组织液流动机制

有个别研究显示在外部负载压力下，局部软组织缺氧造成胶原溶解产生水。当这些胶原水溶液被移去后，该部位细胞与细胞之间的机械力重新分布，使这些细胞上承受的力增加，而转运到这些细胞中的营养减少。另一方面，外部压力使组织内液被挤出受压区域，细胞与细胞接触造成细胞破裂，细胞内物质堆积到细胞间隙中。如果外部压力解除，组织内液压低，使细胞和毛细血管破裂，造成内出血。同时，外力移去造成细胞破裂，加上毛细血管堵塞造成局部组织缺血、缺氧，又引起组织释放一种激素，它与组织缺氧共同作用，使淋巴管壁平滑肌受到损伤。另外，组织缺氧本身也可以造成淋巴结微管损伤，使淋巴液回流受阻，堆积的细胞和毛细血管的代谢废物不能及时被清除，从而造成组织中毒，最终坏死。

五、骨骼肌再灌注损伤的表现

骨骼肌再灌注损伤综合征由Haimovici在1960年最早描述，其特征是钾、磷酸肌酸肌激酶、乳酸毒素和肌红蛋白由肌细胞流出，这些代谢改变进一步发展成为高钾血症和酸中毒，骨骼肌在较长的缺血时间内仍保持着完整的结构，但在恢复正常血流即再灌注时，能量耗竭的肌细胞则发生了损伤性改变，导致压疮的发生。

(一)微循环变化

缺血再灌注时，被灌注的毛细血管数量明显减少，通常情况下，较大区域的毛细血管床呈现无复流现象。Menger等在下肢缺血4h再灌注的动物模型中，用体内显微镜和激光多普勒血流仪直接测量微循环的灌注量，发现在再灌注早期，毛细血管的灌注不均匀，功能性毛细血管密度明显下降，只有正常对照的49.4%(±17%)，至24h仍未恢复；激光多普勒血流仪显示出类似的结果，在再灌注早期毛细血管红细胞流量明显减少，只有正常对照的43.9%(±22.6%)，至24h尚未恢复，说明虽然血流恢复，但微循环的灌注在短期内未得到改善，引起这种微循环无复流现象的原因是细胞肿胀、毛细血管塌陷、内皮细胞损伤、功能异常以及由此引起的内皮细胞之间出现间隙，导致内皮下暴露，继而纤维蛋白沉积。

(二)骨骼肌形态和功能变化

骨骼肌缺血后，即使恢复再灌注，肌肉坏死仍随着缺血时间的延长而增加。Hickey等以兔后肢游离的股直肌作为缺血再灌注模型，当缺血2～4h后再灌注24h，股直肌的存活率从90.5%(±1.5%)降至10.7%(±8.7%)。从组织学变化看，再灌注早期(30～60min)，白细胞广泛出现在小静脉和静脉中，然后进入因水肿而增宽的血管外组织间隙；到6h，肌纤维被水肿液广泛分隔，并有大量白细胞。血管通透性的增加在恢复灌注时即开始，持续5～6h，超微结构观察可见细胞内部结构消失，膜破裂和肌纤维结构异常。缺血肌肉的收缩张力明显低于正常，冷缺血肌肉的收缩张力与正常相近，但两者的半松弛时间都没有恢复到正常。

(三)肌纤维类型变化

正常肌纤维有Ⅰ型和Ⅱ型两种，后者又有Ⅱa和Ⅱb型之分。以Ⅰ型肌纤维为主的肌肉称为红肌，收缩慢而持久，血供较丰富，肌细胞浆内有大量线粒体。以Ⅱ型肌纤维为主的肌肉称为白肌，收缩快但不持久，血供相对的较少，胞浆内线粒体很少。Ⅰ型纤维是氧化型代谢，Ⅱa型是氧化糖酵解代谢。Ⅱb型是糖酵解代谢。Awerbuck等在后肢压脉带缺血4h再灌注6周的鼠模型中发现，只有Ⅰ型纤维明显减少，Ⅱa型纤维反而有所增加。但在Carvalho等用同样的动物模型，缺血2h再灌注1周时，得出不同结果：Ⅱ型纤维减少，Ⅰ型纤维不受影响，而Sterbergh等用体外灌注的方法使骨骼肌处于低氧状态120min后再给氧160min，他的结论是骨骼肌纤维类型对缺氧损伤不敏感。造成上述不同结果，可能与缺血再灌注时间不一致相关。

(四)代谢变化

在缺血4h时，在组织中ATP含量减少，但是这并不意味着损伤已不可逆。因为ATP的含量只反映了ATP的产生与消耗间的平衡，尽管在缺血期末ATP降至＜5μmol/g干重组织，肌肉仍具有近乎正常的收缩功能。缺血期末尚存活的肌组织，pH低于6.5；再灌注后，pH也仅上升到6.7。Beyersdorf等认为，严重的酸中毒是肌组织损伤不可逆的一个重要标志。肌酸磷酸(CP)含量在缺血120min时明显降低，再灌注60min后恢复到正常水平。CP水平的降低，表示细胞氧耗量的减少和代谢率的降低。葡萄糖-6-磷酸(G-6-P)水平在缺血期间明显增高，并在再灌注期间保持高水平，反应了在缺血再灌注时，葡萄糖转换率持续增加。

第三节　细胞变形学说

多数压疮病因研究局限于真皮层，强调血管和血流因素。但表皮层无血管分布又能适应无氧环境，无法用血管学说解释压疮的发生。Bouten等首先提出细胞变形、细胞损伤与压疮产生有关。Breuls等对骨骼肌压疮模型的研究也进一步验证了该理论。近年细胞持续变形对组织损害的作用机制渐成焦点。

一、细胞变形的产生

正常细胞对不断变化的内、外环境能做出及时

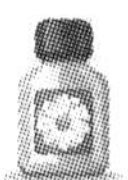

的反应，通过改变其自身的代谢、功能和结构加以调整，以维持细胞在新环境下的活力和功能，但是当致损伤因素较强，超过了细胞的适应能力时，则引起损伤。有研究者通过实验发现，在受到外力影响后细胞的外形在一定时间内可保持相对稳定，但是细胞内环境却发生了较大的变化。这可以是发生在分子水平的变化，如细胞骨架蛋白的持续变化；也可以是发生在微观结构水平，如细胞结构的持续变动和构型不断重塑。另有学者利用不同组织类型的细胞研究得出，细胞受压后，压力从细胞膜通过胞浆传递至细胞核，通过力学传导使细胞核发生变形，这将可能引起基因表达改变或核转运异常。

二、细胞变形的危害

（一）细胞变形在压疮形成中的先决作用

细胞受到持续压力作用后早期内环境发生变化，变形的细胞可能对组织是否发生损伤及发生损伤的程度起到了一定的先决作用，对深部压疮的形成具有潜在始动作用。对此的深入研究将有助于揭示压疮发生初始存在于基因水平的变化。Stekelenburg 等利用核磁共振技术结合组织学检查对压力导致的深部组织损伤进行动物实验研究，得出组织受压 2h 后既会引起细胞变形也会导致缺血，由此造成的肌肉组织损伤 24h 后可以持续存在，而单纯 2h 缺血造成的损伤在外力去除后 1h 之内可以恢复。于是推测，细胞变形启动了组织损伤，缺血则加速损伤进程。Ceelen 等分析压力性损伤与组织内部应力之间的关系，认为持续压力作用导致的组织变形本身是启动深部组织损伤的一个重要病因。

（二）细胞变形导致细胞代谢障碍

有研究者从细胞代谢障碍角度出发，认为外力作用使细胞变形，使细胞膜通透性增加，导致钙离子内流增多。正常时，细胞为了适应钙离子的大量内流，启动相关离子泵将胞浆钙离子泵出或者转运到肌质网。但是由于缺血缺氧，ATP 持续减少，导致“钙超载”。细胞内钙离子浓度增加可以激活钙依赖性蛋白酶和磷脂酶 A_2，影响线粒体功能，从而使氧自由基不断产生。这些反应使超载的钙离子成为一个潜在的危险因素，引起细胞代谢障碍而导致局部组织损伤。

参 考 文 献

[1]Daniel RK，Priest DL，Wheatley DC. Etiologic factors in pressure sores：an experimental model[J]. Arch Phys Med Rehabil，1981，62(10)：492～498.

[2] Defloor T. The risk of pressure sores：a conceptual scheme[J]. J Clin Nurs，1999，8 (2) ：206～216.

[3]Wang WZ，Fang XH，Stepheson LL，et al. Acute microvascular action of vascular endothelial growth factor in skeletal muscle ischemia/reperfusion injury[J]. Plastic & Reconstructive Surgery，2005，115 (5)：1355～1365.

[4]Dinsdsle C，Horsey I. clinical evaluation of electronic pressurerelieving mattress. [J]Nurs，1999，9(4)：133.

[5] Husani T. An experimental study of some pressure effects on tissues，with reference to the bed-sore problem[J]. J Pathol Bacteriol，1953，66(2)：347～358.

[6]Kosiak M，Kubicek W G，Olson M，et al. Evaluation of pressure as a factor in the production of ischial ulcers [J]. Arch Phys Med Rehabil，1958，39(10)：623～629.

[7]EK，A－C，Boman G. A descriptive study of pressure sores：the prevalence of pressure sores and the characteristics of patients[J]. J Adv Nurs，1982，7(1)：51～57.

[8]Breuls RG，Sengers BG，Oomens CW，et al. Predicting local cell deformations in engineered tissue constructs：a multilevel finite element approach[J]. J Biomech Eng，2002，124(2)：198～207.

[9]Gebhardt KS. Pressure ulcer research：where do we go from here? [J]. Br J Nurs，2004，13(19)：14～18.

[10]Kosiak，Ludwig S，Armann B，et al. Endothelin(A) receptor blockade reduces schemia/reperfusion injury in pig pancreas transplantation. Annals of Surgery，2003，238(2)：264.

[11]Niezgoda JA，Mendez-eastman S. The effective management of pressure ulcers[J]. Adv Skin Wound Care，2006，19(1 Suppl)：3～15.

[12]Corps BV. Wound contracture in the hooded rat in relation to skin tension lines and depth of injury[J]. Br J Plast Surg，1969，22(1)：44～47.

[13]Cannon BC，Cannon JP. Management of pressure ulcers [J]. Am J Health Syst Pharm，2004，61 (18)：

1895～1905.

[14]Ribbe MW, Van Marum RJ. Decubitus: pathophysiology,clinical symptoms and susceptibity[J]. Tissue Viability,1993,3(2):42～47.

[15]Goldstein B, Sanders J. Skin response to repetitive mechanical stress: a new experimental model in pig[J]. ArchPhys Med Rehabil,1998,79(3):265～272.

[16]Gossens RH. Nursing care of the decubital[J]. Clin Physiol,1994,14(1):111.

[17]Quintavalle PR,Lyder CH,Mertz PJ,et al. Use of high-resolution, high-frequency diagnostic ultrasound to investigate the pathogenesis of pressure ulcer development [J]. Adv Skin Wound Care,2006,19(9):498～505.

[18]Dinsdale SM. Decubitus ulcers: role of pressure and friction in causation[J]. Arch Phys Med Rehabil,1974, 55(4):147～152.

[19]Wang WZ,Fang XH,Stepheson LL,et al. Acute microvascular action of vascular en-dothelial growth factor in skeletal muscle ischemia/reperfusion injury[J]. Plastic & Reconstructive Surgery,2005,115 (5):1355～1365.

[20]Sundin BM,Hussein MA,Glasofer CS,et al. The role of allopurinol and deferoxamine in preventing pressure ulcers in pigs [J]. Plas Reconstr Surg, 2000, 105: 1408～1421.

[21]Bulk ley GD. The ro le of oxygen free radicals in human disease p rocesses [J] . Surgery, 1983, 94 (3) : 407～411.

[22]Murphy MP. How mitochondria produce reactive oxygen species. Biochem J,2009,417:105～111.

[23]Dalton TP, Shentzer HG, Puga A. Regulation of gene expression by reactive oxygen[J]. Annu Rev Pharmacol Toxicol,1999,39:67.

[24]Belous A,Knox C,Nieoud I. Reversed activity of mitochondrial adenine nucleotide translocator in ischemia-reperfusion [J]. Transplantation,2003,75:1717.

[25]Shlafer M ,Kane PF,Wiggins VY,et al. Po ssible role for cytotoxic oxygen metabo lites in the pathogenesis of cardiac ischem ic injury [J]. Circulat ion,1982,66 (2P t 2) : 185～192.

[26]Gueler F,Rong S,Park JK,et al. Postischemic acute renal failure is reduced by short term statin treatment in a rat model [J] . J Am Soc Nephrol, 2002, 13 (9): 2288～2298.

[27]Guijarro C, Egido J. Transcription factor kappa B(NF kappa B) and renal disease[J]. Kidney Int,2001,59(2): 415～424.

[28]Soraya S. Smaili, et al. Mitochondria in Ca^{2+} singnaling and apoptosis[J]. Journal of Bioenergetic and Biomembranes,2000,32(1):35～46.

[29]An J,Varadarajan S,Camara A,et al. Blocking Na^{+}/H^{+} exchange reduecs[Na^{+}](i) and[Ca^{2+}](i) load after ischemia and improvers infunction in intacthearts[J]. Am J Physiol Heart Circ Physiol, 2001, 281 (6): H2398～H2409.

[30]Ray SK, Fidan M, et al. Ca^{2+} influx upregulate calpain and induce apoptosis in Pc 12 cells[J]. Brain Res,2000, 852:326～334.

[31]Kandzari DE. Double negatives[J]. Am-Heart-J,2003, 145(1):9～11.

[32]Seibert AF, Haynes J, Taylor A. Ischemia-reperfusion injury in the isolated rat lung. Role of flow and endogenous leukocytes[J]. Am Rev Respir Dis,1993,147(2): 270～275.

[33]Menger MD,stefen P,Dirk S,et al. microvascular ischemia reperfusion injury in striated muscle: significance of "reflow paradox". Am J Physiol, 1992, 263 (Heart Circ. Physiol,32):H1901.

[34]Krouskop TA,Reddy NP,Spencer WA,et al. Mechanisms of decubitus ulcer formation: a hypothesis[J]. Med Hypotheses,1978,4(1):37～39.

[35]Beyersdorf F, Unger A, Wildhirt A, et al. studies of reperfusion injuryin skeletal muscle: preserved cellular viability after extended period of warm ischemia. J Cardiovasc Surg,1991,32:664.

[36]Menger MD, Barker JH, Messmer K. Capillary blood perfusion during postischemia reperfusion in striated muscle. Plastic And Reconstructive Surgery, 1992, 89:1004.

[37]Hickey MJ,Hurley JV,Angel MF,et al. The response of the rabbit tectus femoris muscle to ischemia to ischemia and reperfusion,J Surg Res,1992,53:369.

[38]Bushell AJ,Klenerman L,Davies HM,et al . Damage to skeletal muscle induced by prolonged ischemia and reperfusion. Trans Proc,1995:2834.

[39]Awerbuck D,Luong V,Plyley MJ,et al. Skeletal muscle form and function after 4hr ischemia-hypothermia. J Surg Res,1994,57:480.

[40]Carvalho AL,Hollett P,Mckee NH. Recovery of synergistic skeletal muscle function following ischemia . J Surg Res,1995,59:527.

[41]Sternberhg WC, Adelman B. Skeletal muscle fiber type does not ptedict sensitivity to postischemia damage. J Surg Res ,1992,53:535.

[42]Bouten CV, Knight MM, Lee DA, et al. Compressive deformation and damage of muscle cell subpopulations in a model system[J]. Ann Biomed Eng, 2001, 29(2): 153～163.

[43]Bader DL, Knight MM. Biomechanical analysis of structural deformation in living cells [J]. Med Biol Eng Comput, 2008, 46(10): 951～963.

[44]Janmey PA. The cytoskeleton and cell signalling: component localization and mechanical coupling [J]. Physio Rev, 1998, 78(3): 763～781.

[45]Buschmann MD, Hunziker EB, Kim YJ, et al. Altere aggrecan synthesis correlates with cell and nucleus structure in statically compressed cartilage[J]. Cell Sci, 1996, 109(2): 499～508.

[46]Stekelenburg A, Strijkers GJ, Parusel H, et al. Role oischemia and deformation in the onset of compression-induced deep tissue injury: MRI-based studies in a rat model[J]. Appl Physiol, 2007, 102(5): 2002～2011.

[47]Ceelen KK, Stekelenburg A, Loerakker S, et al. Compression-induced damage and internal tissue strain are related[J]. J Biomech, 2008, 41(16): 3399～3404.

[48]Ceelen KK, Oomens CW J, Baaijens FPT. Microstructural analysis of deformation-induced hypoxic damage in skeletal muscle[J]. Biomech Model Mechanobiol, 2008, 7(4): 277～284.

[49]Fredsted A, Mikkelsen UR, Gissel H, et al. Anoxia induces Ca^{2+} influx and loss of cell membrane integrity in rat extensor digitorum longus muscle[J]. Exp Physiol, 2005, 90(5): 703～714.

第四章　压疮的识别

第一节　伤口的定义及分类

一、伤口的定义

伤口是正常皮肤（组织）在外界致伤因子如外科手术、外力、热、电流、化学物质、低温以及机体内在因素如局部血液供应障碍等作用下所导致的损害。常伴有皮肤完整性的破坏以及一定量正常组织的丢失，同时，皮肤的正常功能受损，也称为创面或者创伤。

二、伤口的分类方法及分类

（一）以致伤原因分类

分类描述	说明
物理损伤性伤口	由于受打击和长期受压等物理因素所致的伤口（彩图 1-4-1-1　骶尾部压疮）
电源损伤性伤口	由于电传导所致神经、肌肉、血管及骨头等的伤口，这是很严重的损伤（彩图 1-4-1-2　电击伤伤口）
辐射线损伤性伤口	由于太阳强照射的晒伤（类似烧伤）和放射性治疗或放射物质泄漏所致的伤口（彩图 1-4-1-3　日晒伤伤口）
化学损伤性伤口	由于特殊的化学物品直接接触到皮肤所致的损伤。常见于抗肿瘤的化疗药物、强酸、强碱，或长期接触肥皂、洗衣粉、大小便等（彩图 1-4-1-4　化疗药外渗所致伤口）
温度损伤性伤口	由于皮肤接触到过冷或过热的物质或环境，所致的冻伤或烧伤（彩图 1-4-1-5　冻伤伤口）
血管病变损伤性伤口	由于动、静脉不同原因引起的血管机能不全所致溃疡，常见于静脉性溃疡、动脉性溃疡、神经性溃疡（彩图 1-4-1-6　神经性溃疡）

（二）以伤口特征分类

伤口的特征包括伤口的大小、形状、深度、颜色、渗出液的多少、在身体上所处的部位、愈合时间以及伤口上细菌的数量和感染情况等。

1. 以伤口愈合时间分类

分类描述	说明
急性伤口	突然形成且愈合较快的伤口，此类伤口愈合通常为Ⅰ期愈合。如择期手术切口、浅表皮肤外伤、Ⅱ期压疮等伤口（彩图 1-4-1-7　Ⅱ期压疮伤口）
慢性伤口	各种原因所致的皮肤组织受伤，其愈合过程＞8 周。如Ⅲ期、Ⅴ期压疮，静脉性下肢溃疡、动脉性下肢溃疡、术后伤口裂开、糖尿病足、开放性损伤及脓肿切开引流伤口等（彩图 1-4-1-8　Ⅴ期压疮伤口）

2. 以皮肤的生理结构分类

分类描述	说明
表皮伤口	皮肤损失只涉及表皮或深入到部分真皮，没有涉及到皮下脂肪组织(彩图 1-4-1-9　表皮伤口)
深度伤口	皮肤的损失深入至皮下脂肪组织、筋膜、肌肉及骨头(彩图 1-4-1-10　深度伤口)
洞穴型伤口	洞穴伤口一般很深，大多是慢性伤口，所累及的人体组织已腐烂(彩图 1-4-1-11　洞穴型伤口)

3. 以伤口内颜色分类

分类描述	说明
粉色伤口	伤口有粉红色的上皮化组织新生，且正处于爬皮阶段(彩图 1-4-1-12　粉色伤口)
红色伤口	伤口有健康血流的肉芽组织，创面干净，可能处于创面愈合过程中的炎症期、增生期或成熟期(彩图 1-4-1-13　红色伤口)
黄色伤口	伤口内有黄色分泌物和坏死腐肉组织，是感染创面或含有纤维蛋白的腐痂，无愈合的准备(彩图 1-4-1-14　黄色伤口)
黑色伤口	伤口内有缺乏血供的坏死组织，可出现软或硬的结痂，无愈合倾向(彩图 1-4-1-15　黑色伤口)
混合型伤口	伤口内混有部分健康的及不健康的腐肉或结痂组织(彩图 1-4-1-16　混合型伤口)

4. 根据伤口被细菌污染程度分类

(1)清洁伤口：指未受细菌感染的伤口，多指无菌手术切口，这类创口经缝合后，一般能Ⅰ期愈合。

(2)污染伤口：指开放性损伤的创口内，沾染了异物或细菌而未发生感染的伤口，早期处理得当，可达Ⅰ期愈合。

(3)感染伤口：包括继发性感染的手术切口，损伤后时间较长，伤口内已有细菌繁殖，引起感染和化脓，包括缝合后继发感染的伤口，其外观有腐败炎性分泌物。如充分引流伤口分泌物，祛除坏死组织，加强换药处理，减轻感染，促进伤口肉芽生长后愈合，属于Ⅱ期愈合。

第二节　伤口的评估

一、伤口评估的目的

伤口评估是最佳伤口处理方案(图 1-4-2-1)的起始步骤，也是关键步骤，只有定期对伤口状况做系统、准确的观察、测量、记录、回顾及反思，才能保障伤口处理科学、准确的实施。因此，伤口评估的目的在于：提供伤口资料，以供医护人员回顾、反思及制定治疗、护理计划提供参考；以相同的方法和工具评估伤口，可以避免临床医护人员使用方法不同而致的偏差；评估结果便于临床医护人员很好地沟通、探讨及指导；预知可能花费的时间及费用；通过临床病历总结出系统的实用方法作为教学资料。

二、伤口评估的步骤

由于伤口的形成及愈合均是多因素参与的复杂过程，在伤口评估时，切忌把伤口看作一个独立的问题，只着眼于伤口的敷料更换，仅注重对伤口局部的评估，忽略对患者进行全面的评估，尤其对影响伤口愈合的全身性因素如：年龄、营养状况、血液循环功能状态、肥胖、用药情况等的评估。因此，对一个伤口的正确评估步骤应包括评估伤口的致伤因素，评估患者生理、心理、社会方面的个人因素，评估影响以及促进伤口愈合的全身因素和局部因素(详见第五章第四节及第五节)，以及伤口的局部测量(图 1-4-2-2)。

三、伤口的测量及记录

(一)伤口的测量

1. 常用测量伤口的工具

(1)常用纸尺、敷料包装袋附着的格纸、塑料尺、皮尺等测量伤口的长、宽。

(2)常用探针、止血钳、镊子或戴有无菌手套的

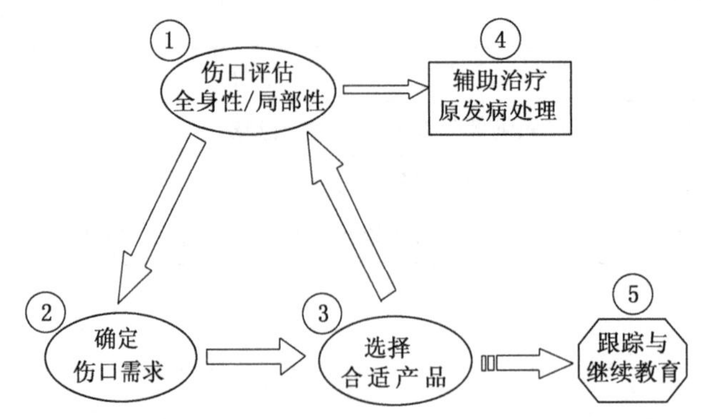

图 1-4-2-1　最佳伤口处理方案

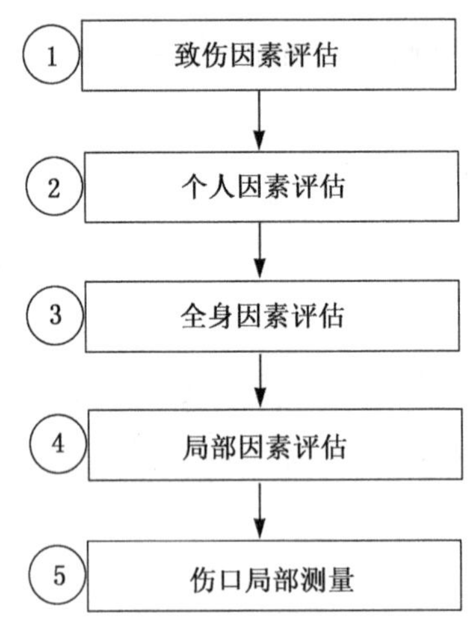

图 1-4-2-2　伤口评估步骤

手指测量伤口的深度。

(3)常用敷料的塑料透明外包装皮，无菌面放置伤口上描绘伤口的形状、大小，留置在病历里。也可使用彩色笔描绘出伤口的各种颜色。

(4)用数码相机直接拍摄伤口，相片保存在电脑里。

2. 测量伤口的方法

(1)伤口长宽的测量：无论伤口在身体的任何部位，伤口的长度总是与身体的长轴平行，宽度与长轴垂直。对于规则伤口，用直尺测量伤口的最大长径及最大宽径(彩图 1-4-2-3　规则伤口的长宽测量)。对于不规则伤口，应根据伤口特殊情况分别测得不同的长、宽径，或根据伤口的特点测一条长径、几条宽径或者测出一条宽径、几条长径，分别记录(图 1-4-2-4)。

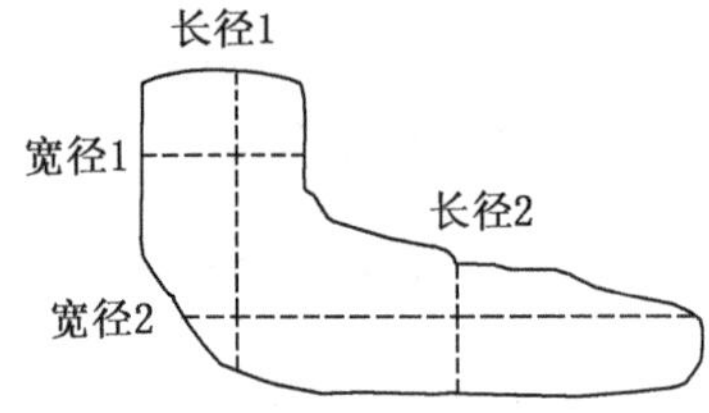

图 1-4-2-4　不规则伤口的长宽测量

(2)伤口深度的测量：以伤口的最深部为底部，垂直于皮肤表面的深度为伤口的深度。可以使用探针、止血钳、镊子或戴有无菌手套的手指深入伤口内，记住与表皮平齐点，用直尺测量长度后即为伤口的深度(彩图 1-4-2-5　伤口深度测量)。结痂伤口需先除去上面结痂，才可测量深度。

(3)测量伤口的潜行、窦道和瘘管：潜行是伤口边缘与伤口床之间的袋状空穴；窦道是异常脓肿通道或脓肿腔导致的通道和盲端；瘘管是两个凹陷上皮组织之间的异常连接或一个凹陷上皮组织和皮肤之间的异常连接。三者均为肉眼看不到的深部被破坏的组织，即为空腔的深度，通常表皮看见伤口边缘内卷，周围组织有局部或广泛的炎性反应。潜行使用钟表式描述，伤口视为钟表，将伤口与患者的头相对应的点为 12 点，相反方向为 6 点，12 点与 6 点相连接，此线的垂直平分线与钟表圆形外圈的交叉点为 3 点和 9 点。描述潜行为 * 点，长度 * cm，或潜行为 * 点至 * 点，长度 * cm 至 * cm(图 1-4-2-6)。

3. 伤口测量的注意事项

(1)伤口测量结束，需要填写伤口评估表或护理病历。

(2)测量伤口需要注意每人每次测量时使用同

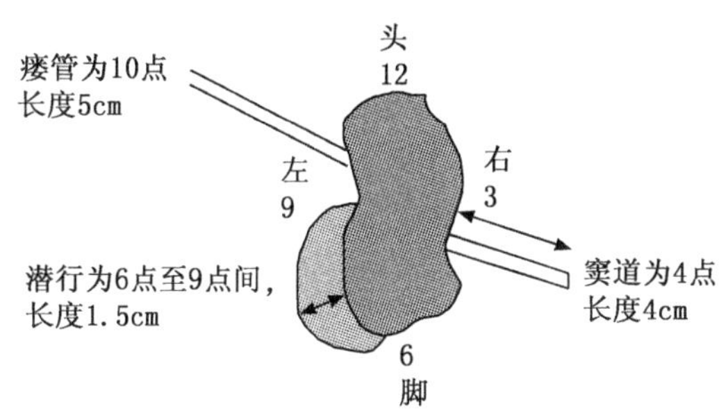

图 1-4-2-6　伤口潜行、窦道和瘘管测量

种方法及工具，每人每次使用相同的记录方法，每次测量时患者使用同一种姿势。

(3)伤口拍照需注意的问题

①相机设定为中近景模式；对比光亮度，在室内开灯情况下不需开启闪光灯(闪光灯会造成伤口渗液及敷料反光)；校对日期，并显示出来。

②伤口准备应注意保持拍摄区域无杂物；拆除敷料后、伤口清洁后、贴附敷料前后各拍一次；伤口测量尺在伤口下方。

③每次拍摄时应注意同一体位、角度、高度，对准伤口半按快门定焦 1s 后按快门，拍摄后回顾检索如果相片模糊需重新拍照。

(二)伤口的描述

1. 描述的内容

包括伤口的部位、形状、长宽、深度、颜色、渗出液的量与性质、边缘、基底坏死组织、分泌物、气味、周围皮肤情况等。

(1)描述伤口床的颜色：常用所占的百分比表示，用 25%、50%、75%、100%来描述红、黄、黑各占的比例，比如 25%黑色组织，75%黄色组织，还可添加大于或小于，比如小于 25%黄色组织，大于 75%红色组织。

(2)伤口渗出液的量：临床上对伤口渗出量的评估标准常不一致，随意性很大。推荐以衡量敷料的干、湿做评估。渗出物的颜色和成分用浆液性、血性、脓性及混合性来描述。

量的描述	说明
无渗出	24h 内更换的纱布不潮湿
少量渗出	24h 内渗出量少于 5ml，每天更换纱布不超过 1 块(纱布大小为 10cm×10cm)
中等量渗出	24h 的渗出量在 5～10ml，每天至少需要 1 块纱布，但不超过 3 块
大量渗出	24h 内的渗出量超过 10ml，每天需要更换 3 块或更多的纱布

(3)伤口渗出液的性质

性质描述	颜色与特质	成分
清水性	透明且含有血清	血清，少有细胞存在
脓性液	黄、绿、黄绿混合或褐色黏稠状，可能有恶臭味	白细胞吞噬作用后的腐肉细胞或微生物
浆性液	浅红色的血液状	红细胞
血水性	透明及浅红色，血清及血液的混合	含有红细胞
脓血性	棕褐、黄绿或红色等混杂的黏稠血性状态，有异味。属脓液性及浆液性的混合	含有红细胞、白细胞、腐肉细胞或微生物

(4)描述伤口周边状况：比如有无红斑、苍白、坏死、浸渍、皮炎、水肿、硬度、色素沉着等。

2. 描述的方法

(1)简图描述法：用简图表示压疮的大小、位置及现状(图 1-4-2-7)。

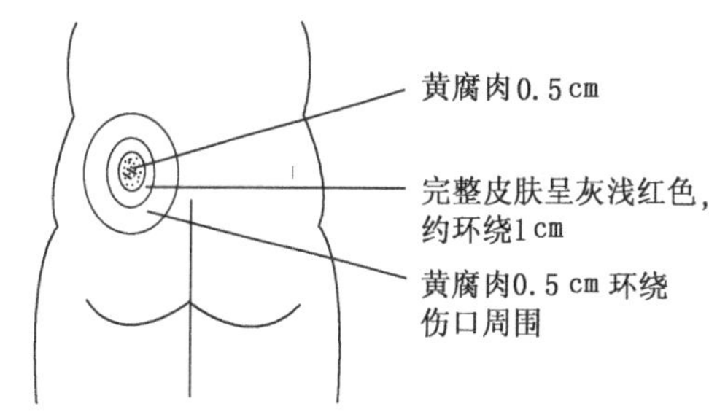

图 1-4-2-7　压疮简图描述法

(2)文字描述法:以一例压疮伤口为例

位置:左坐骨大粗隆
大小:5cm×4cm×1cm
潜行:9点至10点钟间,长度2cm
伤口内部(伤口床):
a. 底部中央:25%黄腐肉 0.3cm×0.3cm
b. 底部周围:四周约0.5cm环绕有黄腐肉
c. 引流渗液:中量极浅黄粉红,伤口内填充敷料被沾湿50%,外侧覆盖敷料全干

(三)伤口的记录

经过认真的伤口评估,应将评估结果进行详细的记录(图1-4-2-8)。

伤口评估记录表

姓名:________ 性别:________ 年龄:________ 病区/床号:________ 住院号:________ 评估日期:________

伤口评估:

伤口类型:外科伤口/压疮/糖尿病溃疡/静脉溃疡/动脉性溃疡/癌性伤口/放射性损伤/瘘管/其他________
程度日期:________

部位:________ 范围:________ 潜行:________
伤口清洁程度:清洁伤口/污染伤口/感染伤口
伤口基底部颜色:红色组织% 黄色组织% 黑色组织%
伤口渗液:量:少量;中等;大量
颜色:清澈;血水样;黄脓;绿黄脓;褐色;________
气味:无味;有异味;有臭味
伤口周围皮肤情况:红斑;苍白;浸渍;色素沉着;水肿;坏死;________
疼痛:局部/全身;长时间存在;偶尔;换药时;没有
伤口愈合阶段:肉芽生长阶段;上皮生长阶段
曾给予的处理:________________

影响伤口愈合的因素:
全身性:
年龄/营养不良/糖尿病/神经系统疾病/免疫抑制剂/凝血机制不全/药物/激素________
局部因素:
感染/结痂/异物/水肿/干燥/渗液过多

图1-4-2-8 伤口评估记录表

第三节 压疮的分期与分型

一、压疮的分期

(一)传统压疮分期

压疮分期在我国教科书和《医疗护理常规》第四版中被分为四期。但是这种分期方法无法从解剖学或组织受损的严重度准确地区分压疮分期,因而常常导致临床上分期不准确现象的发生。

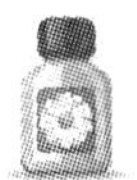

分期	说明
淤血红润期 （Ⅰ期）	为压疮初期，局部皮肤受压或受潮湿刺激后，出现红肿痛或麻木，短时间内不见消失。此时如能及时祛除致病原因则可以有效地阻止压疮的发展（彩图 1-4-3-1　淤血红润期）
炎性浸润期 （Ⅱ期）	红肿部位如果继续受压，血液循环仍然得不到改善，则静脉血液回流受阻，局部淤血，使受压皮肤表面呈紫红色，容易发生皮下渗出，出现水疱。水疱极易破溃，如表皮剥脱可显露出潮湿红润的创面，如仍不积极采取措施，压疮则继续发展（彩图 1-4-3-2　炎性浸润期）
浅表溃疡期 （Ⅲ期）	在炎性浸润期的病理基础上，静脉血液回流进一步障碍，局部淤血导致血栓形成，组织缺血缺氧，表皮破溃，露出创面，浅层组织坏死、感染，局部出现脓性分泌物，形成浅度溃疡（彩图 1-4-3-3　浅表溃疡期）
坏死溃疡期 （Ⅳ期）	此期为压疮严重期，组织进一步坏死，脓性分泌物增多，有臭味。正常组织与坏死组织明显分离，溃疡向周围及深部扩展，可以达到骨膜或关节，如细菌浸入血液循环可引起败血症，造成全血性感染（彩图 1-4-3-4　坏死溃疡期）

（二）美国国家压疮协会（NPUAP）1998 年分期

此种分期方法从组织受损的深度区分压疮分期，比传统的压疮分期合理，但仍然无法区分当有痂皮覆盖和淤青但皮肤完整时的组织损伤的深度。

分期	图示	说明
Ⅰ期压疮	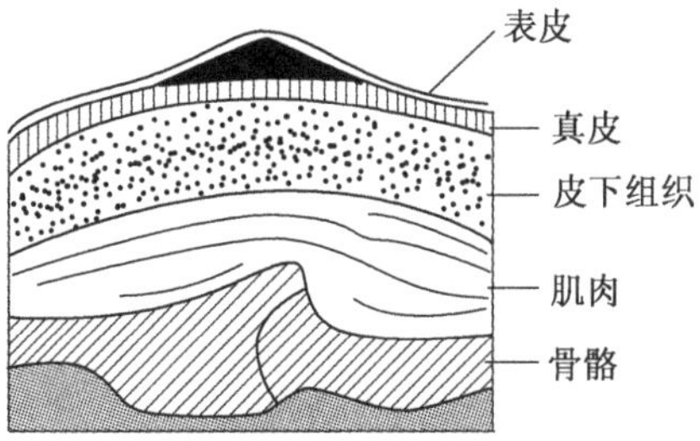 表皮 真皮 皮下组织 肌肉 骨骼 **图 1-4-3-5　Ⅰ期压疮**	皮肤完整，没有破损，有持续不退的红斑印、超过 30min 不消退（图 1-4-3-5）
Ⅱ期压疮	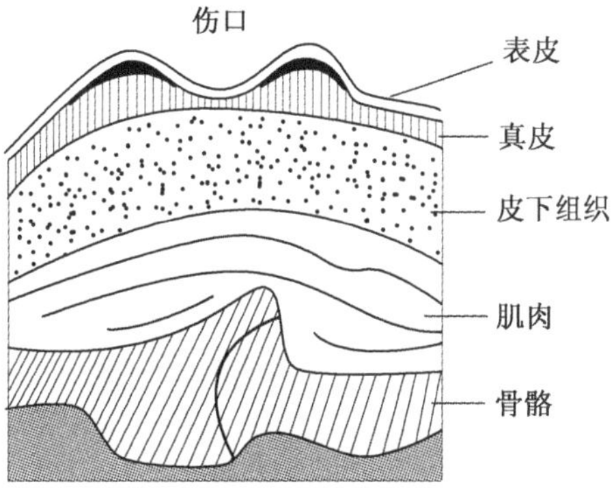 伤口 表皮 真皮 皮下组织 肌肉 骨骼 **图 1-4-3-6　Ⅱ期压疮**	损害涉及皮肤表层或真皮层，溃疡表浅，表现为皮损、水疱或浅火山口状改变（图 1-4-3-6）
Ⅲ期压疮	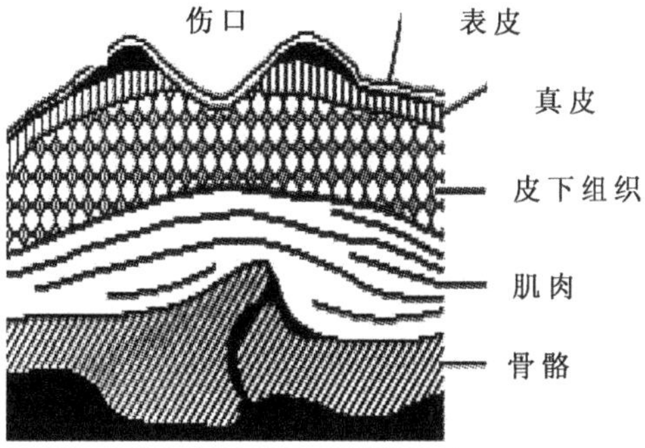 伤口 表皮 真皮 皮下组织 肌肉 骨骼 **图 1-4-3-7　Ⅲ期压疮**	损害涉及皮肤全层及皮下脂肪交界的组织，表现为较深皮肤创面（图 1-4-3-7）

续表

分期	图示	说明
Ⅳ期压疮	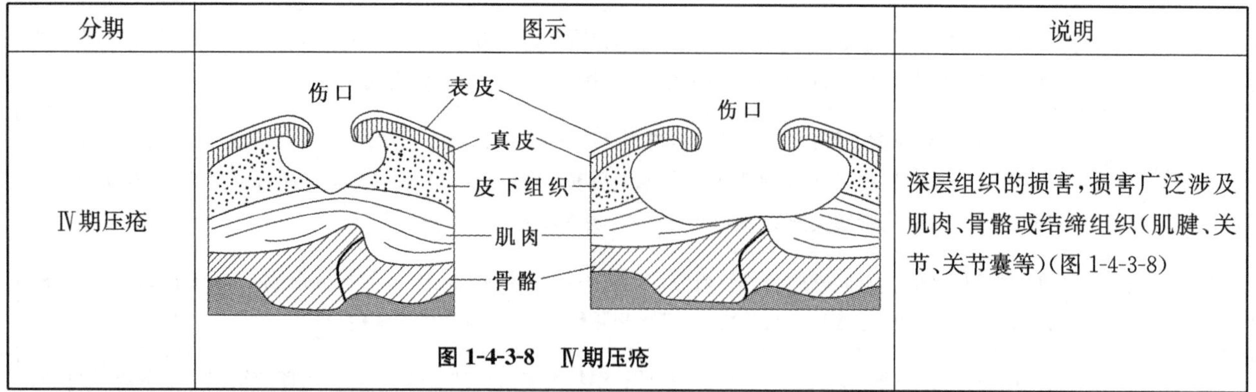 图 1-4-3-8 Ⅳ期压疮	深层组织的损害，损害广泛涉及肌肉、骨骼或结缔组织（肌腱、关节、关节囊等）（图 1-4-3-8）

（三）美国国家压疮协会（NPUAP）2007 年分期

2007 年 NPUAP 基于现有的研究，以及基于数百名来自全美临床、教育和研究领域的专家意见，重新更新了压疮的分期，使得更新后的分期既有组织累及深度的描述，还有累及组织结构的描述。其中的“进一步描述”将特殊的影响因素也加以区分，“特别说明”更是将临床区分有困难的问题给予澄清，因此更加精确、清楚、简洁，便于护士识别，对临床的实用指导意义更大。2007 年以来，国际上有许多杂志发表了 NPUAP 更新的压疮定义和分期，说明 NPUAP 更新的压疮分期有较高的学术价值和影响力。

分期	临床表现	进一步描述	特别说明
可疑深部组织损伤（彩图 1-4-3-9　可疑深部组织损伤）	皮下软组织受到压力或剪切力的损害，局部皮肤完整但可出现颜色改变，如紫色或褐红色，或导致充血的水疱。与周围组织比较，这些受损区域的软组织可能有疼痛、硬块，有黏糊状的渗出、潮湿，发热或冰冷	在肤色较深的部位，深部组织损伤可能难以检测出。厚壁水疱覆盖下的组织损伤可能更重，可能进一步发展，形成薄的焦痂覆盖。这时即使给予最适合的治疗，病变也仍会迅速发展，暴露多层皮下组织	可疑深部的组织损伤必须在完成清创后才能准确分期
Ⅰ期压疮（彩图 1-4-3-10　Ⅰ期压疮）	在骨隆突处，皮肤出现压之不褪色的局限红斑，但皮肤完整。深色皮肤可能没有明显的苍白改变，但其颜色可能与周围的皮肤不同	发红部位有疼痛、变硬、表面变软，与周围的组织相比，皮肤温度发热或冰凉。对于肤色较深的个体，Ⅰ期压疮可能难以鉴别，但提示个体处于压疮发生的危险中	连续受压后当压力解除时，局部会出现反应性毛细血管充血而发红，在解除压力 15min 后，发红区会褪色恢复正常，此种情况应与Ⅰ期压疮相鉴别
Ⅱ期压疮（彩图 1-4-3-11　Ⅱ期压疮）	表皮和真皮缺失，在临床可表现为粉红色的擦伤，完整的或开放/破裂的充血性水疱，或者表浅的溃疡	表浅溃疡可表现为干燥或因充血、水肿而呈现发亮，但无组织脱落，无腐肉	此阶段不能描述为皮肤撕裂、胶带损伤、会阴部皮炎、浸渍或表皮脱落。如出现局部组织淤血、肿胀，需考虑可能有深部组织损伤

续表

分期	临床表现	进一步描述	特别说明
Ⅲ期压疮(彩图 1-4-3-12　Ⅲ期压疮)	全层伤口,失去全层皮肤组织,除了骨、肌腱或肌肉尚未暴露外,可见皮下组织。有坏死组织脱落,但坏死组织的深度不太明确,可能有潜行和窦道	Ⅲ期压疮的深度随解剖位置的不同而变化。鼻梁、耳朵、枕骨部和踝部没有皮下组织,因此这些部位的Ⅲ期压疮可能是表浅的。相比之下,在脂肪明显过多的区域,则Ⅲ期压疮可能非常深,但未见或不能触及骨和肌腱	足跟、耳后等部位皮下组织少或无皮下组织,Ⅲ期压疮也可表现为表浅溃疡;坏死组织或腐肉覆盖会影响对分期的准确判断,需在清创后再进行分期
Ⅳ期压疮(彩图 1-4-3-13　Ⅳ期压疮)	全层伤口,失去全层皮肤组织,伴骨、肌腱或肌肉外露,局部可出现坏死组织脱落或焦痂。通常有潜行和窦道	Ⅳ期压疮的深度随解剖位置的不同而变化。鼻梁、耳朵、枕部和踝部没有皮下组织,所以溃疡比较表浅。Ⅳ期溃疡可延伸至肌肉和/或支撑结构,例如筋膜、肌腱或关节囊,可导致骨髓炎。可以看见或直接触摸到外露的骨或肌腱	足跟、足部等皮下组织缺乏,即使溃疡表浅,也会累及肌肉和肌腱,应评估为Ⅳ期压疮
不可分期的压疮(彩图 1-4-3-14　不可分期压疮)	全层伤口,失去全层皮肤组织,溃疡的底部被腐痂(包括黄色、黄褐色、灰色、绿色和褐色)和/或痂皮(黄褐色、褐色或黑色)覆盖	只有充分去除腐痂或痂皮,才能确定真正的深度和分期	如果踝部或足跟的焦痂是稳定的(干燥、黏附牢固、完整且无发红或波动),可以作为身体自然的(或生物学的)屏障,不应祛除

二、压疮的分型

(一)溃疡型压疮

压疮由皮肤表层向纵深扩展,形成深部组织坏死的溃疡,有皮下潜行,伴有渗出,多合并感染,慢性溃疡周边组织增厚,愈合困难。根据其累及范围又分为四度:

Ⅰ度:累及表皮及真皮

Ⅱ度:深达皮下脂肪

Ⅲ度:深达肌层深筋膜

Ⅳ度:深度达到骨和关节

(二)滑囊炎型(闭合性压疮)

压疮发生在坐骨结节滑囊部位,滑囊受压后有滑囊炎,可抽出黄色血性液体。表皮无明显破损,但深部组织有坏死,亦有破溃形成窦道,多合并有深部感染。根据其累及范围分为:

Ⅰ度:滑囊部分表皮无充血,滑囊内积液,可抽出黄色或血色滑囊液。

Ⅱ度:局部皮肤破溃,内腔大,有渗出,多合并感染。

Ⅲ度:皮肤破溃创面增大,深部组织坏死,累及周边组织,有窦道形成。

第四节　压疮的鉴别诊断

鉴别诊断的目的在于更加准确地诊断疾病,明确其高危因素、病理生理过程、应采取的治疗措施及预后。同其他疾病的鉴别诊断一样,压疮伤口的鉴别诊断需综合考虑病史、症状、体征及辅助检查的结果,而既往病史及对伤口检查的结果尤为重要,应注意溃疡发生的原因是否与压力有关,溃疡的形态是圆形、椭圆形还是不规则形,溃疡的边缘向中间倾斜、潜行还是外翻,伤口的基底是否坚硬、是否与深部组织相连,以及周围组织有无炎症、色素沉着或静脉曲张。本节重点介绍 5 个与压疮易混淆的溃疡伤口的特征(表 1-4-4-1)。

表 1-4-4-1　与压疮易混淆的溃疡伤口特征

	动脉性溃疡	静脉性溃疡	神经性溃疡	糖尿病足溃疡	癌性溃疡
病因	下肢动脉粥样硬化闭塞	慢性静脉功能不全	糖尿病、脊髓及其他周围神经病变	发生于糖尿病患者的局部神经异常和下肢远端外周血管病变相关的足部感染、溃疡和/或深层组织破坏	原发皮肤恶性肿瘤或转移性皮肤癌导致的皮肤溃疡
好发部位	下肢，常位于胫前、踝外侧、脚背或脚趾	踝部下 1/3，足踝前内侧及足踝周围	足部受压部位，脚趾尖端、趾间、足部外侧	足的外侧或足背	肿瘤手术后残留恶性肿瘤细胞的进一步生长导致组织异常增生、溃破、感染；在手术切口部位，肿瘤的复发或扩散时可发展为一个不愈合的外科手术伤口
临床表现	取决于肢体缺血的发展速度和程度。典型表现为皮温降低，皮色苍白；间歇性跛行和肢体静息痛等症状	典型表现为皮肤脂质硬皮病、白色萎缩和湿疹；指陷性浮肿；浅静脉扩张或曲张；不同程度的疼痛	取决于神经病变的严重程度，足边缘部有溃疡或坏疽	肢端供血不足，颜色发绀或苍白，肢端发凉、麻木、感觉迟钝或丧失，肢端刺痛或灼痛	真菌性损害是癌细胞浸润皮肤组织的产物，导致一个突出的结节并伴有形状怪异的生长，易感染、出血和产生有气味难闻的渗液。溃疡性损害是癌症浸润性皮肤损害，可导致火山口或腔洞形成，组织脆弱、易出血、感染和产生气味难闻的渗液
溃疡特点	以干性坏疽多见。开始为暗黑色脓疱样损害，渐形成溃疡，或坏死化脓，上覆黑痂，伴有剧痛，溃疡上有灰色污秽腐肉和黑色基底，边缘有紫色晕，逐渐扩展。溃疡可较浅，亦可深达筋膜。如伴发感染，可发生湿性坏疽或气性坏疽	溃疡面平坦，肉芽组织呈暗红色，周围皮肤萎缩，硬化，多有色素沉着，或伴有湿疹样改变	一般较深，边缘比较规整，常为胼胝包着，溃疡为无痛性，足温升高(热足)	侵犯深部肌肉组织后，常有轻度蜂窝织炎、多发性脓灶及窦道形成，或感染沿肌间隙扩大，造成足底、足背贯通性溃疡或坏疽，脓性分泌物较多，足或指趾皮肤灶性干性坏疽	具有侵蚀性，与正常组织很难区分；生长速度快，在体表形成隆起包块和皮肤溃破，常伴有感染、易出血；渗出多、有特殊的臭味

续表

	动脉性溃疡	静脉性溃疡	神经性溃疡	糖尿病足溃疡	癌性溃疡
溃疡形状	呈钻孔样分界线，较小，大量组织脱落，底层灰白，有大量坏死性焦痂及少量渗出液	大小不等，形状不规则，肉芽组织明显，有中等至大量渗出液	大小不等，圆形多见，深，边缘高耸，可能有潜行窦道，感染频繁	形态不规则	形态不规则
周围皮肤表现	薄、光滑、干	皮炎/湿疹、干性脱皮、硬结-硬化的皮肤	结硬皮	严重感染时造成骨质破坏、骨髓炎、骨关节破坏或已形成假关节，部分足趾或部分手足发生湿性或干性严重坏疽或坏死	易被癌细胞扩散和种植
足部表现	没有毛发生长，抬高下肢呈苍白色，冰冷，毛细血管血液回流缓慢（彩图 1-4-4-1　动脉性溃疡）	坚实的水肿，过度色素沉着，温暖（彩图 1-4-4-2　静脉性溃疡）	爪性足或足部变形，丧失足部感觉，坏疽（彩图 1-4-4-3　神经性溃疡）	常伴有足趾或足的畸形等，丧失足部感觉，坏疽（彩图 1-4-4-4　糖尿病足溃疡）	无（彩图 1-4-4-5　癌性溃疡）
疼痛特点	性质剧烈，难以忍受，夜间加重，疼痛时下垂足部会缓解	以小腿沉重或中度胀痛为多见，疼痛时抬高足部会缓解	对疼痛及温度的知觉减少或缺乏，出现感染时有疼痛	肢端刺痛或灼痛	肿瘤常会引起疼痛，程度不一
脉搏	下肢脉搏减少或缺乏	下肢脉搏正常，水肿时脉搏较难触及	有回弹的腘窝动脉，足部动脉搏动清楚可及	神经性溃疡足部动脉搏动清楚可及；血管性或混合性溃疡不能扪及足部动脉搏动	—
分期	根据患者症状的严重程度，Fontaine 将动脉性溃疡分为 4 期（表 1-4-4-2　动脉性溃疡分期）	慢性下肢静脉机能不全分 3 级（表 1-4-4-3　慢性下肢静脉机能不全分级法）	无	存在许多糖尿病足的分级分类系统，其中以 Wagner 分级系统最为常用（表 1-4-4-4　糖尿病足 Wagner 分级）	不同癌症分级方法不一

表 1-4-4-2　动脉性溃疡分期

分期	描述
轻微主诉期(第1期)	患者仅感觉患肢皮温降低、怕冷,或轻度麻木,活动后易疲劳,肢端易发生足癣感染而且不易控制
间歇性跛行期(第2期)	当患者在行走时,由于缺血和缺氧,较常见的部位是小腿的肌肉产生痉挛、疼痛及疲乏无力,必须停止行走,休息片刻后,症状有所缓解,才能继续活动。如再行走一段距离后,症状又重复出现。小腿间歇性跛行是下肢缺血性病变最常见的症状
静息痛期(第3期)	当病变进一步发展而侧支循环建立严重不足时,患肢处于相当严重的缺血状态,即使在休息时也感到疼痛、麻木和感觉异常。疼痛一般以肢端为主
组织坏死期(第4期)	主要指病变继续发展至闭塞期,侧支循环十分有限,出现营养障碍症状。在发生溃疡或坏疽以前,皮肤温度降低,色泽为暗紫色。早期坏疽和溃疡往往发生在足趾部,随着病变的进展,感染、坏疽可逐渐向上发展至足部、踝部,或者小腿,严重者可出现全身中毒症状

表 1-4-4-3　慢性下肢静脉机能不全分级法

1级	轻度水肿,轻度静脉扩张,轻度疼痛,皮肤红肿干燥
2级	中度至重度的水肿,足明显疼痛,静脉曲张,皮肤颜色改变呈褐色
3级	严重水肿,皮肤颜色呈褐色,足明显疼痛,有时可出现间歇跛行,表皮溃疡出现,可出现红肿热痛,伤口周围组织呈褐色,与正常组织有明显分界

表 1-4-4-4　糖尿病足 Wagner 分级

分级	临床表现
0级	皮肤无开放性病灶,表现为肢端供血不足,颜色发绀或苍白,肢端发凉、麻木、感觉迟钝或丧失,肢端刺痛或灼痛,常伴有足趾或足的畸形等
1级	肢端皮肤有开放性病灶,如水疱、血疱、鸡眼或胼胝,冻伤或烫伤及其他皮肤损伤所引起的浅表溃疡,但病灶尚未波及深部组织
2级	感染病灶已侵犯深部肌肉组织。常有轻度蜂窝织炎、多发性脓灶及窦道形成,或感染沿肌间隙扩大,造成足底、足背贯通性溃疡或坏疽,脓性分泌物较多,足或指趾皮肤灶性干性坏疽,但肌腱韧带尚无破坏
3级	肌腱韧带组织破坏,蜂窝织炎融合形成大脓腔、脓性分泌物,坏死组织增多,足或少数足趾干性坏疽,但骨质破坏尚不明显
4级	严重感染已造成骨质破坏、骨髓炎、骨关节破坏或已形成假关节,部分足趾或部分手足发生湿性或干性严重坏疽或坏死
5级	足的大部或全部感染或缺血,导致严重的湿性或干性坏疽,肢端变黑,常波及踝关节及小腿

参 考 文 献

[1]蒋琪霞．压疮命名、定义和分期的更新对临床的指导意义[J]. 中华现代护理杂志,2010,16(9):1111～1113.

[2]Singapore Minister of Health. Prediction and prevention of pressure ulcers in adults. Singapore: Singapore Minister of Health. 2001:1～50.

[3]National Pressure Ulcer Advisory Panel. 2007 National Pre Ulcer Staging Definition. Would Council of Enterostomal Therapists Journal. 2007,27(3):30～31.

[4]蒋琪霞．伤口护理临床实践指南．南京:东南大学出版社,2004:45～65.

[5]Black J,Barestani M,Cuddigan J,et al. National Pressure Ulcer Advisory Panel's update pressure ulcer staging system. Dermatol Nurs,2007,19(4):343～350.

[6]付小兵,程飚．伤口愈合的新概念[J]. 中国实用外科杂志,2005,25(1):32～35.

[7]Daniel B, Ashkan J. Pressure ulcers: prevention, evaluation,and management. Am Fam Physician,2008,78(10):1186～1194.

[8]蒋琪霞．成人压疮预测和预防实践指南．南京:东南大学出版社,2008:8～15.

[9]王深明,姚陈．慢性静脉性溃疡的研究现状与诊治策略[J]. 中国医学科学院学报,2007,29 (1) : 5～8.

[10]王红菊,钱莺．糖尿病足的分类和诊断分级[J]. 全科护理,2009,7(4):917～918.

[11]Harrington C,Zagari MJ,Corea J,et al. A cost analysis of diabeti lower-extremity ulcers[J]. Diabetes Care, 2000,23: 1333～1338.

[12]张纪蔚．下肢静脉性溃疡的临床诊断和鉴别[J]. 中国中西医结合外科杂志,2008,14(6):523～525.

[13]邱萍．压疮的伤口评估及局部治疗的临床研究进展[J]. 护理研究,2006,20(5):1325～1326.

[14]Cavanagh PR,Bus SA. Off-loading the diabetic foot for ulcer prevention and healing[J]. Plast Reconstr Surg, 2011,127 (Suppl 1):248S～256S.

[15]Van Hecke A, Verhaeghe S, Grypdonck M, et al. Systematic development and validation of a nursing intervention: the case of lifestyle adherence promotion in patients with leg ulcers[J]. J Adv Nurs, 2011, 67(3): 662～676.

[16]Bain S. Physical signs for the general dental practitioner. Case 79. Venous, stasis or varicose ulceration[J]. Dent Update,2010,37(9):641.

第五章　压疮愈合

促进压疮创面愈合是压疮治疗的基本任务，而建立正确的创面治疗方法则依赖于对创面愈合机制的理解。

第一节　再生与修复

损伤造成机体部分细胞、组织缺损后，机体对所形成缺损进行细胞再生和(或)纤维结缔组织增生的方式加以修补恢复的过程，称为修复(repair)，修复后可完全或部分恢复原组织的结构和功能。

一、细胞再生

再生(regeneration)是指为修复缺损而发生的同种细胞的增生。需强调再生是一种细胞的增生；这种增生本质上是为了修复缺损，而不是为了吸收坏死物质或消除致炎因子(如局部增生的巨噬细胞等)；再生的细胞应是与缺损的实质细胞完全相同。

(一)再生的种类

1. 生理性再生

在生理过程中，有些细胞、组织不断老化、消耗，由新生的同种细胞不断补充更新，始终保持着原有的结构和功能，维持着机体的完整与稳定，称生理性再生。例如，表皮的表层角化细胞经常脱落，而表皮的基底细胞不断地增生、分化，予以补充。

2. 病理性再生

在病理状态下，细胞或组织受损坏死后，如果损伤程度较轻，损伤的细胞又有较强的再生能力，则可由损伤周围的同种细胞增生、分化，完全恢复原有的结构与功能，称为病理性再生。如Ⅱ度压疮常出现水疱，基底细胞以上各层细胞坏死，此时基底细胞增生、分化，完全恢复表皮的原有结构与功能。在病理情况下，不能进行再生修复的组织，当其发生缺损时，是由纤维结缔组织来修复，称为纤维性修复；由于肉芽组织填补以后形成瘢痕，故也称瘢痕修复，过去常称为不完全再生。

(二)再生的方式

由于组织损伤的程度和范围大小不同以及再生能力不同，再生又可分为完全性再生和不完全性再生两种方式。

1. 完全性再生

组织受损较轻，死亡细胞由同类细胞再生补充，完全恢复了原有结构和功能。

2. 不完全性再生

组织受损严重，缺损过大，或具有再生能力的细胞死亡，则常由新生的肉芽组织填补修复，不能恢复原有结构和功能而形成瘢痕。虽具有修复作用，但也造成新的危害。

(三)组织的再生能力

各种组织有不同的再生能力，这是在动物长期进化过程中形成的。一般说来，低等动物组织的再生能力比高等动物强，分化低的组织比分化高的组织再生能力强，平常容易遭受损伤的组织以及在生理条件下经常更新的组织，有较强的再生能力。反之，则再生能力较弱或缺乏。按再生能力的强弱，可将人体组织细胞分为三类。

1. 不稳定细胞(labile cells)

是指一大类再生能力很强的细胞。在生理情况下，这类细胞就像新陈代谢一样周期性更换，不断地增殖，以代替衰亡或破坏的细胞，如表皮细胞、淋巴及造血细胞、黏膜及腺体的上皮细胞等。

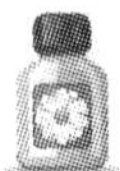

2. 稳定细胞(stable cells)

这类细胞有较强的潜在再生能力。在生理情况下是处在细胞周期的静止期,不增殖。但是当受到损伤或刺激时,即进入合成前期,开始分裂增生,参予再生修复。属于此类细胞的有各种腺体及腺样器官的实质细胞,如消化道、泌尿道和生殖道等黏膜腺体,肝、胰、涎腺、内分泌腺、汗腺、皮脂腺实质细胞及肾小管上皮细胞等;还包括原始的间叶细胞及其分化出来的各种细胞。它们不仅有强的再生能力,而且原始间叶细胞还有很强的分化能力,可向许多特异的间叶细胞分化。例如骨折愈合时,间叶细胞增生,并向软骨母细胞及骨母细胞分化。

3. 永久性细胞(permanent cells)

是指不具有再生能力的细胞,此类细胞出生后即脱离细胞周期,永久停止有丝分裂。属于此类的有神经细胞,另外心肌细胞和骨骼肌细胞再生能力也极弱,没有再生修复的实际意义,一旦损伤破坏则永久性缺失,代之以瘢痕性修复。

(四)各种组织的再生过程

1. 上皮组织的再生

(1)被覆上皮再生:鳞状上皮缺损时,由创缘或底部的基底层细胞分裂增生,向缺损中心迁移,先形成单层上皮,以后增生分化为鳞状上皮。黏膜如胃肠黏膜上皮缺损后,同样也由邻近的基底部细胞分裂增生来修补,新生的上皮细胞起初为立方形,以后增高变为柱状细胞。

(2)腺上皮再生:腺上皮虽有较强的再生力,但再生的情况依损伤的状态而异:如果仅有腺上皮的缺损而腺体的基底膜未被破坏,可由残存细胞分裂补充,完全恢复原来的腺体结构。如腺体构造(包括基底膜)被完全破坏,则难以再生。构造比较简单的腺体如子宫腺、肠腺等可从残留部细胞再生。

2. 纤维组织的再生

在损伤的刺激下,受损处的纤维母细胞进行分裂、增生。纤维母细胞可由静止状态的纤维细胞转变而来,或由未分化的间叶细胞分化而来。幼稚的纤维母细胞胞体大,两端常有突起,突起亦可呈星状,胞浆略显嗜碱性。电镜下,可见胞浆内有丰富的粗面内质网及核蛋白体,说明其合成蛋白的功能很活跃;胞核体积大,染色淡,有1～2个核仁。当纤维母细胞停止分裂后,开始合成并分泌前胶原蛋白,在细胞周围形成胶原纤维,细胞逐渐成熟,变成长梭形,胞浆越来越少,核越来越深染,成为纤维细胞(图1-5-1-1)。

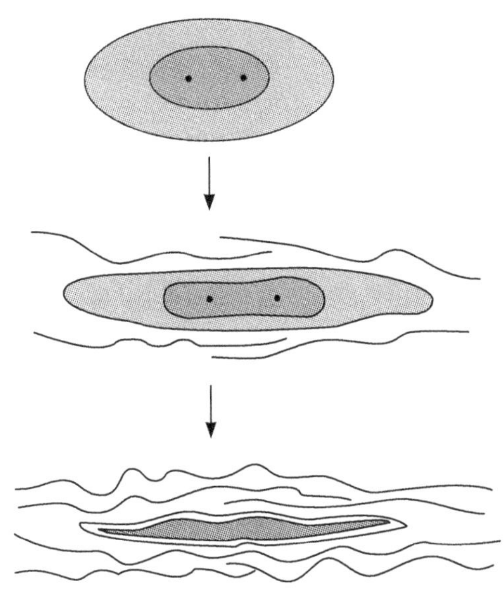

图1-5-1-1　纤维母细胞产生胶原纤维并转化为纤维细胞模式图

3. 软骨组织和骨组织的再生

软骨组织再生起始于软骨膜的增生,这些增生的幼稚细胞形似纤维母细胞,以后逐渐变为软骨母细胞,并形成软骨基质,细胞被埋在软骨陷窝内而变为静止的软骨细胞。软骨再生力弱,软骨组织缺损较大时由纤维组织参予修补。骨组织再生力强,骨折后可完全修复。

4. 血管的再生

(1)毛细血管的再生:毛细血管多以生芽方式再生。首先在蛋白分解酶作用下基底膜分解,该处内皮细胞分裂增生形成突起的幼芽,随着内皮细胞向前移动,其后的内皮细胞分裂增生,形成一条细胞索,靠近血管处的内皮细胞先分化成熟,并有新的基底膜形成,数小时后便可出现管腔,形成新生的毛细血管,进而彼此吻合构成毛细血管网(图1-5-1-2)。增生的内皮细胞分化成熟时还分泌Ⅳ型胶原、层粘连蛋白和纤维粘连蛋白,形成基底膜的基板。纤维母细胞分泌Ⅲ型胶原及基质,组成基底膜的网板,本身则成为周细胞(即血管外膜细胞)。至此毛细血管的结构构建完成。新生的毛细血管基底膜不完整,内皮细胞间空隙较多较大,故通透性较高。为适应功能的需要,这些毛细血管还会不断改建，有的管壁增厚发展为小动脉、小静脉，其平滑肌等成分可能由血管外未分化间叶细胞分化而来。

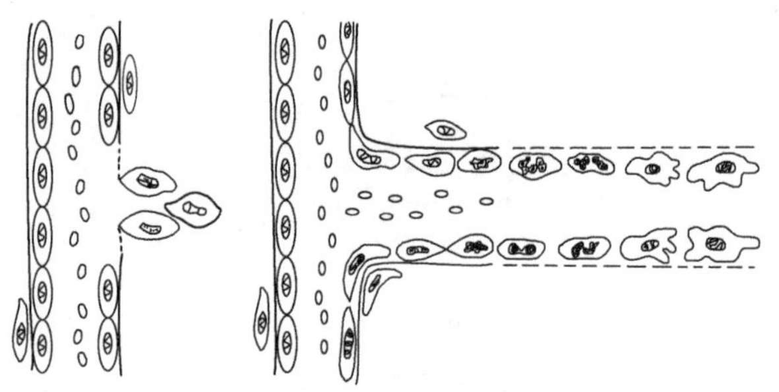

图 1-5-1-2 毛细血管再生模式图

(2)大血管的修复：大血管离断后需的手术吻合，吻合处两侧内皮细胞分裂增生，互相连接，恢复原来内膜结构。但离断的肌层不易完全再生，而由结缔组织增生连接，形成瘢痕修复。

5. 肌组织的再生

肌组织的再生能力很弱。横纹肌的再生依肌膜是否存在及肌纤维是否完全断裂而有所不同。横纹肌细胞是一个多核的长细胞，长度可达 4cm，核可多达数十乃至数百个，损伤不太重而肌膜未被破坏时，肌原纤维仅部分发生坏死，此时中性粒细胞及巨噬细胞进入该部吞噬清除坏死物质，残存部分肌细胞分裂，产生肌浆，分化出肌原纤维，从而恢复正常横纹肌的结构；如果肌纤维完全断开，断端肌浆增多，也可有肌原纤维的新生，使断端膨大如花蕾样。但这时肌纤维断端不能直接连接，而靠纤维瘢痕愈合。愈合后的肌纤维仍可以收缩，加强锻炼后可以恢复功能；如果整个肌纤维(包括肌膜)均破坏，则难以再生，只能通过瘢痕修复。

6. 神经组织的再生

脑及脊髓内的神经细胞破坏后不能再生，由神经胶质细胞及其纤维修补，形成胶质瘢痕。外周神经受损时，如果与其相连的神经细胞仍然存活，则可完全再生。首先，断处远侧段的神经纤维髓鞘及轴突崩解，并被吸收；近侧段的数个 Ranvier 节神经纤维也发生同样变化。然后由两端的神经鞘细胞增生，形成带状的合体细胞，将断端连接。近端轴突以每天约 1mm 的速度逐渐向远端生长，穿过神经鞘细胞带，最后达到末梢鞘细胞，鞘细胞产生髓磷脂将轴索包绕形成髓鞘。此再生过程常需数月以上才能完成。若断离的两端相隔超过 2.5cm 时，或者两端之间有瘢痕或其他组织阻隔，再生轴突均不能达到远端，而与增生的结缔组织混合在一起，卷曲成团，成为创伤性神经瘤，可发生顽固性疼痛。

(五)再生的调控

就单个细胞而言，细胞增殖是受基因控制的，细胞周期出现的一系列变化是基因活化与表达的结果，已知的有关基因包括癌基因(oncogene)及细胞分裂周期基因(cell division cycle gene)。然而机体是由多细胞组成的极其复杂的统一体。部分细胞、组织丧失引起细胞再生予以修复，修复完后成再生便停止，可见机体存在着刺激再生与抑制再生两种机制，两者处于动态平衡。刺激再生的机制增强或抑制再生的机制减弱，则促进再生，否则再生受抑。目前已知短距离调控细胞再生的重要因素包括以下 3 方面。

1. 细胞与细胞之间的作用

细胞在生长过程中，如果细胞相互接触，则生长停止，这种现象称为生长的接触抑制。细胞间的缝隙连接(可能还有桥粒)也许参予了接触抑制的调控。肿瘤细胞丧失了接触抑制特性。

2. 细胞外基质对细胞增殖的作用

正常细胞只有粘着于适当的基质才能生长，脱离了基质则很快停止于合成前期或静止期。基质各种成分对不同细胞的增殖有不同的作用，如层粘连蛋白可促进上皮细胞增殖，抑制纤维母细胞的增殖，而纤维粘连蛋白的作用则正好相反。组织中层粘连蛋白与纤维粘连蛋白的相对比值可能对维持上皮细胞与间质细胞之间的平衡有一定的作用。

3. 生长因子及生长抑素的作用

近年来分离出许多因子，某些细胞分泌的多肽类物质，能特异性地与某些细胞膜上的受体结合，激活细胞内某些酶，引起一系列的连锁反应，从而调节细胞生长、分化。能刺激细胞增殖的多肽称为生长因子(cell growth factors)，能抑制细胞增殖的则称为抑素(chalon)。

目前已分离、纯化出一些重要的生长因子，如表皮生长因子(epidermal growth factor，EGF)，对上皮细胞、纤维母细胞、胶质细胞及平滑肌细胞都有促进增殖的作用；血小板源性生长因子(platelet derived growth factor，PDGF)，来源于血小板 α 颗粒，在凝血过程中释放，对纤维母细胞、平滑肌细胞

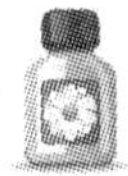

及胶质细胞的增生有促进作用；纤维母细胞生长因子(fibroblast growth FGF)，能促进多种间质细胞增生及小血管再生；转化生长因子(transforming growth factor，TGF)，最初从肉瘤病毒转化的细胞培养基中分离出来。其实许多正常细胞都分泌TGF，TGF-α与EGF在氨基酸序列方面有33%～44%同源，也可与EGF受体结合，故有相同作用。TGF-β能刺激间质细胞增生；许多细胞因子(cytokines)也是生长因子，例如白介素Ⅰ(IL-1)和肿瘤坏死因子(TNF)能刺激纤维母细胞的增殖及胶原合成，TNF还能刺激血管再生。此外还有许多生长因子，如造血细胞集落刺激因子、神经生长因子、IL-2(T细胞生长因子)等。

与生长因子相比，对抑素的了解甚少，至今还没有一个抑素被纯化和鉴定。抑素具有组织特异性，似乎任何组织都可产生一种抑素抑制本身的增殖。例如已分化的表皮细胞能分泌表皮抑素，抑制基底细胞增殖。当皮肤受损使已分化的表皮细胞丧失时，抑素分泌中止，基底细胞分裂增生，直到增生分化的细胞达到足够数量和抑素达到足够浓度为止。前面提到的TGF-β虽然对某些间质细胞增殖起促进作用，但对上皮细胞则是一种抑素。此外干扰素-α，前列腺素E_2和肝素在组织培养中对纤维母细胞及平滑肌细胞的增生都有抑制作用。

二、纤维性修复

纤维性修复首先通过肉芽组织增生，溶解、吸收损伤局部的坏死组织及其他异物，并填补组织缺损，以后肉芽组织转化成以胶原纤维为主的瘢痕组织，完成修复。

(一)肉芽组织

1. 概念

肉芽组织(granulation tissue)是指富有新生薄壁的毛细血管和增生的成纤维细胞并伴有炎细胞浸润的新生组织，在创面常呈颗粒，肉眼表现为鲜红色，柔软湿润，形似鲜嫩的肉芽故而得名(彩图1-5-1-3)；除创伤愈合之外，体内任何慢性炎症病灶、坏死组织周围、血栓机化过程、梗死边缘等病变，凡由新生的毛细血管、成纤维细胞和炎细胞浸润构成的组织，均称为肉芽组织。

2. 肉芽组织的镜下结构

镜下可见大量由内皮细胞增生形成的实性细胞索及扩张的毛细血管，向创面垂直生长，并以小动脉为轴心，在周围形成袢状弯曲的毛细血管网；新增生的纤维母细胞散在分布于毛细血管网络之间，很少有胶原纤维形成；此外常有大量渗出液及炎性细胞，炎性细胞中常以巨噬细胞为主，也有多少不等的中性粒细胞及淋巴细胞，因此肉芽组织具有抗感染功能。肉芽组织内不含神经纤维，故无疼痛(彩图1-5-1-4　肉芽组织镜下结构图)。

3. 肉芽组织的功能

(1)抗感染保护创面：在伤口有感染的情况下，肉芽组织可对感染及异物进行分解、吸收，以消除感染、清除异物，保护伤口洁净，利于愈合。

(2)机化或包裹坏死、血栓、炎性渗出物及其他异物：肉芽组织向伤口生长的过程也是对伤口中血凝块和坏死组织等异物的置换过程。由新生的肉芽组织吸收并取代各种失活组织或其他异物的过程称为机化，只有当血凝块和坏死组织被肉芽组织完全机化后，才能为伤口愈合创造良好的条件，否则将会影响愈合过程。如果失活的组织或异物不能完全被机化时，在其周围增生的肉芽组织成熟为纤维结缔组织形成包膜，将其包裹与正常组织隔离开。

(3)填补伤口及其他组织缺损：肉芽组织在组织损伤后2～3d内即可开始出现，早期肉芽组织仅能机化异物、填补伤口和初步连接缺损，随着时间的推移，肉芽组织按其生长的先后顺序，逐渐成熟。成纤维细胞转变为纤维细胞，毛细血管闭塞、数目减少，水分逐渐吸收，炎性细胞减少并逐渐消失，最终肉芽组织成熟为纤维结缔组织并转变为瘢痕组织。

(二)瘢痕组织

1. 瘢痕组织的形成

瘢痕组织(scar tissue)的形成是肉芽组织逐渐纤维化的过程。此时网状纤维及胶原纤维越来越多，网状纤维胶原化，胶原纤维变粗，与此同时纤维母细胞越来越少，少量剩下者转变为纤维细胞；间质中液体逐渐被吸收，中性粒细胞、巨噬细胞、淋巴细胞和浆细胞先后消失；毛细血管闭合、退化、消失，留下很少的小动脉及小静脉。这样，肉芽组织乃转变成主要由胶原纤维组成的血管稀少的瘢痕组织，肉眼呈白色，质地坚韧。

2. 瘢痕组织的成分及形态特点

(1)肉眼观察：局部呈收缩状态，色苍白或灰白、半透明，质坚而韧，缺乏弹性。

(2)镜下结构：由大量平行或交错分布的胶原纤维束组成。纤维束均质红染，玻璃样变，纤维细胞少、核细长而深染，血管少见。

3. 瘢痕组织的作用

瘢痕是机体创伤修复的必然产物，其可以填补创口缺损，保持组织器官完整性；保持组织器官的坚固性。虽然没有正常皮肤抗拉力强，但比肉芽组织的抗拉力强很多，因此这种填补及连接相当牢固。

4. 瘢痕组织并发问题

(1)瘢痕隆起：这与皮肤创伤愈合过程中的纤维增生和组织含水量明显增加有关，当大量纤维组织形成后，即使经过组织重塑和改构局部仍残留多量的纤维组织。这可解释为一些瘢痕经过较长时间后仍明显高于皮面的现象。

(2)瘢痕凹陷：瘢痕组织形成后经历了重塑期，多种细胞分泌的胶原酶及其他蛋白水解酶的降解作用使得细胞外基质被分解吸收，加之组织中液体成分明显减少，终致瘢痕变平甚至出现凹陷。

(3)瘢痕收缩：瘢痕收缩不同于创口的早期收缩，而是瘢痕在后期由于水分的显著减少所引起的体积变小，肌纤维细胞收缩引起整个瘢痕的收缩(彩图 1-5-1-5 瘢痕收缩)。由于瘢痕坚韧又缺乏弹性，加上瘢痕收缩可引起器官变形及功能障碍，所以发生在关节附近和重要脏器的瘢痕，常引起关节痉挛或活动受限，如在关节附近则引起运动障碍。

(4)瘢痕性粘连：发生在器官之间或器官与体腔壁之间的瘢痕性粘连，常不同程度地影响其功能。如器官内广泛损伤后发生广泛纤维化、玻璃样变，则导致器官硬化。

(5)瘢痕组织过度增生：又称“肥大性瘢痕”。一般情况下，瘢痕中的胶原还会逐渐被分解、吸收，以至改建，因此瘢痕会缓慢地变小变软；但偶尔也有的瘢痕胶原形成过多，成为大而不规则的隆起硬块，突出于皮肤表面，并超过原有损伤范围向四周不规则扩散张，称为“瘢痕疙瘩”又名“蟹足肿”(彩图 1-5-1-6)。易见于烧伤或反复受异物等刺激的伤口，一般认为与皮肤张力及体质有关。那些容易出现瘢痕疙瘩的人的体质称为瘢痕体质。其分子机制不明，瘢痕疙瘩中的血管周围常见一些肥大细胞，故有人认为由于持续局部炎症及低氧，促进肥大细胞分泌多种生长因子，使肉芽组织过度生长，因而形成瘢痕疙瘩。

5. 瘢痕组织的分类及临床表现

临床上根据瘢痕组织学形态和形态学的区别，可以将其分为以下几种类型。

(1)表浅性瘢痕：因皮肤受轻度擦伤，或由于浅Ⅱ度灼伤，或皮肤受表浅的感染后所形成的，一般累及表皮或真皮表层。临床表现为表面粗糙，有时有色素改变。局部平坦、柔软，有时与周边正常皮肤界限不清。一般无功能障碍，不需特殊处理。

(2)增生性瘢痕：凡损伤累及真皮深层，如深Ⅱ度以上灼伤、切割伤、感染、切取中厚皮片后的供皮区等，均可能形成增生性瘢痕。临床表现为瘢痕明显高于周围正常皮肤，局部增厚变硬。在早期因有毛细血管充血，瘢痕表面呈红色、潮红或紫色。在此期，痒和痛为主要症状，甚至可因搔抓而致表面破溃。在经过相当一段时期后，充血减少，表面颜色变浅，瘢痕逐渐变软、平坦，痒痛减轻以致消失，这个增生期的长短因人和病变部位不同而不同。一般来讲，儿童和青壮年增生期较长，而 50 岁以上的老年人增生期较短；发生与血供比较丰富如颜面部的瘢痕增生期较长，而发生与血供较差如四肢末端、胫前区等部位的瘢痕增生期较短。增生性瘢痕虽可厚达 2cm 以上，但与深部组织粘连不紧，可以推动，与周围正常皮肤一般有较明显的界限。增生性瘢痕的收缩性较萎缩性瘢痕为小。因此，发生于非功能部位的增生性瘢痕一般不致引起严重的功能障碍，而关节部位大片的增生性瘢痕，由于其厚硬的夹板作用，妨碍了关节活动，可引致功能障碍。位于关节屈面的增生性瘢痕，在晚期可发生叫明显的收缩，从而产生如颌颈粘连等明显的功能障碍。

(3)萎缩性瘢痕：其损伤累及皮肤全层及皮下脂肪组织，可发生于大面积Ⅲ度灼伤、长期慢性溃疡愈合后，以及皮下组织较少部位如头皮。临床表现为瘢痕坚硬、平坦或略高于皮肤表面，与深部组

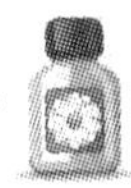

织如肌肉、肌腱、神经等紧密粘连。瘢痕局部血液循环极差，呈淡红色或白色，表皮极薄，不能耐受外力摩擦和负重，容易破溃而形成经久不愈的慢性溃疡。如长期时愈时溃，晚期有发生恶变的可能，病理上多属鳞状上皮癌。萎缩性瘢痕具有很大的收缩性，可牵拉邻近的组织、器官，而造成严重的功能障碍。

(4)瘢痕疙瘩：其发生具有明显的个体差异。大部分瘢痕疙瘩通常发生在局部损伤1年后。

第二节 伤口愈合的基本过程

最轻度的压疮仅限于皮肤表皮层，稍重者有皮肤和皮下组织断裂，并出现伤口；严重的压疮可有肌肉、肌腱、神经的断裂。压疮伤口愈合是皮肤等组织出现离断或缺损后的修复过程，分为几个阶段，包括各种组织的再生和肉芽组织增生、瘢痕形成的复杂组合，各阶段既连续发生，又相互交错，相互影响。

一、炎症期

炎症期在组织受到伤害瞬间开始，在生理条件下持续3～6d。

(一)止血过程

损伤最初的表现是血管破裂而出血，止血是伤口修复的首要步骤，其过程为受损的组织细胞释放血管活性物质使局部血管收缩，周围组织的氧合受到抑制。血管收缩持续5～10min，血液内的血小板凝集，激活凝血系统，纤维蛋白原形成不溶性纤维蛋白网，产生血凝块，封闭破损的血管并保护伤口，防止进一步的细菌污染和体液丢失。

(二)炎症反应

炎症反应是复杂的机体防御反应，其目的是去除死亡的细胞及细菌、有害物质或使其失活，清除坏死组织并为随后的增生过程创造良好的条件。炎症反应存在于任何伤口愈合的过程中，有4个典型的症状即红、肿、热、痛。

1. 炎性发红、发热

损伤初始，收缩的小动脉在组胺、5-羟色胺、激肽等血管活性物质的作用下扩张，伤口血液灌注增加，局部新陈代谢加强，使有害物质得以清除，临床表现为局部发红或发热。

2. 炎性渗出

血管扩张的同时还使血管通透性增加，血浆渗出液增多。第一阶段的渗出发生在伤后10min；第二阶段的渗出发生在伤后1～2h后，3～5d达到渗出高峰，临床表现为肿胀；5天后开始回吸收。

3. 疼痛

神经末梢暴露和肿胀，大量炎性介质如缓激肽的刺激性引起伤口局部的疼痛，但缺血坏死所形成的伤口如压疮也可以无疼痛感。

(三)吞噬作用和免疫应答

1. 吞噬过程

皮肤组织损伤发生2～4h后，吞噬细胞开始移入伤口，吞噬伤口内的碎片、异物和微生物。其吞噬过程为识别异物后，吞噬细胞向异物移动，然后黏附，伸出伪足将异物包裹、吞并，吞噬体与溶酶体形成吞噬溶酶体，最后将异物消化。

2. 伤口的首次清洁

炎症初期阶段，以中性粒细胞为主，分泌各种炎性介质即细胞因子，如肿瘤坏死因子-α(TNF-α)和白介素。中性粒细胞吞噬细菌并释放蛋白水解酶，以清除细胞外基质中受损和失活的成分，主要包括胶原蛋白、透明质酸和黏附分子，此过程称为伤口的首次清洁。白细胞的移行约持续3d，直到伤口“清洁”。这里需要提示一点，如果抗生素或消炎药使用过多，会影响伤口的自动清洁，容易导致伤口久治不愈。

3. 脓液形成

若有感染发生，则白细胞持续移行，吞噬活动也随之加强，炎症期延长，导致伤口延迟愈合。吞噬细胞只有在有氧条件下才能杀死细菌，因此保证机体的氧供对免疫反应极为重要。吞噬细胞吞噬组织细胞碎片后会裂解，与被溶解的组织共同形成脓液，需要通过更换敷料和局部引流的方式清除出伤口。脓液淤积在伤口内也会影响伤口的愈合。

4. 趋化作用

目前认为，如果缺乏功能性的巨噬细胞，伤口便不可能愈合。因为巨噬细胞不但有杀菌和“清洁”伤口作用，还有刺激细胞增殖的作用。其机制为巨噬细胞受细菌毒素等趋化刺激物质吸引，并被中性粒细胞进一步活化，从血液中向伤口大量聚集，分泌促进炎症反应的细胞因子（如白介素-Ⅰ、白介素-Ⅱ、肿瘤坏死因子-α）以及多种生长因子（碱性成纤维细胞生长因子、表皮生长因子、血小板衍生生长因子等），这些生长因子为多肽，吸引并促进细胞涌入伤口内部，刺激细胞增生，此作用称为“趋化作用”。

5. 细胞激酶的作用

细胞因子和多种生长因子全称为“细胞激酶”，对各种组织细胞有抑制和刺激两方面的作用，通过复杂的方式相互作用来精确控制伤口的愈合。随着对伤口愈合机制研究的深入，发现巨噬细胞可产生许多细胞激酶，以溶解血块和细胞碎片，血块溶解后形成充满液体的空腔，使成纤维细胞和内皮细胞可以长入。巨噬细胞还可释放许多生长因子促进新的血管再生，以恢复组织的血管结构，这是肉芽组织生长的基本条件。

二、增生期

此期约在创伤后 48h 开始，持续 2～3 周。此期的特征是血管和肉芽形成并开始上皮化。

（一）新生血管和血管化

新生血管形成于伤口边缘完好无损的血管，是肉芽组织生长的基础。

1. 血管的新生和重建

在生长因子的刺激下，血管壁的内皮细胞突破基底膜向伤口周围区域移动，通过细胞分裂形成血管芽，单个血管芽向另一个血管芽生长，两个血管芽沟通后形成血管通路，再进一步形成血管分支、血管网和毛细血管环。毛细血管大约以每日延长 0.1～0.6mm 的速度增长，其方向大都垂直于创面，此过程又称毛细血管重建过程，完成整个过程约需 1～4d。

2. 新生血管的作用

新生血管是保证伤口充分的血氧供应和营养的基础，没有血管的新生和重建，就不可能有肉芽的生长，伤口也就不能愈合。在此提示，新生毛细血管对机械张力的耐受性差，易破裂出血，临床在撕揭纱布敷料时可见伤口有新鲜点状出血或渗血。因此，此期伤口需要特别保护，保持局部处于湿润状态，可避免机械性损伤。

（二）肉芽组织形成

1. 肉芽形成过程

新生血管的形成时间决定了新生肉芽填补伤口开始于伤后 3～4d，在新生血管形成时，每个肉芽都有相应的血管分支，并伴有大量的毛细血管环。最初由成纤维细胞产生胶原，在细胞处形成纤维，支撑肉芽组织。

2. 红色肉芽床

当肉芽组织生长良好时，肉芽颗粒随时间增加而增多，形成鲜红色湿润有光泽的外表。肉芽组织填补伤口的基底床，可封闭伤口并作为上皮形成的“床”，若伤口内出现此类肉芽，称为“红色伤口或红色肉芽床”，提示愈合过程良好。

3. 肉芽生长不良

肉芽组织的形成程度与凝血及炎性反应的程度直接相关，包括在吞噬作用协助下机体自身的清创过程。任何影响凝血及炎性反应的因素都会影响伤口愈合，如创面不洁、温度过低（最适宜的温度是 28～32℃）、血供不良等均可导致肉芽生长不良，表现为肉芽组织有腐肉沉积或覆盖，外观苍白、疏松，表明愈合过程停滞。

（三）成纤维细胞的活动

成纤维细胞是伤口愈合过程中的主要功能细胞，巨噬细胞及血小板刺激成纤维细胞产生。创伤发生后，成纤维细胞进入局部增殖、分化、合成和分泌胶原蛋白。但是成纤维细胞移行至伤口区域有一定条件，若伤口内存有血肿、坏死组织、异物或细菌时，则成纤维细胞的移行和新生血管的形成都将延迟。因此要促进伤口愈合，就必须尽早清除伤口内的坏死组织、异物和血凝块等，为成纤维细胞发挥其活性功能和作用创造一个良好的伤口环境。

伤后的 5～6d，成纤维细胞开始合成胶原蛋白，其后 1 周胶原纤维形成甚为活跃，以后逐渐缓慢下来。胶原蛋白纤维以交叉连接结合在一起，支持新生组织基质。胶原蛋白产生及胶原蛋白酶分解胶原蛋白之间必须保持平衡，以避免过度增生或不适当的生成，从而分别造成肥大及形成萎缩性瘢痕。

胶原蛋白的合成需要两种氨基酸的氧化，即脯氨酸和赖氨酸，对胶原蛋白基质强度有重要作用。缺乏维生素 C（VitC）时支持基质的结合力变得很弱，张力强度不够，因而伤口发生裂开的危险性

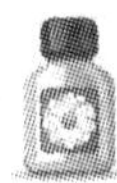

很大。

胶原蛋白合成不仅依赖于充足的维生素C，而且还需要有氧和铁。胶原蛋白分子交叉连锁反应中氧的需求，提示应把氧输到伤口内，高压氧治疗是可靠的方法之一，患者在高压氧仓内，吸入100%的纯氧，血红蛋白氧完全饱和，因而增加了血中氧的溶解量。用于表皮伤口治疗后多有明显的疗效，深部组织在愈合中要求内部有充足的血液供应，供血量多者，深部伤愈合快。伤口中氧充足时就可以不采用扩血管药物进行治疗。

三、修复期或重塑期

伤口修复开始于伤后2～3周，可持续2年左右。伤口中的特殊细胞作用于肌弹性纤维使之收缩，从创缘内部拉紧伤口边缘使伤口缩小，肉芽组织所含血管和水分减少，逐渐变硬形成瘢痕，瘢痕持续修复、变软、变平和强度增加。上皮从创缘开始，通过有丝分裂和细胞移行形成新生上皮细胞覆盖伤口，标志着伤口愈合过程完成。

（一）伤口收缩

伤口收缩是指伤口边缘的整层皮肤及皮下组织向伤口中心移动的现象。当伤口成纤维细胞的分泌活动结束后，一部分变成静止状态的成纤维细胞即纤维细胞，另一部分变成肌纤维细胞。肌纤维细胞形态似平滑肌细胞，含收缩性的肌动蛋白，拉紧伤口边缘使之收缩。此过程开始于伤后2～3d，无论伤口面积大小，持续以每天0.6～0.7mm的速度收缩变小，直到14d左右停止。有动物实验证明，伤口甚至可缩小80%，不过在各种具体情况下伤口缩小的程度因动物种类、伤口部位、伤口大小及形状而不同。伤口收缩与胶原无关，5-HT、血管紧张素及去甲肾上腺素能促进伤口收缩，糖皮质激素及平滑肌拮抗药则能抑制伤口收缩。抑制胶原形成则对伤口收缩没有影响，植皮可使伤口收缩停止。

（二）上皮形成

上皮的形成主要是经过伤口上皮细胞移行，保护脱水及防止感染。上皮形成是伤口愈合过程结束的标志。

1. 上皮形成的生理过程

皮肤基底层有代谢活性的细胞具有无限的有丝分裂的潜能，其生理过程为表皮受损后，伤口区域缺乏大量产抑素细胞，使细胞“外抑素”水平明显下降，基底层细胞的有丝分裂活性升高，这一过程启动了填补缺损所需的细胞增生。

2. 上皮的移生和爬行

细胞从基底层向皮肤表面移行，通过细胞的成熟、修补和细胞替代，与创缘呈线性相反的方向修复。创缘上皮的形成从上皮完整性断处开始，分裂的上皮细胞通过阿米巴样运动向另一边爬行生长，类似单细胞生物的活动，当这些细胞彼此相遇时，则停止前进，直至像一纸张似的覆盖于肉芽组织的表面，并增生、分化成为鳞状上皮。这些阿米巴运动仅发生于裂隙样的表浅伤口，目的是封闭伤口裂隙，表皮细胞不能爬入空洞或伤口窦道，而且要求爬行表面光滑湿润。基于此理论，伤口护理中需以促进肉芽组织生长为目的，注意营造有利于表皮细胞移行的湿性愈合环境。

健康的肉芽组织对表皮再生十分重要，因为它可提供上皮再生所需的营养及生长因子，如果肉芽组织长时间不能将伤口填平，并形成瘢痕，则上皮再生将延缓；在另一种情况下，由于异物及感染等刺激而过度生长的肉芽组织，高出于皮肤表面，也会阻止表皮再生，因此临床常需将其切除。若伤口直径超过2cm以上的深层伤口，通常无法在10～14d内愈合；直径超过20cm时，则再生表皮很难将伤口完全覆盖，往往需要植皮。皮肤附属器（毛囊、汗腺及皮脂腺）如遭完全破坏，则不能完全再生，而出现瘢痕修复。

（三）瘢痕形成

随着结缔组织的成熟，成纤维细胞开始停止分裂，而其产生胶原纤维逐渐增多，出现瘢痕形成过程，大约在伤后1个月瘢痕完全形成，瘢痕可使创缘比较牢固地结合。

伤口局部抗拉力的强度于伤后不久就开始增加，在3～5周后抗拉力强度增加迅速，然后缓慢下来，至3个月左右抗拉力强度达到顶点不再增加。但这时仍然只达到正常皮肤强度的70%～80%。伤口抗拉力的强度可能主要由胶原纤维的量及其排列状态决定，此外，还与一些其他组织成分有关。

第三节　伤口愈合的类型

根据损伤程度及有无感染，创伤愈合可分为以下三种类型。

一、直接愈合或一期愈合

见于创口较小、出血较少、组织破坏较轻、创缘整齐、无感染、经黏合或缝合后创面对合严密的伤口，例如手术切口。这种伤口创口内的血液、淋巴液凝固使创口密接，周围组织充血，炎性细胞浸润并清除病理产物使局部净化，炎症反应轻微，表皮再生在24～48h内便可将伤口覆盖。肉芽组织在第3天就可从伤口边缘长出并很快将伤口填满，5～6d胶原纤维形成（此时可以拆线），约2～3周完全愈合，留下一条线状瘢痕。一期愈合的时间短，形成瘢痕少（图1-5-3-1）。

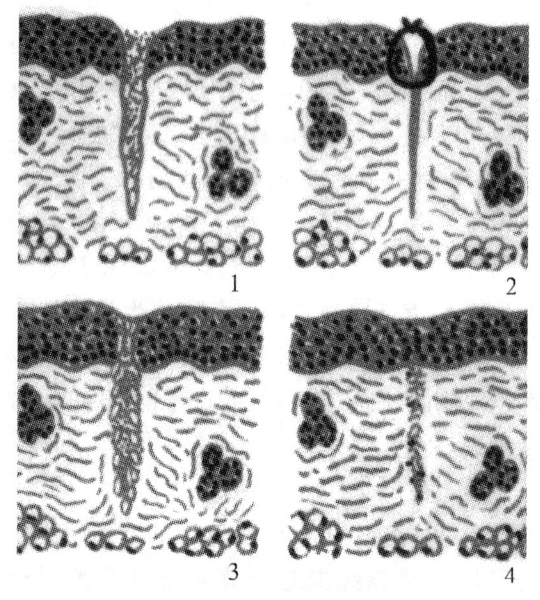

图1-5-3-1　伤口一期愈合模式图

二、间接愈合或二期愈合

见于组织缺损较大、创缘不整、哆开、无法整齐对合，或创面内坏死组织多，出血重，伴有感染的伤口。这种伤口的愈合与一期愈合有以下不同：首先，由于坏死组织多，或由于感染，继续引起局部组织变性、坏死，炎症反应明显。只有等到感染被控制，坏死组织被清除以后，再生才能开始。其次，伤口大，伤口收缩明显，从伤口底部及边缘长出大量的肉芽组织才能将伤口填平。第三，愈合的时间较长，常有明显的瘢痕形成（图1-5-3-2）。

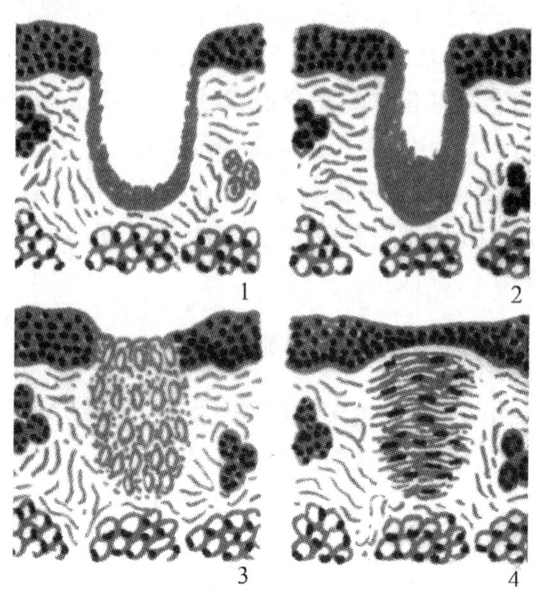

图1-5-3-2　伤口二期愈合模式图

三、痂下愈合

伤口表面的血液、渗出液及坏死物质凝固后，水分被蒸发，形成干燥硬固的黑褐色厚痂，在痂下进行上述愈合过程。待上皮再生完成后，痂皮即脱落。痂下愈合所需时间通常较无痂者长，因此，此时的表皮再生必须首先将痂皮溶解，然后才能向前生长。痂皮由于干燥不利于细菌生长，故对伤口有一定的保护作用。但如果痂下渗出物较多，尤其是已有细菌感染时，痂皮反而成了渗出物引流排出的障碍，使感染加重，不利于愈合（图1-5-3-3）。

第四节　影响伤口愈合的因素

损伤的程度及组织的再生能力决定修复的方式、愈合的时间及瘢痕的大小。因此，治疗原则应是缩小创面（如对合伤口）、防止再损伤和促进组织再生。虽然组织的再生能力是在进化过程中获得的，但仍受全身及局部条件的影响。因此，应当避免一些不利因素，创造有利条件促进组织再生修复。

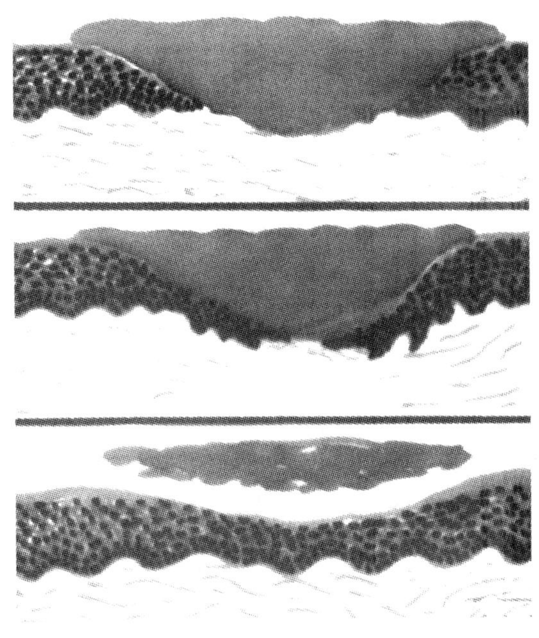

图 1-5-3-3 痂下愈合模式图

一、影响伤口愈合的全身因素

（一）年龄老化

衰老是引起创伤愈合障碍的主要因素之一。老年人各组织细胞本身的再生能力已显著减弱，加之血管老化导致血液供应减少。同时，随着年龄的增长，组织的成纤维细胞的细胞周期明显延长，致使愈合延迟甚至不愈合，对伤口的机械性强化的过程也显著迟缓。

（二）营养不良

1. 蛋白质缺乏

严重的蛋白质缺乏可使组织细胞再生不良或缓慢，尤其当含硫氨酸（如蛋氨酸）缺乏时，常导致伤口组织细胞生长障碍，肉芽组织形成不良，成纤维细胞无法成熟为纤维细胞，胶原纤维的合成减少。

患有肿瘤、糖尿病、结核等慢性消耗性疾病者，多数全身营养差，机体抵抗力弱，影响伤口的愈合。特别是经化疗、放疗的肿瘤患者，伤口愈合更为困难。对此类病人要在局部处理创面的基础上，进行全身的营养支持疗法，以提高其机体的营养水平，增强组织细胞的再生能力，这样才能促进伤口愈合。

2. 维生素缺乏

维生素缺乏的影响更大，如维生素 C 缺乏虽不影响成纤维细胞的再生，但使其合成胶原的功能发生障碍（包括脯氨酸的羟化障碍），且影响其转化为纤维细胞，使其瘢痕形成少，抗拉力强度弱，因此，创伤后每天维生素 C 的平均最低摄入量为 100～300mg。另外维生素 A_1、维生素 B_2 和维生素 B_6 的缺乏可导致纤维化不良；全身和局部锌含量降低也致愈合迟缓。

（三）用药不当

1. 类固醇治疗

类固醇抑制伤口愈合，创伤初期使用类固醇时，炎症性反应受到抑制。如应用大剂量肾上腺皮质激素，能明显抑制新生毛细血管的形成、成纤维细胞的增生及胶原合成，并加速胶原纤维的分解，致使愈合不良。因此，建议在创伤后 4～5d 内杜绝使用类固醇药物以保证炎症性反应的过程良好地进行。

2. 青霉胺

青霉胺也有类似作用，并减弱其抗拉力强度，系因其能与胶原 α-肽链上的醛基结合，干扰胶原分子内和分子间的交联形成，致使胶原纤维失去稳定性，加速胶原纤维的分解吸收。

（四）吸烟

吸烟产生的尼古丁使小动脉收缩，血流减慢；增加血小板黏附，形成血栓，堵塞微循环；抑制红细胞、纤维原细胞、巨噬细胞的生成。香烟中的一氧化碳（CO）的亲和力比氧（O_2）对血红蛋白分子的亲和力大，其竞争性地与血红蛋白结合，从而使血液携氧能力下降，影响伤口组织的氧供给。香烟中的氰化物抑制新陈代谢所必需的氧化酶系统和细胞间氧的传送。这些因素使吸烟者伤口的愈合延缓，且增加感染率。

（五）免疫力降低

由于白细胞数目的降低，蛋白的摄取受损及其它相关的免疫系统功能降低，延长了伤口愈合的时间。若艾滋病或接受放化疗的患者，伤口难于愈合。主要是因为细胞的有丝分裂受阻，胶原蛋白合成受阻，伤口炎症期反应迟钝，巨噬细胞机能受阻，白细胞数目减少。因而患者极易受到感染，伤口感染期不易度过。

（六）凝血机制障碍

凝血机制障碍主要是血液系统疾病、营养不良、慢性肝病及接受抗凝剂治疗等患者。由于伤口愈合的最初阶段是凝血的过程，而此类患者会凝血时间过长或无法凝固。因此，只能使用各种止血的方法，缝合止血、压迫止血、止血药或输血等。

二、影响伤口愈合的局部因素

（一）创面因素

1. 创面感染

创面感染是影响伤口愈合最常见的原因，所有的伤口都有微生物的存在，但是细菌数目小于 10^5 个菌落/cm^3，身体中白细胞有足够的能力对付这些细菌，来抑制细菌的活动，伤口可自然地生长，此现象就是正常菌群现象。如果细菌数量大于 10^5 个菌落/cm^3，伤口的炎症期就会延长，伤口局部会有红、肿、热、痛、功能障碍、有脓性分泌物、渗出液量增多及伤口生长停滞，伤口渗液的味道及颜色随着细菌繁殖的种类而发生改变，也会引起全身反应，比如：发热、白细胞数目增加等。

常见的感染细菌为金黄色葡萄球菌、链球菌、大肠杆菌感染外，还存在着绿脓杆菌、结核杆菌及真菌感染的可能。伤口感染时，渗出物很多，可增加局部伤口的张力，常使正在愈合的伤口或已缝合的伤口裂开，或者导致感染扩散加重损伤。尤其化脓菌产生一些毒素和酶，能引起组织坏死，基质或胶原纤维溶解，这不仅加重局部组织损伤，也妨碍愈合。因此，对于感染的伤口，不能缝合，应及早引流，只有感染被控制后，修复才能进行。对于长期难以愈合的伤口，要清洗创面，去掉坏死组织，并进行创面分泌物细菌培养，然后根据药敏实验，有针对性地局部或全身使用抗生素，以促进伤口愈合。

2. 创面内有异物

机体被锐利的钉、木刺、玻璃等物伤害后进行清创时（尤其在急诊包扎处理时）很可能有细小异物遗留于伤口内。这种留有异物的伤口很难愈合，虽经反复换药，但创面的红、肿、疼痛无好转，分泌物也不减少，如能及时清除伤口异物，再配合抗生素处理，创面伤口可很快愈合。

3. 不正规的换药

换药频次过勤，特别是不正规的换药操作，很容易导致伤口肉芽水肿。水肿的肉芽呈淡白或淡红色，分泌物多，且高出皮肤，使伤口迁延愈合。需剪除高出皮肤的不健康肉芽，并局部用药促进皮肤细胞再生，必要时进行局部植皮。

4. 无菌性毒性反应

创面暴露时间较长，在机械作用如挤压、钳夹等刺激下很易发生氧化分解反应，引起无菌性毒性反应，使脂肪组织发生液化。

5. 局部脂肪液化

伤口处脂肪较多，由于机械作用或采用电刀操作时，可能由于电刀所产生的高温造成皮下脂肪组织的浅表烧伤及部分脂肪细胞因热损伤发生变性，同时脂肪组织内毛细血管由于凝固作用而栓塞，使本身血运较差的肥厚脂肪组织血液供应进一步发生障碍，术后脂肪组织发生无菌性坏死，形成较多渗液，影响切口愈合。

6. 局部组织过度水肿

伤口轻微的水肿，对于伤口及周边组织不会有太大影响。而明显的过度肿胀，会使伤口的缝合线张力加大，周围组织受到压迫，血液中的营养物质的运送受到阻碍，使伤口愈合速度减慢，甚至缝合线张力过大而伤口裂开。

（二）局部血液循环不良

良好的局部血液循环既保证所需的营养和氧，也有利于坏死物质的吸收、运输和控制局部感染。反之，则影响组织细胞再生修复，延滞愈合，特别对于一些特殊部位的伤口，药物作用及营养输送很难达到伤口。

（三）神经损伤

完整的神经支配对组织再生有一定的作用。神经损伤使局部血液供应发生变化，对再生的影响更为明显。

三、伤口愈合障碍的并发症

（一）伤口破裂

正在愈合的伤口或原来已经外科手术缝合的伤口重新裂开。多见于衰老患者或伤口感染时，致使愈合延迟。

（二）肉芽肿形成

伤口有不能被吸收的异物或坏死脂肪组织周围形成的异物形肉芽肿或噬脂细胞肉芽肿，可致使一些患者的创伤愈合延缓。

（三）外伤型表皮样囊肿

在创伤过程中，皮肤表皮的部分生发层（如基底细胞、深部棘细胞）被损伤带入创伤的深部，在此可继续生长而成为能产生角质的囊肿，并可导致慢性肉芽肿形炎症，妨碍伤口的愈合。

（四）赘肉

创伤愈合过程中，肉芽组织过度生长所形成的瘤样赘生物。多见于皮肤（末梢血管扩张性肉芽肿）和牙龈（肉芽肿性牙龈瘤）。

（五）浆液瘤形成

在创伤区组织内有较大的空腔，并在此腔隙内被血液、血清和淋巴所充满形成"囊肿"。当血细胞崩解时，则液体呈浅黄色或黄褐色。此腔隙由纤维性结缔组织细胞包围和覆盖（即纤维性"上皮"），影响创伤的继续愈合。

（六）瘢痕疙瘩形成

指在创伤愈合过程中出现的过度瘢痕形成。包括肥厚性瘢痕和瘢痕疙瘩。

（七）顽固性难愈合性皮肤溃疡形成

某些化学、物理、代谢障碍等因素所引起的反复发作的顽固性皮肤溃疡，尤其放射性皮肤溃疡潜伏期可长达数年或十数年，甚至几十年，其特点是反复发作，经久不愈，伴有癌变。

（八）溃疡癌变

在创伤愈合过程中发生的癌变。如放射性皮肤溃疡的癌变的发生率可达5%～28%。

第五节 促进伤口愈合的因素

一、脂肪组织

脂肪组织作为一个活跃的内分泌器官，其在生长发育、营养代谢、炎症反应等方面发挥重要作用，而其在创面愈合中的作用也越来越受到重视。

（一）脂肪因子

参与创面愈合的脂肪因子主要有瘦素、抵抗素、生长因子及参予炎症反应的细胞因子。

1. 瘦素

瘦素主要由脂肪组织分泌，是第1个被定性的脂肪细胞分泌蛋白，瘦素受体分布于下丘脑，主要通过作用于下丘脑的瘦素受体，减少食物摄取，增加能量消耗。多项研究显示，瘦素可直接作用于血管内皮细胞，促进血管再生与成纤维生长因子、血管内皮生长因子具有协同作用。

2. 抵抗素

抵抗素属于富含半胱氨酸的分泌型蛋白质，抵抗素与胰岛素抵抗及肥胖相关。实验证实，抵抗素能诱导人血管内皮细胞再生和迁移，促进毛细血管样管腔形成，上调血管内皮生长因子受体表达。

3. 生长因子

生长因子与创面愈合密切相关，其中主要包括表皮生长因子家族、转化生长因子家族、成纤维细胞生长因子家族、血管内皮生长因子、粒细胞巨噬细胞集落刺激因子、血小板源性生长因子、结缔组织生长因子、白细胞介素家族和肿瘤坏死因子、胰岛素样生长因子家族。它们具有促进血管再生、肉芽组织形成等功能，如血管内皮生长因子可促进血管再生，胰岛素样生长因子-1（IGF-1）可促进创面肉芽组织形成及上皮再生。现已发现脂肪细胞至少可分泌血管内皮生长因子、转化生长因子和胰岛素样生长因子-1等生长因子。

4. 炎性细胞因子

炎性反应的本质是机体对外界刺激的一种防御反应，有助于清除创面坏死组织，限制组织损伤扩大和加速组织的修复，是创面愈合的重要过程之一。脂肪组织可分泌多种炎性细胞因子，如白细胞介素1,6,8，肿瘤坏死因子和单核细胞趋化因子-1等。

（二）脂肪来源性干细胞

2001年首次从人脂肪组织中分离出一群具有多向分化潜能的细胞即脂肪来源性干细胞（ADSCs）。近年多项研究表明，ADSCs能促进创面愈合，并分化形成血管、内皮、表皮，促进成纤维细胞增殖，修复组织缺损。

二、细胞凋亡

（一）凋亡与坏死的区别

生物体内各种组织细胞的数量总是保持在一种相对恒定状态，而这种稳态的维持有赖于细胞正常的分裂、分化和死亡。细胞死亡就形态学而言，有两种不同方式：凋亡和坏死。这两种方式迥然不同。凋亡细胞的形态学特征是胞核中染色质固缩、崩裂,内质网呈泡沫状并与胞膜融合,细胞缩小,线粒体正常,最后形成许多凋亡小体,被巨噬细胞吞噬。受累细胞单个散在分布,膜保持完整,对周围组织无影响。而坏死细胞特征是细胞变大,细胞器膨胀,溶酶体破裂致各种酶外溢,使细胞溶解。坏死细胞由于膜完整性遭到破坏,胞内容物溢出,常影响周围的细胞,引发炎症。

(二)凋亡在创伤愈合中的作用

皮肤创伤愈合涉及细胞迁移、增殖、分化和凋亡,在组织修复的各个时期凋亡调控着伤口的愈合,尤其是在炎症细胞的清除和瘢痕的形成中。在组织修复的早期,即伤后 12h,炎性细胞就开始出现凋亡现象。Edwards 等人研究了急性皮肤伤口中真皮层炎性浸润的凋亡现象,证实凋亡对炎症反应消退的重要作用。他们发现伤口愈合第 7 天伤口边缘的炎性浸润和肉芽组织中即可检出凋亡细胞,到第 42 天检出大量凋亡细胞。第 7 天皮肤炎性浸润中凋亡细胞数与总细胞数之比为 30.5%,到第 42 天为 60.7%。另有研究证实,伤口闭合后肉芽组织的凋亡即开始,这与伤口闭合后肉芽组织逐渐再吸收及肌成纤维细胞消失的现象相一致。通常肌成纤维细胞在伤后 12 天开始凋亡,20 天时将达到高峰,当细胞的增殖与凋亡在愈合的伤口内达到平衡时就进入瘢痕的稳定期,超量的增殖活动,将导致胶原合成与降解之间的失衡,随后促进大量瘢痕的增生,凋亡与增殖的失衡,还会导致伤口的延迟愈合。因为凋亡的调节对正常伤口愈合过程是重要的,凋亡不足或凋亡过度均可产生多种病理过程,如难愈合的溃疡创面、肥厚性瘢痕和瘢痕疙瘩。

第六节　伤口愈合的评价

伤口愈合是外科学中的一个重要课题,建立客观准确地评价创面愈合的指标,用以评价创面愈合的程度和优劣,在临床上显得尤为重要。可以客观准确地评价创面治疗中各种药物和治疗方案的效果,以适应实验研究和临床应用的需要。

一、主观评价

主观评价是通过伤口愈合的临床表现对其理化特性加以判断。

(一)伤口的颜色

伤口基底部可见健康的红色肉芽组织,伤口边缘无黑色或黄色的坏死组织和黑痂,有新生的上皮组织覆盖。

(二)伤口周围皮肤的温度

伤口愈合后可有正常的微循环的建立,伤口周围皮温可达到正常皮肤组织的温度,表面无皮温增高的现象。

(三)伤口的柔韧性

伤口愈合后皮肤表面柔韧性将恢复为正常状态,创面表面有弹性,无凹陷性或肿胀感。

二、客观评价

客观评价是通过临床检查、测量精确获得更加准确的信息,用以评价伤口的愈合情况。

(一)组织病理学分析

用组织学方法观察创面愈合情况是传统的方法之一,证据可靠。以往采用组织切片 HE 染色,通过光学显微镜,或观察上皮再生情况,或观察分布情况,但都缺乏明确的标准。有文献报道,Eldad 等将组织切片 HE 染色后,按照组织学标准定量评价。即在光镜下通过观察表皮结构,对真皮-表皮邻接处和微水疱,胶原束和皮肤结构,表皮再生和粒细胞浸润数量进行评分后,通过分值评价伤口愈合状况。

(二)巨噬细胞定量分析

巨噬细胞在调控创面修复过程中扮演着重要角色,巨噬细胞吞噬碎片后活化,然后分泌大量活性物质。许多研究证明,巨噬细胞在创面中具有多重作用。例如巨噬细胞在创伤后通过细胞外基质分子产物、蛋白酶和蛋白酶抑制剂影响细胞外基质的组成。巨噬细胞还通过产生大量生长因子影响血管内皮细胞、成纤维细胞、角质细胞和其他类型细胞的增殖和分化,从而促进组织修复。有文献报道,Dipietro 等采用组织学方法进行巨噬细胞定量分析,即用 3,3′-二氨基联苯胺和 Gill 苏木素重复染色,然后在光镜下,借助一种视觉表格,随机统计每张组织切片中的巨噬细胞的数量。也有用免疫组织化学的方法,用 $CD68^{+}$ 单抗标记来统计巨噬细胞的数量,用以客观评价伤口愈合情况。

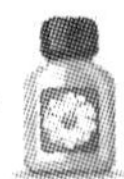

（三）细胞增殖情况

创面愈合依赖于上皮再生，此过程由来自创缘和创面皮肤附件的表皮细胞通过在创面表面的增殖和迁移来完成，创面修复还需要角质细胞、毛囊表皮细胞、成纤维细胞和血管内皮细胞的大量增殖。有研究表明，可以通过免疫组织化学的方法检测5-溴-2-脱氧尿苷来统计创缘角质细胞和毛囊表皮细胞的数量；用比色测定法定量分析，根据一种甲月赞产物得出血管内皮细胞的比例，进而可以评价伤口愈合的能力。

（四）角质细胞胶原酶-1含量测定

皮肤创面的有效修复需要一系列立体的、短暂的调控活动，其中细胞外基质微分子的有效蛋白水解和降解被认为对组织的重塑、促进新生血管形成和促进上皮再生期细胞的有效迁移是必需的。基质金属蛋白酶按照有效降解细胞外基质成分的能力而组成一个新的依赖性酶家族，胶原酶-1是该家族成员。创面基底层角质细胞恒定地释放胶原酶-1，胶原酶-1的表达快速发生在伤后角质细胞，并在愈合期间持续存在，直至完全上皮化后才停止。因此有学者提出可以通过ELISA法测定创面胶原酶-1的含量的高低，来评价创面愈合能力。

（五）细胞DNA含量和细胞周期分析

细胞DNA含量和细胞周期是反映细胞分裂增殖能力的一个较好指标。细胞在分裂增殖前，必须首先进行DNA的合成，即进入细胞周期的S期；DNA合成后，再进入细胞周期的G_2＋M期，因此测定细胞DNA含量和对细胞周期比例进行分析，可以反映细胞的分裂增殖能力。早在1972年美国斯坦福大学和Becton Dickison公司合作，研制出第一台流式细胞仪，从而使细胞DNA含量和细胞周期分析变得简单、快速。现在流式细胞仪经过不断地改进，更加趋于完善，使细胞DNA含量和细胞周期分析更加可靠、快速、方便，可以更客观地评价伤口愈合的程度。

（六）单核细胞化学诱导蛋白-1水平

炎症反应阶段是创面修复的初始阶段，朗格汉斯细胞、巨噬细胞、角质细胞、成纤维细胞和血管内皮细胞通过主动和被动地释放细胞介质而启动创面愈合，而其中尤为重要的细胞介质是单核细胞化学诱导蛋白-1（monocyte chemoattractantprotein-1，MCP-1），上述各种细胞对创伤的反应是通过MCP-1的表达而实现的，有文献报道，Gibran等采用原位杂交的方法检测创面MCP-1 mRNA的水平来反映创面愈合能力的高低。

（七）其他方法

有文献报道，伤口愈合也可以通过角质细胞纤溶酶原活化抑制剂-2水平、成纤维细胞生长因子受体-1水平、转化生长因子-α水平、羟脯氨酸含量测定等方法进行客观评价。

三、压疮愈合评分表

压疮愈合评分表（pressure ulcer scale forhealing，PUSH）是美国压疮专家组于1998年修订的用于评价压疮愈合效果的量化计分方法。从分值的动态变化可以评估压疮趋于好转或恶化，分值越高压疮程度越重（表1-5-6-1）。

表1-5-6-1 压疮愈合评分表

计分项目	计分内容	得分标准
伤口面积（cm^2）	0	0
	＜0.3	1
	0.3～0.6	2
	0.7～1.0	3
	1.1～2.0	4
	2.1～3.0	5
	3.1～4.0	6
	4.1～8.0	7
	8.1～12.0	8
	12.1～24	9
	＞24	10
24h渗液量（ml）	干燥无渗液	0
	＜5ml为少量	1
	5～10ml为中量	2
	＞10ml为大量	3
伤口床组织类型	闭合	0
	表浅并有上皮组织生长	1
	清洁并有肉芽生长	2
	有腐肉但无坏死组织	3
	有坏死组织	4

创面愈合是一个由细胞因子和生长因子相互协调作用的复杂过程，创面修复是创伤治疗的重要组成部分，但如何客观而又准确地评价创面愈合程度仍是一个棘手问题，缺乏统一标准。因此，通过以上方法可以直接、有效而客观地评价创面愈合情况。

参 考 文 献

[1]Wozniak SE, Gee LL, Wachtel MS, et al. Adipose Tissue: The New Endocrine Organ? A Review Article. Dig Dis Sci. 2009, 54(9): 1847～1856.

[2]Marikovsky M, Rosenblum CI, Faltin Z, et al. Appearance of leptin in wound fluid as a response to injury. Wound Repair Regen. 2002, 10(5): 302～307.

[3] Liapakis IE, Anagnostoulis S, Karayiannakis AJ, et al. Exogenously-administered leptin ncreases Vearly incisional wound: angiogenesis in an experimental animal model. In Vivo. 2007, 21(5): 797～801.

[4]Liapakis I, Anagnostoulis S, Karayiannakis A, et al. Burn wound angiogenesis is increased by exogenously administered recombinant leptin in rats. Acta Cir Bras. 2008, 23 (2): 118～124.

[5]Liapakis IE, Anagnostoulis S, Karayiannakis AJ, et al. Recombinant leptin administration improves early angiogenesis in full-thickness skin flaps: an experimental study. In Vivo. 2008, 22(2): 247～252.

[6]Zitzmann M, Gromoll J, von Eckardstein A, et al. The CAG repeat poly-morphism in the androgen receptor gene modulates body fat mass and serum concertration of leptin and insulin in men. Diabetologia. 2003, 46(1): 31～39.

[7]Mu H, Ohashi R, Yan S, et al. Adipokine resistin promotes in vitro angiogenesis of human endothelial cells. Cardiovasc Res. 2006, 70(1): 146～157.

[8]Robertson SA, Rae CJ, Graham A. Induction of angiogenesis by murine resistin: putative role of PI3-kinase and NO-dependent pathways. Regul pept. 2009, 152 (1-3): 41～47.

[9]Pang SS, Le YY. Role of resistin in inflammation and inflammation-related diseases. Cell Mol Immunol. 2006, 3 (1): 29～34.

[10]Barrientos S, Stojadinovic O, Golinko MS, et al. Growth factors and cytokines in wound healing. Wound Repair Regen. 2008, 16(5): 5601～5858.

[11] Fonseca-Alaniz MH, Takada J, Alonso-Vale MI, et al. Adipose tissue as an endocrine organ from theory to practice. J Pediatr (Rio J). 2007, 83 (5 Suppl): S192～203.

[12]Zuk PA, Zhu M, Mizuno H, et al. Multilineage cells from human adipose tissue: implications for cell-based therapies. Tissue Eng. 2001, 7(2): 211～228.

[13]Kim WS, Park BS, Sung JH, et al. Wound healing effect of adipose-derived stem cells: a critical role of secretory factors on human dermal fibroblasts. J Dermatol Sci. 2007, 48(1): 15～24.

[14]Altman AM, Yan Y, Matthias N, et al. IFATS collection: Human adipose-derived stem cells seeded on a silk-fibroin-chitosan scaffold enhance wound repair in a murine soft tissue injury model. Stem Cells. 2009, 27(1): 250～258.

[15]Ngan FH, Sagen ZV, Sunny L. Apoptosis in skin wound healing. Wounds 2003, 15: 182～194.

[16]Edwards M, Jones D. Programmed cell death in human acute cutaneous wounds. J Cutan Pathol 2001, 28: 151～155.

[17] Esmouliere A, Badid C, Bochaton Piallat ML, et al. Apoptosis during wound healing, fibrocontractive diseases and vascular wall injury. Int J Biochem Cell-Biol 1997, 29: 19～30.

[18]Luo S, Benathan M, Raffoul W, et al. Abnormal balance between proliferation and apoptotic cell death in fibroblasts derived from keloid lesions. Plast Reconstr Surg 2001, 107: 87～96.

[19]Moulin V, Larochelle S, Langlois C, et al. Normal skin wound and hypertrophic scar myofibroblasts have differential responses to apoptotic inductors. J Cell Physiol 2004, 198: 350～358.

[20]Funayama E, Chodon T, Oyama A, et al. Keratinocytes promote proliferation and inhibit apoptosis of the underlying fibroblasts: an important role in the pathogenesis of keloid. J Invest Dermatol 2003, 121: 1326～1331.

[21]Meltem BK, Tanyel FC, Sevda M, et al. The preventive effect of heparin on stricture formation after caustic esophageal burns. J Pediatr Surg, 1999, 34(2): 291.

[22]Nissen NN, Shankar R, Gramelli RL, et al. Heparin and

heparan sulphate protect basic fibroblast growth factor from non-enzymic glycosylation. Biochem J, 1999, 338:637.

[23]Pejnovic N, Lilic D, Zunic G, et al. Aberrant levels of cytokines within the healing wound after burn injury. Arch Surg, 1995, 130:999.

[24]Pilcher BK, Dumin J, Schwartz MJ, et al. Keratinocyte collagenase-1 expression requires an epidermal growth factor receptor autocrine mechanism. J Biol Chem, 1999, 274(15):10～12.

[25]Bechtel MJ, Wysocki NS, Heidtmann A, et al. Plasminogen activator inhibitor type 2 is expressed in keratinocyte during reepithelialization of epidermal defects. Br J Dermatol, 1998, 138(1):22.

[26]Nguyen T, Gilpin DA, Meyer NA, et al. Current treatment of severely burned patients. Ann Surg, 1996, 223(1):14.

[27]Gardner SE, Franz RA, Bergquist S, et al. A prospective study of the pressure ulcer scale forhealing (PUSH)[J]. J Gerontol A Boil Sci Med Sc, i 2005, 60(1): 93～97.

[28]Sorensen LT, Horby J, Friis E, et al. Smoking as a risk factor for wound healing and Infection in breast cancersurgery[J]. Eur J Surg Oncol, 2002, 28(8):815.

第六章 伤口敷料的选择与运用

第一节 伤口敷料的历史演变

在远古时代，人类已经懂得用树叶、泥土等天然物质，覆盖在伤口上起保护作用，从而靠人体自身的抵抗力及生长能力，伤口自然愈合。

公元前3000年，埃及人曾用蜜、油脂和葡萄酒加各种巫术来治疗创伤，用缝合术和黏合物来关闭伤口，一些古代的治疗方法至今仍在这些国家流行。

在公元前2500年，已有处理伤口的记录。

公元前460—377年，希腊人Hippocrates提出伤口需要保持清洁及干燥的概念，提议用暖水、酒精及醋清洁伤口，其首次提出关于伤口的一期愈合和二期愈合的概念，保持伤口干燥观念一直沿用到20世纪。

公元前25—公元后50年，Celsus提出炎症反应的理论，他首次描述伤口红、肿、热、痛及长期不活动会失去功能，提出要清洗伤口，祛除异物。

公元6世纪，一个印度医生Sushruta列出14种不同种类的伤口敷料（丝线、麻布、羊毛、棉花等），其强调伤口要保持干净，并首次提出食物在伤口愈合中的重要作用。

公元129—199年，Galen提出脓液产生是伤口愈合过程所必须的，其后不少医生利用不同的物质处理伤口来促成脓液形成，此理论影响深远至19世纪。

13世纪，Theodoric曾提出反对Galen，他认为脓液会延长伤口愈合期，他极力提出用酒来清洁伤口，将伤口内的异物清除及清创，再将伤口边缘缝合后用敷料保护。但其理论得不到其他人支持，直到20世纪第二次世界大战时，才由Eldridge Campbell将其理论发扬光大。

14世纪，Thomas Morstede详细列出溃疡的分类及处理方法，他系统地利用清创、清洗等方法来刺激肉芽组织生长，并使用苦艾、明矾来作为伤口敷料。

16～17世纪时，Ambrose Pare将鸡蛋黄混合玫瑰油及松脂，用于截肢伤口，发现效果甚佳。

17世纪，由Simth Papyrus提出在亚麻布条上覆盖像橡皮糖样的物质（蜂蜜和焦油）制成密闭性敷料用于伤口，并发现使用密闭性敷料比开放性的敷料伤口愈合要快得多。然而在那个时代，医生们不愿意采纳密闭性敷料治疗伤口是考虑到伤口有坏死的物质需要从体外排出，如果采用密闭性敷料会使伤口恶化。

18世纪，John Hunter提出痂下愈合是一种特殊的伤口愈合方式，其相信炎症反应能使伤口愈合，但脓性的炎症反而会引致感染；由于缺乏支持者，不了了之。Heister则首次系统地列出当时的伤口敷料，包括胶布、绷带，作为日后医学上的参考。18世纪末，由于大大小小的战争爆发，很多士兵由于战伤感染导致四肢截肢及死亡率极高，此时，Pasteur的研究发现，使用干燥敷料盖住伤口以保持伤口干燥，伤口在干性愈合环境下，可以降低伤口的感染率，使士兵的死亡率大幅度降低，“伤口干燥性愈合”理念开始在临床广泛应用。

19世纪，灭菌术和无菌术的产生，对创伤学的发展起到了决定性的作用。消毒溶液也相继出现，包括碘、红汞、石炭酸、氯化铝等，其中在1915年，优锁溶液（EUSOL）问世，用于对抗细菌的伤口清洁并被广泛采用，直到1980年，有科研证明优锁溶

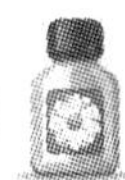

液可对肝及肾脏造成伤害才慢慢被淘汰。Gamgee发现棉花的吸收力很强，故用纱布将之包裹制成吸收棉垫，此方法沿用至今。19世纪末，微生物学取得了显著的成就，科赫等人发现了传染病的病原体——细菌，建立了细菌学的检查方式，并制定出当时极为有效的防治措施。

1958年，Odland发现保持完整的水疱，其皮肤愈合速度比破的水疱皮肤愈合的速度快。1962年英国动物学家Winter博士以猪为实验研究证明，密闭性的敷料（聚氨酯薄膜）给伤口创造湿性的愈合环境，能使伤口的再上皮化能力提高，标志着敷料革命的开始。1963年Hinman和Maibach以人体做实验，证实人体的湿润伤口比干燥的伤口愈合得更快。1970年原始初期的半透性透明片伤口敷料开始出现。1972年，Rovee的实验证实了干净没结痂的湿润伤口，其上皮细胞的移行增生速度快些，能加速伤口的愈合，“湿性愈合环境”理念开始被广泛地应用。1978年第一块商业密闭性敷料生产，其源于护理实践，护士将设计的可黏性透明膜覆盖于伤口，以防止皮肤细菌通过伤口移植入腹腔和无菌组织中。这种切口敷料的诀窍是半密闭性，既能排汗又具有隔离作用，所以第一种密闭性敷料称为“Opsite”。另外一种称为水胶体敷料，护士为肠造口术患者用封闭袋护理伤口时未发现感染，这启示了医疗市场生产密闭性伤口敷料。在20世纪80年代后期美国医疗市场出现越来越多的密闭性敷料。2000年8月美国食品与药品管理局（FDA）在新颁布的创面医疗用品（外用药和敷料）的行业指南中特别强调，保持创面的湿润环境是标准的处理方法。这促使了密闭性敷料现在和将来都是创面敷料的主流。

第二节 伤口敷料的种类

一、传统敷料

传统敷料又称为惰性敷料，一般由棉花、软麻布和亚麻布加工而成，此类敷料对创面的愈合无明显作用。

（一）传统敷料的优缺点

1. 优点

保护创面；有吸收性；制作简单；价格便宜；可重复使用。

2. 缺点

（1）无法保持创面湿润，伤口愈合环境差，细胞活性物质丢失，结痂不利于上皮细胞移行，创面愈合延迟；

（2）敷料纤维易脱落，造成异物反应，影响愈合；

（3）创面肉芽组织易长入敷料的网眼中；

（4）敷料不能隔绝细菌侵入，敷料被浸透时，病原体易通过；

（5）纱布敷料容易粘着伤口，更换敷料时易导致机械性再损伤创面新生的组织（彩图1-6-2-1），造成患者出血、疼痛；

（6）由于敷料吸收能力有限，更换频繁，换药工作量大。

（二）传统敷料使用注意事项

1. 伤口周边一定要保持干净，粘贴低敏性胶布，防止渗液过多时敷料过早脱落；

2. 纱布覆盖伤口的范围至少大于伤口半径5cm以上；

3. 压疮伤口，为预防受压，所覆盖的纱布应以打松散的方式覆盖于上。

二、新型敷料

新型敷料几乎全有保湿的特性，不粘连伤口，减少机械性损伤，减轻疼痛，可促进肉芽组织及上皮组织生长，溶解坏死组织，预防瘢痕的增生。伤口愈合时间明显缩短，更换敷料的间隔延长，操作简单易行，减轻了工作人员的劳动强度。但是操作人员要认真地评估伤口，了解敷料的特性，才能选择最合适的敷料。

分类		材质及适应范围	优点与缺点	使用注意事项
双相作用性敷料	半通透性膜（塑胶类敷料）	由多氨基甲酸乙酯材料制成的吸收膜，其中敷料的一侧加有黏性材料。 适用于相对清洁的创面，不宜用于感染性伤口（彩图 1-6-2-2　半通透性膜敷料）	优点： 1. 对气体和水蒸气有较大的通透性 2. 对病原体有隔离作用 3. 透明，便于观察 4. 顺应性好 5. 维持湿润的伤口环境 6. 促使坏死组织脱落 缺点： 吸收性较差	1. 保持黏贴范围皮肤的清洁、干燥 2. 皮肤上有清洁剂或保护剂会影响透明敷料的黏性 3. 敷料破损、脱落，伤口大量渗液时，应及时更换 4. 拉伸透明敷料进行黏贴，会导致皮肤的剪切力损伤 5. 使用部位出现感染症状时，应揭除敷料，及时处理
	水凝胶敷料	成分为聚氧化乙烯、聚丙烯酰胺或聚乙烯吡咯烷，分为两类，一类是无定型水凝胶；另一类是薄膜型水凝胶。用于自溶性无痛清除干燥结痂或者腐烂组织较多的创面；填充窦道及腔隙，溶解坏死组织，保护外露骨膜、肌腱、内脏器官等，防止其坏死，吸收少量渗液，可协助银敷料的激活（彩图 1-6-2-3　水凝胶敷料）	优点： 1. 超强吸收性，有效发挥自溶性清创作用，以清除坏死组织 2. 高内聚性能，可以使用于任何部位伤口 3. 吸收后少扩散，保持原位，易于清除 缺点： 1. 需要二层敷料 2. 对正常皮肤有腐蚀作用	1. 不能涂抹在正常皮肤，并注意保护伤口周围皮肤 2. 可使用棉签、压舌板、纱条或将水凝胶直接涂在痂皮或腐烂组织上或添满大约 1/4 深的伤口，勿使用过量，避免浸润周围皮肤 3. 由于其具有清创作用，在使用早期，创面可能会显得变大，是正常现象 4. 用于感染创面应配合其他抗感染治疗措施 5. 每天检查伤口血液循环情况
生物活性敷料（密闭性敷料）	藻酸盐类敷料	其原材料是从棕藻中提炼出藻酸，然后加工成为藻酸钙。该敷料与创面接触时，通过离子间交换，使不溶性藻酸钙变成了可溶性藻酸钠，藻酸盐中的钙离子在伤口表面形成一层网状凝胶，从而保持伤口的湿性愈合环境。 适用于高渗出的慢性创面，但是干燥或有硬痂的创面不宜应用（彩图 1-6-2-4　藻酸盐类敷料）	优点： 1. 创面形成藻酸钠凝胶，提供湿润环境 2. 有止血功能 3. 吸收性好 4. 缓解疼痛 5. 可用于洞穿（腔）性创面，减少死腔 6. 防水有助于血液的凝固促进止血 缺点： 1. 有异味，敷料本身有脓液样外观，易与伤口感染混淆，故使用前需告知患者敷料的特性 2. 如果伤口中没有足够的渗液使藻酸钙全部转换，则伤口表面会形成硬痂，更换敷料时就可能导致伤口的再损伤	1. 该敷料具有极强的吸收性，能吸收相当于自身重量 20 倍的液体，一般可 7d 更换 1 次或在外层敷料湿润的时候更换 2. 用于窦道填塞时，请勿充填过紧 3. 对于干性创面，不建议使用本产品 4. 当患者伤口出现感染，需每天换药请在医生指导下使用本产品

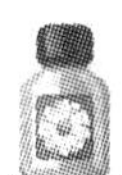

续表

分类		材质及适应范围	优点与缺点	使用注意事项
生物活性敷料(密闭性敷料)	水胶体敷料	是有弹性的聚合水凝胶与合成橡胶和黏性物混合加工而成的敷料。敷料中最常见的凝胶为羟甲基纤维素，该凝胶可牢固地黏贴于创口边缘皮肤，当吸收渗液后可肿胀12倍。适用于少到中等渗液量的伤口，维持创面的湿性环境。不用在大量渗出液的伤口及感染性的伤口(彩图1-6-2-5 水胶体敷料)	优点： 1. 水胶体含内源性的酶，能促进纤维蛋白和坏死组织的溶解，有效地发挥清创作用 2. 有黏性，可密闭创面 3. 可以根据伤口的形状任意裁减，使用方便 缺点： 1. 高度闭合的特性有时会导致过度湿润及周围皮肤的浸渍 2. 应用于大量渗出液的伤口时，需要经常更换敷料否则渗出液外漏	1. 敷料大小应超出伤口外缘3cm 2. 黏贴时，先从敷料中心处开始，然后向四周抚平 3. 当敷料吸收饱和时，敷料外观变成乳白色透明状，此时提示更换敷料 4. 更换时，可先按住皮肤，由敷料一角开始慢慢开启 5. 如有渗液流出或敷料卷边，应及时更换 6. 黏贴在易摩擦部位，可用纸胶带加强固定 7. 根据伤口渗出量的多少和敷料本身保持的好坏情况而定，一般1～3d更换一次，最长可保留7d 8. 使用水胶体系列敷料会产生一定气味，用生理盐水清洁伤口后气味会消失
	水胶体油纱	是一种添加了水胶体颗粒的凡士林纱布，可增强其吸收性，吸收渗液后形成凝胶，既保持伤口湿润环境，又不与伤口粘连，促进伤口愈合。适用于浅表的创伤、溃疡、烧伤和皮肤移植(彩图1-6-2-6 水胶体油纱)	优点： 1. 不粘伤口和周边皮肤，更换无痛 2. 有吸收性，加速伤口愈合，缓解创面疼痛 3. 减低粘性，去除敷料无创伤 缺点： 需两层敷料	1. 使用生理盐水清创。如使用洗必泰或碘制剂，请用生理盐水冲洗干净 2. 如敷料和橡胶手套粘着，可用生理盐水浸湿一下，即可避免 3. 请勿折叠使用敷料，敷料边缘应超出伤口外缘3cm 4. 更换频率根据伤口条件而定
	泡沫敷料	泡沫敷料是泡沫化的聚合物(如聚氯乙烯和聚氨酯)以及硅胶合成的片状敷料，是具有高吸收性的敷料。用于治疗有大量渗出液的伤口(彩图1-6-2-7 泡沫敷料)	优点： 1. 快速大量吸收渗液，减少皮肤浸渍 2. 原位保留渗液，保持伤口湿润 3. 透气防水，方便使用 4. 柔软，粘胶面可加速伤口愈合，亦可与压力绷带一起使用 缺点： 1. 无粘胶的敷料，需二级敷料固定 2. 不透明，不方便观察伤口	1. 用生理盐水清洗伤口，一定将伤口内及伤口周围皮肤擦干 2. 选用比伤口大2～3cm的吸收贴来覆盖伤口 3. 把有泡沫衬垫的一边面朝伤口，平整地贴在伤口上 4. 在渗出液已经接近敷料边沿2cm处时需要及时更换 5. 7d更换一次，但具体情况取决于伤口渗出物量的多少和敷料本身保持的好坏情况而定

续表

分类		材质及适应范围	优点与缺点	使用注意事项
生物活性敷料(密闭性敷料)	银离子抗菌敷料	银离子有杀菌作用,银的复合敷料不但能杀灭细菌,同时还具有复合体敷料的特性。银离子的释放与伤口渗液量有关,渗液越多,银离子释放越多,因此适用于各类高渗出性伤口的感染期及炎症期(彩图 1-6-2-8 银离子抗菌敷料)	优点: 1. 持续有效地释放银离子,迅速杀菌 2. 快速大量吸收渗液,减少皮肤浸渍 3. 原位保留渗液,保持伤口湿润 4. 自黏性,透气防水,方便使用,亦可与压力绷带一起使用 5. 控制气味 缺点: 无渗液或渗液少时影响使用效果	1. 换药完毕用纱布擦干伤口及周边皮肤,避免银离子与氯离子或碘离子形成络合物,造成伤口及周边皮肤色素沉着,并影响银的释放 2. 纳米晶体银须用水凝胶涂抹激活后,30min 在组织间释放杀灭细菌 3. 亲水纤维银吸收大量伤口渗液及细菌,把细菌锁住 4. 泡沫银吸收伤口渗液的同时激活并到组织间逐步释放杀灭细菌 5. 脂质水胶银吸收渗液的同时激活并到组织间释放杀灭细菌,其分子结构与磺胺接近,有磺胺药物过敏史的病人慎用 6. 黏贴时银色面向外,白色面向内
	含碳敷料	利用碳的吸附作用,吸附异味。加入银的成分能增加抗菌能力。有些加有海藻和亲水性纤维能增加吸收能力(彩图 1-6-2-9 含碳敷料)	优点: 1. 靶向性吸附治疗 2. 靶向性修复创面 缺点: 潮湿、日晒影响其功能	1. 经双氧水或生理盐水清洗创面,直接将含碳敷料敷于创面外,用纱布敷料、绷带包扎 2. 根据敷料渗透情况进行更换,供一次性使用
皮肤保护剂	必需脂肪酸喷剂	人体必需脂肪酸酯(亚油酸、亚麻酸 60%),适用于预防压疮;治疗红斑期和水疱期(未破)压疮;因皮肤干燥导致的创面(图 1-6-2-10)	优点: 1. 治疗、预防双重功效 2. 提高受压部位血氧分压,有效改善微循环 3. 形成脂质保护膜,防止二便浸渍的损伤 4. 增强皮肤营养,防止皮肤水分流失,有效保湿,减轻皮肤干燥、皲裂、脱屑、瘙痒、色素沉着 5. 1min 内经皮吸收,加快损伤修复,保护虚弱皮肤	1. 针对风险部位皮肤喷涂,轻柔环形涂抹,切勿大力拿捏按摩 2. 每日 3～4 次,卧床患者建议每次翻身时使用

续表

分类		材质及适应范围	优点与缺点	使用注意事项
皮肤保护剂	皮肤保护膜	采用多分子聚合物，形成透明薄膜，如同第二层皮肤。保护皮肤免受由于粘合、摩擦、大小便浸渍或伤口渗出液浸渍带来的损伤（图 1-6-2-11）	优点： 1. 空气可进入，让皮肤自然呼吸，使伤口更快愈合 2. 形成保护膜后，可达到防水效果并防止污物入侵，避免细菌感染 3. 因保护膜产生，避免因胶带或其他便袋所引起的撕除伤害 缺点： 1. 如果皮肤已经破损，在涂抹保护剂时会略感刺痛 2. 本产品属易燃性物质，请勿靠近烟、火使用	1. 清洁皮肤，待晾干后，均匀地将保护剂涂或喷擦在皮肤上 2. 如有遗漏擦拭或喷洒部位，切勿过急地反复来回涂抹或喷洒。应在第一次擦拭或喷洒的创口保护膜干燥后 30s，再进行擦拭或喷洒，否则会破坏保护膜的形成 3. 每次更换敷料后，应重新使用保护膜，因为黏性产品揭除时会破坏创口保护膜 4. 如果本产品使用于股沟处或其他皮肤皱褶处，先展平皱褶，然后涂抹或喷洒，待干爽之后再恢复皮肤原来状态 5. 只能外用，不能靠近眼睛使用，否则会对眼睛产生刺激，如果不慎入眼，立即用清水冲洗 15min

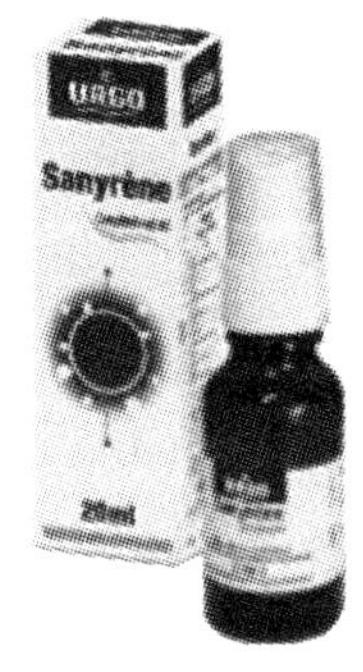

图 1-6-2-10　必需脂肪酸喷剂

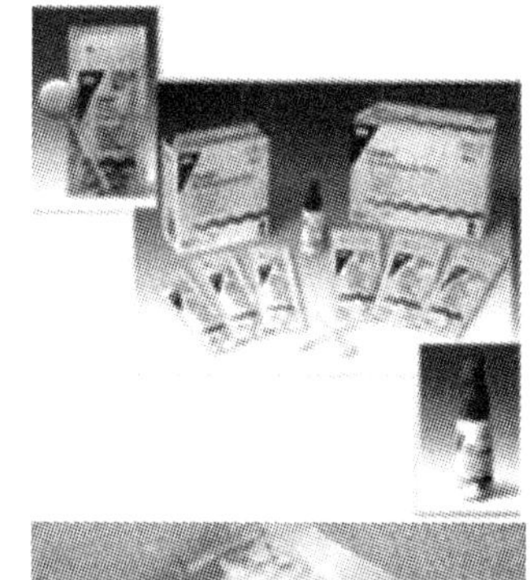

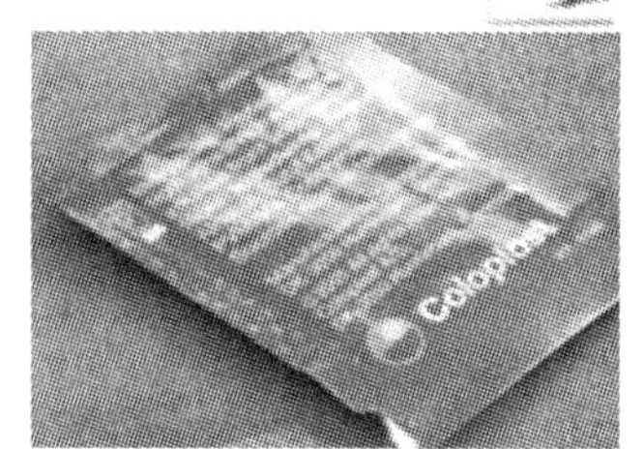

图 1-6-2-11　皮肤保护膜

第三节　伤口敷料的选择

一、敷料选择的理论基础

（一）湿性愈合环境理论概述

通常伤口结痂覆盖所提供的干性愈合环境下，伤口脱水，细胞既不能游动也不能存活。如在治疗难以愈合的压疮中面临诸多无法应对的挑战，如坏死组织形成干硬厚痂，痂下积液积脓腐败恶臭，潜行和窦道引流不畅，外露骨和肌腱干枯坏死，大量渗液浸渍皮肤甚至引起湿疹、皮炎等。

20 世纪 60 年代学者们提出了"湿性愈合环境理论"，此后数十年间，其不断完善，指导临床实践中使用各种活性敷料调节创面氧张力，促进毛细血管的形成，有利于坏死组织与纤维蛋白的溶解，促进多种生长因子的释放，营造有利于愈合的微环境，即适度湿润、微酸（接近于皮肤 pH）、低氧或无氧及接近于体温的伤口温度，利于组织生长。其特点是无结痂形成，避免新生肉芽组织的再次机械性损伤，保护创面的神经末梢（图 1-6-3-1）。

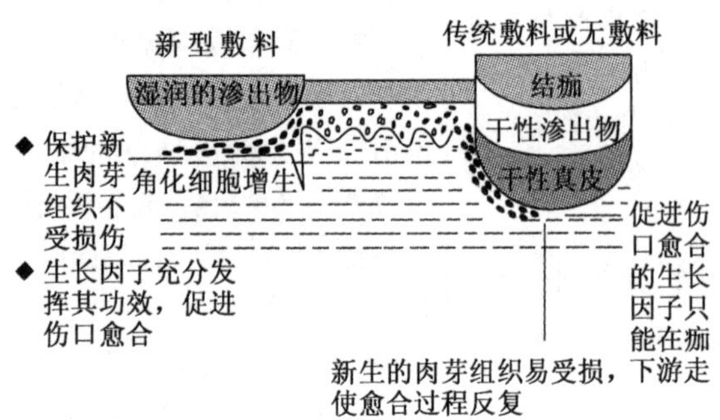

图 1-6-3-1　干燥与湿润环境的对比

（二）湿性愈合环境的作用机制

1. 有利于坏死组织的溶解

清除坏死组织是创面愈合的第一步。湿性环境下，坏死组织能被渗出液水合而释放出组织细胞自身的纤维蛋白溶酶以及其他蛋白溶酶，这些蛋白溶酶能水解坏死组织，有利于吸收而达到清创效果，而且更为重要的是，在下肢静脉溃疡时，小血管周围常形成纤维鞘，阻碍血液与组织间的营养成分交换，而纤维蛋白溶酶则可以溶解该纤维鞘，使血液与组织间的营养交换恢复正常。另外，蛋白降解产物 FDP 也是免疫细胞的趋化因子，能吸引免疫细胞向创面移动，加速清创过程。

2. 维持创面局部微环境的低氧状态

由于湿性环境常常是在密闭性敷料下面形成，而在这种密闭性敷料下面，创面局部的微环境常形成低氧张力。研究证明，相对低氧环境下，成纤维细胞生长速度最快，并刺激巨噬细胞释放多种生长因子。使血管形成加速，从而加速肉芽组织的形成，使创面愈合时间缩短。

3. 有利于细胞增殖分化和移行

细胞增殖分化以及酶活性的发挥都需要水作为介质，因此，湿性的环境下能保持细胞和酶的活性，这些将有助于创面的愈合；同时，细胞在湿性环境下更能快速移行。

4. 保留渗出液内的活性物质并促进活性物质的释放

创面渗出液里含有多种生长因子如 PDGF、β-TGF等，这些生长因子对创面愈合过程起着重要的调节作用。其不仅能刺激成纤维细胞增生，而且也是巨噬细胞、中性粒细胞和平滑肌细胞的化学趋化剂。

5. 降低感染的机会

湿性愈合环境是在密闭性敷料下建立起来的。由于密闭性敷料所固有的特点，其对外界环境的微生物具有阻隔作用。因此，临床应用表明：在这种状况下，创面感染率只有 2.6%，相对于传统的创面处理方法（干性），其感染机会大为减少（7.1%）。

6. 不会形成干痂，避免敷料更换时再次机械性损伤创面

由于保持了湿润，从而避免了创面渗出物的过度蒸发而形成干痂，因此在更换敷料时不会产生再次性机械性损伤，有利于创面的愈合。同时，由于湿润的环境，使创面的神经末梢不会直接暴露在空气中而感觉疼痛，因此会使患者的心情轻松，从而间接地促进创面愈合。

（三）湿性愈合环境的护理实践

伤口在湿性、密闭的环境下生长，可以促进肉芽组织的生长及上皮组织的移行，与传统方法换药相比，生长速度快 1 倍以上，尤其是伤口大而深，又有潜行的伤口，使用传统方法换药，伤口不可能愈合，而使用新型敷料换药，不但有愈合的可能，而且生长速度会大幅度地提高，解决了临床的疑难问题，解决了患者的痛苦。

况且换药给患者带来的敷料粘连伤口，肉芽组织再次造成机械性损伤的痛苦现象消失。患者可以带着敷料沐浴，若患者活动不方便，大便容易弄脏敷料或汗液很多时，护理员可以把敷料上的污物擦拭干净，敷料不用重新更换。

总之，湿性愈合环境，延长了换药间隔，缩短了伤口愈合时间，同时也减轻了患者的痛苦，降低了患者的综合治疗费用，护理强度明显减低。

二、敷料选择的实践要求

（一）基本要求

1. 治疗成功的基本前提是产生并持续产生“干

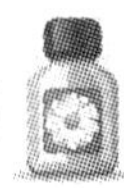

净的伤口”。

2. 良好地吸收细菌和渗液的能力。

3. 保持伤口湿润的微环境。

（二）功能要求

1. 物理障碍

新型敷料的一个主要功能是避免伤口渗出液污染身体的其他部位，而作为一种物理的障碍，在伤口上使用敷料可以使伤口和空气隔离，从而阻止细菌和尘粒进入伤口，同时维持保湿伤口环境。

2. 控制伤口上的液体

现代医学理论证明“湿性愈合环境”的优越性，从潮湿的伤口上吸收过多的渗出液和向干燥的伤口提供水分是湿性疗法的一个主要的组成部分。

3. 祛除坏死组织

把坏死组织从伤口祛除是伤口愈合的第一步。新型敷料通过对伤口的潮湿度、pH 值、温度等其他状态的调节可以加快祛除坏死组织过程的进行。

4. 充填作用

对于深的洞穴型伤口，若伤口中未放入充填物，伤口的两壁将会粘合，渗液将会局部堆积、引起感染或过分潮湿，所以洞穴型伤口需要敷料起充填作用。

5. 控制伤口上的细菌和微生物

对伤口提供保护环境，避免细菌、异物的侵入；对感染的伤口，敷料必须有能力控制伤口上的细菌和微生物。

6. 控制伤口上的气味

许多伤口都在不同的程度上产生难闻的气味，甚至恶臭。医用敷料必须有控制伤口产生气味的能力。

7. 止血作用

对于创伤和手术性伤口，伤口形成时流血较多，所以敷料的一个重要作用就是尽快地止血。

8. 减少或祛除瘢痕的形成

愈合时间拖得越久，胶原蛋白堆积越多，瘢痕增生和挛缩的机会越大。有研究显示伤口 8～10d 愈合，一般无瘢痕产生；10～14d 愈合，15％产生瘢痕；14～21d 愈合，85％产生瘢痕；＞21d 愈合，100％产生瘢痕。瘢痕的形成不仅影响美观，更主要的是影响功能。

9. 低黏合性

对于植皮等大面积伤口，如果伤口跟纱布黏合，纱布的祛除会给患者带来很大的痛苦。

10. 调节伤口周边的金属离子含量

人体内含有金属离子铁、锌、铜、锰、硒等。若食品中不能充分地平衡这些金属离子，新型敷料可以提供一个有效的途径。

三、敷料选择的原则

1. 没有一种敷料具备所有实践要求的特点；没有一种敷料适用于整个伤口愈合的各个阶段。

2. 各伤口性质不同，伤口愈合的过程也在不停地变化着，可能有进展也可能有恶化，应根据伤口的具体状况，对伤口实时动态、准确的评估，并灵活选择、运用各种敷料，以缩短伤口愈合的过程。

3. 传统敷料与新型敷料共同合用，各补缺点，以达到最佳伤口愈合效果，且最经济实用。

四、敷料选择的步骤

1. 准确评估伤口

(1)根据伤口大小选择敷料尺寸。

(2)根据伤口深度选择填充敷料种类。

(3)根据伤口局部情况是否减压引流或加压包扎。

(4)根据伤口周围皮肤情况选择敷料的粘性强度。

2. 确定伤口护理需求。

3. 了解各种产品的特性。

4. 决定选用产品种类。

五、选择敷料的注意事项

1. 根据患者个体状况的评估

评估患者对于敷料的生理、心理、经济上的接受程度是也是十分重要的。患者体质不同，对敷料的敏感程度不同，一些敷料可能会引起某些患者皮肤过敏。某些患者是不能接受有明显气味的敷料，如水胶体和藻酸盐类。患者如对生活质量的要求较高，敷料的舒适性和使用方便性就成为选择敷料的重要参考因素。新型敷料相对价格较高，但好的敷料可以缩短更换次数。最终应根据患者的要求使用敷料。

2. 根据伤口评估选择敷料

一期愈合的伤口宜选用纱布、薄膜类；浅层伤口宜选用薄膜类；少到中度渗出的伤口用水凝胶；中度到重度渗出的伤口宜选用藻酸盐类；干性坏死的伤口宜选用水凝胶、水胶体。

3. 使用过程中动态评估

由于伤口的情况是不断变化的，所以伤口的评估必须每隔一段时间就进行。根据伤口愈合的进程或是恶化的程度，随时评估是否选择了最合适的敷料及敷料的使用是否正确。

第四节 伤口敷料的运用

一、根据伤口愈合阶段使用敷料

伤口治疗被启动以后，分阶段地使用敷料能提高临床治疗的成功率，治疗时不仅要考虑伤口愈合的阶段，选择合适的伤口敷料，局部致病因素，例如感染、坏死、覆盖物、浸渍等同样是非常重要的。

二、根据伤口颜色使用敷料

见彩图 1-6-4-4。根据伤口颜色选择不同敷料。

分期	图示	适用的敷料	作用
清创期(渗出/炎性反应阶段)	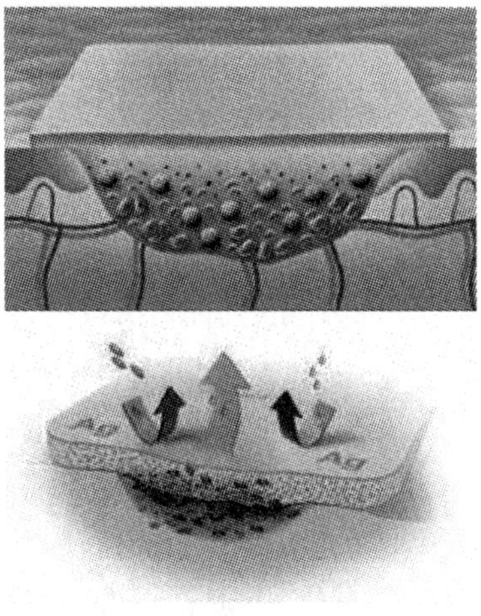 **图 1-6-4-1 清创期敷料**	泡沫敷料 水凝胶敷料 藻酸盐敷料 银敷料＋水胶体的敷料	坏死的组织和脓性的覆盖物都必须被祛除，慢性伤口才能愈合。敷料被伤口渗液浸湿，就应该更换，此期敷料更换频率最高
肉芽期	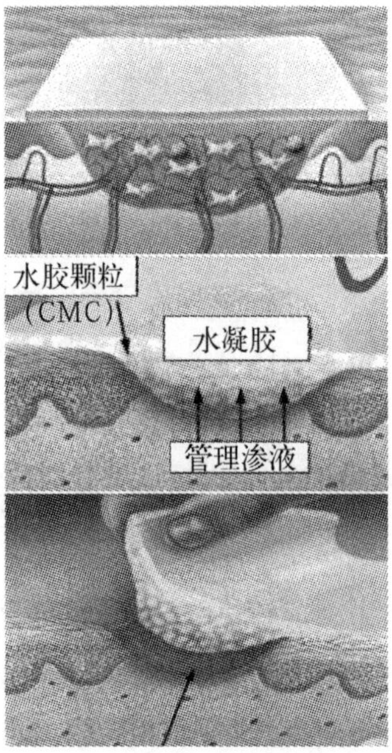 水胶颗粒(CMC) 水凝胶 管理渗液 **图 1-6-4-2 肉芽期敷料**	泡沫敷料 水胶体敷料 水凝胶敷料 藻酸盐敷料	此期首要的伤口治疗目标是保护新生的组织处在湿润的环境中，防止干燥，建议用水胶体敷料湿化伤口；同时过度的伤口渗液可能引起伤口周边的浸渍，建议用高度吸收能力的敷料

续表

分期	图示	适用的敷料	作用
上皮形成期	图 1-6-4-3　上皮形成期敷料	水胶体敷料 泡沫敷料 自黏的透明膜	上皮形成阶段最重要的目标是保护正在愈合的伤口，就像肉芽组织需要良好的生长条件，上皮组织生长同样需要湿性的和温暖的条件，才能促进上皮细胞快速大量的生长，整个伤口才能愈合。此期不需要频繁地更换敷料

三、敷料运用中的注意事项

临床上敷料的运用应有利于坏死组织的溶解，维持创面局部微环境的低氧状态，有利于细胞增殖分化和移行，保留渗出液内的活性物质并促进活性物质的释放，降低感染的机会，不会形成干痂、避免敷料更换时再次机械性损伤创面。

（一）水胶体敷料使用注意事项

1. 不得用于大量渗液的伤口

水胶体敷料能够吸收渗液，并形成一种凝胶，防止敷料粘着伤口，氧气和水蒸气可自由通过，敷料可阻隔灰尘和细菌等通过。但是其吸收能力不是很强，当伤口大量渗液时仍使用水胶体敷料不但使水胶体敷料发挥不了应有的作用，反而使伤口增加了感染的机会，从而影响了伤口的愈合。对于大量渗液的伤口应选用吸收性能强的吸收性敷料。

2. 不得用于黑硬痂的伤口

通常伤口形成的黑色结痂均较硬，而水胶体敷料对质硬的黑色结痂清除能力较差，且黑痂妨碍敷料与伤口的基底部直接接触，如果痂下有感染存在则水胶体敷料可加重感染。此时应先机械清创或用水凝胶软化焦痂。

3. 不得用于感染伤口

水胶体敷料无抗感染成分，且使伤口呈半封闭状态，对于已经感染的伤口，可能会加速伤口恶化或加重感染。正确的方法应先清创、抗感染治疗的同时可银离子抗菌敷料和藻酸盐敷料。

（二）吸收性敷料使用注意事项

包括泡沫敷料和藻酸盐敷料，具有快速强大吸收渗液的能力，使创面保持湿润环境。

1. 不得用于分泌物较稠的伤口

当伤口的分泌物较稠厚时，吸收性敷料不但不能发挥作用，且影响伤口的自溶性清创。此时可使用水凝胶等敷料。

2. 不得用于无渗液或渗液较少的伤口

当伤口无渗液或渗液较少时仍使用吸收性敷料则会影响到自身清创过程，导致创面过于干燥，不利于上皮形成，从而影响伤口愈合。此时可改用水胶体敷料，促进伤口愈合。

参　考　文　献

[1]Daniel B, Ashkan J. Pressure ulcers: Prevention, evaluation, and management[J]. Am Fam Physician, 2008, 78(10): 1186～1194.

[2]Gethin G, Jordan-O'Brien J, Moore Z. Estimating costs of pressure ulcer care in one Irish hospital[J]. J Wound Care, 2005, 14(4): 162～165.

[3] Gobb A. Management of paraplegic patient with a full thickness ischial pressure ulcers[J]. Br J Community Nurs,2002,7(6):24～32.

[4]Keryln C. Wound care manual[M]. 5th Edition. Osborne Park, Western Australia: The Silver Chain Foundation, 2005:45～55,82～93.

[5]Okan D, Woo K, Ayello EA, et al. The role of moisture balance in wound healing[J]. Adv Skin Wound Care, 2007,20(1):39～59.

[6] Fonder MA, Mamelak AJ, Lazarus GS, et al. Occlusive wound dressings in emergency medicine and acute care [J]. Emerg Med Clin North Am,2007,25(1):235～242.

第七章　压疮与感染

皮肤是人体抵御微生物侵袭的天然屏障，细菌不能穿过完整的皮肤，也不能在皮肤表面长期生存。压疮患者由于其皮肤和黏膜所构成防止细菌进入机体的第一道防线被破坏，从而不能有效阻止细菌进入机体。又由于压疮创面存在大量变性坏死组织和富含蛋白的渗出液，这些物质均是细菌良好的培养基，有利于病原微生物的侵入及繁殖，因此创面感染发生率高。当机体抵抗力进一步降低时，局部炎症加重，细菌在创面大致繁殖，并不断地或经常地侵入血液循环，在血中生长繁殖，产生大量毒素，引起一系列全身感染症状。压疮创面感染原因复杂，而且每时每刻都潜伏着创面感染的可能。因此，压疮患者防控感染尤为重要。

第一节　压疮感染的微生物学基础

一、人体正常菌群的分布与作用

（一）人体正常菌群的分布

在人体的皮肤、黏膜与外界相通的各种腔道（如口腔、鼻咽腔、肠道、生殖泌尿道）等部位，均存在着对人体无害的庞大的微生物群，包括大量停留在机体中的原籍菌和外籍菌（过路菌）。正常菌群绝大部分是厌氧菌，它们在人体特定部位定植，且密度极高，与定植区的黏膜上皮细胞有密切的关系。这些微生物群在发生、发展过程中，无论是群体内部或它们与人体之间，均形成一种自然生态体系，互相依存、互相制约，经常保持着生态平衡，习惯称为正常菌群。

（二）人体正常菌群的生理作用

人类各部位的正常菌群对人体无害，其生理作用通常表现为下述几方面。

1. 营养作用

在肠道可降解未消化的食物残渣，有利于机体进一步吸收，同时亦可合成各种维生素，如维生素 B_2、叶酸、泛酸及维生素 K 等。

2. 免疫调节作用

能产生多种抗原物质，刺激机体免疫应答，使免疫系统经常保持活跃状态，在抗感染上有重要作用，是非特异性免疫功能的不可缺少的组成部分。

3. 定植抵抗力作用

主要是通过争夺营养物质和空间位置，产生代谢产物等来杀伤侵入的有害细菌。比如，皮肤上的痤疮丙酸杆菌，能产生抗菌性脂类，抑制金黄色葡萄球菌和溶血性链球菌的生长等。

4. 生物屏障作用

在人体皮肤、黏膜表面特定部位的正常菌群，通过黏附和繁殖能形成一层自然菌膜，是一种非特异的保护膜，有利于抗拒致病微生物的侵袭及定植，所以人们把正常菌群视为机体防止外来菌侵入的生物屏障。但是，微生态失调（菌群失调）时也可导致感染，即成为压疮感染的生态学病因。

二、微生态的平衡与失衡

（一）微生态的平衡

微生态的平衡是指在长期进化过程中形成的正常微生物群与不同宿主在不同发育阶段动态的生理性组合，达到定位、定性、定量三个方面的平衡。微生态平衡对人体的健康十分重要，但许多因素如疾病状态、有创诊疗措施及大量广谱抗生素使用等，都会影响人体微生态的平衡。

（二）微生态的失衡

微生态失衡是指在外环境影响下，正常微生物之间及正常微生物与宿主之间的平衡状态改变，由生理性组合转变成病理组合的状态。微生态失衡会引起菌群失调和移位。

1. 原位菌群失调

原位菌群失调是指正常菌群虽仍生活在原来部位，亦无外来菌入侵，但发生了数量或种类结构上的变化，即出现了偏离正常生理组合的生态学现象，可对宿主产生某种不良影响。根据失调程度不同，原位菌群失调可分为三类。

（1）一度失调：在外环境因素、宿主患病或所采取的医疗措施（如使用抗生素）的作用下，一部分细菌受到了抑制，而另一部分细菌却得到了过度生长的机会，造成某些部位正常菌群的结构和数量发生暂时性的变动，即为一度失调。失调的因素被消除后，正常菌群可自然恢复，临床上称这为可逆性失调。

（2）二度失调：正常菌群的结构、比例失调呈相持状态；菌群内由生理波动转变为病理波动。祛除失调因素后菌群仍处于失调状态，不易恢复，即具有不可逆性，临床常称为比例失调。

（3）三度失调：原正常菌群大部被抑制，只有少数菌种占决定性优势。发生三度失调的原因常为广谱抗菌药物的大量应用使大部分正常菌群消失，而代之以过路菌或外袭菌，并大量繁殖而成为该部位的优势菌。三度失调表现为急性重病症状，白色念珠菌、绿脓杆菌和葡萄球菌等都可能成为三度失调的优势菌。正常菌群的三度失调亦称二重感染。

2. 移位菌群失调

也称定位转移或易位，即正常菌群由原籍生环境转移到外籍生环境或本来无菌的部位定植或定居，如从皮肤及黏膜表层向深层转移，经血循环或淋巴循环向远处转移等。不适当地使用抗生素，外科手术、插管等侵入性诊疗，免疫力低下的患者容易引发移位菌群失调。

三、细菌的定植

（一）细菌定植的概念

各种微生物（细菌）经常从不同环境落到人体，并能在一定部位定居和不断生长、繁殖后代，这种现象通常称为“细菌定植”。

细菌定植是人类的机体与正常菌群或其他各种微生物在长期进化过程中形成的一种共生关系。定植的微生物必须依靠人体不断供给营养物质才能生长和繁殖，才能进而对人体产生影响（如导致感染）。但是，人体也在进化过程中发展出一系列防御机制，在正常情况下足以抵御各种微生物的侵袭。

（二）定植的条件

细菌在人体定植必须有适宜的环境和一定的条件，通常涉及下述几方面：

1. 必须具有黏附力

细菌只有牢固地粘附在机体的黏膜上皮细胞上，才不会被分泌物、宿主的运动或其器官的蠕动冲击掉，这是细菌能够在人体定植的关键。

2. 必须有适宜的环境

细菌要长期生存必须有一定的环境条件，即定植部位的各种环境因素，如 pH 值和营养物质等要能满足定植细菌的需要。

3. 必须有相当的数量

在定植过程中，有一部分细菌会因黏附不牢固而脱落，即使已初步定植的细菌也会随上皮细胞的代谢活动而被排除。因此，从一开始就必须有大量的菌群，才可能有一定数量的细菌定植成功。

实际上，细菌定植与宿主的生理机制是一种生态平衡过程。如果宿主机体的免疫（防御）力较强，而且细胞表面接受细菌黏附的可能性较小，定植同样不会成功。何况，即使定植以后，由于一切定植对宿主都会产生不同程度的刺激，如果这种刺激的强度可触发宿主机体的防御反应，并产生 IgG 抗体，定植的细菌就会受到相应的制约。

（三）细菌在压疮伤口定植过程

压疮创面由于存在大量的坏死与变性组织，细菌定植不可避免。首先发生污染，即在压疮伤口内存在微生物，但没有复制；继而出现细菌定植，即伤口内存在着可复制的细菌黏附在创床上，但不会对宿主造成细胞性损害。然后出现严重定植，创面上的菌量可以较高，但是如果肉芽组织屏障能健康形成，对坏死组织与脓性分泌物能及时清除和引流，表面菌量虽高，病原菌没有侵入邻近的活组织，组织菌量也常限制在“临界菌量”(105/g 组织)以下，即创床中的微生物对宿主的细胞损伤增加，引发局部免疫反应，但不是全身的反应，可有或无临床典型的感染体征；如果侵入到邻近活组织且达到一定菌量时，就会造成伤口延迟愈合，并导致全身症状(彩图 1-7-1-1　细菌在压疮伤口定植过程)。

四、压疮感染中常见的病原体

致病菌	特点	首选药物
葡萄球菌	G^+，常存在于鼻、咽部黏膜和皮肤及其附属的腺体。金黄色葡萄球菌的致病力甚强，主要产生溶血素、杀白细胞素和血浆凝固酶等，造成局部及全身感染。金黄色葡萄球菌感染的特点是局限性组织坏死，脓液稠厚、黄色、不臭。也能引起全身性感染，由于局限化的特性，常伴有转移性脓肿	青霉素、头孢菌素、磺胺＋甲氧嘧啶，苯唑西林、氯唑西林(用于耐药菌株)
链球菌	G^+，存在于口、鼻、咽和肠腔内。链球菌的种类很多，溶血性链球菌、绿色链球菌和粪链球菌(肠球菌)是三种常见的致病菌。溶血性链球菌能产生溶血素和多种酶，如透明质酸酶、链激酶等，能溶解细胞间质的透明质酸、纤维蛋白和其他蛋白质，破坏纤维所形成的脓肿壁，使感染容易扩散而缺乏局限化的倾向。脓液的特点是浅咖啡色稀薄分泌物，量较多。典型的感染是急性蜂窝织炎等，也易引起败血症，但一般不并发转移性脓肿	青霉素、头孢菌素、磺胺＋甲氧嘧啶、氨苄西林＋氨基糖苷类(用于肠球菌)
大肠杆菌	G^-，大量存在于肠道内。大肠杆菌本身的毒力虽不大，但可以“菌量取胜”。侵入痂下后，常是弥漫性扩散，菌量也较大。单纯大肠杆菌感染产生的脓液并无臭味，但因常和其他致病菌一起造成混合感染，产生的脓液稠厚，有恶臭或粪臭味	哌拉西林＋庆大霉素、诺氟沙星(用于尿路感染)、头孢菌素
绿脓杆菌	G^-，常存在于肠道内和皮肤上。它对大多数抗菌药物不敏感，故成为继发感染的重要致病菌，特别是大面积的创面感染。有时能引起严重的败血症。脓液的特点是绿色或蓝绿色有甜腥气味的黏稠分泌物	哌拉西林＋妥布霉素、头孢菌素、多黏菌素
变形杆菌	G^-，存在于肠道和前尿道。变型杆菌对大多数抗菌药物有耐药性，故在抗菌药物治疗后，原来的混合感染可以变为单纯的变型杆菌感染。脓液具有特殊的恶臭	青霉素(用于奇异变形杆菌)、头孢菌素、哌拉西林(用于奇异变形杆菌和其他变形杆菌)
破伤风杆菌	G^+，必须通过皮肤或黏膜伤口入侵人体，并在缺氧环境下生长繁殖后才能致病，多见于压疮伤口较深，且存在污染。破伤风梭菌厌氧菌在肛周、会阴邻近的创面较为多见，与局部缺血、缺氧和坏死组织使局部氧化还原电势下降，厌氧菌有了繁殖生长的条件有关；或与创面邻近肠道、会阴等厌氧菌大量常驻的部位有关	青霉素、头孢菌素、磺胺类
白色念珠菌	多见于局部或全身的二重感染，表现为局部小丘疹，皮损和周围的正常皮肤界限清楚	两性霉素 B(全身性感染)、制毒菌素(局部感染)

第二节　压疮感染的诊断与治疗

一、压疮创面感染

（一）主要诊断依据

1. 高热或伴寒战。

2. 创面颜色变深变暗，化脓或形成干痂。

3. 肉芽脆弱、质地变硬，色泽变紫或黑，基底化脓，或者创面边缘突然呈刀切样凹陷。

4. 创缘周围正常皮肤有红、肿、热、痛等炎症浸润表现。

5. 分泌物增多，渗出液颜色、气味改变。

6. 创面出现溃烂、溃疡面、出血斑点等（彩图 1-7-2-1　压疮创面感染）。

（二）辅助诊断依据

1. 血象变化，白细胞大于 20×10^9/L 或小于 4.0×10^9/L。

2. 组织水肿不消退，或消退后再次出现水肿。

（三）创面处理原则与方法

详见第二篇第十章。

二、皮肤及软组织感染

（一）皮肤及软组织感染分级（彩图 1-7-2-2　压疮导致软组织感染）

1 级：无发热，一般情况良好，但除外蜂窝织炎；

2 级：有发热，一般情况稍差，但无不稳定并发症；

3 级：中毒症状重，或至少有 1 个并发症，或肢残危险；

4 级：脓毒症或感染危及生命。

（二）皮肤及软组织感染处理流程

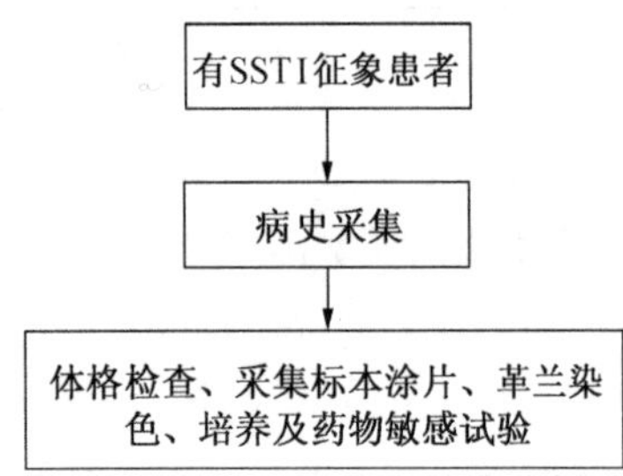

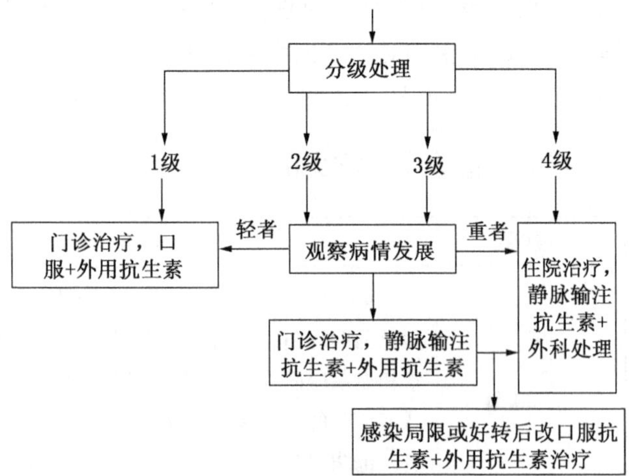

三、压疮导致坏死性筋膜炎

坏死性筋膜炎是一种广泛而迅速的皮下组织和筋膜坏死为特征的软组织感染，常伴有全身中毒性休克。常为多种细菌的混合感染，是需氧菌和厌氧菌协同作用的结果。全身和局部组织的免疫功能损害，长期使用皮质类固醇和免疫抑制剂者好发本病。

（一）发病机制

多种细菌侵入皮下组织和筋膜，需氧菌先消耗了感染组织中的氧气，使组织的氧化还原电位差降低；同时细菌产生的酶分解了组织中的 H_2O_2，从而创造了少氧环境，有利于厌氧菌的滋生和繁殖。

细菌感染沿着筋膜组织迅速广泛地潜行蔓延，引起感染组织广泛性的炎症充血，水肿，继而皮肤和皮下的小血管网发生炎性栓塞，组织营养障碍，导致皮肤缺血性坑道样坏死，甚至发生环行坏死，镜检可见血管壁有明显的炎性表现，真皮层深部和筋膜中有中性粒细胞浸润，受累筋膜内血管有纤维性栓塞，动、静脉壁出现纤维素性坏死，革兰染色可在破坏的筋膜和真皮中发现病原菌，肌肉无损害的表现。

（二）压疮导致坏死性筋膜炎的特点

1. 多种细菌的混合感染，其中主要是化脓性链球菌和金黄色葡萄球菌等需氧菌。

2. 感染只损害皮下组织和筋膜，不累及感染部位的肌肉组织是其重要特征。

3. 局部体征与全身症状的轻重不相称是本病的主要特征。

4. 局部症状（彩图 1-7-2-3　压疮导致坏死性

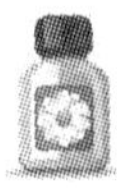

筋膜炎）

（1）起病急，早期局部体征常较隐匿而不引起患者注意，24h 内可波及整个肢体。

（2）片状红肿，疼痛：早期皮肤红肿，呈紫红色片状，边界不清，疼痛，此时皮下组织已经坏死，因淋巴通路已被迅速破坏，故少有淋巴管炎和淋巴结炎。个别病例可起病缓慢，早期处于潜伏状态，受累皮肤发红或发白，水肿，触痛明显，病灶边界不清，呈弥漫性蜂窝织炎状。

（3）疼痛缓解，患部麻木：由于炎性物质的刺激和病菌的侵袭，早期感染局部有剧烈疼痛，当病灶部位的感觉神经被破坏后，则剧烈疼痛可被麻木或麻痹所替代，这是本病的特征之一。

（4）血性水疱：由于营养血管被破坏和血管栓塞，皮肤的颜色逐渐发紫，发黑，出现含血性液体的水疱或大疱。

（5）奇臭的血性渗液：皮下脂肪和筋膜水肿，渗液发黏，混浊，发黑，最终液化坏死，渗出液为血性浆液性液体，有奇臭，坏死广泛扩散，呈潜行状，有时产生皮下气体，检查可发现捻发音。

5. 全身中毒症状

疾病早期，局部感染症状尚轻，患者即有畏寒、高热、厌食、脱水、意识障碍、低血压、贫血、黄疸等严重的全身性中毒症状，若未及时救治，可出现弥漫性血管内凝血和中毒性休克等。

（三）压疮导致坏死性筋膜炎的诊断

细菌学检查对诊断具有重要意义，培养取材最好采自进展性病变的边缘和水疱液，做涂片检查，并分别行需氧菌和厌氧菌培养，测定血中有无链球菌诱导产生的抗体（链球菌释放的透明质酸酶和脱氧核糖核酸酶 B，能产生滴度很高的抗体），有助于诊断。Fisher 提出六条诊断标准，有一定的参考价值。

1. 皮下浅筋膜的广泛性坏死伴广泛潜行的坑道，向周围组织内扩散。

2. 中度至重度的全身中毒症状伴神志改变。

3. 未累及肌肉。

4. 伤口血培养未发现梭状芽胞杆菌。

5. 无重要血管阻塞情况。

6. 清创组织病检　发现有广泛白细胞浸润，筋膜和邻近组织灶性坏死和微血管栓塞。

（四）压疮导致坏死性筋膜炎的治疗

坏死性筋膜炎是外科危重急症，其治疗原则是早期诊断，尽早清创，应用大量有效抗生素和全身支持治疗。

1. 联合应用抗生素

坏死性筋膜炎是需氧菌和厌氧菌的混合感染，全身中毒症状出现早，病情重，应联合应用抗生素，甲硝唑对脆弱类杆菌高度有效；氨基糖苷类可控制肠杆菌属；氨苄青霉素对肠球菌和厌氧性消化链球菌敏感；头孢菌素抗菌谱较广，对需氧菌和厌氧菌均有效。

2. 清创引流

病变组织及周围存在着广泛的血管血栓，药物常难以到达，故积极、大剂量抗生素治疗 1～3d 无明显效果时，应立即手术治疗。彻底清创，充分引流是治疗成功的关键，手术应彻底清除坏死筋膜和皮下组织，直至不能用手指分开组织为止，手术操作中应注意健康筋膜的保护，损伤后易造成感染扩散，甲硝唑局部湿敷可延缓皮肤生长，但不宜长期应用。

3. 支持治疗

积极纠正水、电解质紊乱、贫血和低蛋白血症者，可输注新鲜血，白蛋白或血浆；可采用肠内和肠外营养保证足够的热量摄入。

4. 并发症的观察

在治疗全程中均应密切观察患者的生命体征和尿量，做血细胞比容、电解质、凝血机制、血气分析等检查，及时治疗心肾衰竭，预防弥漫性血管内凝血与休克的发生。

四、压疮导致骨髓炎

（一）骨髓炎根据其感染途径分类

1. 血源性骨髓炎

由身体其他部分的化脓性病灶经血液循环传播至骨内。

2. 外伤性骨髓炎

由外伤创口感染引起，如开放性骨折继发的骨髓炎。

3. 感染性骨髓炎

由附近软组织感染直接蔓延而成，压疮导致的骨髓炎属于感染性骨髓炎（彩图 1-7-2-4）。

（二）压疮导致骨髓炎的好发部位

坐骨结节部压疮可并发坐骨结节骨髓炎，骶部压疮并发骶骨骨髓炎，大粗隆部压疮并发大粗隆骨髓炎。

（三）压疮导致骨髓炎的特点

1. 骨髓炎直接由局部创面感染纵向扩散。

2. 炎症常呈潜在性，加上早期压疮创面得以引流，一般无典型急性骨髓炎症状，多致慢性骨髓炎形成。

3. 诊断一般靠X线诊断，X线表现特点为骨盆或相应局部骨质改变，压疮基底部骨质外侧缘不均匀的破坏，边缘毛糙或不规则的骨质密度增高，有时有斑点状死骨，骨膜反应无或轻微。

4. 致病菌多为大肠杆菌、绿脓杆菌、金黄色葡萄球菌及厌氧菌，常为混合感染。

（四）压疮导致骨髓炎的治疗

1. 长时间不愈的压疮，应常规拍摄X线片，一旦并发骨髓炎，应积极治疗。

2. 彻底病灶清除，包括切除压疮创面、窦道、坏死肌肉组织及病骨，然后用健康的、血运丰富的邻近皮瓣、筋膜瓣、肌瓣或肌皮瓣一期修复，消灭死腔，闭合创面。

3. 根据细菌培养及药敏结果，选用敏感抗生素。

4. 皮瓣缝合后要避免过大张力，防止术后产生血肿和感染。

五、压疮导致菌血症

由于菌血症可影响人体各器官及组织，而引起各种各样的临床表现，严重者影响微循环导致感染性休克。

（一）菌血症的一般表现

1. 起病急，高热，体温大于40℃。

2. 头痛头晕，关节酸痛，食欲不振，恶心呕吐，腹胀腹泻，大汗等。

3. 神志淡漠，烦躁，谵妄或昏迷。

4. 脉搏细速，呼吸急促或困难。

5. 白细胞计数增加，中性粒细胞＞80％，严重时可出现中毒性颗粒。

6. 创面分泌物及血培养可阳性。

7. 局部创面脓性分泌物可增加，可表现为蜂窝织炎、深部脓肿或骨髓炎。

（二）压疮菌血症的特点

1. 机体处于慢性消耗状态，蛋白质缺乏。由于免疫功能低下起病，可较缓，甚至无高热，极容易进入感染性休克期。

2. 血象改变不典型，中性粒细胞数增高可以不明显，而淋巴细胞比率较高。

3. 创面及血培养多为大肠杆菌、绿脓杆菌、变形杆菌、金黄色葡萄球菌及厌氧菌，常规抗生素往往有耐药性。

4. 患者死亡率高。

（三）压疮菌血症的诊断

根据病史、症状和体征，结合血象血培养，不难做出诊断。

（四）压疮菌血症的预防和治疗

压疮患者并发菌血症死亡率高，应立足于预防，要重视压疮创面的处理，注意创面引流，防止发生深部组织感染，一旦出现感染，应早期应用有效、足量抗生素。

1. 全身疗法

（1）加强营养：压疮患者本身存在着营养不良，加上感染消耗可增加20％～50％，故营养对患者度过感染期是很重要的，饮食上应给予含营养素而易消化的食物，保持摄入高热量；可静脉补充葡萄糖，以维持能量的消耗，同时补充各种维生素，特别是维生素C、维生素B等。

（2）纠正低蛋白血症：迅速恢复血浆蛋白对患者增强抵抗力极为重要，一般可静脉输入浓缩的人血白蛋白、血浆或新鲜全血，同时可补充各种免疫因子，参予机体杀灭微生物。

（3）联合应用抗生素：应根据血培养及药敏试验选用敏感抗生素。在细菌培养结果前，宜早日选用广谱抗生素，做到量大、疗程长。一般选择第三代头孢菌素与氯林可青霉素联合配用，若伤口分泌物有恶臭，多为厌氧菌感染则可加用甲硝唑，效果较好。停用抗生素需在体温下降、临床症状好转和局部症状控制1～2周后方可进行。

（4）特殊疗法：包括冬眠、激素及血清疫苗等。激素应用主要用肾上腺皮质激素，主张大剂量应用如地塞米松可达每日0.5mg/kg，但应在有效抗生素配合的基础上应用。

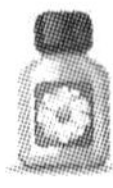

2. 局部疗法

压疮创面感染是导致菌血症的根源，迅速切断细菌进入血循环是控制全身症状不断发展的首要问题。应保持创面引流通畅，彻底清除坏死组织，定期更换敷料，保持创面清洁。对较深的压疮，引流难以通畅者，每日用空针抽吸 1～2 次，局部使用冲洗液和抗生素可收到一定的效果，若局部创面有蜂窝织炎或脓肿存在时，一旦成熟，应立即切开引流。

第三节　微生物标本的采集

一、微生物标本采集的基础

（一）细菌培养的目的

1. 定性培养

确认何种细菌感染，以选择适合的抗生素，通常同时进行药物敏感试验。

2. 定量培养

确定多少细菌感染。

（二）细菌培养的时机

1. 出现全身感染征象（发热，白细胞计数升高等），需要进行全身性抗感染治疗时。

2. 应用抗生素的同时，仍出现感染的临床体征时。

3. 很少在仅有局部治疗时进行细菌培养。

4. 除非有渗出物，干燥、结痂伤口，一般不做常规的细菌培养。

5. 应尽可能在使用抗生素前采集标本，若患者在采集标本前已用抗生素，应在检验申请单上注明应用的抗生素，并在下次用抗生素前采集标本。

二、伤口微生物标本采集

（一）表面伤口微生物标本的采集

1. 采集方法

（1）用无菌生理盐水充分冲洗，以祛除表面的渗出物、坏死组织和残留的敷料纤维，确保伤口是干净的。

（2）用无菌棉拭子擦涂创面的边缘和基底，应用 10 点取材法沿数字走“之”字形涂抹，拭子要不停转动，并以一定压力擦拭创面，确保拭子吸收足够的伤口渗液（彩图 1-7-3-1　棉拭子擦涂创面）。

（3）拭子放在运送培养基中立即送检。

2. 注意事项

（1）采样时为了减少定植菌的混入，建议先轻轻擦去创面处皮肤表面的脓液，擦拭时如使用棉球容易使棉絮遗留在伤口内，因此，建议使用完整的无菌干方纱。

（2）为了不混入消毒液影响细菌的生长，应该采用无菌生理盐水充分冲洗，避免使用消毒液擦拭伤口表面。

（3）焦痂不应用做细菌培养，要祛除坏死和失活的组织，再做培养，因为细菌最多在坏死组织和正常组织之间。

（4）采集压疮边缘的脓性分泌物，不要采集创口表面的渗液。

（5）如果渗液较多，能抽出液体来，就尽量采用穿刺的方法采集标本，棉拭子对细菌有一定的抑制作用。

（二）脓肿、窦道、坏疽组织标本采集

1. 采集方法

（1）非开放式伤口以无菌操作抽吸脓液标本为好，用碘酒、酒精消毒皮肤后，以无菌注射器抽取脓液送检（彩图 1-7-3-2）；也可于切开脓肿时用无菌棉拭子采集脓疱液和基底部标本。

（2）疑为厌氧菌感染时，排去针管内空气将针头插入灭菌橡胶塞内送检。

（3）伤口处若有脓及渗出物要用无菌棉签深入各种窦道中擦拭，用小刀刮取，穿刺抽吸或手术切除获得深处伤口标本。

2. 注意事项

（1）采样前病灶局部应避免用抗菌药物。

（2）当压疮创面出血时，敷有药物在 2h 以内不应采集标本，此时获得阳性结果机会甚少。

（3）采集标本注意观察脓汁及分泌物性状、色泽、气味等，可为培养鉴定提供依据。

（4）不要仅送检脓液，因为脓液不能代表伤口特点，建议同时取活检标本检查。

（三）厌氧伤口标本采集

1. 采集方法

（1）使用厌氧专用棉棒或玻璃棒触及深部脓汁。

（2）可用注射器抽吸，排去针管内空气将针头插入灭菌橡胶塞内送检。

(3)立即送检，送检过程中必须保持在无氧条件。

2. 注意事项

(1)开放病灶不能做厌氧培养。

(2)深部脓液内本来是厌氧菌生长，用常规有氧条件培养，细菌不会生长。

(3)闭合脓肿应取渗出物和脓肿壁标本，不能用拭子采集标本，防止标本干燥及标本中可能存在的厌氧菌死亡。

(四)组织标本采集

1. 采集方法

(1)活体组织采取的微量标本，可直接接种在培养基内。

(2)表浅组织可直接用棉拭子擦拭、小刀刮去。

(3)较大组织块的表面可采用烧灼或浸入沸水中5～10s，然后用灭菌剪刀切开，取其中的脓汁。

(4)深部组织标本可经皮肤穿刺或手术切取送检。

2. 注意事项

(1)组织标本不可用甲醛固定。

(2)有时也可将沾有脓汁的最内层敷料放入无菌平皿内送检。

(五)标本运送和验收

1. 标本采集后应尽快送检，如果在1h内不能培养，应将标本4℃冷藏。

2. 检查盛装标本的容器是否符合无菌要求，是否有渗漏、破裂或明显污染。

3. 检查盛装标本的容器标签与申请单是否相符，送检目的不要只写“伤口”，应注明解剖来源及来自闭合伤口还是开放伤口。

4. 检查标本是否适量，是否及时送检。

5. 标本涂片革兰染色若发现上皮细胞，提示标本已被污染，一般不适合再做培养。

三、血液标本的送检

(一)采集时间

1. 怀疑菌血症应尽早采血，体温上升阶段采血可提高阳性率，但要防止因等待而延误时机。

2. 由于细菌入血后很快会从血流中清除，因此，在寒战或发热后应尽快抽取血培养，不推荐在任意时间抽取静脉血进行培养。

3. 采血培养应该尽量在使用抗菌药之前进行，对已用抗菌药物而又不能停药者，可在下次用药前采血。

4. 24h内采集血培养2～3次，每次取血间隔0.5～1h，以利于提高阳性率和区分感染菌与皮肤污染菌；一次静脉采血注入到多个培养瓶中应视为单份血培养。

(二)采血部位

通常采血部位为肘静脉，但不同次采血应选择不同部位的血管穿刺，因为在不同部位取血、2次分离出同样菌种，是确定病原菌的有力证据；切忌在静滴抗菌药物的静脉处采取血标本。

(三)消毒程序

1. 皮肤消毒程序

(1)70%酒精擦拭静脉穿刺部位待30s以上。

(2)1%～2%碘酊作用30s或10%碘伏60s，从穿刺点向外画圈消毒，至消毒区域直径达3cm以上。

(3)70%酒精脱碘；对碘过敏的患者，用70%酒精消毒60s，待酒精挥发干燥后采血。

2. 培养瓶消毒程序

(1)70%酒精擦拭血培养瓶橡皮塞，作用60s。

(2)用无菌纱布或无菌棉签清除橡皮塞子表面残余酒精。

(四)采血量

通常使用的血培养瓶都有采血量的要求，在使用真空采血器时，当采血量到达所需刻度时，会自动停止采血。如使用注射器采血，每次采血量成人8～10ml，婴幼儿2～5ml，血液和肉汤之比为1∶5～1∶10为宜，以稀释血液中的抗生素、抗体等杀菌物质或参照血培养瓶的要求。

(五)接种程序

1. 在穿刺前或穿刺期间，为防止静脉滑动，可戴乳胶手套固定静脉，不可接触穿刺点。

2. 用注射器无菌穿刺取血后，勿换针头(如果行第二次穿刺，应换针头)直接注入血培养瓶，或严格按厂商推荐的方法采血。

3. 血标本接种到培养瓶后，轻轻颠倒混匀以防血液凝固，有利于细菌生长。

4. 做厌氧菌培养时，抽血后应立即接种厌氧培

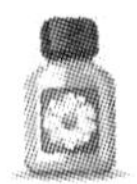

养基中，避免接触空气，并尽快送往细菌室放入温箱，避免温度对细菌生长不利。

（六）送检

做血培养的患者多数病情危急，标本应立即送实验室尽快检测，如时值深夜或其他特殊原因，不能立即送检，切勿冷藏，需室温保存或置35～37℃孵箱中存放，并不得超过12h。

第四节　感染伤口消毒液的选择

通用名	主要作用机制	常用浓度	主要不良反应	护理要点
碘酊	使菌体蛋白质变性、死亡	2%	偶见过敏反应和皮炎	消毒后再用70%酒精脱碘
高锰酸钾	强氧化剂	急性皮炎或湿疹：0.025%；溃疡冲洗：0.1%	腐蚀性灼伤	现用现配；避免高浓度使用
过氧化氢	氧化剂	3%	刺激性灼伤	避光；避热
聚维酮碘（碘伏）	释放碘发挥杀菌作用	创口黏膜创面：0.05%～0.1%（有效碘浓度）	轻微短暂刺激	妊娠妇女慎用；避免接触过氧化氢（引起爆炸）；如稀释用灭菌注射用水
炉甘石	部分吸收创面的分泌液并能抑制局部葡萄球菌的生长	—	可能有铅、汞等毒性	不宜用于有渗出液的皮肤
醋酸氯己定（洗必泰）	吸附在细菌胞浆膜的渗透屏障，使细胞内容物漏出	0.05%	接触性皮炎	现用现配；用前洗去表面附着的有机物
硼酸	与细菌蛋白质中的氨基结合	急性皮炎或湿疹：3%～4%；褥疮等：5%～10%	—	不能口服；不能用于大面积创伤
乙醇	使细菌菌体蛋白变性	预防褥疮：40%～50%	轻微刺激性	勿用于皮肤破损处或糜烂和渗液部位
安尔碘Ⅲ（碘＋醋酸氯己定）	使菌体蛋白质变性、死亡，吸附在细菌胞浆膜的渗透屏障，使细胞内容物漏出	切口、创口：0.5%（碘）；创面、黏膜：0.05%（碘）	过敏反应和皮炎	不得口服；稀释时现用现配
复方含氯石灰（优锁）	氧化剂，抑制细菌巯基酶，阻碍细菌生长繁殖	1.25%（含氯石灰）/1.25%（硼酸）	刺激皮肤、呼吸道黏膜；指甲溶解	避热避光加盖保存；不能口服；现用现配
苯扎氯铵、苯扎溴铵	表面活性剂，快速杀菌	皮肤、黏膜：0.1%；创面：0.01%	过敏反应；肌松作用	现用现配；避免长期反复使用；不能口服

第五节　抗菌药物的合理使用

分类	通用名	主要作用机制	常规用法用量		主要不良反应	护理要点
			口服	静脉		
青霉素类	青霉素钠	干扰细菌细胞壁合成	无	200万～2000万U/d,分2～4次给药	过敏反应	观察过敏反应;现用现配
	苄星青霉素		无	肌注,60万～120万U/次,2～4周/次	过敏反应	观察过敏反应;现用现配
	阿莫西林		0.5g/次,6～8h/次	0.5～1g/次,6～8h/次	胃肠道反应;过敏反应	观察过敏反应
	美洛西林钠		无	常规:2～6g/d,6～8h/次;重症:8～12g/d,每6～8h/次	胃肠道反应;过敏反应	观察过敏反应
头孢菌素类	头孢唑啉钠	干扰细菌细胞壁合成	无	常规:0.5～1g/次,2～4次/d;重症:6g/d,分2～4次	静脉炎、皮疹、肾功能异常等	观察过敏反应;缓慢静推
	头孢拉定		0.25～0.5g/次,6h/次	0.5～1.0g/次,6h/次	胃肠道反应;皮疹	观察过敏反应
	头孢羟氨苄		0.5～1.0g/次,2次/d	无	胃肠道反应;皮疹	观察过敏反应
	头孢呋辛		250mg/次,2次/d	常规:750mg/次,3次/d;重症:1.5g/次,3次/d	胃肠道反应;皮疹	观察过敏反应;缓慢静推
	头孢丙烯		0.5g/次,1～2次/d	无	胃肠道反应;皮疹	观察过敏反应
	头孢克洛		0.25g/次,8h/次	无	胃肠道反应;皮疹	观察过敏反应;空腹给药
	头孢噻肟钠		无	常规:2～6g/d,分2～3次;重症:2～3g/次,6～8h/次	胃肠道反应;皮疹	观察过敏反应;缓慢静推;注意更换注射部位
	头孢曲松钠		无	常规:1～2g/次,1次/d;重症:4g/次,1次/d	胃肠道反应;皮疹	观察过敏反应
	头孢他啶		无	常规:1～6g/d,8～12h/次 重症:	胃肠道反应;皮疹;神经系统反应	观察过敏反应;缓慢静推
	头孢唑肟		无	常规:1～2g/次,8～12h/次;重症:3～4g/次,8h/次	胃肠道反应;皮疹	观察过敏反应
	头孢克肟		100～200mg/次,2次/d	无	胃肠道反应;皮疹	观察过敏反应

续表

分类	通用名	主要作用机制	常规用法用量		主要不良反应	护理要点
			口服	静脉		
头孢菌素类	头孢泊肟酯		100～200mg/次，2次/d	无	胃肠道反应；皮疹	观察过敏反应
	头孢地尼		100mg/次，3次/d	无	胃肠道反应；皮疹	观察过敏反应
	头孢吡肟		无	常规：1～2g/次，12h/次； 重症：2g/次，8h/次	胃肠道反应；皮疹；神经系统反应	观察过敏反应
其他β内酰胺类与β内酰胺酶抑制药	氨曲南	干扰细菌细胞壁合成	无	常规：0.5～1g/次，8～12h/次； 重症：2g/次，6～8h/次	胃肠道反应；皮疹	观察过敏反应；缓慢静推
	亚胺培南西司他丁钠		无	常规：1～2g/d，分3～4次输注； 重症：4g/d，分3～4次输注	胃肠道反应；皮疹；精神症状	观察过敏反应；严禁静推；监测排便情况
	美罗培南		无	常规：0.5g/次，8h/次； 重症：1～2g/次，8h/次	胃肠道反应；皮疹	观察过敏反应；缓慢静推；监测排便情况
	氨苄西林舒巴坦	加入酶抑制剂抑制β内酰胺酶的水解作用	无	常规：1.5～3g/d，分2～3次输注； 重症：6～12g/d，分3～4次输注	胃肠道反应；皮疹	观察过敏反应
	阿莫西林克拉维酸钾		1片/次，3次/d	常规：1.2g/次，8h/次； 重症：1.2g/次，6h/次	胃肠道反应；过敏反应	观察过敏反应；与食物同服
	哌拉西林三唑巴坦		无	常规：2.25～4.5g/次，8～12h/次； 重症：4.5g/次，6～8h/次	胃肠道反应；皮疹	观察过敏反应
	头孢哌酮舒巴坦		无	常规：1.5～3g/次，12h/次； 重症：12g/d，分4次输注	胃肠道反应；皮疹	观察过敏反应；监测出血情况
氨基糖苷类	硫酸庆大霉素	抑制细菌蛋白质合成	成人240～640mg/d，分4次服用	常规：5mg/(kg·次)，24h/次	耳毒性；肾毒性；神经肌肉阻滞	监测听力；充分水化；缓慢给药
	硫酸阿米卡星		无	常规：15mg/(kg·次)，24h/次	耳毒性；肾毒性；神经肌肉阻滞	监测听力；充分水化；缓慢给药

续表

分类	通用名	主要作用机制	常规用法用量		主要不良反应	护理要点
			口服	静脉		
氨基糖苷类	硫酸妥布霉素		无	常规：1～1.7mg/(kg·次)，8h/次	耳毒性；肾毒性；神经肌肉阻滞	监测听力；充分水化；缓慢给药；注意更换注射部位
	硫酸依替米星		无	常规：0.2～0.3g/次，1次/d	耳毒性；肾毒性	监测听力；充分水化；缓慢给药
四环素类	盐酸米诺环素	抑制细菌蛋白质合成	首次剂量为0.2g，以后每12h或24h再服用0.1g	无	头晕；发热；口腔变色	与食物同服
氯霉素类	氯霉素	抑制细菌蛋白质合成	1.5～3g/d，分3～4次服用	2～3g/d，分2次给予	骨髓抑制；胃肠道反应	充分水化；空腹给药
大环内酯类	乳糖酸红霉素	抑制细菌蛋白质合成	0.75～2g/d，分3～4次服用	常规：0.5～1.0g/次，2～3次/d	胃肠道反应	空腹给药；现用现配；最后溶于碱性溶液
	琥乙红霉素		1.6g/d，分2～4次服用	无	肝毒性；胃肠道反应	
	罗红霉素		300mg/d，分1～2次服用	无	胃肠道反应	
	阿奇霉素		总剂量1500mg，服用500mg/(次·d)，共3天。或总剂量相同，首日服用500mg，第2天至第5天服用250mg/(次·d)	常规：1次/d，500mg/次	胃肠道反应；皮疹	空腹给药
	克拉霉素		常规：0.25g/次，12h/次； 重症：0.5g/次，12h/次	无	口腔异味；胃肠道反应；头痛	
林可霉素类	克林霉素磷酸酯	抑制细菌蛋白质合成	0.15～0.3g/次，3～4次/d	常规：0.6～1.2g/d，分2～4次给药； 重症：1.2～2.7g/d，分2～4次给药	胃肠道反应；过敏反应	缓慢给药；监测排便情况

续表

分类	通用名	主要作用机制	常规用法用量		主要不良反应	护理要点
			口服	静脉		
糖肽类	盐酸万古霉素	抑制细菌细胞壁糖肽聚合物合成	治疗伪膜性结肠炎，125～500mg/次，3次/d	常规：2g/d，6～12h/次	肾毒性；红人综合征	缓慢给药（>1h）；监测听力；注意更换注射部位
	盐酸去甲万古霉素		治疗伪膜性结肠炎，125～500mg/次，3次/d	常规：0.8～1.6g/d，分2～3次	肾毒性；红人综合征	缓慢给药（>1h）；监测听力；注意更换注射部位
	替考拉宁		无	常规：第1天400mg/次，以后200mg/(次·d)； 重症：前3天400mg/次，以后400mg/(次·d)	肾毒性；皮疹	缓慢给药（>1h）；监测听力；注意更换注射部位
其他抗生素	磷霉素	抑制细菌细胞壁合成	1～2g/d，分3～4次服用	常规：4～12g/d，分2～3次滴注； 重症：16g/d，分2～3次滴注	胃肠道反应；皮疹	缓慢给药；避免肌注
磺胺类与甲氧苄啶	磺胺甲噁唑与甲氧苄啶	干扰细菌叶酸合成	0.96g/次，12h/次	常规：12～15mg/(kg·次)，6h/次	过敏反应	缓慢给药
喹诺酮类	诺氟沙星	破坏细菌DNA代谢	0.4g/次，2次/d	常规：0.2g/次，2次/d 重症：0.4g/次，2次/d	过敏反应；中枢神经系统反应；胃肠道反应	空腹给药；充分水化；18岁以下禁用
	环丙沙星		0.5～1.5g/d，分2～3次	常规：200mg/次，12h/次； 重症：400mg/次，12h/次	胃肠道反应；皮疹；QT间期延长	空腹给药；充分水化；监测排便情况；18岁以下禁用
	左氧氟沙星		0.1～0.2g/次，2次/d	常规：0.4g/d，分1～2次输注； 重症：0.6g/d，分1～2次输注	过敏反应；中枢神经系统反应；胃肠道反应；QT间期延长	空腹给药；充分水化；18岁以下禁用
	莫西沙星		0.4g/次，1次/d	常规：0.4g/次，1次/d	胃肠道反应；中枢神经系统反应；QT间期延长	监测排便情况；只能缓慢静滴；18岁以下禁用

续表

分类	通用名	主要作用机制	常规用法用量		主要不良反应	护理要点
			口服	静脉		
其他抗菌药	甲硝唑	抑制细菌 DNA 合成	0.6～1.2g/d,分 3 次服用	常规:0.915g/次,8h/次	胃肠道反应	缓慢静滴
	替硝唑		第 1 天服用 2g,以后服 1g/24h	常规:0.8g/次,1 次/d	胃肠道反应;口腔金属味	与食物同服;缓慢静滴
	奥硝唑		0.5g/次,2 次/d	常规:0.5g/次,2 次/d	胃肠道反应	缓慢静滴
	利奈唑胺	抑制细菌蛋白质合成	600mg/次,12h/次	常规:600mg/次,12h/次	胃肠道反应;头痛	监测视觉、出血、排便等情况
抗真菌药	两性霉素 B	损伤真菌细胞膜的通透性	无	常规:开始时 0.02～0.1mg/(kg·次),逐渐增至 0.6～0.7mg/(kg·次); 重症:最高 1mg/(kg·d)	肾毒性;心律失常;电解质紊乱	毒性大需严密监测;缓慢给药;避光输注
	制霉菌素		50 万～100 万 U 1～2 片/次,3 次/d	无	胃肠道反应	—
	氟康唑	影响真菌细胞膜麦角固醇合成	第 1 天 400mg,以后 200mg/d	常规:第 1 天 400mg,随后 200mg/d; 重症:第 1 天 800mg,随后 400mg/d	胃肠道反应;皮疹;头痛	—
	伊曲康唑		0.1～0.2g/次,1 次/d	200mg/次,前 2 天 2 次/d,第 3 天起 1 次/d	胃肠道反应	胶囊与食物同服;监测心脏情况
	伏立康唑		第 1 天 400mg/次,2 次/d,以后 200mg/次,2 次/d	第 1 天 6mg/(kg·次),2 次/d,以后 4mg/(kg·次),2 次/d	视觉障碍;皮疹;胃肠道反应	静滴速度不超过每小时 3mg/kg;监测视觉;空腹给药
	盐酸特比萘芬		0.25g/次,1 次/d	无	胃肠道反应;头痛;关节肌肉痛;皮疹	—
	卡泊芬净	抑制真菌细胞壁合成	无	第 1 天 70mg/(d·次),随后 50mg/(d·次)	头痛;胃肠道反应;皮疹;心律失常	缓慢静滴(>1h)

注:1. 药物按《中华人民共和国药典临床用药须知(化学药与生物制品卷)》(2005 年版)顺序编排;

2. 尽量避免与其他药物同时输注,如无法避免须查阅配伍信息后方可配伍;

3. 护理要点中列出的是除了监测主要不良反应以外还需注意的项目。

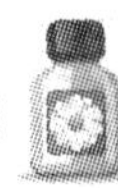

第六节 预防感染的必要措施

一、医务人员在压疮感染预防工作中的职责

1. 严格执行无菌技术操作规程及医院感染管理的各项规章制度。

2. 掌握抗菌药物的临床合理应用原则，做到合理使用。

3. 保护自己的患者不被其他感染患者和疑有感染的医院工作人员传染。

4. 掌握压疮合并感染的诊断标准，发现压疮感染病例，及时送病原学检查及药敏试验，查找感染源、感染途径，控制蔓延，积极治疗患者，如实填报医院感染病例登记表。

5. 参加预防、控制压疮感染知识的培训。

6. 护士应监督无菌技术及卫生洗手等隔离预防技术的正确实施。

二、卫生洗手与手消毒

医务人员的手是医院感染中最重要的传播媒介，在控制压疮感染的众多措施中，做好医务人员手部的清洁与消毒，是防治病原体传播的最重要、最简捷易行的措施之一。

（一）卫生洗手

1. 目的

祛除手上污垢和暂居微生物。

2. 洗手指征

(1)接触患者前后，尤其是在接触有破损的皮肤、黏膜以及进行侵入性操作前后。

(2)接触血液、体液和被污染的物品后。

(3)处理清洁或无菌物品之前。

(4)无菌操作前后。

(5)进入和离开隔离病房、ICU感染性疾病病房等重点部门戴口罩及穿脱隔离衣前后。

(6)在同一患者身上，当从污染操作转为清洁操作之间。

(7)戴手套之前，摘手套之后。

3. 洗手程序(图 1-7-6-1)

第一步：洗手掌　流水湿润双手，涂抹洗手液(或肥皂)，掌心相对，手指并拢相互揉搓；

第二步：洗背侧指缝　手心对手背沿指缝相互揉搓，双手交换进行；

第三步：洗掌侧指缝　掌心相对，双手交叉沿指缝相互揉搓；

第四步：洗指背　弯曲各手指关节，半握拳把指背放在另一手掌心旋转揉搓，双手交换进行；

第五步：洗指尖　弯曲各手指关节，把指尖合拢在另一手掌心旋转揉搓，双手交换进行；

第六步：洗拇指　一手握另一手大拇指旋转揉搓，双手交换进行；

第七步：洗手腕、手臂　揉搓手腕、手臂，双手交换进行。

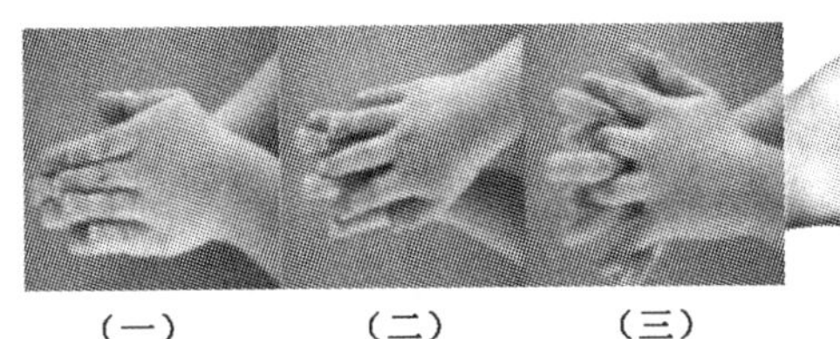
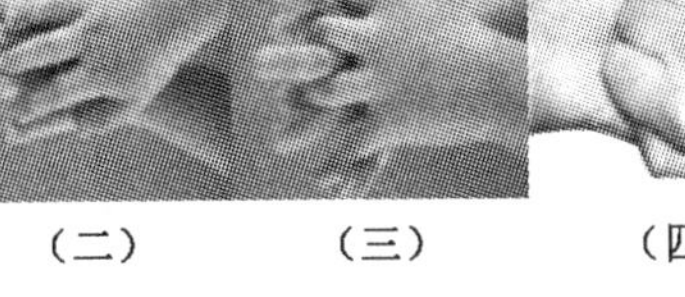
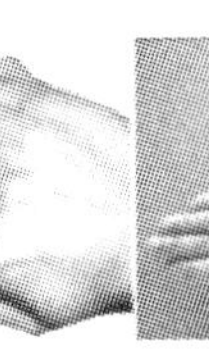
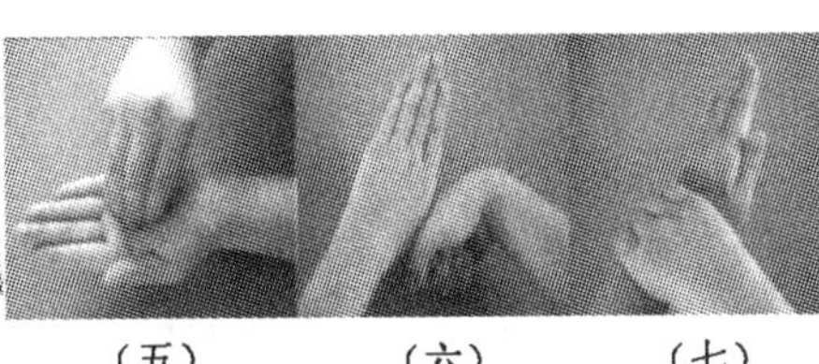

（一）　（二）　（三）　（四）　（五）　（六）　（七）

图 1-7-6-1　七步洗手法

4. 注意事项

(1)取适量肥皂或者皂液，均匀涂抹至整个手掌、手背、手指和指缝。

(2)洗手全过程要认真揉搓双手15s以上(每步至少洗5次)，应注意清洗双手所有皮肤，清洗指背、指尖和指缝。

(3)应先摘下手上的饰物再彻底清洁。

(4)肥皂、清洁剂及护肤剂易被细菌污染并成为污染源，因此，肥皂应保持干燥或切成小块便于及时更换，清洁剂和护肤剂应小包装分发使用，非一次性使用的容器应定期消毒。

（二）手消毒

1. 目的

祛除暂居微生物及破坏或抑制部分长居微

生物。

2. 手消毒指征

(1)进入和离开隔离病房穿脱隔离衣前后。

(2)诊查、护理、治疗免疫功能低下患者之前。

(3)接触每例传染病患者和多种耐药菌株(如MRSA、VRE)定植或感染者之后。

(4)接触感染伤口和感染患者的血液、体液之后。

(5)接触致病性微生物污染物品之后。

(6)双手需保持较长时间抗菌活性时。

3. 手消毒程序

首先进行卫生洗手,然后用消毒剂泡手 1min 或用速效型手消毒剂双手涂擦均匀,作用 1～3min,待自然挥发干燥。

4. 手消毒可选用以下消毒剂

(1)250～500mg/L 含氯消毒剂。

(2)速效型手消毒剂,如洗必泰醇、复合醇、75%酒精溶液等。

5. 注意事项

(1)使用手背或手肘按压消毒剂的压嘴(图 1-7-6-2)。

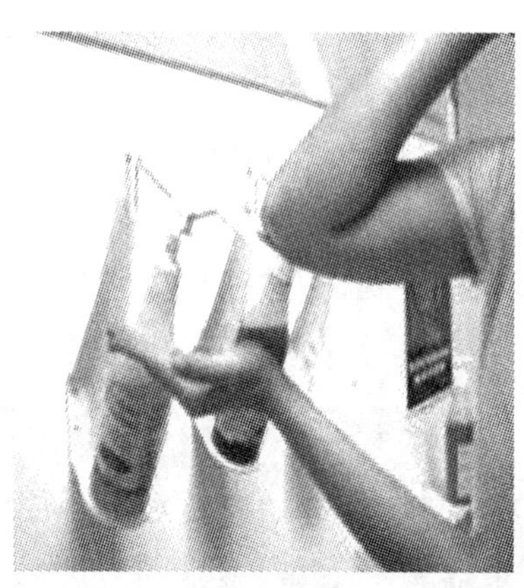

图 1-7-6-2 手肘按压消毒剂的压嘴

(2)洗手和手消毒可以祛除手上的暂居菌群和大部分长居菌群,但也能造成皮肤的干燥和损伤,使细菌更易于隐藏和繁殖,因此应注意手的保护,加用护肤剂或选用具有护肤作用的皂液及手消毒剂。

三、戴无菌手套

(一)步骤(图 1-7-6-3)

1. 按七步洗手法洗净双手。

2. 提起手套腕部翻折处,将手套取出,使手套两拇指掌心相对,先将一手插入手套内,对准手套内 5 指轻轻戴上。注意手勿触及手套外面。

3. 用已戴好手套的手指插入另一手套的翻折部里面,协助未戴手套的手插入手套内,将手套轻轻戴上。注意已戴手套的手勿触及手套内面。

4. 将手套翻折部翻回,盖住手术衣罗纹袖口。

5. 用无菌盐水将手套上的滑石粉冲洗干净。

(二)注意事项

1. 穿上无菌手术衣、戴上无菌手套后,肩部以下、腰部以上、腋前线前、双上肢为无菌区。此时,手术人员的双手不可在此无菌范围之外任意摆动,穿好手术衣以后手应举在胸前。

2. 未戴手套的手,不可接触手套外面;已戴无菌手套的手,不可接触未戴手套的手臂和非无菌物;无菌手套有破损或污染,应立即更换。

3. 手术衣和手套都是灭菌物品,而手术人员手臂则是消毒水平,在操作时要严格按规程进行,其操作原则是消毒水平的手臂不能接触到灭菌水平的衣面和手套面,要切实保护好手术衣和手套的"灭菌水平"。

四、医疗废物的处理

医疗废物,是指医疗卫生机构在医疗、预防、保健以及其他相关活动中产生的具有直接或者间接感染性、毒性以及其他危害性的废物。压疮感染患者伤口的渗液、敷料等均属于医疗废物。应按国务院卫生行政主管部门和环境保护行政主管部门共同制定、公布的医疗废物分类进行管理。

(一)医疗废物的分类

按照《医疗废物分类目录》将医疗废物分为 5 类。

1. 感染性废物

是指携带病原微生物具有引发感染性疾病传播危险的医疗废物,包括被患者血液、体液、排泄物污染的物品,传染病患者产生的垃圾等。如压疮感染患者的敷料、渗液等。

2. 病理性废物

是指在诊疗过程中产生的人体废弃物和医学试验动物尸体,包括手术中产生的废弃人体组织、病理切片后废弃的人体组织、病理腊块等。

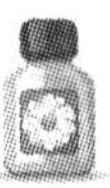

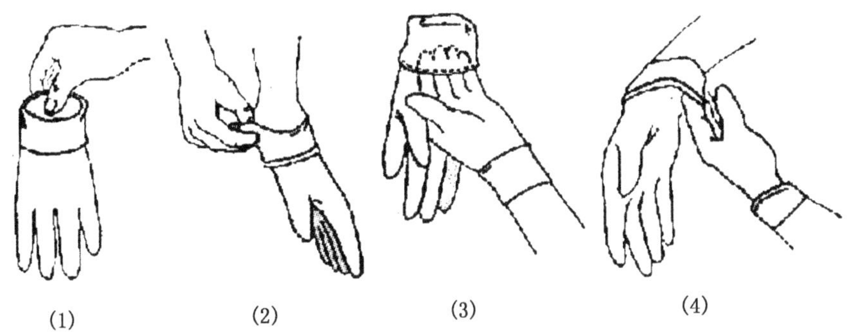

图 1-7-6-3　戴无菌手套

3. 损伤性废物

是指能够刺伤或割伤人体的废弃的医用锐器，包括医用针、解剖刀、手术刀、玻璃试管等。如给压疮感染患者处理伤口用的手术用具及注射器针头等。

4. 药物性废物

是指过期、淘汰、变质或被污染的废弃药品，包括废弃的一般性药品，废弃的细胞毒性药物和遗传毒性药物等。

5. 化学性废物

是指具有毒性、腐蚀性、易燃易爆性的废弃化学物品，如废弃的化学试剂、化学消毒剂、汞血压计、汞温度计等。

（二）医疗废物管理规定

医疗废物一经产生就应立即进行分类管理。感染性废物放进双层黄色垃圾袋；损伤性废物盛装在利器盒中，以免造成利器对人的伤害。盛放医疗废物的每个包装物、容器外表面应当有警示标识。医疗卫生机构应当使用防渗漏、防遗撒的专用运送工具，按照本单位确定的内部医疗废物运送时间、路线，将医疗废物收集、运送至暂时贮存地点。运送医疗废物的工具使用后应当在医疗卫生机构内指定的地点及时消毒和清洁。包装物或者容器的外表面被感染性废物污染时，应当对被污染处进行消毒处理或者增加一层包装。运送医疗废物应当使用防渗漏、防遗撒、无锐利边角、易于装卸和清洁的专用运送工具。运送人员在运送医疗废物时，应当防止造成包装物或容器破损和医疗废物的流失、泄漏和扩散，并防止医疗废物直接接触身体。建立医疗废物暂时贮存设施、设备，不得露天存放医疗废物。医疗废物暂时贮存的时间不得超过 2 天。

使用后的一次性医疗器具和容易致人损伤的医疗废物，应当消毒并做毁形处理。能够焚烧的，应当及时焚烧，不能焚烧的，消毒后集中填埋。

参　考　文　献

[1]陈茜，成翼娟，王晋，等．循证护理在压疮护理中的临床实践．护士进修杂志，2002，17(11)：846.

[2]冯桂香．采用糜子床垫防治压疮．西北护理杂志，2001，2(4)：17.

[3]陈玫．压疮护理的综述．护理学杂志，1999，14(6)：375.

[4]郑清月．美国压疮护理现状．国外医学·护理学分册，1996，15(5)：203.

[5]钟一萍．使用胰岛素外敷治疗压疮．护士进修杂志，2002，17(7)：486.

[6]刘莉华．中药在压疮局部治疗中的应用．实用护理杂志，2002，18(10)：51.

[7]刘珍．中药压疮Ⅰ号治疗压疮的护理．中华护理杂志，2001，36(8)：624.

[8]王正国．创伤外科特色诊疗技术．北京：科学技术文献出版社，2007.

[9]黄跃生．烧伤外科学．北京：科学技术文献出版社，2010.

[10]张雅萍．烧伤机会感染及其深部播散．中华外科杂志，1989，27：751.

[11]孙永华．大面积深度烧伤感染的防治．中华外科杂志，1998，36(S1)：20～22.

第八章　压疮与营养

第一节　营养不良与压疮

饥饿和疾病与生俱来，始终伴随着人类，在某种意义上铸造了人类历史发展进程。从200万年前人类物种的出现，到大约1万年前的农业革命，我们的祖先为了生存过着采摘和狩猎生活，这对人类基因的形成和进化具有十分重要和积极影响。食物对患者和健康人生存都是必要的，体重丢失10%会增加手术风险，而机体蛋白丢失30%就会致命。当认识到营养不良与疾病的关系，特别是营养与免疫的关系后，医学科学家们开始了营养治疗的系统研究，营养支持已成为疾病治疗中的重要组成部分，它是现代外科的重大进展，对于改善患者的营养状况，提高危重患者的存活率，改善手术的疗效都有重要作用。2001年16版Sabiston外科教科书(克氏外科学)将营养支持与抗生素的发展、麻醉学的进步、重症监护与器官移植等列入20世纪的医学最伟大成就。临床营养学是适应现代治疗学的需要而产生的一门新兴学科。在21世纪，生命科学将会有很大发展，医学也将迅速发展，治疗学各个领域都将扩大，营养治疗的需要性和迫切性随之增加，难度亦会加大，需要我们更深入地研究营养基础理论，更合理地应用这一治疗手段。

一、营养不良的原因

压疮患者处于应激反应状态时，由于神经-内分泌以及细胞因子和炎症介质的作用，出现高分解代谢，具体表现为糖原分解和糖异生、骨骼肌净分解及脂肪分解。分解代谢所产生的葡萄糖、氨基酸和脂肪酸用于细胞代谢利用，利于组织细胞愈合和功能恢复，是机体适应内外环境变化并安全度过应激期的自我保护机制之一。在分解代谢时，体内分泌的皮质醇、儿茶酚胺、胰高血糖素、细胞因子和炎症介质(IL-1、6、8、TNF-α)等抑制细胞对分解代谢底物的利用，产生胰岛素抵抗，出现组织细胞代谢功能障碍。因此，营养不良是压疮患者常见的问题。

压疮患者营养不良的主要原因分为摄入减少、代谢改变和非正常性丢失等三个方面。食欲减退、膳食不均衡、疼痛等可使食物摄入减少；严重疾病和大手术等应激状态可引起诸如前述的代谢改变；吸收不良、严重呕吐、腹泻、瘘管形成、严重烧伤、压疮、肿瘤、大量失血、肾脏疾病、药物作用等众多诱因可产生营养物质丢失。以上因素可独立亦可组合导致压疮患者营养不良。

二、营养不良的分类与特征

1. 成人消瘦型营养不良

为能量缺乏型。表现为人体测量指标值下降，但血清蛋白水平可基本正常。

2. 低蛋白血症型营养不良

又称水肿型或恶性营养不良，为蛋白质缺乏型。主要表现为血清蛋白水平降低和组织水肿、细胞免疫功能下降，但人体测量指标值基本正常。

3. 混合型营养不良

兼有上述两种类型的特征，属蛋白质-能量缺乏型，是一种较重的营养不良，可伴有脏器功能障碍，预后较差。

三、营养不良的后果

营养不良使机体肌肉力量、免疫功能受损；压

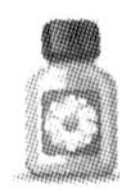

疮愈合能力、体力和耐力减退；压疮程度加重及发生感染的风险增加；并发症、病死率和住院天数增加；医疗费用增加。因此，充分、安全、有效、合理的营养成为改善压疮患者预后的重要治疗措施。但是，目前仍存在忽视压疮患者营养评估和营养治疗的现象。医疗护理人员可能更关注于维持患者正常的生命指标以及对器官功能的支持，而对代谢功能评价与支持的力度不足，很难做到真正的早期营养治疗。

近年来，临床营养支持有了重大进展，新型和改进的制剂及输注技术的发展使营养制剂的输入更安全有效，而且这些营养支持的发展明显地改善了压疮患者的临床治疗效果。临床和实验表明，对压疮患者实施早期营养支持对于降低感染发生率、维持机体免疫机能、加速伤口愈合具有重要意义，这一点是毋庸质疑的。

第二节　营养评估与营养筛查

随着人们对营养不良与压疮之间相互关系认识的不断加深，营养支持治疗越来越受到重视。在压疮的防治过程中，如何适时、适度地实施营养治疗，以及如何科学、有效地评价营养治疗，都基于营养状况评估与营养风险筛查的准确实施。

一、营养状况评估

（一）营养评估的目的

1. 估计和判断患者的营养状态。

2. 区分营养不良的程度和有营养不良危险的患者。

3. 分析和判断营养不良的原因及对压疮愈合的影响。

4. 决定营养治疗的目的以及营养支持程度/类型。

5. 为制定和实施个体化营养计划提供依据。

6. 为评价营养治疗及护理效果提供反馈信息。

（二）营养评估的方法

主要采取交谈询问、体格检查、人体测量和实验室检查的方法对患者的营养状况进行评估。

（三）营养评估的内容

1. 主观资料

（1）医疗病史：详细了解患者的过去史、现病史，疾病的病程和类型，疾病的征象（如呕吐，腹泻，发热），治疗方案和使用的药物，有无残疾和运动功能障碍，以及患者当前的身心反应及对自身状况的认识、态度、依从性等。

（2）膳食摄入史：认真询问患者饮食习惯和有无影响饮食或吸收的不良嗜好或习惯，如挑食、偏食、酗酒、吸毒等。详细询问患者的营养史，有无进食量改变，有无食欲、嗅觉、味觉改变，有无咀嚼/吞咽障碍，以及患者的社会经济情况。

2. 客观资料

（1）体重：体重过度降低和增加均可视为营养不良，其评价标准为在6个月内因非主观原因比平时体重降低或增加10%，或比过去一个月的体重降低或增加5%，或体重为理想体重的±20%。也就是说不单是消瘦，肥胖也是营养不良的一种类型，因为体重增加可能为肥胖所致，也可能系水潴留所致，而实际瘦组织群量仍减少。标准体重的公式为：

男性标准体重(kg)＝身高－105

女性标准体重(kg)＝身高－105－2.5

另外，应指出体重往往作为慢性疾病患者营养状况改变的指标，但由于重症患者应激期大多存在液体正平衡和体重增加；而疾病恢复期又出现大量组织间液体回到血管内而排出体外的情况，使体重减轻。因此，体重不能作为评价重症患者营养状况的唯一指标。

（2）体重指数（BMI）：理想值为18.5～23.9。<18.5为偏瘦；≥24为超重。标准体重指数的公式为：

$$BMI=体重(kg)/[身高(m)]^2$$

（3）三头肌皮肤褶皱厚度（TSF）：可间接判断体内脂肪含量。正常值：男性为11.3～13.7mm；女性为14.9～18.1mm。

具体的测量方法为：患者自然站立，充分裸露被测部位；测试人员站在被测人员的背面，找到肩峰、尺骨鹰嘴部位，并用记号笔标记出右臂后面从肩峰到尺骨鹰嘴连线中点处；在标记点上方约2cm处，垂直方向用左手拇指和食指、中指将皮肤和皮下组织夹提起来；右手握皮褶计，在该皮褶提起点的下方1cm处用皮褶计测量其厚度，测量时皮褶计应与上臂垂直，把右拇指松开皮褶计卡钳钳柄，使钳尖部充分夹住皮褶；用10g/mm² 夹力，在皮褶计指针快速回落后（约5s）立即读数。记录以毫米为单位，精确到0.1mm；要连续测量三次（每次误差应＜2mm），求平均值（图1-8-2-1）。

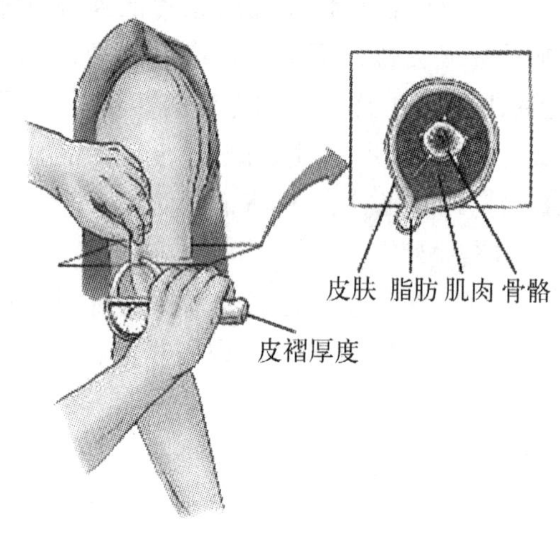

图1-8-2-1 三头肌皮肤褶皱厚度测量图示

（4）上臂肌围（AMC）：用于判断骨骼肌和体内瘦肉组织数量。正常值：男性为22.8～27.8cm；女性为20.9～25.5cm。计算公式为：

AMC(cm)＝上臂中点周长(cm)－3.14×TSF(cm)

具体的测量方法为：患者自然站立，充分裸露被测部位，手臂自然下垂，肌肉放松；测试人员站在被测者身后，找到肩峰、尺骨鹰嘴部位，用软尺测量并用油笔标记出左臂后面从肩峰到尺骨鹰嘴连线中点；用软尺起始端下缘压在标记的肩峰与尺骨鹰嘴连线中点，水平围绕一周，测量并读取周长（图1-8-2-2）。

因为TSF和上臂中点周长测量容易受到测试人员主观因素的影响，为减少误差应指定专人在同一部位进行测定。另外，当患者皮肤水肿时上述测量结果不代表机体营养状况的改变。

（5）肌酐身高指数（CHI）：肌酐是肌肉蛋白质的代谢产物，尿中肌酐排泄量和体内骨骼肌群的消耗基本成正比，可用于判断体内骨骼肌分解程度。

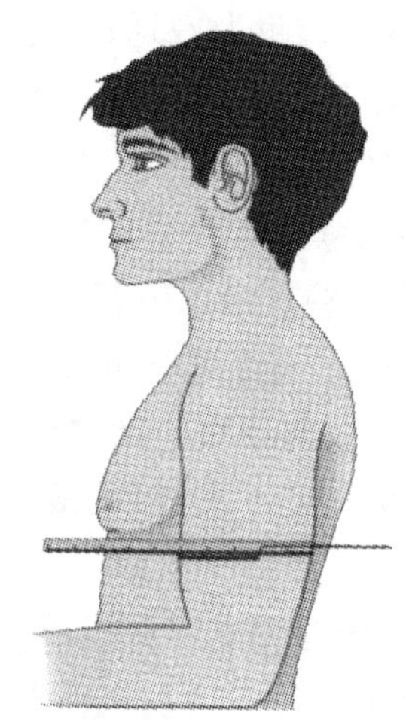

图1-8-2-2 上臂中点周长测量图示

计算公式为：

$$\text{CHI}(\%)=\frac{\text{24h 尿肌酐排出量(mg)}}{\text{相应身高的理想 24h 尿肌酐(mg)}}\times 100\%$$

其中理想24h尿肌酐排出量由标准量表查得。

（6）血清蛋白：血清蛋白是常用的营养评估指标，不同的血清蛋白质的半衰期各不相同，白蛋白、转铁蛋白、前白蛋白的半衰期分别为20d、8d、2d，半衰期短的血清蛋白质水平的变化更有助于反应短期内营养状况的变化。

但是应指出血清蛋白水平并不适合于评估病情严重患者的营养代谢情况。重症患者由于受到肝脏白蛋白合成水平下降、血管内皮细胞通透性增加、液体治疗的稀释性作用等因素的影响，白蛋白水平表现为进行性降低，而此时白蛋白的绝对值已不能反映机体营养代谢的变化。虽然前白蛋白、转铁蛋白的半衰期短，但由于上述影响因素的存在，它们也不适合于作为重症患者营养评价的金指标。

（7）细胞免疫功能：包括总淋巴细胞计数，NK、LAK细胞活性，T细胞亚群比例的变化和迟发性皮肤超敏反应。

（8）氮平衡：用于初步判断体内蛋白质合成和分解代谢状况。

氮平衡(g/d)＝24h摄入氮量－24h排出量

24h排出氮量可经凯氏定氮法测定。24h排出物中的含氮量，也可按24h尿尿素氮＋3计算。

（四）营养状况评价指标与营养不良分级标准

评定指标	正常范围	营养不良		
		轻度	中度	重度
体重	理想体重的 90%	80%～90%	60%～80%	<60%
三头肌皮褶厚度(mm)	正常值的 90%	80%～90%	60%～80%	<60%
上臂肌围(mm)	正常值的 90%	80%～90%	60%～80%	<60%
肌酐身高指数	正常值的 90%	80%～90%	60%～80%	<60%
白蛋白(g/L)	35%	31%～34%	26%～30%	≤25%
转铁蛋白(g/L)	2.0～2.5	1.5～2.0	1.0～1.5	<1.0
前白蛋白(mg/L)	180	160～180	120～160	<120
总淋巴细胞计数	1500	1200～1500	800～1200	<800
皮肤超敏实验	++	+～++	+～-	-
氮平衡(g)	±1	-5～-10	-10～-15	>-15

二、营养筛查方法

（一）营养风险筛查范围

1. 原则上所有住院患者。

2. 营养风险发生率较高的科室：消化内科、普外科、胸外科、肾内科、呼吸内科、神经内科。

3. 营养风险发生率排名前 10 位的疾病：腹部大手术、食管癌、肝硬化、脑卒中、慢性阻塞性肺疾病、恶性肿瘤、慢性疾病合并并发症、肺癌、慢性肾小球肾炎、慢性肾功能不全。

（二）营养风险筛查工具（Nutritional Risk Screening Tool 2002，NRS-2002）

适用于对住院患者的营养筛查，欧洲肠外肠内营养学会（ESPEN）推荐用于临床。其筛查结果对压疮的预防有意义，营养风险筛查结果有营养风险的患者是发生压疮的高危人群，提示对其采取必要的预防措施。营养风险筛查工具的使用方法：

1. 第一步：首次营养监测

		是	否
1	BMI<20.5		
2	患者在过去 3 个月有体重下降吗？		
3	患者在过去的 1 周内有摄食减少吗？		
4	患者有严重疾病吗？		

是：如果以上任意问题回答“是”，则直接进入第二步营养监测。

否：如果所有的问题回答“否”应每周重复调查一次，比如患者计划接受腹部大手术治疗，可以进行预防性的营养支持计划，能减少发生营养风险。

2. 第二步：最终筛查

营养状态受损评分			疾病的严重程度评分		
没有	0 分	正常营养状态	没有	0 分	正常营养需要量
轻度	1 分	3 个月内体重丢失>5%或食物摄入量比正常需要量低 25%～50%	轻度	1 分	需要量轻度提高：髋关节骨折 慢性疾病有急性并发症者、肝硬化*、COPD*、血液透析、糖尿病、一般肿瘤患者

续表

营养状态受损评分			疾病的严重程度评分		
中度	2分	一般正常需要情况差或2个月内体重丢失>5%，或者食物摄入比正常需要量低50%～75%	中度	2分	需要量中度增加：腹部大手术*、卒中*、重度肺炎、血液恶性肿瘤
重度	3分	BMI<18.5且一般情况差或1个月内体重丢失>5%（或3个月内体重下降15%），或者前1周食物摄入比正常需要量低75%～100%	重度	3分	需要量明显增加：颅脑损伤、骨髓移植，APACHE评分大于10分的ICU患者
	分值	+		分值	=总分
年龄	超过70岁者总分加1即年龄调整后总分值				
*表示经过循证医学验证过的疾病					

3. NRS-2002评分方法及判断

(1)评分方法：NRS-2002总评分计算方法为3项评分相加，即疾病严重程度评分+营养状态受损评分+年龄评分。

(2)评分判断：总评分0～7分。分值越高，营养风险越大。总分值≥3分，提示患者处于营养风险，需要实施营养治疗；总分值<3分，提示患者暂无营养风险，需定期（建议1周）复查营养风险筛查。

（三）主观全面营养评价法（Subjective Global Assessment，SGA）

SGA适用于住院患者、老年患者，住院患者在入院1周内由医生或护士调查完成，其评估包括病史和体格检查两方面，共8个项目。

1. 病史主要包括5个项目

项目	A	B	C
近6个月的体重下降程度	<5%	5%～10%	>10%
进食改变	无变化	减少不明显	明显减少且时间>2周
现存消化道症状	无	偶有	持续>2周或频繁出现
活动能力改变	无明显乏力	明显乏力，活动减少	活动不便，多卧床
患者疾病状态下代谢需求	代谢率正常	代谢率中等适度增高	代谢率增高明显

备注：(1)若患者在最近6个月内体重有明显的减轻，但在最近有所增长（不计水肿与腹水），也应被当做营养良好。

(2)消化道症状主要包括厌食、恶心、呕吐、腹泻等。

2. 体格检查包括3个项目

各项按程度分四个等级，即正常、轻度、中度和严重。

(1)皮脂消耗程度：测量眼下、肱二头肌、肱三头肌、胸部四个部位皮下脂肪改变情况。

(2)肌肉消耗程度：测量颞部、锁骨、肋骨、肩胛骨、股四头肌、腓肠肌、膝关节处的肌肉消耗情况。

(3)体液平衡情况（水肿和腹水的有无及严重程度）。

3. 指标判断

通过以上测评后可将患者营养状况分为三个等级：

A—营养良好；B—轻中度营养不良；C—重度营养不良。

（四）微型营养评定量表（Mini Nutrition Assessment，MNA）

1. 筛选

项目＼分值	0	1	2	3
既往3个月内是否由于食欲下降、消化问题、咀嚼或吞咽困难而摄食减少	食欲完全丧失	食欲中等度下降	食欲正常	—
既往3个月内体重下降	＞3kg	不知道	1～3kg	无体重下降
活动能力	需卧床或长期坐着	能不依赖床或椅子，但不能外出	能独立外出	—
既往3个月内有无重大心理变化或急性疾病	有	无	—	—
神经心理问题	严重智力减退或抑郁	轻度智力减退	无问题	—
BMI(kg/m^2)	＜19	19～20	21～22	≥23

筛选总分14分，≥12分为正常，无需以下评价；≤11分可能营养不良，继续以下评价。

2. 评价

项目＼分值	0	0.5	1	2
独立生活（无护理或不住院）	否	—	是	—
每日应用处方药超过三种	是	—	否	—
压疮或皮肤溃疡	是	—	否	—
每日几次完成全部饭菜	1餐	—	2餐	3餐
蛋白质摄入情况：回答“是”“否” 每日至少一份奶制品？ 每周两份以上水果或蛋？ 每日肉、鱼或家禽？	0或1个“是”	2个“是”	3个“是”	—
每日两份以上水果	否	—	是	—
每日饮水量	＜3杯	3～5杯	＞5杯	—
喂养方式	无法独立进食	—	独立进食稍有困难	完全独立进食
自我评定营养状况	营养不良	—	不能确定	营养良好
与同龄人相比，自我健康状况评价	不太好	不知道	好	很好
中臂围(cm)	＜21	21～22	≥22	—
腓肠肌围(cm)	＜31	—	≥31	—

评价总分16分，筛选总分与评价总分之和为30分。总分≥24表示营养状况良好；总分17～24为存在营养不良的危险；总分＜17明确为营养不良。

（五）营养不良通用筛查工具（Malnutrition Universal Screening Tool，MUST）

MUST最初用于社区患者营养状况评定，包括三个方面，BMI测定、最近体重丢失情况和疾病对进食状态的影响。

项目 \ 分值	0	1	2
BMI(kg/m^2)	≥20.0	18.5<BMI<20.0	≤18.5
最近3～6个月内体重丢失	5%或以内	5%～10%	10%或以上
因急性疾病影响导致禁食或摄食不足			超过5天

以上三项相加，总分为0分者则为“低”营养风险状态，需定期进行重复筛查。总分为1分者为“中等”营养风险状态，需记录3天膳食摄入状况并重复筛查。总分为2分或以上者为“高”营养风险状态，需接受营养干预。

第三节 正常成人的营养需求

营养支持的目的是维持与改善机体器官、组织及细胞的代谢与功能，促进患者康复。营养不足和营养过度对机体都是不利的。因此在实施营养支持时，首先要明确人体的正常营养需要。正常人体所需的七大营养素为碳水化合物、脂肪、蛋白质、水、电解质、维生素和微量元素。其中碳水化合物、脂肪和蛋白质，三大营养物质的代谢是维持人体生命本活动及内环境稳定最重要的因素。

一、正常成人的碳水化合物需求

碳水化合物是机体的能量储备主要来源之一，对正常成人来说，大多数饮食中，碳水化合物提供35%～70%非蛋白质热量。每天碳水化合物摄入不应超过7g/kg[4.8mg/(kg·min)]。

二、正常成人的脂肪需求

脂肪的主要生理功能是提供能量、构成身体组织、供给必需脂肪酸并携带脂溶性维生素等。脂肪供能应占总能量的20%～30%(应激状态可高达50%)。每天脂肪摄入不应超过2g/kg。其中亚油酸(ω_6)和α-亚麻酸(ω_3)提供能量占总能量的1%～2%和0.5%时，即可满足人体需要。

三、正常成人的蛋白质需求

正常成人每日蛋白质的基础需要量为0.8～1.0g/kg，相当于氮量0.15g/kg。但其需要量可能随代谢的变化而提高到2g/(kg·d)，甚至更高。

氨基酸是蛋白质的基本单位，外源性蛋白质必须先分解为氨基酸，然后再合成自身的蛋白质，而体内已有的蛋白质又不断的分解进行更新。由此可见，氨基酸是提供机体最直接、最有效的氮源。静脉内给予的氮应由氨基酸提供，它比蛋白质供氮更合理。可直接参予合成代谢，快而有效，且无异性蛋白的副作用。

在疾病状态下，机体对能量及氮的需求均有增加，但非蛋白质热量(kcal)与氮量(g)的比例一般应保持在100～150∶1。另外，不同疾病对氨基酸的需求是不同的，如创伤状态下谷氨酰胺的需要量明显增加，肝病则应增加支链氨基酸，肾功能不良则以提供必需氨基酸为主等。

四、正常成人的水需求

水分占成人体重的50%～70%，分布于细胞内液、细胞间质、血浆、去脂组织和脂肪中。人体进行新陈代谢的一系列反应过程都离不开水，保持水分摄入与排出的平衡是维持内环境稳定的根本条件。成人需水量可因气温、活动量及各种疾病而不同。一般工作量的成人每日需水量为30～40ml/kg。

五、正常成人的电解质需求

水和电解质平衡是人体代谢中最基本的问题，细胞内和细胞外的电解质成分和含量均有差别，但其内外的渗透压经常是处于平衡状态，主要靠电解质的活动和交换来维持。正常成人每日电解质的参考需要量(2000年中国营养学会颁布)见表1-8-3-1。而每日电解质的供给量至今尚无完整的国内资料。2002年美国肠内外营养学会(ASPEN)给出了每日电解质供给量供临床参考见表1-8-3-2。

表 1-8-3-1　正常成人每日电解质的需要量

钙	25mmol(1000mg)
磷	23.3mmol(700mg)
钾	51mmol(2000mg)
钠	95.6mmol(2200mg)
镁	14.6mmol(350mg)

表 1-8-3-2　每日电解质的供给量

电解质	肠内给予量	肠外给予量
钠	500mg(22mmol/kg)	1～2mmol/kg
钾	2000mg(51mmol/kg)	1～2mmol/kg
氯	750mg(21mmol/kg)	满足维持酸碱平衡的量
钙	1200mg(30mmol/kg)	5～7.5μmol/kg
镁	420mg(17mmol/kg)	4～10μmol/kg
磷	700mg(23mmol/kg)	20～40μmol/kg

六、正常成人的维生素需求

维生素是维持正常组织功能所必需的一种低分子有机化合物，均由外源性供给。已知许多维生素参予机体代谢所需酶和辅助因子的组成，对物质的代谢调节有极其重要的作用。正常成人每日的维生素参考需要量(2000 年中国营养学会颁布)见表 1-8-3-3。而每日维生素供给量(ASPEN2002 年)见表 1-8-3-4。

表 1-8-3-3　正常成人每日维生素的需要量

维生素 A	750μg
维生素 D	10μg
维生素 E	14mg
维生素 B_1	1.3mg
维生素 B_2	1.4mg
维生素 B_6	1.5mg
维生素 B_{12}	2.4μg
维生素 C	100mg
泛酸	0.5mg
叶酸	400μg
烟酸	13mg
胆碱	500mg
生物素	30μg

表 1-8-3-4　每日维生素的供给量

维生素	肠内给予量	肠外给予量
维生素 B_1	1.2mg	3mg
维生素 B_2	1.3mg	3.6mg
烟酸	16mg	40mg
叶酸	400μg	400μg
泛酸	5mg	15mg
维生素 B_6	1.7mg	4mg
维生素 B_{12}	2.4μg	5μg
生物素	30μg	60μg
胆碱	550mg	无标准
维生素 C	90mg	100mg
维生素 A	900μg	1000μg
维生素 D	15μg	5μg
维生素 E	15μg	10μg
维生素 K	120μg	1mg

七、正常成人的微量元素需求

微量元素在人体内虽含量很少，但分布广泛，且有重要生理功能。目前体内检出的微量元素达 70 余种，临床上常提及的必需微量元素有 9 种，即铁、铬、铜、氟、碘、锰、硒、钼和锌，它们与机体代谢中的酶和辅助因子密切相关，具有重要的生物学作用。正常成人每日微量元素参考需要量(2000 年中国营养学会颁布)见表 1-8-3-5，而每日微量元素供给量(ASPEN2002 年)见表 1-8-3-6。

表 1-8-3-5　正常成人每日微量元素的需要量

铁	150mg
磷	150μg
锌	11.5mg
硒	50μg
铜	2.0mg
氟	1.5mg
铬	50μg
锰	3.5mg
钼	60mg

表 1-8-3-6 每日微量元素的供给量

微量元素	肠内给予量	肠外给予量
铬	30μg	10～15μg
铜	0.9mg	0.3～0.5mg
氟	4mg	无确切标准
碘	150μg	无确切标准
铁	18mg	不需常规添加
锰	2.3mg	60～100μg
钼	45μg	不需常规添加
硒	55μg	20～60μg
锌	11mg	2.5～5μg

需要强调，每位患者对七大营养素的确切需要量应当作个体化的调整，既要考虑到权威机构的推荐量标准，又要根据不同机体组成和功能来进行调整。调整因素包括个体的年龄、性别、体型、身高、体重、劳动强度、妊娠和哺乳、气候条件以及食物成分等，同时还要考虑到机体的生理和病理状态。

第四节 压疮患者的营养治疗问题

一、营养治疗目标与局限性

由于疾病使患者存在营养物质摄入减少和/或丢失增加的现象，而这可导致疾病相关性营养不良的发生，从而增加患者并发症的发生率、加重病情及影响原发疾病的转归，进一步加深营养不良和压疮的严重程度。而打破这一恶性循环的重要措施是在疾病或压疮早期适时地予以营养治疗。

（一）营养治疗的理想目标

维持或恢复营养状况、耐受治疗打击（如手术、放化疗等）、减少并发症发生风险、加快疾病康复和压疮伤口愈合、缩短住院时间、提高生存率或生活质量。

（二）营养治疗有明显的局限性

不能逆转原发疾病的病生理进程，只是帮助患者度过疾病应激期严重分解代谢阶段。在疾病应激期，单纯补充式营养治疗提供外源性营养底物是为减少机体自身分解和蛋白质丢失、维持与保护组织细胞正常结构与代谢水平以及器官功能状态，却不能获得体内蛋白质的净合成。另外，不恰当的营养治疗可对患者造成危害，如包括水、电解质和酸碱失衡的内环境紊乱；糖、脂肪与氨基酸代谢紊乱；肝、肾等器官功能障碍；静脉导管引起的感染、血栓塞；由鼻饲引起的误吸等。

二、压疮患者营养治疗要求

压疮可引起患者体内一系列炎症反应、内分泌和代谢变化，表现为高分解代谢、负氮平衡、体内蛋白质，主要是肌肉蛋白耗损，严重者使伤口愈合迟缓，并发感染、免疫功能障碍，甚至多脏器功能不全综合征（MODS）。对压疮患者营养治疗时，既要保证营养底物量的充足也要注意各营养要素的比例搭配合理，例如提供适当的非蛋白质热能＜35kcal（146kJ）/（kg · d）；降低葡萄糖用量，糖脂比调整到6 ∶ 4 或 5 ∶ 5；提高氮供给量[（0.32～0.5g/（kg · d）]；非蛋白热卡与氮比值为 100～120 ∶ 1，正确的非蛋白热卡与氮的比值是保证机体产生正氮平衡的重要物质基础之一。

三、营养治疗途径选择

营养治疗是通过消化道以内或以外的各种途径及方式为患者提供全面、充足的机体所需各种营养物质，以达到预防和纠正热量-蛋白质缺乏所致营养不良的目的；同时起到增强患者对严重创伤的耐受能力、促进患者康复。营养治疗分为胃肠外营养（parenteral nutrition，PN）和胃肠内营养（enteral nutrition，EN）。当胃肠道有功能时使用 EN，若胃肠道无功能时使用 PN，选择原则为 PN 与 EN 之间，先考虑 EN。重症患者常见的情况是存在部分胃肠道功能，那么就使用部分 EN，剩余不足的营养成分由胃肠外补充，即部分 EN 联合部分 PN。总的原则是胃肠道能利用多少就使用多少 EN。其实，只要 EN 提供的热卡占总热量不低于 20%，就可避免肠黏膜屏障的破坏，发挥 EN 的优点。

（一）选择 PN

20 世纪 70 年代以前，当胃肠功能有障碍时，常因无有效的方法提供必需营养，而出现许多病人在富裕中饥饿。70 年代早期，医生们了解到住院病人中营养不良经常发生，纠正营养不良可有效降低并发症和病死率，营养治疗在临床，特别是外科领域

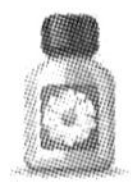

开始受到重视并普遍开展起来。1968年，美国外科医师Dudrick首先证明PN确能改善和维持病人营养状态，是安全、有效的营养支持措施。20世纪60年代末以来PN一直受到人们的重视，医生们十分热情地接受了这一新的治疗方法并广泛应用于临床且发挥了巨大作用，成为支持营养不良病人的重要手段，被认为是一个划时代的贡献。

PN适应证主要为不能或不宜经口摄食超过1周者，包括小儿消化道畸形、消化道瘘、重症急性胰腺炎合并肠麻痹、短肠综合征失代偿期、严重感染合并胃肠道功能不全、颌面部烧伤不能经口进食、胃肠道术后、肠道炎性疾病(如克罗恩病)等。

许多病人因PN而康复，致使PN在营养支持中占有重要地位。随着时间的推移，临床实践经验的增多、研究的深入，其不足之处逐渐显现出来。特别是到了80年代中期，通过研究得知在营养不良或疾病状态下，单纯PN治疗并不能真正改善伴随疾病而来的免疫功能障碍，这一认识意味着营养治疗革命性的改进。虽然经静脉途径给予营养支持可以改善病人的营养状况，但禁食或PN应用时间过长所导致的肠黏膜绒毛萎缩、屏障功能损害、细菌或毒素移位、导管相关感染和代谢紊乱并发症增加以及费用昂贵是其不可避免的缺陷。

在深入研究早先有关应用PN能降低疾病并发症发生率及病死率报道后，人们发现只有既往已存在严重营养不良的病人才能从PN中获益；而随后愈多的研究明确指出，PN，特别是完全PN可增加压疮感染发生率和延长抗生素使用时间。相反，早期EN有利于肠道形态和功能恢复，防止细菌移位所致的肠源性感染发生，并对肠黏膜有局部营养及促进肠蠕动、肠黏膜细胞生长和刺激胃肠激素分泌的作用。另外，EN能使肠道及门静脉血流量增加、营养物质吸收利用更合理且能维护肠屏障功能，因而对压疮患者应用EN更具意义。

(二)选择EN

虽然现代肠内营养的历史最早可追溯至第二次世界大战时期，但EN在20世纪50年代以前，因无有效营养途径及制剂，很难实施。1957年Greenstein等为开发宇航员的肠内营养，研制一种化学成分明确的EN制剂(chemically defined diet)，这种制剂可维持大鼠正常生长、生殖与授乳，1965年Winitz将其应用于人体，1980年Hoover等证实术后早期空肠喂养的营养效益。随着80年代对肠功能的再认识，尤其是肠道黏膜屏障、细菌移位及肠道是应激反应的中心器官等概念的确立，到90年代，EN越来越受重视，无论是EN支持理论还是技术、制剂都取得了重要进展，大有替代PN之势，国外临床应用PN与EN的比例已由8∶2转变为2∶8。国内在这方面正蓄势赶上而呈现相似发展趋向，但仍处于学术、技术水平严重不均衡状态且与世界先进潮流差距甚大。EN在我国的开展远不如PN那样普遍，究其原因，除材料和制剂尚欠完善外，主要是临床医生对实施EN的意义还缺乏足够认识。

20世纪80年代，一些观点引起医生们的注意，诸如肠黏膜无法仅从血液中获得营养；EN能增加内脏血流量并促进正氮平衡；单纯静脉营养无法满足患者营养需求；EN可作为术后常规营养支持途径和预防感染的有效措施等。肠道内存在着大量的细菌和毒素，它是人体最大的免疫器官；肠黏膜是机体代谢最旺盛、更新最快的组织，对缺血、营养素缺乏最敏感，其营养的30%来自动脉血液供应，70%来自肠腔内营养素的直接利用。由于人们逐渐认识到在应激反应中，肠道是全身炎症反应(SIRS)和肠源性感染的中心器官，也是MODS的始动器官，而早期摄食能抑制肠道产生炎性细胞因子、减轻SIRS及各器官功能与结构的损害，因此，EN应用，特别是压疮早期EN实施受到更广泛的重视。目前已有较多的研究结果表明早期EN能更加有利于胃肠功能恢复，激活胃肠道神经内分泌，促进其黏膜生长。关于早期EN的概念，国内外的学者观点并不完全相同，何时开始EN为佳尚无定论。现代胃肠动力学认为胃肠动力恢复的判断标准应取决于胃肠移行性复合运动波(migrating motor complex，MMC)的出现。许多胃肠动力性紊乱疾病表现就是由于MMC不规律或缺乏。虽然有关EN后MMC变化的报道较少，但大部分学者认为腹部中等手术后6h即可测得MMC，即使胃肠手术患者，在手术台上进行胃肠吻合时，也可见肠蠕动。因此，一些学者将营养状况评价结果认定需要营养的压疮患者在24h内给予EN定义为“早期肠内营养”。

需要强调，若患者应激状态尚未解除，内环境尚未稳定，却一味追求过早给予EN，机体未必有能力完全消化、吸收肠内营养底物；相反，可能因对早期EN的不耐受所产生的腹胀和腹泻而加重患者不适和促进并发症的发生。老年患者体内各器官功能趋于衰退状态，应激能力、创伤承受能力、发病后的适应和调节能力均较差；应激后肠功能恢复慢，肠吸收能力差，且肠血供较差，易引起肠血运障，影响EN的治疗效果。许多学者认为，对老年患者而言，早期EN如同一把“双刃剑”：疾病早期接受EN固然有其有利一面，但不宜操之过急，应视个体而异，一般在评价营养状况而确定需要营养治疗的24～48h，也即水电解质平衡、循环和呼吸功能稳定后开始EN较为合适，且须循序渐进，不应机械追求完全EN，否则EN易走向其治疗的反面。

虽然早期EN对机体有益的确切机制尚不十分清楚，但已得知，EN能够维护肠道结构和功能的完整性并保持肠道微循环和微生态的平衡、改善肠道对营养物质的消化和吸收利用、维持肠道系统的免疫活性、预防细菌移位和肠源性感染、降低机体应激时的高代谢反应。下消化道黏膜的生长和功能几乎完全依赖于肠腔内营养，即使短期缺乏肠内能量供给也会导致肠黏膜在形态和功能上迅速退化，如PN后结肠黏膜层相对变薄，肠腺排列疏松，间质稀少(彩图1-8-4-1　PN后结肠黏膜层图示)，而EN后结肠黏膜结构完整，肠腺排列紧密，间质均匀(彩图1-8-4-2　EN后结肠黏膜层图示)。另外，EN的益处还在于营养物质经门静脉吸收有利于内脏特别是肝脏的蛋白质合成与代谢调节。

EN中所含的组织特异性营养因子如谷氨酰胺(Gln)和膳食纤维(Fb)对肠黏膜营养有重要意义。在压疮等应激状态下，肌肉和肺内的Gln加速外流，为肠道、免疫细胞和肾脏提供底物，从而造成血游离Gln浓度显著下降。无论在PN或EN营养液中补充Gln均可升高血中Gln浓度。Gln是肠黏膜组织特异营养因子，它既能维持肠道正常黏膜通透性和绒毛高度，亦能为淋巴细胞、巨噬细胞和肠黏膜上皮细胞提供主要燃料。它不仅在正常情况下能有效地被肠黏膜吸收，而且当肠道受损时也能很好地被吸收和利用。它既能促进受损的黏膜修复、维持组织结构的完整性，又可减轻缺血/再灌注导致的血管内皮细胞和黏膜上皮细胞损伤、促进各种免疫活性细胞的分化、增殖，增强了机体非特异性防御能力。这足以说明Gln有较强的免疫恢复及保护肠黏膜屏障作用。Fb能刺激肠蠕动及其功能恢复，防止PN和低渣EN引起的肠道黏膜萎缩，有利于压疮伤口愈合，支持肠黏膜屏障功能，减少肠道细菌过度增殖、黏附、移位。Fb经结肠内厌氧细菌酵解作用产生的短链脂肪酸(short-chain fatty acids，SCFA)，促进肠上皮细胞DNA合成和上皮细胞的增殖和更新，并为肠上皮细胞提供氧化代谢的燃料，而肠上皮细胞参予肠道重要的免疫反应，协助表达Ⅱ类MHC抗原和某些细胞因子及其受体，如IL-2、IL-4、TGF-β等。SCFA还能增加肠黏膜的血流量和氧的摄取量，是肠黏膜的营养来源。

EN比PN有较多优点，但如果应用不当也会出现不良反应，甚至产生严重的并发症。一般常见并发症除上述腹胀、腹泻外，还包括恶心、呕吐等，尤其在重症患者，腹泻的发生率较高，甚至可因营养液输注过快引起严重反流，导致误吸而窒息死亡。以上情况与配方选择、营养液的配置、喂养技术等有关，事实上，EN比PN要求的技术条件更高，它需要营养过程中，特别是营养早期严密的监测、控制及准确的评价。对缺乏相关技术支持手段和医疗保障条件的单位不宜EN治疗。

开始可给予生理盐水使肠道适应，以后先输浓度较小的营养液，且量不可太大，逐步增加营养液的浓度及每日输入量，输注速度应调节到病人感觉舒适为好，不宜太快。总之，只要遵循从少到多、从稀到浓、从慢到快的原则，以上并发症是可以避免的。由于存在严重并发症如误吸、吸入性肺炎、肠坏死等发生的可能，因此对意识障碍、肺功能不全或严重肺部感染患者进行EN治疗时，应选择鼻-肠途径或空肠造瘘途径；对全身循环不稳定患者不使用EN治疗。

腹胀、腹泻是EN最常见的问题，也是困扰着EN的主要问题。在EN治疗时首选鼻-肠途径或空肠造瘘途径；经鼻-胃途径营养时使用促胃动力药物或适当延迟胃肠营养时间(如营养评价确认需要营养后48h开始胃肠营养)，可能会降低胃肠道不良反应发生率。当然，EN+PN患者发生腹胀和腹泻后是否影响营养支持的效果以及胃内营养的时

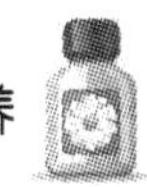

机问题还有待进一步研究。从总体上讲，PN 比 EN 的耐受性好，更易被患者接受。

（三）PN 联合 EN

营养治疗，包括 PN 和 EN，是近代外科学研究进展最快的前沿学科之一，并明显提高了当代医学的治疗水平，它对降低病死率和并发症，促进疾病康复和提高生活质量的意义已得到肯定。需要指出的是，我们并不一概否认 PN 的作用，即便 EN 和 PN 对机体的影响及产生的临床效果的差异是明显的，但两者并非对立。其实，对压疮或重症患者一味追求完全 EN 治疗是不现实的，也是非常有害的。只要我们能认识并客观评价它们各自的优、缺点，使它们在临床应用中相辅相成、互为补充就能最大限度地发挥它们各自所长，并明显提高营养治疗的效果。研究表明，EN 即使只占总量的 1/3 或更少，也有改善免疫功能的效果。因此，在压疮患者不允许 EN 提供全部营养需求时，也应尽量采取部分 EN 联合 PN 的治疗方法，此时目的更在于改善免疫功能和维持肠黏膜屏障功能的药理作用。虽然营养支持有一定并发症，但它能改善压疮患者营养状况、促进机体免疫能力、减少感染并发症和病死率的作用显然更具临床价值。

四、营养底物的供给

营养液中非蛋白能量由碳水化合物（如葡萄糖、山梨醇等）及脂肪供给机体后经氧化产生热卡，即蛋白质以外物质产生的热卡，它是营养提供能量的唯一来源。

提供氨基酸的目的是保持机体器官、肌肉等组织的结构和功能，有利蛋白质合成，而非燃烧产热。PN 中氮源以 L-型结晶氨基酸为主的营养型或治疗型复方氨基酸溶液，供给患者消耗或损失的蛋白质或氨基酸，以满足机体的需要。常用 EN 营养液为市场供给的商品化产品，且多具有某种功能配方，如专供肝功能不全、肾功能不全、糖尿病、严重烧伤、危重症、免疫缺陷、恶性肿瘤、慢性阻塞性肺疾病患者的 EN 配方。EN 中氮源主要为整蛋白型、短肽链和氨基酸单体等。一般而言，肠道功能较完整者使用整蛋白产品；肠道功能较差者使用氨基酸单体或短肽链。不同应激状态下，每日氨基酸需要量及非蛋白热卡与氮的比值变化有所不同（表 1-8-4-1）。

营养液中主要的营养底物包括水、电解质、碳水化合物、脂肪、氨基酸、维生素和微量元素等，缺少任何营养底物成分，均不能达到满意的营养效果。平衡、足量和个体化营养配方是营养支持成功的关键。每日常用营养配方推荐剂量见表 1-8-4-2。合理、有效的营养配方可提高机体免疫水平、减少伤口感染、加速压疮伤口愈合、利于患者康复。

表 1-8-4-1 营养配方中氨基酸的合理供给

没有至轻度应激（正常/基础氮需要）	中度应激（中等氮增加需要）	严重应激（高度的氮需要）
0.15g 氮/(kg·d) 0.7～1.0g 蛋白质	0.20g 氮/(kg·d) 1.0～1.5g 蛋白质	0.30g 氮/(kg·d) 1.5～2.0g 蛋白
热氮比 120～150∶1	热氮比 100～120∶1	热氮比 80～100∶1

表 1-8-4-2 每日营养底物推荐量

	电解质
能量 20～30kcal/(kg·d) (1kcal/(kg·d)给水量 1.5ml)	钠 80～100mmol
葡萄糖 2～4g/(kg·d)	钾 60～100mmol
脂肪 1～1.5g/(kg·d)	镁 8～12mmol
氮量 0.1～0.25g/(kg·d)	钙 5～10mmol 氯 80～100mmol
氨基酸 0.6～1.5g/(kg·d)	磷 10～30mmol
脂溶性维生素： Vit A 2500 IU Vit D 100 IU Vit E 10mg Vit K_1 10mg 水溶性维生素： Vit B_1 3mg Vit B_2 3.6mg Vit B_6 4mg Vit B_{12} 5μg 泛酸 15mg 烟酰胺 40mg 叶酸 400μg Vit C 100mg	
微量元素： 铜 0.3mg 碘 131μg 锌 3.2mg 硒 30～60μg 钼 19μg 锰 0.2～0.3mg 铬 10～20μg 铁 1.2mg	

第五节 能量消耗的评估

一、能量消耗的概念

营养配方中供给能量的目的是补充和满足维持机体各项功能运转所消耗的能量需求，且减少机体转化能量而消耗蛋白质。正常人全天能量消耗分为三部分：静息能量消耗（resting energy expenditure，REE）占约70%；食物特殊动力效应占约10%；体力活动的能量消耗占约20%。基础能耗（basic energy expenditure，BEE）指维持生命基本活动如呼吸、心跳、体温所消耗的能量。患者的REE指机体不受外界刺激干扰或不存在自身精神压力、骨骼肌放松时的能耗，因此，REE＝BEE＋应激代谢能耗。特殊动力效应指消化、吸收、转运、代谢食物或营养底物所消耗的能量，也包括寒战时所消耗的能量。当临床营养持续给予时，此部分能耗可忽略不计。对于卧床并接受持续营养治疗的患者，其全天能耗接近于REE。

患者能量消耗与个体相关变量有关，这些变量包括年龄、性别、机体组分、当前及既往营养状态、疾病状况、体力活动量等；并且还与营养目标和营养治疗时间相关。迄今，尚无能量消耗预测公式或测定方法能涵盖所有上述影响因素。

二、能量消耗的评估方法

正确评价能量消耗是营养治疗的关键，为避免因营养过度或不足导致患者器官功能损害和代谢紊乱，医生在给予营养治疗前，应当确定患者的能量及营养底物的需求量。在压疮患者营养治疗过程中，准确地进行营养评估和确定营养治疗目标非常重要，应当成为压疮诊治常规的一部分。压疮患者的营养评估应包括在营养治疗开始前和治疗过程中对其能量需求进行评价。

低估能耗可导致营养不足，包括免疫功能损害、组织修复障碍、呼吸肌力降低、术后并发症增加、住院时间延长等；而高估能耗可导致营养过度，表现为机械通气时间延长、血糖升高、肝功能损害、高渗状态、氮质血症和免疫障碍等。

压疮患者的疾病严重程度千差万别，压疮患者还存在年龄、既往健康状况、营养状态和代谢水平的差异。同一健康人连续2d的REE都可以存在差异，而重症患者每天的REE变化可能就更大——平均每天REE的变异系数可高达15%；烧伤面积相同的患者所测定的REE差异可以达到30%～40%。当今医疗机构收治了更多高龄、全身衰竭及严重营养不良的患者，因此压疮患者营养代谢支持存在巨大挑战——如何安全、有效、合理地制订营养配方，避免营养过度或不足。

（一）能耗测定法

20世纪初，经过德国人Benedict等以及美国人Lusk等的不懈努力和勤奋工作，终于建立了可应用于临床的间接能量测定系统（indirect calorimetry，IC）（图1-8-5-1～图1-8-5-2）。这套系统基于测量气体交换参数，包括氧耗（VO_2）和二氧化碳产生（VCO_2）以及尿素氮的排泄，为临床医生提供有关患者重要代谢信息，如机体代谢率和营养底物的利用。IC利用持续或间断测量VO_2、VCO_2技术计算能量消耗。机体在稳态时，可根据IC的测定值评估总能量消耗。IC测定法是评价REE的标准方法。

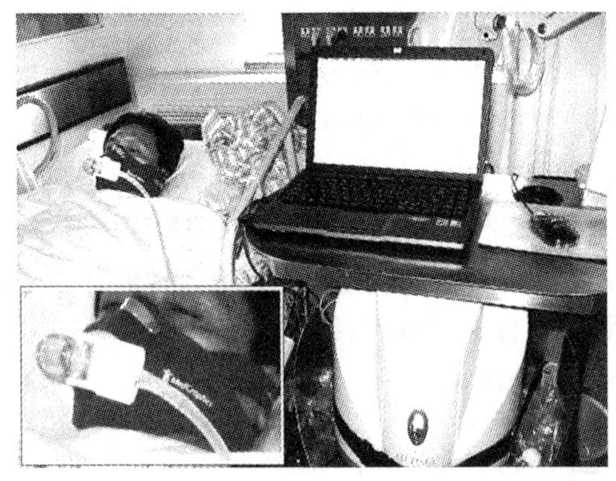

图1-8-5-1 面罩式静息能耗测定系统

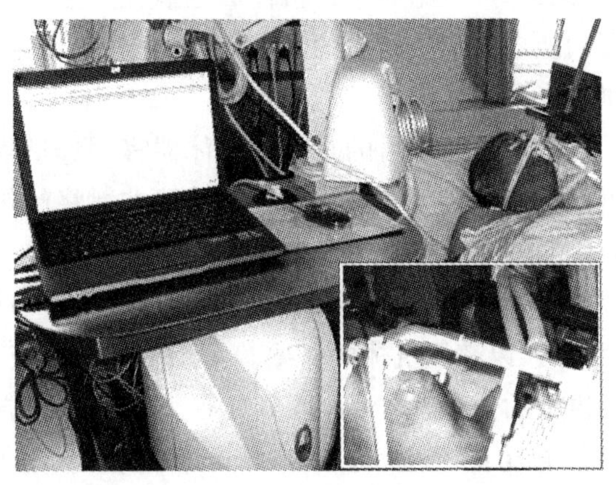

图1-8-5-2 封闭式气管插管能耗测定系统

IC种类包括独立设计的单机、连接于呼吸机上的模块监测系统、整合在床旁监护仪内的测定系统。最为普通的IC测定方式为测量呼吸气中氧（O_2）和二氧化碳（CO_2）分压，以及呼吸气体总量。

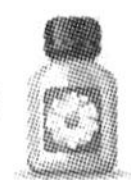

每个呼吸周期，IC 分别测量所收集的吸气和呼气中 O_2、CO_2 浓度的差异和每分钟气体交换的总容积(每分通气量，MV)，通过公式推导 VO_2、VCO_2。在计算 VO_2、VCO_2 公式中，两者的数值都要与 MV 相乘积。通过准确计算 VO_2、VCO_2，IC 还可以进一步计算出其他重要代谢参数如呼吸商(RQ)和 REE，另外，还可根据每种营养底物氧化公式计算营养底物的利用度。

RQ 为 VCO_2 与 VO_2 的比值。一旦测出 VO_2、VCO_2，即可得到 RQ 值。RQ 正常范围 0.67～1.3。RQ 接近 0.67 反映饥饿状态或禁食时酮体的代谢反应；RQ 接近 1.3 则反映葡萄糖转化为脂肪的过程，也可反映自主呼吸或机械通气条件下的过度通气状态。RQ 低于 0.67 提示存在气体收集系统泄漏可能。RQ 过去在营养治疗中用来指导营养素的选择，但近年的研究显示 RQ 的这种作用并不充分。在慢性阻塞性肺部疾病(COPD)和二氧化碳排出功能障碍患者，特别是营养不良、应激和高代谢患者中，RQ 值升高可能仅反映此类患者对过度营养的不适应性和呼吸窘迫状态。RQ 的临床意义主要在于提示 REE 测量的准确性。事实上，测定 RQ 的最大益处是验证 IC 测定结果是否有效合理。IC 测定时应确保 RQ 在正常生理范围内。

IC 测定前 60min 让患者静息无刺激，平静仰卧 30min 后接受连续且无干扰的静息能耗测定。控制环境温度 23～25℃、湿度 54%～62%；连接气管导管后适应 10min，收集 35min 的呼出和吸入气体进行测定，记录气体流量。测量的指标是吸入气和呼出气中 O_2、CO_2 浓度以及呼出气量，根据吸入气和呼出气中氮气浓度不变原则，计算吸入气量，由此得出 VO_2 与 VCO_2，结合 24h 尿氮排出量(UN)并根据 Weir 公式，计算出能量消耗值。计算公式为：

$$能量消耗(kcal)=3.94\times VO_2+1.11\times VCO_2-2.17\times UN$$

$$RQ=VCO_2/VO_2$$

VO_2 是指吸入气与呼出气之间的氧浓度之差；VCO_2 指呼出气与吸入气间二氧化碳浓度差。IC 显示器每 10 秒显示通过 VO_2 和 VCO_2 所计算的 REE 值(图 1-8-5-3～图 1-8-5-4)。在 35min 测定时间内，将测定开始 5min 内所有读数删除，以消除起始时的不稳定状态对测定准确性的干扰；取剩余 30min 内稳定状态时所有读数的平均值(稳态持续时间>15min)，作为此次测量的 REE 值。稳定状态的定义是：在任意 5min 时间段内，平均每分钟 VO_2 和 VCO_2 变化<10%或变异系数<5%；RQ 间差异<5%。

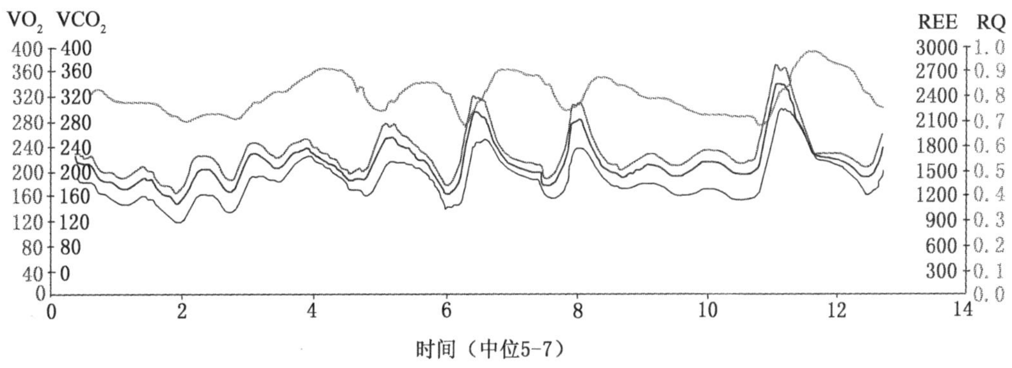

图 1-8-5-3　IC 测定系统实时显示的 VCO_2、VO_2、RQ 和 REE 变化趋势

为保障 IC 测量的准确性，以下是测定期间必须执行的质量控制标准：吸入氧浓度(FiO_2)的差异应≤5%，因为 FiO_2 的变异可降低测定的准确性；呼出气中二氧化碳分压的改变应<10%，因为稳定的呼气二氧化碳分压是体内二氧化碳缓冲储备池已达到动态平衡的良好指标；RQ 值应在 0.67～1.30，因为这可表示为机体代谢的相对稳定性；测定期间不进行气道吸引、翻身、更衣、采血、日常护理等操作；测定前至少 2h 内不进行增加疼痛的有创操作；不存在测定通路漏气现象，即 IC 监测的吸气和呼气潮气量差不超过 10%。

若患者出现如下状况则停止 IC 测量：存在测

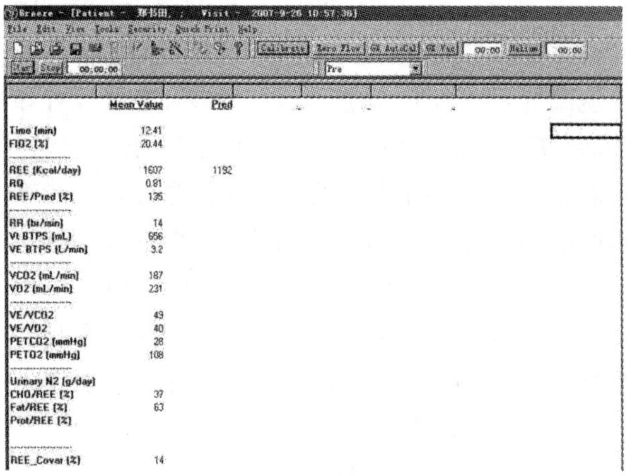

图 1-8-5-4　IC 系统自动计算的相关参数平均值

定管路气体泄漏；焦虑或躁动；需要立即进行其他诊断或治疗操作。

IC 目前是较为准确地测定 REE 的标准方法，IC 可用于测定不同个体间以及同一个体不同疾病状态下 REE 的差异，但需要购置昂贵的设备，并由接受培训的专业技术人员操作和分析。另外，临床日常工作也限制了 IC 的应用，例如 IC 数据采集比较耗费时间，可能影响临床常规诊疗与护理工作。因此，在过去 40 年间，为确定患者能量需求而推导出众多较为实用的预测能量消耗的计算公式。

（二）公式计算法

对压疮患者进行营养支持所面临的难题之一，是如何利用能耗预测公式制订更加合理而充分的营养治疗方案。对压疮患者而言，预测或测定的能量消耗应是营养治疗配方中能量供给的目标。每天营养治疗前评估 REE 可以为制订营养计划提供帮助，也可以评价患者对已往营养治疗的反应，从而判定营养治疗的能量供给是否充分。

1919 年，Harris 和 Benedict 基于对健康志愿者所测量的生理数据，推导出 REE 的预测公式，即 Harris-Benedict 公式。然而，许多学者认为应当通过引入校正系数，对 Harris-Benedict 公式及其他能耗预测公式进行修正，以便对不同疾病或不同严重程度的疾病患者，更好地进行 REE 评价。广泛使用的校正系数主要来自 Long 等提出的、基于外科患者的疾病状态和生理指标推导的因数（表 1-8-5-1 不同手术、创伤时能耗增加系数）。但是，很少有与能耗评估相关的研究在评价能量需求时考虑到疾病的演进过程及与其有关的治疗因素的影响，如因呼吸功能不全而接受机械通气治疗等。因此，通过校正公式计算的 REE（calculating resting energy expenditure，CREE）与 IC 测量的 REE（measured resting energy expenditure，MREE）之间可能存有差异。

Harris-Benedict 公式法：先计算 BEE，男性 BEE(kcal)＝66.47＋13.75W＋5.00H－6.76A；女性 BEE(kcal)＝655.10＋9.56W＋1.85H－4.68A。W：理想体重（kg）；H：身高（cm）；A：年龄。理想体重公式：男性体重（kg）＝62－［170－身高（cm）］×0.6；女性体重（kg）＝52－［158－身高（cm）］×0.5。CREE＝公式法计算 BEE×活动系数×应激系数；应激系数包括体温在 37℃以上，每升高 1℃增加 13%；中等手术为 1.2；大手术或严重创伤 1.35；全身性感染为 1.6。

Flancbaum 等在常用能耗计算公式与 IC 之间进行了对比研究，他们发现各种能耗预测公式之间没有相关性。Harris-Benedict 公式是基于严格的实验条件推算出健康人 BEE 值；而其他公式则反映患者或健康人 REE 值，但在推导这些公式时不太严格限制可能对能耗产生影响的实验条件。任何公式都存在不同程度的偏差，所有公式都或多或少地低估或高估了实际能耗值。

虽然使用能耗预测公式既经济、快捷，又容易掌握，且目前大多数医生还是采用 Harris-Benedict 公式评价 REE。但它的准确性越来越受到质疑，例如所有公式需要评估患者当前体重，而此项指标对危重症患者而言是很难准确测定的。而且重症患者对疾病的代谢反应千差万别，而一些药物的应用也影响了患者能量消耗，如镇静药物、神经肌肉阻断剂、正性心肌肌力药物等，更增加了严重创伤和全身感染患者能量代谢的复杂性。能耗预测公式的计算结果对特定群体而言是准确的，但对患者个体而言可能并不准确；预测患者能耗时需要对病情有较为准确的评估，但是通常没有评价病情进展的统一标准。因此，与 IC 相比，公式法的缺陷在于它很少考虑危重症患者的差异性、危重疾病演进过程、伴随疾病状态、并发症发生，以及患者在几周内甚至几个月内代谢水平的变化。因此，根据公式法计算结果给予能量的营养配方容易导致危重症患

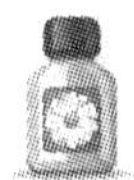

者营养不足或营养过度。总之，对各种能耗预测公式的评价存在争议，很难形成共识。

表 1-8-5-1 不同手术、创伤时能耗增加系数

创伤因素	系数
中等以上手术后	1.1
骨折	1.2
败血症	1.3
腹膜炎	1.4
多发性创伤修复	1.5
多发性创伤+败血症	1.6
灼伤 30%～50%	1.7
灼伤 50%～70%	1.8
灼伤 70%～90%	2.0

（三）通过体重估算能耗法

在比较能耗时引用其他参数，如比较每公斤瘦体组织、每公斤非脂肪组织或每单位体表面积计算的 MREE 或 CREE 的差异则更具有科学性或准确性。如果采用此类比较法，则涉及到机体组成成分的计算或评估问题，而对多数压疮患者进行这样的评价是非常困难或不现实的（即使不是完全不能实现）。为了临床应用简便，也有学者建议以体重作为唯一参数预测能量需求，例如按每公斤体重设定所需热卡指标。美国胸科医师学会（American College of Chest Physicians，ACCP）建议重症患者营养治疗时，能量按 20～25kcal/kg 供给；而非危重疾病或严重损伤、也不存在再喂养综合征患者的能量需求按 25～35kcal/kg 供给，其中体重为理想体重。然而，在美国肠外与肠内营养学会（American Society for Parenteral and Enteral Nutrition，ASPEN）的营养治疗指南中，对于分解代谢患者的能量供给，按 25～30kcal/kg 计算。在 Harris-Benedict 公式中，体重也是一项重要指标。但是，压疮患者体重每天都可能发生改变；重症患者存在因组织水肿和细胞内外水平衡的失调，导致体重随病情发展而改变的情况。急性期患者的细胞外，可有 10～20L 的液体积聚。此时，体重的变化并不能反映体内组织细胞群的代谢改变。另外，应用其他学者建议的校正体重指标，只能对病情平稳的超重患者能量消耗评估有所帮助。

目前还不确定应用体重法评估患者能量需求的理论基础与临床依据，也不确定运用此方法的准确性和合理性。另外，我们仍不清楚体重法是否适用于低体重或超重患者，也不清楚是以实际体重还是以理想体重作为计算能耗的标准参数。还有，体重法没有考虑到不同年龄和性别对能耗所产生的不同作用。除了体重法预测能耗的有效性需要确定外，在实际应用中常常遇到的问题是，如何对特定患者设定能量供给值。对择期手术后，代谢状态稳定、体重指数（BMI）在可接受范围（20～25kg/m^2）的患者，如何运用体重法确定每日的能量供给量：是按 25kcal/kg 供给，还是按 30kcal/kg 供给，抑或是按 35kcal/kg 供给？此时，并没有根据客观指标来确定能量给予值，而是依据主观的病情判断、临床营养经验和所在学科的专业知识估计能量给予值。这种可能带有偏见的评估结果会导致能量给予错误（即高估或低估患者能量需求），而产生营养过度或营养不足。对压疮患者的能耗评估具有挑战性，ASPEN 建议能耗评估，应以能反映个体间差异的 IC 测定为标准的评估方法。

第六节 压疮患者的胃肠内营养支持

压疮和营养不良总是在重症患者中同时发生。营养状态及其指标改变与患者压疮发展及伤口愈合密切相关。热卡-蛋白质型营养不足抑制组织再生、局部炎症反应和免疫功能，因此目前形成的共识是，营养治疗既可预防压疮发生亦可促进伤口愈合和改善患者预后。如何安全、有效、合理地制订营养配方是压疮患者营养代谢支持所面临的巨大挑战。胃肠内营养支持（enternal nutrition，EN）是从胃肠道内供给患者每天所需要的营养成分。胃肠内的营养支持的优势越来越受到临床的关注，其无论是在支持效果、安全性、可行性以及费用上都要优于胃肠外营养。是临床上较为常见的一种营养支持方式。

一、胃肠内营养支持的目的

由于病情需要暂不能经口进食的患者，胃肠道功能存在（或部分存在），应优先考虑给予肠内营

养。首先胃肠内营养支持可以全面、均衡，符合生理特点的为患者提供营养供给，以降低高分解代谢，提高机体免疫力；其次胃肠内营养可以有效地维护胃肠道功能，有助于维持肠黏膜细胞的结构与功能完整，减少内毒素释放与细菌移位，保持肠道固有菌群正常生长，防止发生菌群失调；刺激 SIgA 分泌以及胃酸与胃蛋白酶的分泌，从而维护其机械、免疫和生物屏障功能，刺激分泌某些消化性激素、酶，如胃泌素、胆囊收缩素等，促进胃肠蠕动与胆囊收缩，增加内脏血流，减少淤胆及结石的发生，保护肝脏功能；最后胃肠内营养支持经济使用、安全有效。

二、胃肠内营养支持的途径

选择胃肠内营养支持途径的关键因素是管饲的预期时间以及肺吸入的风险程度（图 1-8-6-1～图 1-8-6-2）。

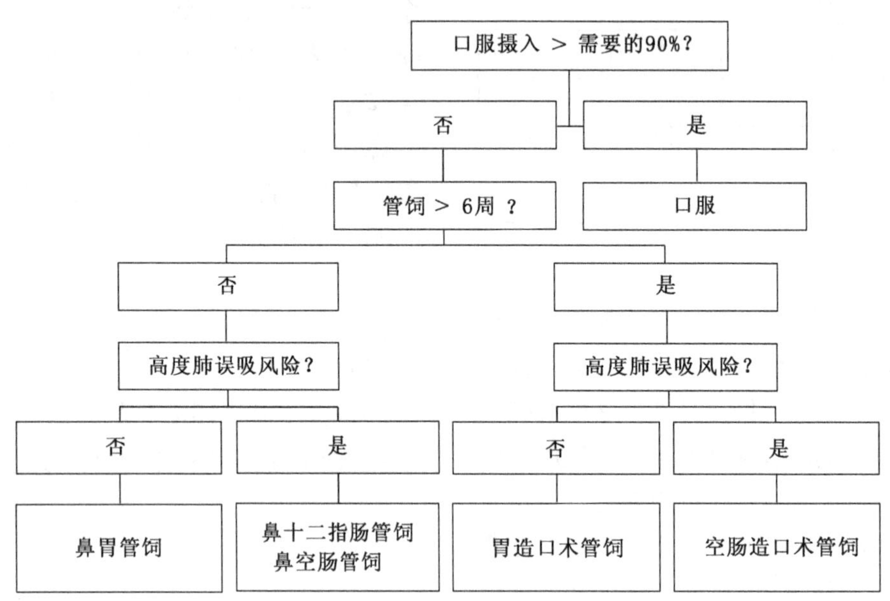

图 1-8-6-1 胃肠内营养支持的途径选择

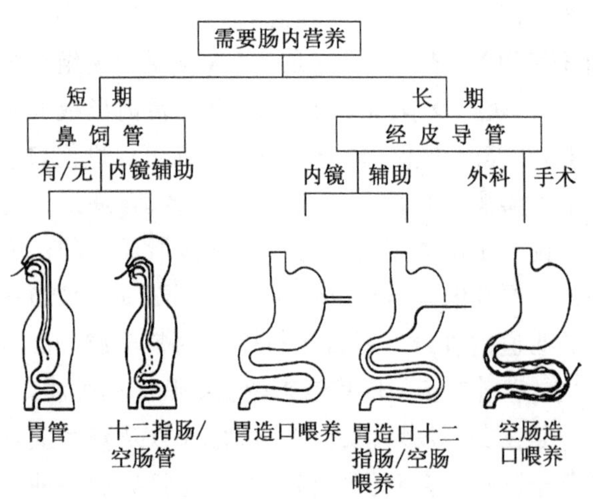

图 1-8-6-2 肠内营养管饲模式图

（一）经口进食

经口饮食是最简便且最符合人体正常生理过程的营养途径，但一般仅限于意识清楚、吞咽和消化道功能正常的患者，若无法使用经口营养支持时，可选择其他途径。

（二）经鼻胃管途径

通过鼻胃管进行肠内营养，常用于胃肠功能正常，非昏迷以及经短时间管饲即可过渡到口服饮食的患者。此途径简单、易行，但易发生胃潴留、呕吐和反流、误吸、鼻窦炎、上呼吸道感染。

（三）经鼻空肠置管喂养

通过鼻肠管进行肠内营养，适用于有胃反流或肺误吸风险的患者。因导管通过幽门进入十二指肠或空肠，使反流与误吸的发生率降低，患者对肠内营养的耐受性增加。但要求在喂养的开始阶段，营养液的渗透压不宜过高（图 1-8-6-3）。

（四）经皮内镜下胃造口（PEG）

PEG 是指在纤维胃镜引导下行经皮胃造口，将营养管置入胃腔。此方法减少了鼻咽与上呼吸道

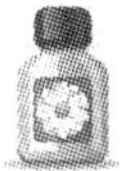

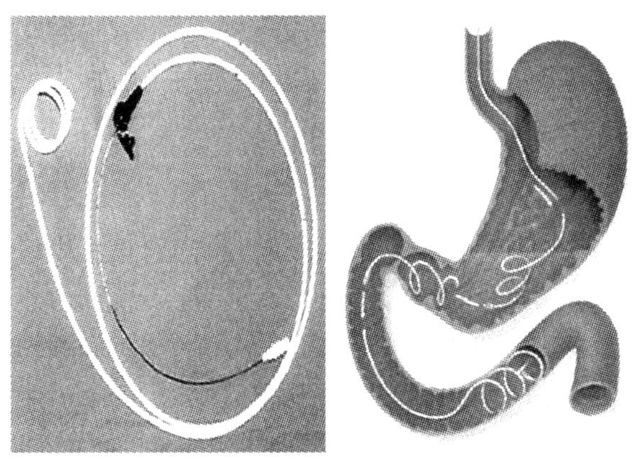

图 1-8-6-3　鼻肠管模式图

的感染并发症，可长期留置营养管。适用于昏迷、食道梗阻等长时间不能进食，但胃排空良好的重症患者(图 1-8-6-4)。

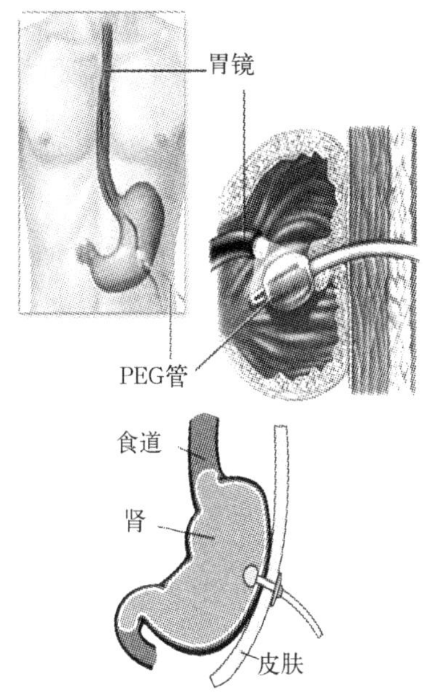

图 1-8-6-4　PEG 模式图

(五)经皮内镜下空肠造口术(PEJ)

PEJ 在内镜引导下行经皮胃造口，并在内镜引导下，将营养管置入空肠上段，可以在空肠营养的同时行胃腔减压，可长期留置。除减少了鼻咽与上呼吸道的感染并发症外，还减少了反流与误吸风险，并在喂养的同时可行胃、十二指肠减压。尤其适合于有误吸风险、胃动力障碍、十二指肠郁滞等需要胃、十二指肠减压的重症患者。

(六)空肠造瘘管

对不耐受经胃营养或有反流和误吸高风险的重症病人，宜外科手术留置经空肠造瘘管给予肠内营养(图 1-8-6-5)。

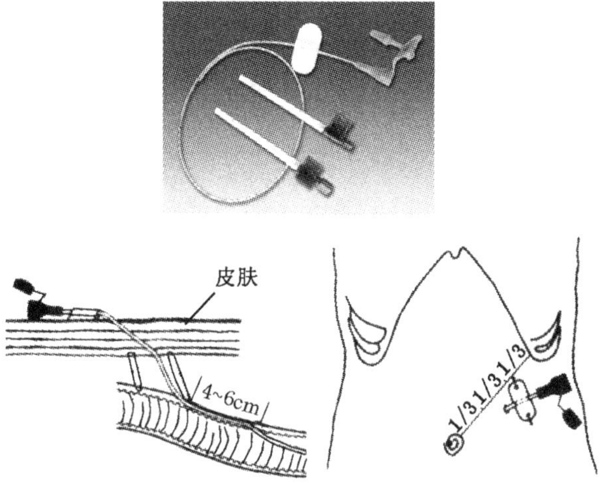

图 1-8-6-5　PE 空肠造瘘模式图

三、胃肠内营养支持喂养模式

(一)给药样喂养

仅适用于插鼻胃管和胃造口的患者，每日分次给，由少量开始(100ml/次)，定时用注射器向导管内推注营养液 200～250ml/次。此方法操作简单，但易发生胃潴留，腹泻等并发症；需要较粗管径的管道，从而引起患者不适；很难给予大量营养液；增加护士的工作量。

(二)间歇样喂养

适用于鼻饲喂养的患者，在 1h 左右的时间将一瓶(500ml)营养液给患者输注，每天 4 次，可按通常的用餐时间进行。此方法操作简单，患者有较多活动时间。但是容易发生腹泻、恶心呕吐，胃潴留的风险更大。

(三)持续喂养

危重患者及空肠造口的患者，匀速滴注，开始时滴注速度较慢，40～60ml/次，6h 后，检查患者的耐受性，如患者无不适，可每 12～24h 总量增加 250ml，最大速度为 100～125ml/h。实施优势在于较低的胃潴留和肺误吸风险；较少的恶心、呕吐、腹泻；更容易提供大量营养液；减少护理时间，但是患者活动少。

四、胃肠内营养制剂

(一)胃肠内营养制剂的类型

1. 匀浆制剂

匀浆膳食是一种可根据病情随时修改营养素的糊状浓流体饮食，可经口服、鼻饲、胃或空肠置管滴入，或以灌注的方式给予的肠内营养制剂，匀浆膳食为完全营养配方。其特点为所含营养素与正常饮食相似，但在体外粉碎，故易消化吸收；可调配成能量充足和各种营养素齐全的平衡饮食；口感良好，渗透压不高，对胃肠无刺激，且含有较多粗纤维，可预防便秘。

2. 要素制剂

氨基酸型肠内营养剂其特点包括低脂；较少影响消化液的分泌，较少影响胰腺外分泌系统；无渣，便排出量很少；不需消化液或极少消化液便可消化吸收；但是口感差。**3. 短肽型肠内营养剂**

其特点包括所含的蛋白质为蛋白水解物，其中的低聚肽可经小肠黏膜的刷状缘的肽酶水解，水解后进入血液；低渣，便排出量少；仅需极少消化液便可消化吸收；但是口感差，且渗透压高。

4. 非要素制剂

主要是指整蛋白肠内营养剂，有乳液、混悬液和粉剂三种。其特点为氮源是完整的蛋白质，口感好；可刺激消化腺体分泌消化液，帮助消化和吸收；可添加膳食纤维以改善胃肠道功能。

（二）胃肠内营养制剂的选择

经过大量的临床试验研究表明，胃肠内营养制剂的选择直接决定着肠内营养的效果。有学者指出，在临床上选择胃肠内营养制剂应首先充分考虑患者的年龄因素，不同的年龄决定着患者的肠道耐受性不同，但总之营养液的渗透压不宜过高，最好选择等渗液体。其次要考虑患者的胃肠道功能，功能正常的采用整蛋白为氮源的制剂，避免肠黏膜萎缩；功能低下患者（如胰腺炎、短肠综合征、炎性肠道疾病等），采用氨基酸型或短肽型，容易吸收，刺激消化道分泌的作用较弱。再者还要考虑患者的脂肪吸收状况，脂肪吸收不良或乳糜胸腹腔积液，消化吸收长链脂肪酸的能力下降，应以中链甘油三酯代替部分长链甘油三酯。还有要考虑患者对糖的耐受情况，不能耐受乳糖、蔗糖、单糖或双糖，则应避免给予。

五、胃肠内营养支持护理

（一）喂养的护理

1. 喂养前注意事项

核对记录管道的刻度，确认喂养管仍在正确位置；胃内输注时，患者头部抬高至少 30°；喂养前检查患者胃潴留量。

2. 输注护理

输注导管应每日更换一次；控制输注速度，尽可能采用匀速持续滴注的方式，可用肠内营养泵控制速度；逐渐增加输注速度和输液量；输入体内的营养液温度应保持在 37℃左右，必要时可采用加温设备；观察患者有无腹痛、呕吐等症状，患者不能耐受，可减慢输注速度或停止输注。

3. 管道护理

妥善固定管道，防止导管移位、脱出；胃造口及空肠造口处的敷料应每隔 2～3d 更换 1 次；定期冲洗管道，每次管饲前后用清水冲洗管道，连续输注营养液时，应每 8h 用 25～50ml 无菌水脉冲式冲洗喂养管 1 次。如需通过管道给药，给药前后务必冲洗管道（至少 30ml 清水），以免管道堵塞。

4. 营养液的配制

配制前，操作人员必须洗手。液态制剂尽可能在瓶盖打开后立即使用。配制粉剂先加入足量配方，倒入少量温开水；用打蛋器搅拌，直至完全溶解；再加温开水至 500ml，搅拌均匀；将配好的液体倒入消毒的输液容器中；配制好的制剂必须在当日用完；每日配制当日量，以 500ml 容器分装，并在 4℃冰箱中存放，容器标明制剂及患者信息。

5. 配制器具的选择

器具保持清洁，最好用加热消毒的方法；在 65℃的水中浸没 10min，或在高温下几分钟即可杀灭大部分微生物；消毒后的器具让其自然晾干；最理想的是使用一次性器具。

6. 悬挂及储存时间

配制好的输液可在冰箱储存 24h；刚从冰箱中取出的营养液不能马上输给患者，须复温到室温再使用；营养液在室温下悬挂时间应＜8h；输液管的使用时间不能超过 24h。

7. 口腔护理

大多数经鼻腔置管的患者会用口呼吸，导致口腔和舌头干燥。管饲时由于缺乏实物对口腔腺体的刺激而使唾液分泌减少，所以最好能让患者咀嚼无糖口香糖或无糖酸味糖果；为了防止牙齿黏附，齿龈和黏膜的感染，应定期刷牙，用水或 0.5%过氧化氢漱口；昏迷患者，应用生理盐水擦拭口腔，防止

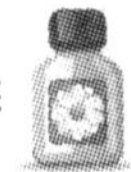

发生口炎性腹泻或感染。

8. 心理护理

肠内营养前,应提前告之患者肠内营养的益处,必要时介绍成功的病例,增强患者的信心;向患者讲明拟采用的置管途径等;及时处理管饲过程中出现的问题,提高患者的安全感;长期肠内营养者,可向其介绍具体方法,以便让患者参予实施管理。

(二)胃肠内营养质量控制

胃肠内营养的质量控制是评估肠内营养的重要指标之一,通过临床试验总结可通过导管固定、管道护理、营养输注以及其他几方面通过积分的方式给予整体评价,以此方法规范临床护理工作(表1-8-6-1)。

表 1-8-6-1　鼻饲肠内营养护理质量评价表

考核人:________　　　　考核日期及时间:________

导管固定		管道护理			营养输注				其他		
导管固定符合规范 10分	导管固定美观舒适 10分	导管通畅 10分	定时冲管 7分	冲管及方法符合要求 8分	温度符合要求 10分	速度符合要求 10分	出入量及不良反应观察记录准确 10分	护士了解肠内营养的目的、途径 8分	护士知晓肠内营养并发症、不良反应及处理原则 8分	患者了解肠内营养的目的及途径 4分	患者知道肠内营养期间的配合事项 5分

(三)胃肠内营养支持并发症的护理

1. 胃肠道症状

肠内营养胃肠道并发症最为常见,但都能得到及时的纠正、处理,如腹胀、腹泻、恶心呕吐、胃食管反流、肠痉挛、倾倒综合征、便秘等。以恶心、呕吐、腹泻最为常见。

2. 代谢并发症

严密监测下,代谢并发症发生率不很高,且易处理。主要有输入水分过多、脱水、电解质和酸碱平衡紊乱、肾前性氮质血症、必需脂肪酸缺乏、高血糖或低血糖等。

3. 吸入性肺炎

误吸导致的吸入性肺炎是肠内营养最严重的并发症,所以鼻饲时取半卧位或将床头抬高 30°,输完维持体位 30min,鼻饲前最好行彻底吸痰,鼻饲后1h 内不再吸痰并观察,若呼吸道分泌物增多,应警惕有无误吸。经常检查胃潴留情况,灌注喂养时每次鼻饲前应回抽,若胃内潴留液体超过 200ml,应暂停输注,使用抑酸或促动力药物减少胃内容物潴留;选用鼻空肠喂养途径比鼻胃管喂养安全。

4. 机械性并发症

常见喂养管堵塞或脱落、消化道机械性损伤、局部感染、呃逆等,良好的护理将有助于减少以上并发症的发生。

第七节　压疮患者的胃肠外营养支持

压疮患者在不能经胃肠道摄入营养或摄入不足的情况下,为维持机体正氮平衡,预防和纠正热量及蛋白质缺乏所致的营养不良,需要给予足够的营养支持。胃肠外营养(PN)是指营养要素由胃肠道外途径供给机体,人在不进食状况下仍然可以维持良好的营养状况,增加体重,愈合创伤,幼儿也可以生长发育,是危重患者营养支持的重要途径。

一、胃肠外营养支持的目的

营养不良是导致发生压疮的内因之一,也是直接影响压疮愈合的因素,良好的营养状态是促进创面愈合的重要条件。但当患者出现营养不良、胃肠道功能障碍、因疾病或治疗限制不能经胃肠道摄食、高分解代谢状态，如严重感染、灼伤、创伤或大手术前后，以及抗肿瘤治疗期间不能正常饮食且胃肠道不能充分利用时，为保证营养的供应，可考虑提供肠外营养支持。改善了患者全身营养，增强了机体的免疫功能，配合压疮局部治疗，使褥疮溃疡面局部血液循环改善，局部营养加强，毒素及坏死物质清除，新生肉芽组织逐渐生成，溃疡愈合。

二、胃肠外营养支持的途径

肠外营养支持途径需根据患者病情，机体耐受程度，血管通气器材相关因素，以及营养液渗透压、pH 值、对血管内膜的损伤程度等因素给予选择，通常临床上可选择经中心静脉和经外周静脉营养支持方法(图 1-8-7-1)。

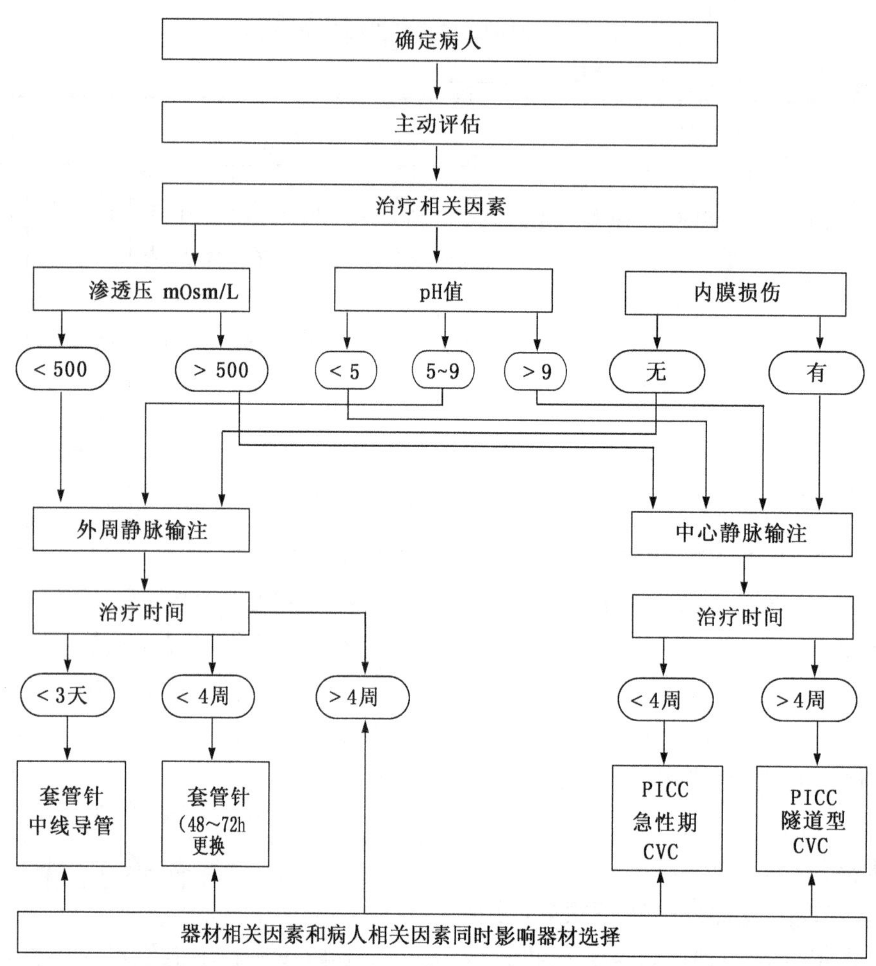

图 1-8-7-1 肠外营养支持途径的选择

(一)经外周静脉营养支持

将营养物质经周围静脉输入体内进行营养支持的方法。但由于周围静脉较细，不能耐受较高的渗透压，超过 10%的葡萄糖容易引起静脉炎，所以不适于需要较多热量的病人。

(二)经中心静脉营养支持

如需提供完整充分营养供给，多选择经中心静脉途径。中心静脉包括锁骨下静脉、股静脉、颈内静脉，其中锁骨下静脉因解剖标志明显，即使是严重外伤或危重病人也易于识别，置管后不影响患者活动，便于护理，是中心静脉置管的首选途径。近几年，经周围静脉中心静脉置管术(PICC)在临床广泛应用(图 1-8-7-2)，因 PICC 并发症少，留置时间长，易于护理，便于携带，在肠外营养支持治疗中具有实用价值。

三、肠外营养补充的主要营养素

(一)葡萄糖

葡萄糖是肠外营养中主要的碳水化合物来源，一般占非蛋白质热卡的 50%～60%，葡萄糖的供给

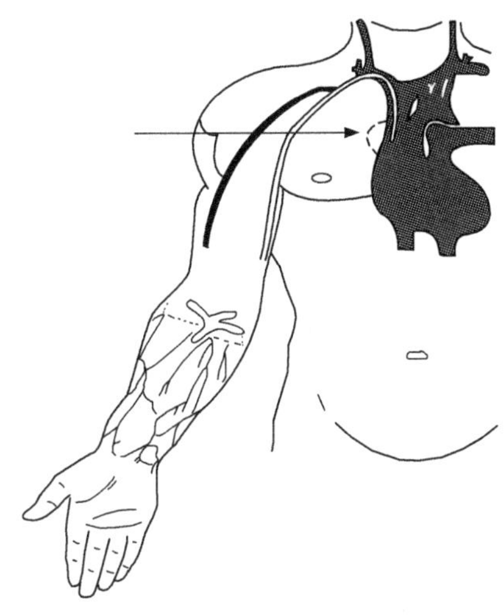

图 1-8-7-2　PICC 模式图

应参考机体糖代谢状态与肝、肺等脏器功能进行调整。

（二）脂肪乳

脂肪乳是 PN 支持的重要营养物质和能量来源，提供必需脂肪酸并携带脂溶性维生素，参予细胞膜磷脂的构成。脂肪补充量一般为非蛋白质热卡的 40%～50%；摄入量可达 1～1.5g/(kg·d)，应根据血脂廓清能力进行调整，含脂肪的全营养混合液应 24h 内匀速输注，如脂肪乳剂单瓶输注时，输注时间应＞12h。

（三）氨基酸

氨基酸作为肠外营养蛋白质补充的来源，一般应用平衡型氨基酸溶液。重症患者肠外营养时蛋白质供给量一般为 1.2～1.5g/(kg·d)，约相当于氮 0.20～0.25g/(kg·d)。

（四）水、电解质

营养液的容量应根据病情及每个患者具体需要，综合考虑每日液体平衡与前负荷状态确定，并根据需要予以调整。每日常规所需要的电解质主要包括钾、钠、氯、钙、镁、磷。

（五）维生素与微量元素

维生素与微量元素应作为重症患者营养支持的重要组成成分。创伤、感染及 ARDS 患者，应适当增加抗氧化维生素及硒的补充量。

四、胃肠外营养混合液配置原则

为保证混合液质量，应由专业药剂师在特定无菌环境下由专业的配液中心配制，混合程序严格按照规定，新鲜配制并当日使用。根据药物性质选择适宜的溶媒，配伍药物 pH 值接近时混合后稳定性较好；混合时一次只加一种药到输液中，充分混匀后，检查有无可见的配伍禁忌，若无时，再加入另一种药；一般先加入浓度较高的药，后加入浓度低的药，以降低发生反应的速度；有色的注射用药最后加入，防止细小沉淀不易被发现；对有资料报道，存在配伍禁忌的药品不可混合配制；若无报道的，在实际操作中也不能因此而放松对混合后药物溶液的检查。具体配制顺序为：微量元素和电解质入氨基酸溶液—磷酸盐入葡萄糖液—混合后统一加入 3L 袋内—然后加入水溶和脂溶维生素混合后入脂肪乳—最后给予排气，摇匀混合物。

五、肠外营养支持护理

（一）输液系统的护理

1. 周围静脉的护理

静脉输液是一种应用最普遍的治疗方式，最频繁的无菌操作，同时也是一种有创治疗，为细菌进入静脉提够了直接通道，具有潜在感染及并发症的危险。通过周围静脉给予营养支持的患者由于营养液的 pH 值、药物渗透压、理化因素等可能造成血管内破受损，因此临床护士要有保护血管的意识。评估患者情况，合理选择穿刺部位，严格控制感染，科学地给予封管，适时更换留置针。

2. 中心静脉导管护理

(1)妥善固定中心静脉导管，防止导管脱出。保证穿刺点周围皮肤清洁干燥，如有渗液、渗血等及时给予更换敷料。

(2)根据使用敷料的特性定期在无菌操作下更换穿刺局部敷料，换药前观察记录置管深度，穿刺局部有无红、肿、热、痛等感染征象，有异常应及时通知医师在无菌操作下拔除导管。换药过程中注意观察患者的反应，有不适主诉立即停止操作给予相应的处理。

(3)严防接头处脱落或液体输空所致空气栓塞。

(4)保持导管通畅，如果重力滴速明显减慢，应检查有无扭曲、打折、脱出或凝血。

(5)注意观察穿刺侧皮肤有无肿胀、增高，双侧对比有无存在差异。

(二)胃肠外营养支持常见并发症

(1)导管相关的并发症

①机械性并发症:血气胸、空气栓塞、静脉血栓、静脉炎、神经损伤、误入动脉、导管异位、心包填塞、心律失常、纵隔损伤、穿刺部位出血、置管失败等。

②感染性并发症:接受 PN 的患者,具有发生导管相关感染和败血症的高度危险。

(2)代谢并发症

①糖代谢紊乱:主要是高血糖,甚至产生高渗性非酮性昏迷及低血糖。

②脂肪代谢紊乱:包括必需脂肪酸缺乏及高脂血症。

③肝胆系统并发症:包括胆汁淤积性肝炎、胆石症和肝功能衰竭。

④氨基酸代谢异常:主要表现在谷氨酰胺、牛磺酸、半胱氨酸的缺乏。

⑤水电解质、酸碱平衡失调:常见高血钾与低血钾、磷代谢异常、低镁血症。

参 考 文 献

[1]蒋琪霞,刘云．成人压疮预测和预防实践指南．南京大学出版社,2009.

[2]赵宇宏．空肠造瘘营养支持疗法的体会[J]. 临床研究 2008,46(2):24～25.

[3]李宁,黎介寿．经空肠造口的营养支持疗法[J]. 实用外科杂志,1990,10(8):398～400.

[4]王晓翠,张智．老年患者不同途径周围静脉营养支持的研究[J]. 2006,22(7):18～19.

[5]刘琳,张玉凤,杨少珍,贺素清．完全胃肠外营养的护理[J]. 1991,13(6):375～376.

[6]孙铁梅,杜素芬．完全胃肠外营养的护理特点[J]. 2001,10(2):199～200.

[7]黎介寿．临床营养支持策略的变迁[J]. 2009,16(12):953～955.

[8]何晓明,张德恒．日本胃肠道营养护理技术训练方法[J]. 1994,13(4):161～163.

[9]陈金元,许庆文．胃癌术后早期营养支持的研究[J]. 2009,25(7):642～643.

[10]李森龙,邬淑雁,钱满芹,边如玉,刘昭慧,郭金伟．循证护理在胃大切术后早期肠内营养病人中的应用[J]. 2010,22(7):14～16.

[11]卢丽琼,黄婉芬,戴红芳,谭新星．营养支持疗法促进Ⅲ期褥疮愈合的疗效观察．2010,19(21):2654～2656

[12]谭小燕．营养支持疗法对消化道癌症术后患者生活质量的改善作用[J]. 2004,8(26):5673

[13]张慧,王超．营养支持疗法在整体护理中的应用体会[J]. 2004,12(5):294～295

[14]Guenter P, Malyszek R, Bliss DZ, Steffe T, O'Hara D, LaVan F, Monteiro D. Survey of nutritional status in newly hospitalized patients with stage Ⅲ or stage Ⅳ pressure ulcers. Adv SkinWound Care, 2000, 13 (4 Pt1): 164～168.

[15] Harris CL, Fraser C. Malnutrition in the institutionalized elderly: the effects on wound healing. Ostomy Wound Manage, 2004, 50 (10): 54～63.

[16] Thomas S, Bender S, Sharkey S, Horn S. Preliminary nutrition findings from the long term care pressure ulcer study. J Am Dietetic Assoc, 1998, 98: A93.

[17]Ek, A.-C, Unosson M, Larsson J, Von Schenck H, Bjurulf P. The development and healing of pressure sores related to the nutritional state. Clin Nutr, 1991, 10: 245～250.

[18]Allman RM, Laprade CA, Noel LB, Walker JM, Moorer CA, Dear MR, Smith CR. Pressure sores among hospitalized patients. Ann Int Med, 1986, 105: 337～342.

[19]Allman RM, Goode PS, Burst N, Bartolucci AA, Thomas DR. Pressure ulcers, hospital complications, and disease severity: impact on hospital costs and length of stay. Adv Wound Care 1999, 12: 22～30.

[20]Bergstrom N, Braden B. A prospective study of pressure sore risk among institutionalised elderly. J Am Geriatr Soc, 1992, 40: 747～758.

[21]Haalboom J. A new century without pressure ulcers? Br J Nurs, 2000, 9: S4～S6.

[22]Thomas DR. Improving outcome of pressure ulcers with nutritional interventions: a review of the evidence. Nutrition, 2001, 17: 121～125.

[23] Thomas DR. The role of nutrition in prevention and healing of pressure sores. Clin Geriatr Med, 1997, 13: 497～511.

[24] Berlowitz DR, Wilking SV. Risk factors for pressure sores: a comparison of cross sectional and cohort de-

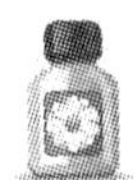

rived data. J Am Geriatr Soc, 1989, 37: 1043～1050.

[25] Whitfield M, Kaltenthaler E, Akehurst R, Walters S, Paisley S. How effective are prevention strategies in reducing the prevalence of pressure ulcers? J Wound Care, 2000, 9: 261～266.

[26] Breslow RA, Hallfrisch J, Guy DG, Crawley B, Goldberg AP. The importance of dietary protein in healing pressure ulcers. J Am Geriatr Soc, 1993, 41 (4): 357～362.

[27] Soriano LF, Vazquez MAL, Maristany CP-P, Graupera J-MX, WesselingWW, Wagenaar L. The effectiveness of oral nutritional supplementation in the healing of pressure ulcers. J Wound Care 2004, 13(8): 319～323.

[28] Holmes R, Macchiano K, Jhangiani SS, Agarwal NR, Savino JA. Combating pressure sores—nutritionally. Am J Nurs, 1987, 10: 1301～1303.

[29] Holdy KE. Monitoring energy metabolism with indirect calorimetry: instruments, interpretation and clinical application. Nutr Clin Pract 2004, 19(5): 447～454.

[30] da Rocha EE, Alves VG, Silva MH, Chiesa CA, da Fonseca RB. Can measured resting energy expenditure be estimated by formulae in daily clinical nutrition practice? Curr Opin Clin Nutr Metab Care 2005, 8(3): 319～328.

[31] Reid CL, Carlson GL. Indirect calorimetry-a review of recent clinical applications. Curr Opin Clin Nutr Metab Care 1998, 1(3): 281～286.

[32] Wooley JA. Indirect calorimetry: applications in practice. Respir Care Clin N Am. 2006, 12(4): 619～633.

[33] Houwing RH, Rozendaal M, Wouters-Wesseling W, Beulens JW, Buskens E, Haalboom JR. A randomised, double-blind assessment of the effect of nutritional supplementation on the prevention of pressure ulcers in hip-fracture patients. Clin Nutr, 2003, 22 (4): 401～405.

[34] Jackobs MK. Healing pressure ulcers. Determining the cost of medical nutrition therapy in long-term care. Health Care Food Nutr Focus, 1999, 15 (10): 10～12.

[35] Langer G, Schloemer G, Knerr A, Kuss O, Behrens J. Nutritional interventions for preventing and treating pressure ulcers (Cochrane review). In: The Cochrane Library, 2003, issue 4. John Wiley and Sons Ltd. Chichester, UK.

[36] Scholl D, Langkamp-Henken B. Nutrient recommendations for wound healing. J Intravenous Nurs, 2001, 24 (2): 124～132.

第二篇　压疮的风险评估及处理

第九章 压疮风险评估

压疮的治疗和护理一直是医学和护理领域的难题。压疮的发生不仅给患者带来痛苦，而且降低患者的生活质量，特大压疮常久治不愈，出现严重感染、全身衰竭甚至危及患者生命。在压疮护理过程中，应用量化标准对压疮实施科学而准确的评估，是压疮护理实践中的重点。根据压疮风险评估结果了解患者发生压疮的危险程度，进行有针对性的预防护理干预，降低压疮发生率是压疮护理的关键。

第一节 护理风险管理相关概念

一、风险管理

（一）风险

风险是一种客观存在的、损失的发生具有不确定性的状态，是人类无法把握与不能确定的事故发生而导致的不确定性，也可以理解为实际情况与预期结果的偏离。风险具有客观性、永恒性、不定性和危害性等特征。

（二）风险管理（Risk Management，RM）

风险管理是指“对经济损失的风险予以发现、评价，并寻求其对策的管理科学”，以减少经济损失和法律诉讼为目的。医疗风险管理是指医院有组织、有系统地消除或减少医疗风险的危害和经济损失，通过对医疗风险的分析，寻求医疗风险的防范措施，尽可能地减少医疗风险的发生，医疗风险管理包括医疗风险识别、医疗风险衡量与评价、医疗风险处理及医疗风险管理效果评价四个阶段。

二、护理风险

护理是一个涉及人的健康与生命的行业，正因其服务对象的特殊性决定了护理服务的风险与责任，“护理风险无处不在”已成为护理界的共识。如何及时发现和有效处理护理服务过程中的各类风险，确保护理安全，对护理管理者是很大的挑战。关于护理风险定义从不同角度解释较多。

（一）从医院管理角度出发的定义

可以把护理风险理解为“医院内患者在护理过程中发生的可能给医院带来额外资源消耗的不确定事件”。这里的“额外资源消耗”除了医院的经济赔偿支出外，还包括处理医疗纠纷和投诉所消耗人力、物力和时间，以及对医务人员的情感冲击和伤害，医院和医务人员声誉的下降等无形资源的消耗。

（二）从尊重人的生命的神圣性角度出发的定义

护理服务的对象是人，关注的是人的健康和生命，因此，护理风险的定义必须反映“对患者健康和生命的不应有损害”这方面的内容。即护理风险管理中应该重点关注的是“患者安全”。有专家将护理风险定义为“在护理过程中的不确定性有害因素直接或间接导致患者伤残或死亡后果的可能性”。即指医院护理服务行为可能导致机体、生理、心理等遭受损失的不确定事件。

（三）较为全面的解释

护理风险是指在护理过程中那些可能会给患者安全造成威胁，或者可能会给医院带来额外资源消耗的事件。既强调了医院护理风险管理中以患者为中心的理念，又补充了给医院的负面影响及损失。另有概括护理风险是指在医院护理行为过程中可能发生的一切不安全事件，始终贯穿在护理操作、处置、配合抢救等各环节和过程中。

三、护理风险管理

护理风险管理指对现有和潜在的护理风险的识别、评估、评价和处理，有组织、系统地消除或减少护理风险事件的发生及风险对患者和医院的危害及经济损失，以最低成本实现最大安全保障的科学管理方法。压疮风险预警体系的有效运行有赖于压疮高危患者的正确识别。

(一)护理风险识别

护理风险识别就是对潜在的和客观存在的各种护理风险进行系统地连续识别和归类，并分析产生护理风险事故原因的过程，是护理风险管理基本程序的第一步。

(二)护理风险预警

1. 预警

预警一词的使用，最早源于军事术语，指提前发现、分析和判断敌人的进攻信号，并把这种进攻的威胁报告给指挥部门，以提前采取应对措施。危机预警是整个危机管理过程的第一个阶段，其重要意义在于：如果能够在危机发生之前就及时把产生危机的根源消除，节约大量人力、物理和财力。

2. 护理风险预警

护理风险预警主要是对护理服务的全过程实施动态监测，并对一切不安全事件如护理差错事故、护理投诉事件、护理意外事件、并发症等进行分析，预警和报警，为医院预防风险、解决风险提供依据，从而保证医院护理工作的安全运行。护理风险预警是护理风险管理的核心和关键。

第二节　压疮风险预警体系

压疮作为护理质量管理的重要指标之一，在一定程度上体现着护理质量管理的水平。压疮多发生在危重症患者中，护理量大、风险高，压疮的治疗较为困难，时间长、费用高。所以做好压疮管理的前提是压疮风险预警系统的建立和有效运行，将管理重心前移，以此指导压疮预防工作的实施。需要以风险管理理论为框架，建立切实可行的压疮风险预警体系。

一、护理风险预警体系与压疮风险预警体系的建立

护理风险预警体系是医院风险预警体系的重要组成部分，为医院风险管理提供依据和路径。预警体系主要由指标体系、数据处理、预警界限、风险标识四部分构成。压疮风险预警体系的有效运行需建立在护理风险预警体系的基础上。

(一)护理风险预警的原则

1. 预防性原则

通过建立风险预警体系可以有效地防止危机，能够准确及时的评估危险程度并推测出危机暴发的原因、概率，这是建立护理风险预警体系的基本原则。

通过使用压疮危险评估表对患者进行评估，根据评估结果确定患者发生压疮的危险程度，提示护理人员及患者对此问题的重视程度。

2. 可操作性原则

即所获的指标要与护理风险有密切联系并且指标的获得具有准确、快捷的特点，以便于操作。护理人员根据压疮危险评估结果决定评估频率，并依据患者具体的压疮危险因素进行有针对性的预防干预。

3. 系统性原则

护理风险存在于护理服务的各个方面，只有对系统进行详细分析，研究系统与子系统间的相互影响和约束关系，才能最大限度地辨识被评估对象的所有风险以及对整个系统的影响程度。压疮是多种危险因素共同作用的结果，其有效地预防及治疗等系统管理有赖于多科配合的团队协作。

4. 普遍性原则

各个医疗机构面临的风险具有相似性，建立带有普遍性的风险预警体系有利于各医疗机构间的交流协作和信息共享，有利于全国性风险预警体系的建立。

(二)护理风险预警的步骤及压疮风险预警建立

对高危患者实行重点预防，使有限的医疗资源得以合理分配和利用，提高预防护理的有效性。在此管理过程中系统规范的压疮风险预警机制的建立是前提。构建风险预警体系的基本步骤是：选择

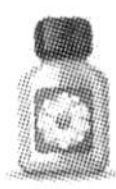

和设计能反映护理风险程度的敏感指标构成指标体系；将其输入信息系统，信息系统中含有指标的数据处理模型和指标的预警界线值，对采集到的数据进行处理，得到风险综合值；以风险标识表示风险等级，提醒管理者进行风险预控。压疮风险预警体系的建立要将这些因素考虑进去。

1. 建立预警监测指标系统

护理风险具有复杂性和多变性的特点，主要涉及以下指标。

(1)管理要素：管理者缺乏科学管理知识和经验，风险意识淡漠导致质量管理不佳，不仅是发生纠纷和事故的主要原因，也是患者安全的最大威胁。管理不严或失控是影响护理安全的重要因素，如思想工作薄弱、教育不落实；制度不健全、监控力度不够；不重视业务技术培训；管理人员对不安全因素缺乏预见性；护理人员编制短缺、配置不合理、超负荷运转或分工协调不当，以及疏于对实习护生与进修护士的管理等。由此可见，压疮管理工作中，管理人员对压疮管理工作的重视同样至关重要，决定着压疮护理的管理质量。

(2)科室因素：现代医院是一个多层次、多要素、多重关系相交织的系统。护理风险管理需要从全局出发实现对局部的指导，使护理风险降到最小。医院内部不同区域或不同科室有一些共同点，但由于学科间的区别，护理服务流程间的区别以致各科室护理风险事件的发生频率、严重程度以及影响因素各有不同。

同样，压疮风险预警工作需要在全院范围内开展运行，在进行相关准备工作时既要考虑到各科室的共性还要考虑到个体差异，运行过程中及时评价其可行性和出现的问题，及时改进完善此项工作。

(3)护理人员因素：护理人员是护理行为的主导者和实施者，其自身的业务素质、对各项规章制度的执行能力，以及自身的职业道德素质等都会影响到护理活动，成为护理风险管理的指标。包括遵守操作规程情况、责任心、技术考核情况、违规操作、操作失误等。此外，医疗及护理新技术、新项目的引进也加大了护理工作中的技术风险，成为护理风险管理的重要内容。

压疮风险预警工作需要对护理人员进行压疮相关知识的培训，培训内容包括压疮的危险因素、防治流程、压疮管理制度、危险因素评估表的使用、报表填报以及护理记录书写和压疮预防知识的教育。通过理论和操作培训提高临床护理人员对压疮预防、处理及宣教的能力。

(4)患者因素：护理工作是一项护患双方共同参与的活动，有赖于患者的密切配合与支持。患者的心理素质、求医动机和行为，以及对疾病的认知和承受力，将影响其与医护人员的密切合作。因此对患者的差异性所带来的护理风险应进行积极的监控和预防。护理人员需要对压疮高危患者进行防护知识的健康教育，提高患者及家属对压疮预防的重视程度，取得其主动配合。

(5)医院环境及基础设施安全风险：护理设备运行及护理服务实践实际上是一个动态过程，所有人员、设备、服务都存在风险。护理物品、设备及药品是直接关系护理效果的重要组成部分。护理设施和医院环境的安全性也会导致护理风险事件发生，因此对医院环境和基础设施应定期进行安全检查和风险排除。

压疮风险预警体系的运行是一个动态过程，贯穿于患者护理始终。评估过程中还要考虑到各种治疗设施对患者压疮危险程度的影响，如各种治疗性管路(气管插管、胃管、伤口引流管、吸氧管、尿管等)、石膏或夹板固定、颈托以及监护仪器的导线、测血压的袖带、监测血氧饱和度的指套等医疗设备对周围或局部组织的压迫，对人体组织的完整性产生一定的影响，如未引起重视及采取相应预防措施，均可导致相关部位出现压疮。

2. 护理风险监测的组织构成

医疗风险监测预警体系应当由信息收集、信息报告、信息公示、预警信息发布等一系列环节组成。医院护理风险的监测应当采取护理部、科室和病区的三级管理网络。“护理部—科室—病区”三级管理结构应从各自的角度和职责任务出发，加强护理业务工作管理、环境安全管理和护理质量管理，强化护理人员服务意识和责任意识，并建立严格的风险呈报制度，便于发现异常，及时进行风险评估并采取预控措施。

3. 预警界限

护士使用压疮风险评估工具对患者进行评估后，根据评估结果判断患者发生压疮的危险程度，每个评估工具都会将评估的分值进行危险程度界定，一般分为轻度危险、中度危险、高度危险、极度危险等级别。再针对不同的危险程度启动风险预警。极度危险患者病情一般较重，压疮预防措施有时会与患者病情或治疗措施发生冲突，护理干预较为困难。护理人员在正确评估患者压疮风险之后，不仅要进行积极的压疮预防干预，还要向患者及家属进行适当的告知，取得理解和配合。

4. 风险标识

为了明显预报不同类型的警情，可以结合监测经济预警的做法，对风险综合值采取不同颜色标识，如绿、蓝、黄、红色信号进行风险标识。绿色标识风险较小；蓝色标识轻度风险，在可接受的范围内，实施静态监控即可；黄色标识已经出现了一定的风险，护理管理机构应当提高监管力度，找出风险可能发生的领域，并采取一定的措施预防风险发生(彩图 2-9-2-1)；红色标识护理活动处在高风险状态，风险管理层应采取强有力措施，以防随时可能发生的风险事件(彩图 2-9-2-2)。压疮风险预警也可借鉴此种方法进行标识，建议黄色标识压疮高度危险，应酌情上报；红色标识压疮极度危险，可能发生难免性压疮，必须上报寻求帮助和相关支持。

二、压疮风险预警体系的运行

压疮风险预警运行需要“护理部—科室—病区”三级管理，使全体护士在进行日常护理工作时树立风险管理意识，应用压疮风险评估工具预测患者压疮发生的危险程度，主动评估和识别压疮的风险，掌握压疮风险管理的流程，对高危患者按预警程序进行预警干预，同时得到患者和家属的配合和领导的支持，有效降低高危患者压疮的发生率。

(一)压疮风险预警有效运行的前提

1. 建立压疮护理风险管理制度

实施良好的压疮护理风险控制的前提是制定完善的、有执行力的压疮护理制度和程序，包括压疮护理风险管理的组织建设；压疮风险的报告、压疮质量分析评价和压疮护理控制制度；压疮护理教育培训制度；压疮临床护理常规和操作常规等。风险管理是一个管理程序，是指对现有和潜在的医疗风险的识别、评价和处理，以减少医疗风险事件的发生，降低风险事件对患者和医院的危害及经济损失。医疗风险管理指医院有组织、有系统的通过对医疗风险的发现、评价并寻求其对策的管理科学。

2. 对护理人员进行风险预警知识和压疮护理专业知识培训

对全体护理人员进行持续系统的压疮护理专业培训和压疮护理风险管理教育。压疮护理风险管理教育的主要目的，首先是让全体护理人员了解本院在压疮护理工作中存在的不足之处和潜在的护理风险，其次通过压疮护理规范、压疮伤口护理操作程序等的培训，让护理人员掌握应对护理风险的行为。

事实上，护理人员的“知识—态度—行为”的转变不是通过一次教育项目就可以完成的，而应该是持续地、定期地进行，但每次的重点可以根据各医院压疮护理风险控制的具体情况而有所不同。每次的压疮护理风险教育项目开展之后还必须对教育的效果进行考核和监控。

(二)压疮风险预警体系的运行

随着新技术、新设备和新程序的应用，疾病谱和社会文化特征不断地演变，法律环境也在不断地发展，压疮的风险评估及预防也为护理人员提出新的挑战。在这个过程中，建立起压疮预警机制是非常重要的，只有完善压疮风险预警才能保证医院的新老护理人员都能了解压疮护理风险知识，增强压疮护理的风险意识，约束其采取符合压疮护理风险管理要求的行为，消除可预防性压疮，降低压疮护理风险事件的发生。

1. 护理风险管理过程

护理风险管理是医疗风险管理的重要组成部分，包括风险识别、风险评估、风险处理和风险管理效果评价 4 个阶段。这 4 个阶段周而复始，构成了一个风险管理的周期循环过程。

2. 呈报压疮护理风险事件

建立压疮护理风险事件的呈报制度，对使用压疮风险评估表筛选出的高危患者及时进行上报(表 2-9-2-1)。压疮风险评估中危险程度提示预防重视程度，危险因素指导具体预防措施。各级管理组织要对患者具体情况进行实地考察、客观分析、确认危险因素，提出具体的预防指导措施。

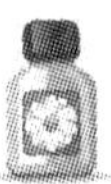

表 2-9-2-1　压疮高危患者上报表

<table>
<tr><td colspan="9">一般资料</td></tr>
<tr><td>病区</td><td>床号</td><td>姓名</td><td>性别</td><td>年龄</td><td>病历号</td><td colspan="3">诊断</td></tr>
<tr><td></td><td></td><td></td><td></td><td></td><td></td><td colspan="3"></td></tr>
<tr><td colspan="9">专科情况</td></tr>
<tr><td>项目
日期</td><td>感觉</td><td>潮湿</td><td>运动量</td><td>控制力</td><td>营养</td><td>摩擦剪力</td><td>总分</td><td>危险程度</td></tr>
<tr><td></td><td></td><td></td><td></td><td></td><td></td><td></td><td></td><td></td></tr>
<tr><td>其他危险因素记录</td><td colspan="8"></td></tr>
<tr><td>目前预防措施</td><td colspan="8"></td></tr>
</table>

<table>
<tr><td colspan="10">动态评估及处理</td></tr>
<tr><td>项目
日期</td><td>感觉</td><td>潮湿</td><td>运动量</td><td>控制力</td><td>营养</td><td>摩擦剪力</td><td>总分</td><td>危险度</td><td>干预措施</td></tr>
<tr><td></td><td></td><td></td><td></td><td></td><td></td><td></td><td></td><td></td><td></td></tr>
<tr><td></td><td></td><td></td><td></td><td></td><td></td><td></td><td></td><td></td><td></td></tr>
<tr><td></td><td></td><td></td><td></td><td></td><td></td><td></td><td></td><td></td><td></td></tr>
</table>

3. 建立压疮预警操作流程

主管护士使用压疮风险评估工具预测患者压疮发生的危险程度，评估压疮的风险，进入“护理部—科室—病区”三级管理的压疮风险管理预警操作流程。

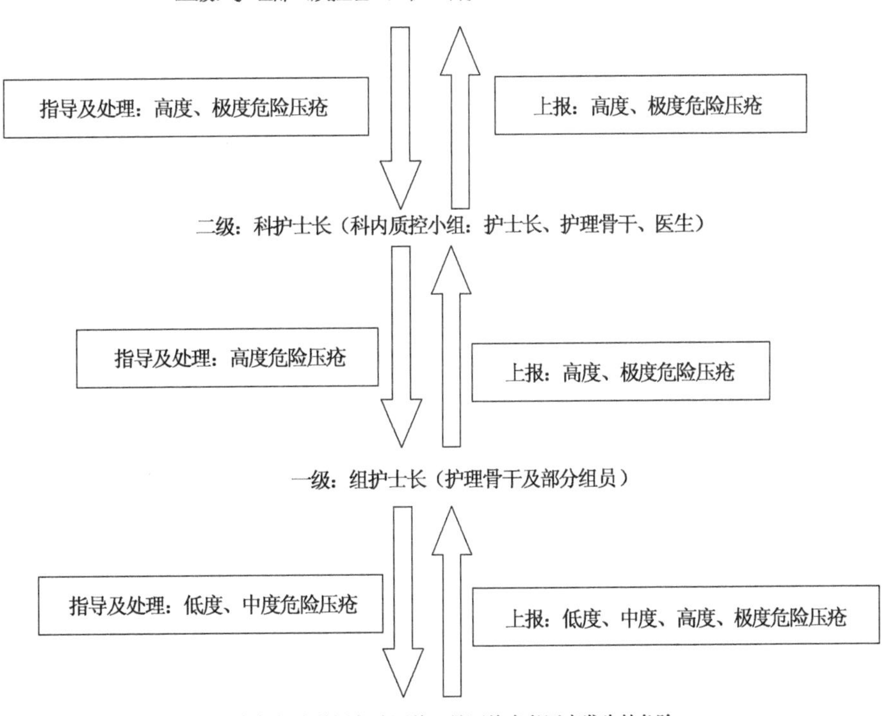

4. 进行效果评价及改进

压疮护理风险管理不是一步到位的，而是一个不断完善、不断探索的过程。在压疮风险预警实施之后，必须进行定期的评价，了解所采取的压疮护理风险预警的运行是否产生了效果，在运行中还存在哪些问题，管理制度上是否存在缺陷，下一步应该采取什么措施。针对发现的问题给予改进、完善。

第三节 压疮危险评估工具介绍

预防压疮的第一步是使用压疮危险度评估量表(risk assessment scale，RAS)识别压疮的高危人群。压疮 RAS 是根据危险因素的一系列参数对患者的压疮危险度进行评分的工具，具有简便、易行、经济、无侵袭性的特点。应用压疮 RAS 能有效筛选出高危人群，提高临床护士对于预防压疮的重视度，尽早实施预防性干预措施；尽量避免压疮预防措施被应用在并不需要的患者身上，合理分配医疗护理资源。

一、压疮危险度评估量表相关知识

由于护士受教育水平、临床经验、责任感以及分析判断能力的不同，直接影响着对患者压疮风险的正确判断和护理预防措施的制定实施，所以科学而准确的量化评估工具就成为预测压疮风险程度的重要依据。

(一)有效的评估工具应具备以下条件

1. 能够识别重要的问题。

2. 在预防方面是有效的。

3. 评估是简单的、方便的、可靠的，并且考虑成本效益。

(二)评价预测效果的指标

理想的压疮危险评估量表应该具有可以正确区分患者具有发生或者不发生压疮危险性的特征的能力，以便及时给予预防措施，因此压疮危险评估量表必须有值得信赖的预测效果，其主要的评价指标包括灵敏度、特异度、阳性预测值和阴性预测值。

1. 敏感度

敏感度即实际发生压疮的患者中评估分小于或等于临界值(筛检阳性)的患者所占的百分率。

2. 特异度

特异度即实际未发生压疮的患者中评估分大于临界值(筛检阴性)的患者所占的百分率。

3. 阳性预测值

阳性预测值即筛检阳性的患者中实际发生压疮的患者所占的百分率。

4. 阴性预测值

阴性预测值即筛检阴性的患者中实际未发生压疮的患者所占的百分率。

一般来说，灵敏度高者，其特异度较低；特异度高者，其敏感度较低。阳性预测价值、阴性预测价值取值范围也在 0.1 之间，其值越接近于 1，诊断价值也越大。

二、主要压疮危险度评估量表介绍

压疮 RAS 的评估条目应包括被认为是压疮发生最关键的危险因素，并且量表具备容易和准确地预测存在压疮发生危险性的能力。自 1962 年 Doreen N 提出 Norton 量表以来，国内外研究者相继提出了多种压疮 RAS，并开展了大量相关研究。目前临床上较为常用的评估量表有 Braden 量表、Norton 量表和 Waterlow 量表等。美国压疮预防指南推荐应用前两种量表，尤其是 Braden 量表被认为是较理想的压疮 RAS。

(一)Braden 压疮风险评估量表(Braden Pressure Ulcer Risk Assessment Scale)及其修订版量表

1. Braden 量表

Braden 量表由美国的 Braden 和 Bergstrom 两位博士于 1987 年制订，已被译成日语、汉语、荷兰语等多种语言，是 1987 年以来美国健康保健政策研究机构(AHCPR)推荐使用的一种预测压疮危险的工具。作者 Bergstrom 对该表进行了内容效度、结构效度、评分者间信度和预测效度等的临床研究。在内外科人群的研究中，Braden 表的评分者间信度为 0.83～0.99，以 16 分为临界值时的灵敏度和特异度分别为 100％、64％～90％。在危重患者的研究中，得到该表的灵敏度、特异度、阳性和阴性预测值分别为 83％、64％、61％、86％。

Braden 量表以经典压疮发生机理为构建依据，

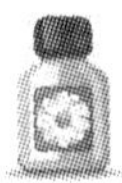

由6个被认为是压疮发生的最主要的危险因素组成，即从患者的感觉、移动、活动能力和影响皮肤耐受力的3个因素（皮肤潮湿、营养状况、摩擦和剪切力）的6个方面来进行评估。除“摩擦力和剪切力”一项外，各条目得分均为1～4分，总分6～23分，得分越低，发生压疮的危险性越高。不同的研究者对此量表的诊断界值有不同的看法，有的作者认为“16分”是发生压疮的诊断界值，有的则认为是“18分”，通常情况在ICU应用最多的是“16分”，而在老年医疗机构长期住院的老年患者和居家的老年患者则普遍认为“18分”是发生压疮的诊断界值。综合各研究结果推荐的诊断界值为18分。15～18分提示轻度危险，13～14分提示中度危险，10～12分提示高度危险，9分以下提示极度危险。

Halfens等在荷兰对该量表的信度和效度进行了多中心的前瞻性研究，结果表明Braden量表是一个可信的量表，具有足够的灵敏度和特异度。此量表目前已在世界上多数医疗机构中应用，经过信度和效度的测试，Braden量表的内部一致性信度很高（Pearson's r：0.83～0.99）。其敏感性和特异性最为平衡，信效度最好，其评估的内容和项目与老年人的压疮形成因素相符，适用于老年及内外科患者，被认为是适用最广的量表（表2-9-3-1　Braden压疮危险因素评估表）。

表2-9-3-1　Braden压疮危险因素评估表

项目＼评分	1分	2分	3分	4分
1. 感觉	完全受限	非常受限	轻微受限	未受损害
对压力相关的不适做有意义反应的能力	接受到疼痛刺激时，患者无法做出呻吟、退缩或抓握的反应（也可能是由于使用镇定药物或意识改变），绝大部分体表无法感知到疼痛刺激	当接受到疼痛刺激时，只能以呻吟或躁动不安表示，全身有1/2以上的体表无法知觉到不适或疼痛刺激	对言语指令有反应，但总是无法在感受到不适时，表达其不适或须由他人协助翻身 一至两个肢体无法知觉到不适或疼痛刺激	对言语指令有反应，对不适与疼痛刺激的知觉能力正常
2. 潮湿	持续潮湿	经常潮湿	偶尔潮湿	很少潮湿
皮肤暴露在潮湿环境中的程度	皮肤几乎一直处于潮湿状态，每次移动患者时，患者的皮肤都是潮湿的	皮肤时常是潮湿的，每班至少更换床单一次	大约每天须更换床单两次	皮肤通常是干燥的，依常规更换床单即可
3. 活动	限制卧床	可以坐椅子	偶尔行走	经常行走
身体活动的程度	活动范围限制在床上	无行走能力或行走能力严重受限，无法承受自己的体重，或须协助才能坐进椅子或轮椅	每个班的大多数时间是在床上或椅上，但在白天偶然可在协助下，或不需要协助自行走动	每天至少走出病室两次，醒着时至少每2h会在病房内走动
4. 移动	完全无法移动	非常受限	轻微受限	未受限
改变或控制体位的能力	无法凭自己的能力，对身体或肢体位置做调整，即使是轻微的调整	偶尔能轻微的调整身体或肢体位置，无法凭自己的能力做经常或大幅度调整	时常能凭自己的能力小幅度的自由调整身体或肢体位置	能凭自己的能力时常改变体位及做大幅度的体位调整
5. 营养	非常差	可能不足够	足够	非常好

续表

项目＼评分	1分	2分	3分	4分
通常的进食型态	从未吃完送来的正餐，很少吃超过送来的1/3，水分摄取差，未食用液体营养补充品，如太空饮食，每天吃两份或两份以下蛋白质（肉、蛋、奶制品等），无论个案是否接受静脉营养补充，持续以下任意情况5d以上：禁食或进食清流质饮食	少吃完送来的正餐，一般来说只能吃完送过来的1/2，偶尔食用液体营养补充品，每天吃三份蛋白质（肉或豆、奶制品），所摄取的液态食物或管灌未达到理想需要量，如每日灌进食量少于1500kcal	一般能吃完每餐的1/2以上，每日吃四餐含肉或奶制品的食物，偶尔拒绝吃一餐，或管饲或肠外营养	每顿正餐都吃掉大半，从不拒绝用餐，在两餐间，偶尔还吃点心，不需要营养补充品。通常食用四份或以上的蛋白质（肉或豆、奶制品）
6. 摩擦力和剪切力	有问题	潜在的问题	无明显的问题	
	须中度到极大的协助，才能移动身体，且无法将身体完全抬起，在床单上不滑动。卧床或坐轮椅上，时常会向下滑动，须极大协助，痉挛或躁动不安，使个案皮表几乎持续受到摩擦	不能有效移动，或只需些许协助，在移动过程中，皮肤可能在床单、椅子、约束带等设备上出现一些的滑动。大多数时候，能在床或椅子上维持相当好的姿势，但偶尔会滑下来	能凭自己的能力在床上或椅上移动。在移动时，可将自己完全抬起，总是能在床上或椅子上维持良好的姿势	

2. Braden压疮危险因素评估表（修订版）

2003年中国香港理工大学的彭美慈等对Braden量表的中文版进行了修订，并在部分中国人群中进行了预测效果的研究，推荐在压疮高发的人群使用，修订版Braden量表删除了量表中“营养状况”评分项目，增加了“体型/身高”、“皮肤类型”2项评分内容，共7个条目。除“摩擦力和剪切力”一项外，各条目得分均为1～4分，总分7～27分，诊断界值为19分，得分越低，发生压疮的危险性越高（见表2-9-3-2）。

表2-9-3-2 Braden压疮危险因素评估表（修订版）

项目＼评分	1分	2分	3分	4分
1. 感觉	完全受限	非常受限	轻度受限	未受损害
对压力相关的不适做有意义反应的能力	对疼痛刺激无反应（没有呻吟、退缩或握手动作），由于意识水平下降或镇静作用，全身表面对疼痛感觉能力下降	仅对疼痛刺激有反应，除了呻吟和烦躁不安，不能表达不适，或有感觉障碍，身体一半以上的部分感觉疼痛或不适的能力受限	对口头指令有反应，但不能表达不适或翻身的需要，由于感觉受损，对疼痛的反应能力受限，或在一两个肢体感觉不适	对口头指令有反应，没有感觉限制及表达疼痛不适的感觉缺陷
2. 潮湿	持续潮湿	经常潮湿	偶尔潮湿	很少潮湿

续表

评分 项目	1分	2分	3分	4分
皮肤暴露在潮湿环境中的程度	由于出汗或小便，皮肤总是处于潮湿状态(这种状态且在每次移动或翻身时发现)	皮肤经常潮湿，床单至少每班更换一次	皮肤偶尔潮湿，床单需要每天额外更换一次	皮肤经常性保持干燥，只需常规更换床单位
3. 活动	限制卧床	可以坐椅子	偶尔行走	经常行走
身体活动的程度	不能下床	行动严重受限或无法站立，不能承受身体重量或必须依赖轮椅	白日行走短距离需要或不需要帮助	每日至少在房间内外活动2次，日间每2h在房间内至少活动一次
4. 移动	完全无法移动	非常受限	轻微受限	未受限
改变或控制体位的能力	没有帮助时，身体或远端肢体不能做任何轻微的移动	身体或远端肢体能偶尔轻微移动，但不能独立频繁移动或做明显动作	能经常独立地做轻微的四肢或身体移动	无需帮助即可进行大部分的频繁的移动动作
5. 摩擦力和剪切力	有问题	潜在的问题	无明显的问题	
	活动时需要中等到大部分帮助；不借助床单的摩擦，不能完成抬起身体的某个部分；经常滑下床或椅；痉挛／挛缩和躁动导致持续的摩擦	自主移动微弱或需要小部分帮助；在移动时，皮肤可能与床单／坐椅／约束带／和(或)其他器械摩擦；相对来说，大部分时间能在椅子或床上保持良好的体位，只是偶尔会滑下来	在床或椅子上能独立移动，在移动时肌肉有足够的力量支持，所有时间都能保持良好的体位	
6. 体型/身高	肥胖	消瘦	偏胖/偏瘦	标准
	超过标准身体重量的30%或更多	极度消瘦或单薄 低于标准体重20%	标准体重±(10%～20%)	
7. 皮肤类型	浮肿	皮肤增厚变粗糙	干燥	正常
	皮下有过多液体积聚	表皮水分丢失增加，且非正常角质增多	皮肤缺乏水分或油质，有明显的皱纹、皮屑或痒痕	

3. Braden Q 儿童压疮危险评估量表

相关调查显示，在心胸外科、骨科、重症监护室等科室中，患儿的危重度普遍较高，因此压疮发生率也较一般科室高。Braden—Q 儿童压疮危险评估量表(Braden Q Pressure Ulcer Risk Assessment Scale，下称 Braden—Q 量表)是 Curley 等对 Braden 量表改进而成，其效用研究和临床应用相对成熟，近年来在国际上逐渐得到推广。Braden—Q 量表包含移动度、活动度、感知觉、潮湿、摩擦与剪切、营养、组织灌注和氧合 7 个条目。总分 7～28 分，得分越低，压疮风险越大。以 16 分为分界值时，该量表的灵敏度和特异度分别为 83%和 58%(表 2-9-3-3)。

表 2-9-3-3 Braden Q 儿童压疮危险评估量表

项目 \ 评分	1分	2分	3分	4分
1. 移动性	完全受限	严重受限	轻度受限	无限制
	不能自主改变体位或移动肢体	偶尔改变体位或移动肢体，但不能独立翻身	能自主改变体位或移动肢体	能完全独立地改变体位（6个月以下患儿均为4分）
2. 活动度	限制卧床	限制坐椅	偶尔步行	经常行走
	绝对卧床	不能承受自身重量，步行能力严重受限或丧失。坐椅或坐轮椅时需要他人辅助	长时间卧床或坐椅，偶尔进行短距离步行	每日走出病房两次，病房内每2h步行一次（年龄过小而不能步行的患儿均为4分）
3. 感知觉	完全受限	非常受限	轻度受限	未受损害
	完全受限：因意识降低、镇静剂或感觉受限等原因而对疼痛无反应	严重受限：半身以上的疼痛或不适感觉受损；对疼痛刺激有反应，表现出呻吟或烦躁	轻度受限：对口令有反应但表达不适的能力有限；一侧或双侧肢端存在感觉受损	无损伤：能对口令有反应，无感觉缺失，能表达疼痛与不适
4. 潮湿	持续潮湿	经常潮湿	偶尔潮湿	很少潮湿
	持续潮湿：皮肤持续受汗液、尿液、引流液浸渍。需要频繁检查皮肤情况	很潮湿：皮肤经常潮湿，需要每8h更换床单	偶尔潮湿：皮肤偶尔潮湿，需每12h更换床单	很少潮湿：皮肤保持干燥，常规更换尿垫或每24h更换床单
5. 摩擦与剪切	存在严重问题	存在问题	存在潜在问题	无明显问题
	存在强直、挛缩、瘙痒或躁动等问题，导致持续的滑动和摩擦	移动时需要他人协助，肢体移动时出现床面摩擦。卧床或坐椅时经常下滑，需要频繁辅助摆正体位	身体移动时稍需协助，偶尔产生床单、椅子、约束带的摩擦。卧床或坐椅时一般能保持良好体位。偶尔下滑	改变体位时身体可完全抬离床面；卧床或坐椅时可独立移动或抬起肢体。卧床或坐椅时体位固定良好
6. 营养	极度贫乏	贫乏	正常	良好
	禁食和（或）持续流质饮食；静脉输液持续5d以上；白蛋白＜2.5mg / dl；不能正常进餐	流质饮食、管饲或全肠外营养，热量和矿物质摄入不能满足年龄需要；白蛋白＜3mg / dl；进食一半的规定食量	管饲或全肠外营养，热量和矿物质摄入能满足年龄需要；进食超过规定食量的一半	正常饮食，热量和矿物质摄入能满足年龄需要
7. 组织灌注和氧合	极度不足	不足	正常	良好
	低血压（平均动脉压＜50mmHg，新生儿＜40mmHg）；无法耐受体位改变	血压正常；氧饱和度可＜95%；血红蛋白＜10mg/dl；毛细血管再充盈＞2s；血清pH＜7.40	血压正常；氧饱和度可＜95%；血红蛋白＞10mg/dl；毛细血管再充盈＞2s；血清pH正常	血压正常；氧饱和度＞95%；血红蛋白正常；毛细血管再充盈＜2s

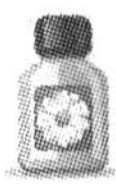

（二）Norton 压疮风险评估量表（Norton Pressure Ulcer Risk Assessment Scale）

该量表为 1962 年源自于老年人的研究而建立的四分量表，其优点为简单、快速、易于使用，普遍适用于老年病房，该表敏感性为 63%～100%，特异性为 26%～89%。Norton 评估表有 5 项评估内容，包括体力状况、精神、活动、运动、大小便失禁。每项评分 1～4 分，评分范围为 5～20 分，随分值的降低发生压疮的危险性相应增加。14 分以下获得压疮的机会为 32%；12 分以下属高危组，2 周获压疮的机会为 48%。Norton 量表在效度和信度方面仅次于 Braden 量表（表 2-9-3-4）。

表 2-9-3-4　Norton 压疮风险评估量表

项目＼评分	4 分	3 分	2 分	1 分
1. 一般身体状况	好	一般	差	非常差
指最近的身体健康状态（如营养状况、组织肌肉块完整性、皮肤状况）	身体状况稳定，看起来很健康，营养状态良好	一般身体状况稳定，看起来普通健康	身体状况不稳定，看起来还算健康	身体状况很危急，看起来真的生病了
2. 精神状况	清楚	淡漠	谵妄	昏迷
指意识状况和定向感	对人、事、地定向感非常清楚，对周围事物敏感	对人、事、地定向感只有 2～3 项清楚，反应迟钝、被动	对人、事、地定向感只有 1～2 项清楚，沟通对话不适当	一般而言没有反应，嗜睡
3. 行走能力	可走动	需协助	轮椅活动	卧床
个体可行动的程度	能独立走动	无人协助则无法走动	只能以轮椅代步	因病情或医嘱限制留在床上
4. 活动能力	行动自如	轻微受限	非常受限	不能自主活动
个体可以移动和控制四肢的能力	可随意志自由移动、控制四肢	可移动、控制四肢，但需人稍微协助才能翻身	无人协助下无法翻身，肢体轻瘫、挛缩	无能力移动，不能翻身
5. 失禁情况	无	偶尔失禁	经常性失禁	大小便失禁
个体控制大/小便的能力	大小便控制自如，或留置尿管，但大便失禁	在过去 24h 内有 1～2 次大小便失禁之后使用尿套或留置尿管	在过去 24h 之内有 3～6 次小便失禁或腹泻情形	无法控制大小便，且在 24h 内有 7～8 次失禁发生

1995 年英国的 Bale 对 Norton 量表进行了修改，即修订版 Norton 量表（Mordified Norton Scale'MNS)，并在其本国部分人群中进行了测试研究。修订后的 Norton 危险因素评分法由年龄、皮肤状况、身体状况、心智状况、活动、移动力、失禁、基础病变以及依从性 9 方面进行评估。满分 36 分，分值 24～25 分，提示有风险；分值 19～23 分提示中等风险；分值 14～18 分，提示较高风险；分值 9～13 分提示很高风险。1999 年瑞典的 Gunningberg 在医院的急诊和骨科病房对 MNS 进行了测试研究，结果显示 MNS 具有一定的信效度，压疮预测能力一般（OR＝1.18，CI 95%：0.52～2.66）。

（三）Waterlow 压疮风险评估量表（Waterlow Pressure Ulcer Risk Assessment Scale）

Waterlow 量表是欧洲评估老年人压疮危险的主要工具，是 1984 年由 Waterlow 通过对患者皮肤情况的调查而建立的。在英国应用较多，具有评分简便、预测效果好等特点，该量表包括体型、控便能力、皮肤类型、年龄、性别、移动度、饮食、组织营养、神经缺陷、手术和特殊用药等 11 个条目，得分越高，压疮风险越大。累计＜10 分者为无危险，≥10 分者为危险（10～14 分为轻度危险，15～19 分为高度危险，20 分以上为极度危险）。Waterlow 量表对压疮危险性的预测能力和灵敏度较高，但其特异度却较低，这就意味着被这份量表评估为压疮高危的患者，可能危险度并不高，这可导致在预防措施上的高支出。常被推荐应用于成人和矫形外科（表 2-9-3-5）。

（四）压疮危险因素评估表（国内评分法）

压疮危险因素评估表（国内评分法）评分范围 8～32 分，分值≤6 分时，易发生压疮，分值越低，发生压疮的危险性越高（见表 2-9-3-6）。

表 2-9-3-5　Waterlow 压疮风险评估量表

条目	定义		分值
1. 体型	正常	体重：标准体重×(1±10%)以内	0
	超过正常	体重：标准体重×(1+10%～20%)以内	1
	肥胖	体重高于：标准体重×(1+20%)	2
	低于正常	体重低于：标准体重×(1−10%)	3
2. 控便能力	完全控制或导尿	指大小便完全能控制或留置导尿	0
	偶尔失禁	指大小便基本能控制，偶尔有大小便失禁	1
	尿/大便失禁	指尿或大便失禁，或有腹泻	2
	大小便失禁	指大小便均失禁	3
3. 皮肤类型	健康	皮肤颜色、弹性、湿度等正常	0
	纸样、干燥、水肿、潮湿、温度升高，出现任何其一		1
	变色		2
	破损或有斑点		3
4. 年龄(岁)	14～49		1
	50～64		2
	65～74		3
	75～80		4
	81～		5
5. 性别	男		1
	女		2
6. 移动度	自如	指意识清楚，活动自如	0
	烦躁	指意识模糊，烦躁不安、不自主活动多	1
	淡漠	指意识淡漠、活动少	2
	受限	指患者不能主动变换体位	3
	乏力或牵引	指活动障碍或治疗措施限制活动，如牵引治疗	4
	坐轮椅	指自主活动能力受限，需长期使用轮椅等工具	5
7. 饮食食欲	良好	指进餐种类、次数、量等正常	0
	差	指食欲差，进餐量和种类少	1
	置胃管或纯流质饮食	指只能进流质饮食或通过胃管灌入饮食	2
	禁食或厌食	指不能或不愿进食	3

续表

条目	定义	分值
8. 组织营养	吸烟	1
	贫血	2
	心衰或外周静脉疾病	5
	组织营养不良，如恶病质	8
9. 神经缺陷	糖尿病、多发性硬化、脑血管意外、运动感觉缺陷、瘫痪	4～6
10. 手术	腰以下的骨科手术或脊柱手术、手术时间＞2h	5
	手术时间＞6h	8
11. 特殊用药	长期应用细胞毒或使用大剂量类固醇、抗炎药	4

表 2-9-3-6　压疮危险因素评估表(国内评分法)

项目	4 分	3 分	2 分	1 分
1. 神志	清醒	淡漠	模糊	昏迷
2. 营养	良	一般	差	极差
3. 运动	运动自如	轻度受限	重度受限	运动障碍
4. 活动	活动自如	扶助行走	依赖轮椅	卧床不起
5. 排泄	能控制	尿失禁	大便失禁	两便失禁
6. 循环	毛细血管再灌注迅速	毛细血管再灌注减慢	轻度水肿	中度至重度水肿
7. 体温	36.6～37.2℃	37.2～37.7℃	37.7～38.3℃	＞38.3℃
8. 用药情况	未使用镇静剂和类固醇	使用镇静剂	使用类固醇	使用镇静剂和类固醇

(五)Anderson 评分法

该表包含 8 个危险因素：3 项绝对性危险因素(昏迷、脱水及瘫痪)，5 项相对性危险因素(年龄≥70 岁、活动受限、尿便失禁、明显消瘦、骨突处发红)。Anderson 危险指标记分法记分≥2 时发生压疮的危险性极高，对临床有一定的指导意义，但评估条件相对简单，可对急性病入院患者做有效预测(表 2-9-3-7)。

表 2-9-3-7　Anderson 评分法

绝对危险(主要指标) (2 分)	相对危险(次要指标) (1 分)
神志丧失	老年≥70 岁 运动受限
脱水	大小便失禁 明显消瘦
瘫痪	骨突部皮肤发红

压疮危险度评估量表只是评估患者压疮发生危险程度的一种辅助工具，每种量表都有特定的使用范围。任何一个量表都不一定适用于所有患者，不同疾病的患者群体所涉及的压疮危险因素是不同的，所以压疮危险因素是护理人员在压疮风险评估中首先要考虑的问题，即该量表涉及到的条目是否涵盖了患者发生压疮的主要危险因素。所以进一步研究适合于自己病区的有效的、可靠的、便于使用的危险评估工具，是今后压疮预防研究的方向。

第四节　压疮风险评估过程中护理思维的培养

护理思维始终贯穿于压疮护理管理工作中，进行有效地压疮管理，关键在于护理人员在考虑压疮问题时，采用科学的思维方法，全面、正确地运用已有的知识和经验，不断学习、完善自己的相关知识，对压疮的风险评估是保证此项工作的基础。

一、临床思维与护理思维

医学模式的转变对护理工作产生了巨大的影响。要求护士在临床工作中要独立判断、独立决策、独立执行。因此，培养护士求疑、实证、严谨和理性的临床思维逐渐得到重视。

(一)临床思维

临床思维就是运用医学科学、自然科学、人文社会科学和行为科学的知识，以患者为中心通过充分的沟通与交流，进行病史采集、体格检查和必要的实验室检查，得到第一手资料，借助手头的和其他可利用的最佳证据和信息，结合患者的家庭与人文背景，根据患者的症状等多方面信息进行批判性的分析、综合、类比、判断和鉴别诊断，形成诊断、治疗、康复和预防的个性化方案并予以执行和修正的思维过程和思维活动。全面加强临床综合能力的培养。

(二)护理思维

护理思维是指护理人员在临床实践中对患者健康状况的评估、诊断、护理、预防等思维过程或思维活动。另有学者认为护理临床思维能力是指运用理论、智力和经验对患者存在或潜在的护理问题进行综合分析、判断和实施护理措施的决策能力。

护理思维是护理人员在临床实践过程中发展的，是在感性材料的基础上发生的。感性认识是思维活动的源泉和根据，人们只有在实践中去影响客观事物和受到客观事物影响的时候，才能发现事物的特点，进一步揭示事物的本质。

二、压疮风险评估过程中护理思维的培养

临床问题的处理，不能简单地说“对”与“错”；同一种病不同的患者其处理可以不同，同一种病在不同阶段其处理也有所不同。临床问题处理上还会有矛盾或两难的情况，所以，如何思维，如何判断，如何决策是临床思维培养的重要方面。压疮管理更是如此，对于疑难问题需要通过组织讨论会对问题进行讨论，以循证医学为依据，集思广益，对于问题的解决大有裨益。

(一)重视压疮危险因素

人是一个多系统多层次的整体。不同的个体又有不同的生理、心理、社会、精神文化背景，随着自然、社会环境的变化，不断地进行调整、改变、适应以维持生命及满足各种生存质量的需求。压疮是多种因素共同作用的结果，机体受到各种内外因素的影响而导致压疮。护士在为患者进行压疮风险评估时必须向多向思维转化，综合考虑，去思考和分析导致压疮的原因以寻求预防对策。

(二)动态评估压疮风险

评估除在患者入院时进行外，还强调根据评估结果在住院期间定期或病情变化时进行。因为随着治疗的实施或病程的进展，入院时不存在的或潜在危险因素会产生并表现出来，加重患者发生压疮的危险程度，所以动态的评估非常必要，护理人员需要在患者住院的整个过程中进行动态评估，对患者发生压疮的危险因素做定性、定量的综合分析。评估后对高危患者实行重点预防，可使有限的医疗资源得以合理分配和利用。

(三)客观辨证使用压疮风险评估工具

1. 明确压疮护理的重心

预防是避免压疮发生的主要手段，也是护理工作中的重点，积极评估患者情况是预防压疮关键的一步，应用压疮危险因素评估量表可对有压疮危险的患者提供个性化的护理，并可作为确定难免性压疮的依据之一。预防压疮的关键是应用信效度较好的压疮评估量表对患者进行早期评估，及早预防，及早发现，及早实施护理干预，防止压疮的发生，减少患者痛苦。

2. 客观看待压疮危险评估量表

压疮危险因素评估量表在给临床护理人员提供框架，进行指导临床实践的同时，越来越多的研究也在提醒临床护理人员应该客观地对待这些测量表的使用。

有效的压疮危险评估量表能帮助护理人员更准确地预测患者的压疮危险，提高压疮预防的针对性，降低压疮发生率。压疮危险评估量表的评估结果可提示临床医生根据发现和改善患者的部分危险因素，并提供有效的医疗干预，从而降低医疗费用。从20世纪60年代起，国外即开始建立和研究各种压疮危险评估量表，并作为患者入院时的常规评估项目。1992年美国卫生保健政策研究机构(Agency for Health Care Policyand Research，简称

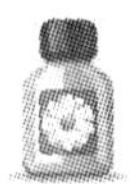

AHCPR)提出,大量的研究证据表明压疮危险评估量表有助于降低压疮发生率,可作为实践标准推广。

每个压疮风险评估表都是通过大量的研究将不同的压疮危险因素作为其主要条目,并对每一个条目的不同情形进行详细介绍并赋予分值,护理人员在应用各种量表前要对压疮危险因素有全面的了解,使用量表时除考虑其方便性及适用性外,在评估患者时还应对量表中未列入的项目加以评估。

在我国内地尚未广泛使用压疮评估量表,护理人员多依靠临床经验来判断患者发生压疮的危险性。所以这些量表在国内临床上的使用是很有限的,而且经常被护士的临床判断或主观评估所代替。压疮有发病率高、发展快、难治愈、容易复发的特点,仅凭护士个人经验来判断患者是否会发生压疮,受判断者专业知识水平的限制,主观性强,缺乏客观依据。

没有一个压疮评估工具适用于所有患者,因此需要更多的研究将压疮危险评估量表应用于临床不同的患者,对量表的信效度及临床应用情况进行综合分析,进一步完善这些压疮评估量表或研制新的评估工具,验证其适用性及其信效度等,研发出适合应用于我国不同患者群体的压疮危险评估工具。

3. 重视压疮危险评估量表在临床工作中的应用

通过风险评估准确、及时地筛选出压疮高危患者,可以使各级护理人员和护理管理者及时知晓、掌握、重视压疮高危患者的全面情况,并形成一整套会诊、实施、监控体系,从而及早采取预防措施,起到有效的落实、监督、促进作用,防患于未然。护理人员还要将评估结果及时与患者及家属沟通,以减少护患纠纷的发生。根据患者的具体情况给予积极有效的护理干预措施,有效地预防压疮的发生,将压疮的难免发生转变为可避免发生。

在量表应用过程中,应选择合适的量表,并不断完善量表的内容,使其达到较好的信度和效度,而且对患者的评估应该是持续性的。在临床压疮预防工作中,护士不能完全依赖量表,同时也要结合患者的病情和护士的临床判断进行压疮的预防。预防措施的实施既要以评估的结果为依据,又要根据患者的不同情况选择最适合的护理措施,以有限的资源发挥最佳的效果,降低临床压疮发生率。

参　考　文　献

[1]Walsh JS, Plonczynski DJ. Evaluation of a protocol for prevention of facility-acquired heel pressure ulcers. J Wound Ostomy Continence Nurs. 2007,34(2):178－183.

[2]Bennett G, Dealey C, Posnett J. The cost of pressure ulcers in the UK. Age and Ageing. 2004,33(3):230－235.

[3]Hausman LL. Cost containment through reducing pressure ulcers. Nurse Manage. 1994,25(7):88R,88T,88V.

[4]Agency for Health Care Policy and Research. Pressure ulcers in adults: prediction and prevention. Clinical practice guidelines. Washington, DC: US Department of Health and Human Services, Public Health Service. 1992 (reviewed 2000).

[5]Ayello EA, Braden BJ. How and why to do pressure ulcer risk assessment. Adv Skin Wound Care, 2002, 15(3): 125－131.

[6]曾勇,鲁映青. 论临床思维概念. 医学教育探索,2005,4(1):46－48.

[7]吕一婷. 内科护理教学中的临床思维训练[J]. 福建教育学院学报,2008,(10):113－115.

[8]殷磊,等. 护理学基础. 第3版. 北京:人民卫生出版社,2002:217.

第十章　各级压疮的处理

第一节　Ⅰ期压疮的处理

一、处理原则

Ⅰ期压疮存在的主要问题是局部暂时性血液循环障碍，组织缺氧，小动脉反应性扩张，局部充血，皮肤出现红、肿、热、麻木或有触痛，但皮肤的完整性未破坏。患者出现Ⅰ期压疮后，应注意解除局部作用力，改善局部血运，避免发红区持续受压与受潮造成皮肤浸润，监测皮肤变化状况。同时，继续进行压疮风险评估，确定压疮危险因素和其他部位发生压疮的危险程度，积极采取干预措施，预防其他部位出现压疮。

二、处理要点

（一）提高早期识别Ⅰ期压疮的能力

1. 确诊皮肤非苍白性发红区

Ⅰ期压疮的皮肤完整无破损但局部区域（多见于骨突处）出现按压后不变白的红斑。皮肤、软组织受压变红是正常的皮肤保护性反应，发红区皮肤按压后变白，说明组织未受到损害（彩图 2-10-1-1　发红区皮肤按压后变白）。肤色较黑或暗的患者可能看不到按压后肤色的变化，很难及时监测到Ⅰ期压疮的存在（彩图 2-10-1-2　局部按压后恢复较快，无法观察到是否变苍白）。建议使用透明按压片易于观察，有助于Ⅰ期压疮的早期识别（彩图 2-10-1-3　使用透明按压片易于观察）。

2. 局部的皮温、水肿以及皮肤变硬预示着压疮的发生

皮肤的观察包括局部的皮温、有无水肿以及皮肤的硬度，特别是在一些肤色较深暗的患者身上更要注意。因为在肤色较深暗的患者身上很难观察到皮肤的红肿，但是这些皮肤与周边组织相比可能会有疼痛、变硬、皮温升高等情况。所以上述的这些体征也应列入评估观察指标中。同时，应询问患者有无局部皮肤的不适或疼痛以此来判断有无压力性损伤，一些研究表明疼痛是压疮中一项主要症状。另一些研究证实局部的疼痛是组织受损的前兆。

（二）继续使用压疮风险评估量表对患者进行压疮风险评估

1. 患者压疮危险程度评估

因压疮可发生于任何容易受压的部位，所以患者局部出现压疮后，只要危险因素不能祛除，就意味着其他部位同样会出现压疮。在此期间，压疮风险评估更为重要，可使用 Braden、Nortong 或 Waterlow 等压疮风险评估量表对患者进行评估，对患者其他部位发生压疮的危险程度进行确定。

2. 患者压疮危险部位和危险因素的确定

通过使用压疮风险评估工具对患者进行全面的评估并进行综合分析，找到危险部位和危险因素，针对危险因素采取有针对性的防治措施，避免已出现的压疮向更深程度进展和其他危险部位处发生压疮。

（三）针对压疮危险因素制定个体化的治疗及预防措施

1. 祛除局部受压这一最主要的危险因素

解除压迫是预防和治疗压疮最主要的措施，也是治疗压疮的先决条件。可以起到促进血液循环、改善局部血运的作用。

（1）正确的体位调整：防治压疮的前提是尽量

减少局部组织所承受压力的强度和时间，间歇性解除压力是最为有效的措施，因此应根据病情定时协助患者进行翻身。如患者为坐位起初不超过 30～60min，每 15～30min 要有 15s 重量转移的时间，对于自己不能独立完成重量转移的患者，需要他人每 1h 协助进行重量转移 30s，适当的椅垫对预防压疮有重要意义。如患者卧床时每 2h 更换体位。并且应使用翻身记录表来记录每次翻身的时间、卧位情况及皮肤情况，这样也有利于及时发现问题，及时解决。

护士在帮助患者翻身时，动作要轻柔，尽量避免拖、拉、拽、推等动作，以防擦伤皮肤，并应尽量避免独立搬运重症患者。为防止剪切力的发生，侧翻时应留有足够的翻转空间，如协助患者向右侧翻身时，应先将患者平抬移动至左侧，护士应站立于患者的右侧，协助患者向己侧翻身。因为从力学原理上，协助患者向对侧翻转，是护士前臂做功，为短力臂费力杠杆；而向己侧翻转是整个手臂做功，为长力臂杠杆，更省力(图 2-10-1-4)。

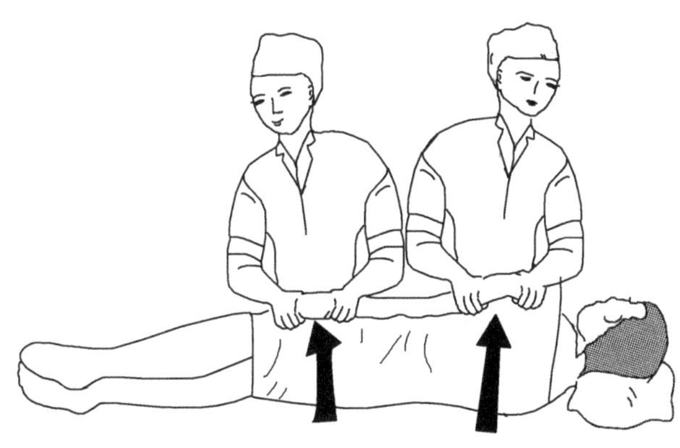

图 2-10-1-4　护士协助患者翻身

(2)使用减压用具进行局部减压

①防压疮气垫床的应用：使用气垫床，可增加身体机体与床面的接触点和接触面积，以分解身体自身重力对骨突出部位产生的压力，同时缩短局部受压的持续时间。理想的气垫床需要满足以下标准：能够尽量减少骨突部位的压力，各部位的压力可以分别调节；不影响床上身体转移活动；重量轻、价格低廉、耐用。为确保气垫床管充气量足，建议气垫床厚度约 10cm 较好，太薄太厚均不适应，气垫床下垫至少 5cm 高的软质床垫缓冲，避免床板太硬造成床管充气不足；气垫床在非充气状态下，建议应先充饱气后再安排患者躺入，以避免床管充气不足；气垫床出气量调整，应以患者的体重来判断，床管气量不宜太饱或太软；应用过程中应避免尖锐物品刺破或割破气囊(彩图 2-10-1-5　气垫床工作示意图)。

②各种体位垫的应用：受压严重的局部可使用减压垫、软枕、海绵或者自制减压球等起到使局部压力得到缓冲减小的作用。但是应注意，不建议应用圆形气垫圈做压疮减压用具，因为充气的气圈可压迫阻断皮肤的静脉回流，使原本骨骼突出部(点)受压，变为气垫圈内接触面受压，导致局部血液循环受阻，造成静脉充血与水肿，使气垫圈压迫范围内皮肤呈淤血状态(彩图 2-10-1-6　气垫圈压迫范围内皮肤呈淤血状态)；同时妨碍汗液蒸发而刺激皮肤，更不利于皮肤血液循环，特别是水肿和肥胖者不宜使用。

2. 保持皮肤组织清洁、完整

潮湿特别是失禁是促使压疮发生的因素。因为潮湿的皮肤利于微生物的滋生，很易被摩擦破损，尤其是大小便失禁的患者，除了潮湿，还有化学的刺激，更加重皮肤的损伤，因此不论大小便或流汗引起的皮肤潮湿，均应随时清洗洁净。

3. 加强营养

营养不良既是导致压疮发生的内因之一，又可影响压疮的愈合。因此了解患者营养状况，注意增加蛋白，高热量饮食，防止患者出现贫血和低蛋白血症，补充维生素和微量元素以促进伤口愈合。

4. 健康教育

及早对患者及家属进行宣教，取得患者及家属对压疮预防措施的了解和配合，是预防压疮成功的重要因素。制订个人压疮预防方案，选择合适的支撑面，让患者和家属了解皮肤护理与压疮的关系，以及压疮的发生、发展和治疗护理的一般知识，让患者与家属变被动为主动，积极参与。

(四)Ⅰ期压疮创面处理，重在保护皮肤完整性

Ⅰ期压疮的创面处理要特别注意保护皮肤的完整性，皮肤一旦破溃，压疮就向更深一步进展了，治疗起来将更加困难。可选用对皮肤刺激性小的水胶体敷料、半通透性膜敷料进行保护，为便于观察局部皮肤的颜色变化尽量选择透明敷料(彩图 2-10-1-7　透明敷料便于观察)，保护上皮组织，以减

少局部组织的机械摩擦，防止皮肤破溃，避免压疮向更深一步进展。

黏贴敷料时，要遵循当地的感染控制指南的要求对敷料进行操作，在接触敷料前后一定要认真洗手。黏贴敷料时切忌过度牵拉而引起剪切力，造成敷料周边皮肤破损(彩图 2-10-1-8　敷料黏贴不当导致皮肤破损)，应使用无张力的黏贴技术。半通透性膜敷料要以零角度的方式覆盖在创面上，将伤口置于敷料的中央，用指腹轻轻按压，然后从敷料中央向四周轻压粘贴敷料，使皮肤与敷料充分接触，避免水蒸气和空气积聚(图 2-10-1-9)。水胶体敷料应将中心对准创面覆盖，用手压住敷料约 30s，以助黏贴(图 2-10-1-10)。

半通透性膜和水胶体敷料作用时间长，经常更换反而造成皮肤损害，因此，可待其自然脱落或每周换药一次即可；祛除敷料时，同样为了防止剪切力，也应注意避免 90°撕拽，可轻轻揭开敷料边缘，采用对角线轻轻牵拉的方法(图 2-10-1-11)，从周边向中间慢慢祛除。

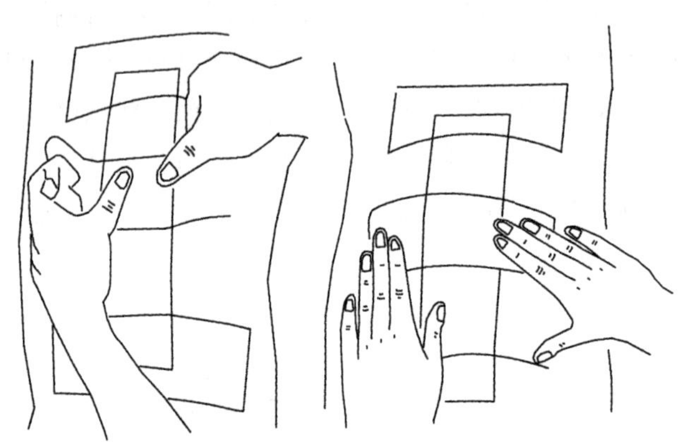

图 2-10-1-9　半通透性膜敷料黏贴方法

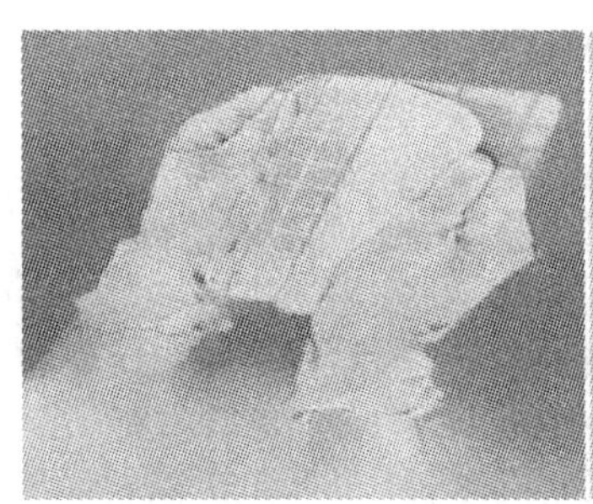
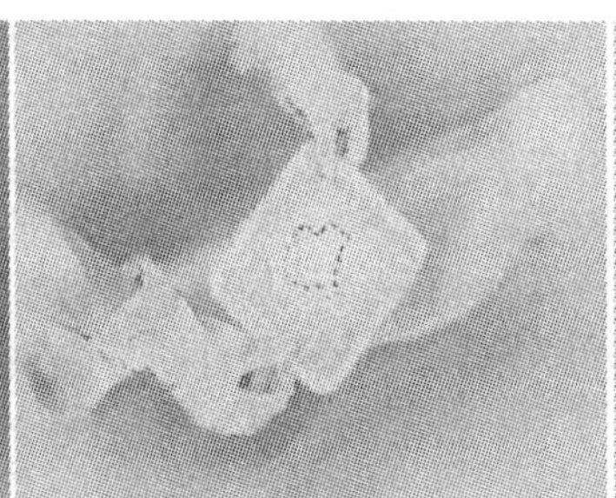
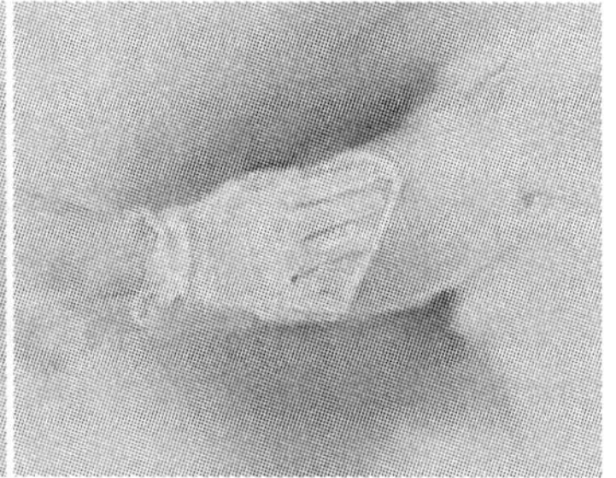

图 2-10-1-10　水胶体敷料黏贴方法

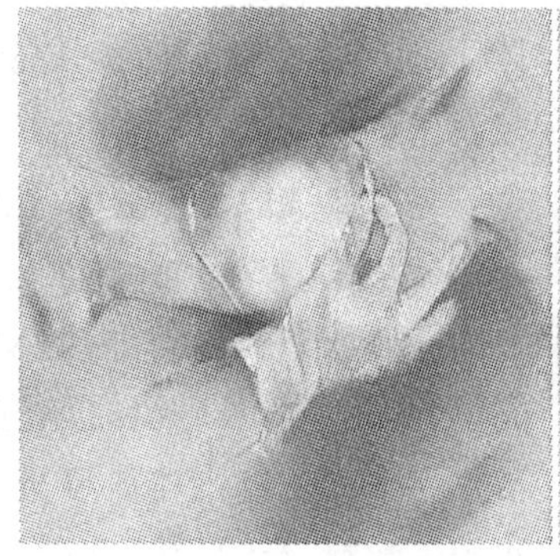
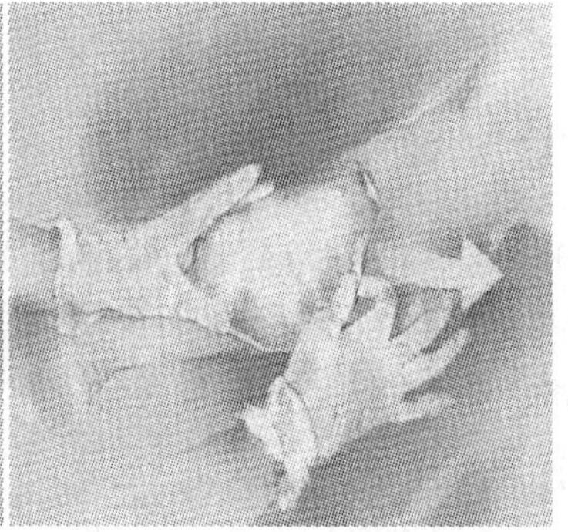

图 2-10-1-11　祛除敷料的方法

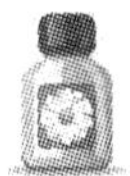

Ⅰ期压疮处理除局部创面处理和患者全身情况相结合的综合治疗外，最重要的是有效解除压疮区域的压迫，否则任何治疗都将无济于事。

第二节　Ⅱ期压疮的处理

一、处理原则

Ⅱ期压疮存在的主要问题是红肿部位如果继续受压，血液循环仍得不到改善，静脉血回流受阻，局部静脉淤血，受压表面呈紫红色，皮下产生硬结，皮肤因水肿而变薄，表皮可有水疱形成，此时极易破溃。破溃后，表皮层及真皮层出现部分缺损，可显露出潮湿的疮面，创面渗出液较多，患者有疼痛感。此期如不采取积极措施，压疮则继续发展。因此，此期在局部减压的基础上，应密切观察创面情况，防止水疱破裂，保护创面，预防伤口感染，促进伤口愈合。

二、处理要点

（一）局部减压、减少摩擦至关重要

水疱的形成是皮肤受刺激或其他损伤后的反应，Ⅱ期压疮水疱产生于皮肤红斑的基础上（彩图 2-10-2-1　水疱产生于皮肤红斑的基础上），水疱中的液体多为透明的组织液，是由于皮肤长时间受压或摩擦，导致部分毛细血管的通透性增大，部分血浆蛋白进入组织液，使得组织液的渗透压增大，而使组织液增多（图 2-10-2-2）。因此，此期一定要认真评估压疮发生的危险因素，适时改变体位，解除局部力学作用，减少摩擦因素，防止水疱破裂形成创面，并对患者和家属进行健康教育，取得配合，避免损伤继续发展。

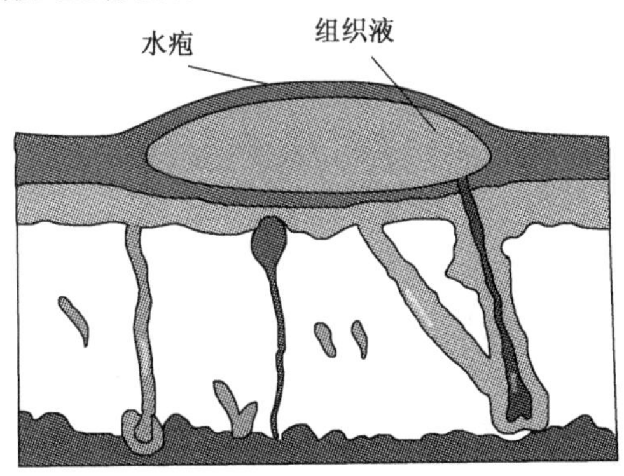

图 2-10-2-2　水疱中为组织液

（二）水疱的处理重在保护疱皮

1. 小水疱的处理

对于直径小于 5mm，疱内液体小于 0.5ml 的水疱，应使其自行吸收，不要破损局部小水疱。在皮肤标准消毒的基础上，可选用半透膜敷料或水胶体类敷料，以零角度的方式直接粘贴覆盖在水疱上，并使皮肤与敷料充分接触，避免水蒸气和空气积聚。以减少对水疱疱皮的摩擦，有效隔绝了外界细菌的侵入，防止外源性物质污染伤口，减少污染物对创面的刺激，降低伤口感染率。同时，创造伤口愈合的湿性环境，使伤口处于相对低氧、湿润、密闭的环境，使水疱内渗液迅速吸收，防止分泌物浸渍周围皮肤，保持皮肤完整性，减轻患者痛苦（彩图 2-10-2-3　小水疱直接覆盖水胶体敷料）。由于此类敷料透明易于观察伤口，无需经常更换，一般致水疱吸收后再更换敷料。更换时采用对角线轻轻牵拉的方法，从周边向中间慢慢去除，避免 90°撕拽，防止剪切力对皮肤组织产生机械性损伤。如在粘贴期间有部分掀起，可用剪刀剪去掀起部分，尽量减少全部去除的次数。

2. 大水疱的处理

对于直径大于 5mm，疱内液体大于 0.5ml 的水疱，仍选用半透膜或水胶体类敷料，维持原有皮肤生理的状况，但应抽吸出疱内液体，保留疱皮，促进创面的愈合。

（1）方法一：按照伤口消毒标准进行消毒，在水疱边缘用 1ml 注射器抽出疱内液体或用针头、镊子刺破水疱，保留疱皮；尽量选取多个部位穿刺，确保水疱内液体及时排出，不再形成新的水疱。然后用无菌棉签挤压干净水疱内的液体或用无菌纱布吸干水疱内渗液；表面喷洒粉剂，粘贴半透膜或水胶体类敷料，敷料与压疮水疱处皮肤充分贴合，排尽膜内空气，至水疱吸收后撕除敷料（彩图 2-10-2-4　水疱处理方法一）。

（2）方法二：抽吸泡液前，充分清洁水疱周围皮肤，依水疱大小剪取水胶体油纱（略大于水疱范围）覆盖于水疱上，再在其上贴敷水胶体透明敷料，选择疱液抽吸点（依水疱大小，一般为对角线，也可多点抽吸），消毒敷料，用 1ml 注射器在选取的疱液抽吸点，穿越水胶体敷料及油纱穿刺水疱，充分抽吸疱液，抽吸后再次消毒敷料。若水疱＞2ml 需要反复抽吸疱液，可依此方法反复抽吸，直至无疱液产生。水胶体敷料待其自然脱落或因吸收渗液失效或1周后换药一次即可，由于有疱皮保护，减少暴露创面的感染，促进压疮的愈合（彩图2-10-2-5）。

3. 水疱已合并感染的处理

如果水疱内已经感染，则最好去除水疱壁，再消毒和应用抗生素控制感染，但禁止使用密闭型敷料。

（三）表皮破损或真皮层部分破损的创面处理

1. 创面特点

表皮水疱破溃，疱皮部分存在或已缺失，创面红润，真皮层疮面有黄色渗出液，渗出液量较多，感染后有脓液覆盖溃疡形成。

2. 处理方法（彩图2-10-2-6 表皮破损创面处理）

（1）按照伤口消毒标准进行消毒，并祛除残留在伤口上的表皮破损组织。

（2）用无菌纱布擦干。

（3）根据伤口的渗液情况及基底情况选择适当的敷料

①对于部分皮层受损的浅表性创面，其伤口基底部为红色，渗液少，此时肉芽组织开始形成，可选用薄的水胶体敷料外贴。

②若伤口无渗液，基底部呈粉红色，为上皮生长，而成熟的肉芽组织及湿润光滑的创面是上皮最终形成的必要条件。因此应选用水胶体类敷料或半透膜敷料外贴，注意保护创面提供湿润环境，使创缘基底细胞得以迁移，加速上皮化。

③创面渗液多时，可使用高吸收的敷料如泡沫类敷料或藻酸盐作内敷料，外用透明半透膜或水胶体类敷料加以固定。

3. 注意事项

（1）换药间隔应根据伤口的渗液情况确定换药次数。

（2）使用水胶体敷料时，敷料与伤口渗出液接触后形成凝胶，故揭开敷料时伤口有凝胶样物质，类似化脓物质，并伴有特殊气味，有时外观可见敷料颜色改变及膨胀现象，是敷料本身物质与渗出液中的蛋白质分解共同形成的物质及气味。

（四）积极治疗原发病，促进创面愈合

此期有伤口创面的出现，在进行患者评估时，应考虑到患者压疮本身和影响创面愈合的局部因素和全身因素。根据患者的具体情况，积极治疗其原发疾病。并给予营养支持，补充足够的蛋白质、热量及水，防止负氮平衡和脱水，这是促进创面愈合最基本的治疗。

第三节 创面床准备

一、创面床准备的概念

创面床准备（wound bed preparation，WBP）即祛除创面的细菌性、坏死性、细胞性负荷，运用清创等手段及采用新型敷料、生长因子等新技术新材料为创面创造一个适于愈合的微环境，加速内在的创面愈合过程。

创面床准备理论认为，创面坏死组织缺氧、感染、修复细胞的衰老及基质的断裂因素与创面的愈合有关。应协调处理妨碍创面愈合的各种不利因素，根据创面的不同情况给予不同的治疗方法，以促进创面的内源性愈合。因此，此概念贯彻对导致创面发生的全身性情况、创面局部情况、创面分期的系统评估，着重于祛除创面的细菌性、坏死性、细胞性负荷；应用敷料、生长因子、酶类等主动创造一个相对适宜的创面微环境，加速创面愈合或为进一步的手术治疗做好准备的系列过程。WBP考虑了一般慢性创面病理性愈合的整体过程，也兼顾了创面愈合各个时期所需的条件，强调创面床的外观和达到愈合所需的状态。

二、创面准备方法

伤口创面准备包括基本方法和先进的方法。基本的方法包括清创、降低组织细菌载量以及必要时采用外科手术以纠正组织缺损。先进的方法包括生物工程皮肤、生长因子以及其他正在出现的方法。例如基因治疗以及干细胞治疗采用适当的方法使伤口创面呈最佳状态，促进内源性的伤口愈合。当采用标准处理方法仍然无法促使伤口愈合时，需要更换新的治疗方法。

一个完整的伤口床的准备过程包括清创、抗感染、渗液管理和压疮边缘的处理。临床按照TIME原则进行（图2-10-3-1）。

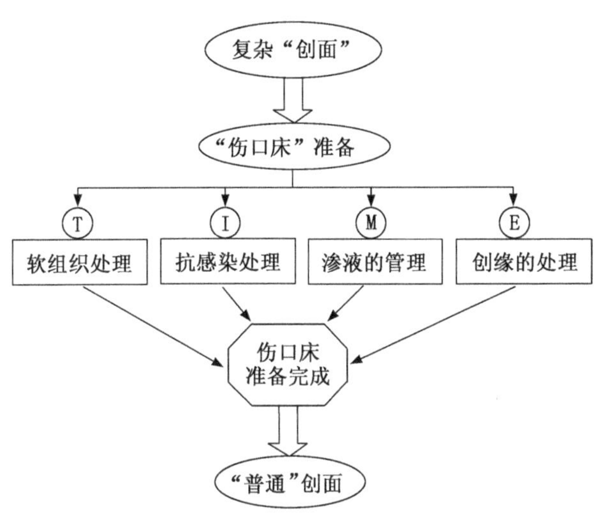

图 2-10-3-1 TIME 原则

1. 清除坏死组织(T＝Tissue management)

一个慢性伤口最明显的标志是坏死组织的出现,清创自然地发生在伤口的愈合过程中,而且清创的速度愈快其伤口的愈合也更加迅速。伤口清创是基本的处理原则,只有将坏死组织和腐肉清除干净,才能使肉芽组织顺利生长。常用的清创方法如下(彩图 2-10-3-2 不同的清创方法):

(1)外科清创或锐利刀片:即采用外科手术的方式切除或剪除非存活的组织,清创较为彻底、迅速,但损伤较大,出血较多,需在手术室由外科医生进行。

(2)保守的外科清创:局部剪除或刮除坏死组织,损伤小,但不彻底,可在门诊换药室进行。

(3)酶清创:使用酶制剂促进坏死组织、血块和纤维组织溶解,清创速度较慢,临床不常用。

(4)自溶清创:使用水合或保湿敷料水合溶解非存活组织,清创彻底,过程较慢,但患者无痛感。

(5)机械清创:干或湿的敷料粘贴擦拭,或加压冲洗压疮表面,祛除坏死组织,清创不彻底,患者感觉较疼痛。

(6)化学性清创:含碘产品,使坏死组织、纤维组织腐蚀溶解,清创彻底,但易对正常组织产生刺激作用。

(7)生物/寄生虫清创(虫卵治疗):通过虫卵进食坏死组织和腐肉达到清创的目的,但价格昂贵,且受到传统观念的限制,不易被患者接受。

2. 控制感染或炎症(I＝Infection or inflammation control)

预防和处理压疮感染的措施取决于不同压疮的情况,遵守严格的无菌操作是基本要素。即使是压疮已有临床感染,也应在无菌条件下进行处理。

(1)感染伤口的临床特征:感染伤口的临床特征包括异味;渗出增多或脓性分泌物;缺失/异常/无色的肉芽组织;伤口局部疼痛增加;伤口延期愈合。

(2)处理方法

①使用银离子、美盐、碘敷料等抗菌敷料(彩图 2-10-3-3 使用银离子抗菌敷料),感染控制后停止抗菌敷料的使用。

②根据选择的敷料特性和伤口渗液情况确定更换敷料次数,通常每日更换。

③当出现菌血症、败血症、蜂窝织炎、骨髓炎需全身使用抗生素。

3. 伤口创面保持湿润平衡(M＝Moisture balance)

伤口湿性愈合＝适度湿润的环境＋密闭的环境。湿性敷料使伤口的渗出液能与伤口基底部保持接触,保持伤口基底部的湿润,加快伤口的愈合。但是慢性压疮的过多渗出液会干扰重要的细胞介质(如生长因子)的正常活动,同时吸收饱和或敷料粘性过强的敷料停留在伤口上会导致伤口浸渍、敷料渗漏、损害周围正常皮肤等的问题。因此,压疮的处理目标在于:促进压疮的湿润平衡,选择适合的敷料,促进肉芽组织的生长(彩图 2-10-3-4 选择适合的敷料)。

4. 压疮边缘的处理(E＝Edge of wound)

在压疮愈合的后期,上皮化的过程也非常重要(彩图 2-10-3-5 压疮边缘的处理)。特别要注意以下三种情况:

(1)伤口干燥时:伤口干燥时伤口边缘的上皮化和再修复就会迟缓,伤口边缘就会出现坏死组织和结痂。压疮适度的湿润会促进表皮细胞的增生速度,可采用目前的湿性敷料来达到保持创面湿润的目的。

(2)渗出液过多导致压疮边缘浸渍、发白时:渗出液过多导致压疮边缘浸渍、发白时上皮化过程会受到阻碍。因此,根据渗出液的多少选择吸收量适合的敷料，根据敷料的吸收情况保持合理的换药频率，防止压疮边缘浸渍。另外，可在压疮周围皮肤上涂抹皮肤保护剂，如皮肤保护膜、膏剂或霜剂，但要选择不影响敷料粘贴的非油性剂型。

(3)肉芽过度增生时：肉芽过度增生时同样会影响上皮化。首先需要祛除诱发因素(最常见的是菌群失衡或创伤)，然后在无菌换药时剪除或夹破过度增生的肉芽颗粒，并使用泡沫敷料加压覆盖。变钝或破坏的创缘可能提示菌群失衡，除了采用抗菌敷料外，也应将压疮边缘进行刮除或剪修，促进上皮平行移动。

三、创面床准备的影响因素

(一)组织载菌量

美国的压疮指南建议，对于压疮伤口愈合长期受损的患者，应该通过伤口活检进行定量细菌学检查。细菌定殖是慢性伤口的一个重要特征，真菌偶尔也可以定殖。影响细菌长期定殖的病理生理学因素包括表皮层破损导致的屏障功能缺失，伤口的渗出液利于细菌生长，血流灌注差以及缺氧。现有的资料表明，无论伤口中的细菌属于何种类型，如果每克组织中细菌数量超过 10^6 便会严重影响愈合过程。

(二)生物膜

外科清创在根除生物膜方面极为重要。细菌的生长模式在影响压疮伤口愈合过程中也发挥了重要作用。目前细菌生物膜在慢性伤口愈合以及溃疡复发中的作用得到了广泛的重视。生物膜是由细菌集落形成的，周围有一层多糖构成的保护膜。细菌集落对抗菌制剂高度耐药。由于现有的治疗措施疗效不佳，目前的研究重点在于更为深入地理解生物膜在慢性伤口中的作用，从而能够找出更好的治疗方法。

(三)生长因子"捕获"

在慢性溃疡的病程中，大分子物质长期渗出至伤口中，通过"捕获"细胞因子与生长因子，从而影响伤口愈合。这一概念正在逐渐应用于各种慢性伤口的愈合之中。捕获的观点认为，尽管重要的细胞因子的水平可能足够甚或增高，但这些细胞因子被大分子物质捕获，从而难以在伤口愈合中发挥作用。目前有间接证据证明大分子物质能够捕获细胞因子，这将会阻碍伤口基质形成以及上皮形成的过程。与细胞因子捕获相关的常见大分子物质包括白蛋白、纤维蛋白原以及 α_2-巨球蛋白。后者是已经获得确认的生长因子的清道夫。纤维蛋白原能与纤粘连蛋白结合，从而捕获转化生长因子 β_1 (TGF-β_1)。事实上，现有证据表明，慢性伤口中沉积的纤维蛋白能够捕获并限制 TGF-β_1。

(四)血供受损与缺氧

压力导致组织破坏与坏死的最终病理学步骤便是缺血，缺血与其他的促进因素(营养不良、细菌定殖与感染以及同时合并的疾病)在伤口愈合受损中发挥了重要作用。此外伤口中的氧分压降低也发挥了重要作用。毫无疑问，长期缺氧对伤口愈合过程而言是有害的，经皮氧分压降低与伤口愈合能力下降直接相关。然而，近期的实验室研究资料表明，定期的缺氧可能会刺激细胞增殖。尤其对于成纤维细胞的增殖、成纤维细胞克隆生长以及某些生长因子的合成更是如此。可以推测，缺氧在伤口愈合过程中发挥了初期的刺激作用。但是当缺氧持续时间较长时，伤口愈合便会受到影响。

(五)处于病态阶段的创面及创面细胞表型的改变

1. 处于病态阶段创面的改变

研究发现，来源于慢性创面的创面液使细胞内的 DNA 合成能力下降。创面"停滞"在创面修复的炎症期或增生期。

2. 创面细胞表型的改变

有证据表明，慢性创面的细胞表型发生改变，从而影响了自身的增殖和移动能力。伤口创面准备需要我们对伤口的临床表现做更进一步的研究。我们需要关注伤口的细胞构成，还要对这些细胞构成如何影响伤口愈合过程进行研究。近期大量的临床以及实验观察结果表明，慢性伤口(包括压疮在内)可能会停滞于伤口愈合的某一个阶段。这一点在糖尿病神经病变导致的压疮中较为典型，其他类型的压疮也可能会出现类似的异常现象。越来越多的证据表明，慢性伤口中的细胞会发生表型改变，从而干扰它们对内源性与外源性刺激因素的反应。这可能会影响细胞的增殖、局部活动以及总体的愈合能力。细胞衰老也有可能与这些细胞异常有关。

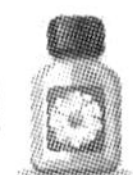

(六)压疮伤口创面床准备与渗液的关系

伤口保持一个湿润的环境对于伤口愈合是有利的。Winter 于 1962 年首次在动物试验中证实,湿润的伤口愈合较快。急性伤口亦是如此。这些研究促进了各种保湿敷料的研发。从压疮伤口创面床准备的角度分析,我们需要明确湿润的伤口愈合是否真正可行。问题在于,维持伤口湿润环境的最佳证据来自于急性伤口的愈合,而不是源自于慢性伤口。然而,湿润的环境似乎确实有助于慢性伤口中颗粒组织的形成、疼痛控制以及清创。此外,未发现保湿敷料会导致感染的发生率增加。

湿润的伤口环境促进伤口创面愈合的机制仍不明确。目前提出的理论包括保湿敷料可使细胞因子存留在伤口内、促进角质形成细胞迁移、防止细菌污染以及维持有利的电解质梯度,这些机制仍然停留在理论阶段,对于慢性伤口更是如此。此外,急性伤口的渗液在体外试验中可以促进成纤维细胞、角质形成细胞以及内皮细胞的增殖,但慢性伤口的渗液似乎会影响细胞增殖。更为重要的是,慢性伤口渗出液含有大量的基质金属蛋白酶,这些酶会破坏伤口创面的蛋白质,例如纤粘连蛋白与玻连蛋白,从而影响了角质形成细胞的迁移。

上述试验结果使得关于慢性伤口的渗出液在伤口愈合过程中的作用需要进一步研究。一方面,急性伤口的试验证据以及大量的临床经验表明,湿润的伤口环境有利于伤口愈合。另一方面,慢性伤口中积聚大量渗出液,尤其容易导致大量细菌定殖并感染。这种情况下,医护人员不愿意让所有的伤口渗液长期与伤口接触。因此,关于湿性伤口愈合的观点需要修正;此外,慢性伤口中有多少渗液是可以接受的也需要重新评估。伤口创面准备的中心任务之一便是避免过量的液体渗出。这些液体渗出会破坏生长因子,甚至破坏生物工程的皮肤产品。然而,我们仍不明确哪些类型的渗液以及多大量的渗液是可以接受的。通过真空辅助装置清除渗液有助于伤口愈合,但需要进一步研究。

四、创面床准备的研究进展

(一)生长因子

1. 生长因子应用介绍

生长因子可促进肉芽组织良好生长,炎性反应消失,进而促进创面的内源性愈合。近年来大量的纯化重组生长因子用于临床,以求加速困难伤口的愈合。这些困难伤口包括静脉性伤口、糖尿病伤口以及压疮。此类生长因子的临床应用结果令人鼓舞,例如表皮生长因子(EGF)与角质形成细胞生长因子-2 用于治疗静脉性溃疡;成纤维细胞生长因子(FGF)与血小板衍生生长因子(PDGF)用于治疗压疮。神经生长因子以及成纤维细胞生长因子治疗压疮的结果也很有前途。目前仍不清楚的问题在于,序贯应用生长因子是否更加有效。但局部应用生长因子并没有使慢性伤口的结局获得突破性的变化。可能的原因包括剂量不足、给药方式不对以及伤口创面的准备不完善。后者很可能是生长因子治疗未能获得最佳疗效的重要原因。

2. 应用生长因子注意事项

(1)为防止药物活性丧失,在应用该生长因子时,必须用 0.9%氯化钠溶液将创面残留消毒液冲洗干净。

(2)由于生长因子仅是通过作用于修复细胞上的受体使细胞产生增殖,在某个阶段促进创面愈合,并不能代替外科清创术以及抗感染等创面处理的基本方法。

(3)该药物在使用过程中,如果发现局部轻微疼痛、过敏或其他不良反应时,应停止使用。

(二)生物工程皮肤

生长因子治疗慢性伤口得到了广泛的研究,生物工程皮肤在烧伤创面以及急慢性伤口中的应用也开始进行研究。目前已经有多种生物工程皮肤以及皮肤类似物上市销售,而且有大量的临床试验证实了这些皮肤的治疗效果。早期应用的是角质形成细胞膜逐渐出现了更为复杂的结构。这些结构包含存活的细胞,例如成纤维细胞或角质形成细胞,还包含细胞外基质成分或者其他的细胞成分。使用新生儿包皮来源的活细胞构建的同种异体生物工程皮肤进行临床试验获得了成功,在静脉性压疮以及糖尿病性压疮患者中的效果最好。此外,生物工程皮肤产品也可以用于压疮的治疗。

生物工程皮肤的作用机制仍不明确。有人推测,伤口中植入活细胞可使这些细胞释放生长因子以及细胞因子。现有的证据表明,同种异体生物工程皮肤中细胞不会停留在慢性伤口中。

（三）基因治疗

基因治疗的方法有可能纠正局部应用重组生长因子相关的部分缺点。这种方法通常应用质粒DNA转染或者用基因枪或生物载体将某些编码生长因子的基因导入体内。目前已经发明了多种方法。在体外对细胞进行转染，然后将细胞植入伤口中。更为直接的方法为单纯注射或试用基因枪。这是目前的研究热点。很重要的一点是，稳定的转染并非必需，一过性的表达便已足够，而且可能更为安全。

（四）干细胞治疗

细胞治疗并不限于使用生物工程皮肤产品。事实上，生物工程皮肤中的细胞有可能已经分化完全，故而难以最大程度地促进慢性难以愈合的伤口愈合。因此，研究人员将重点放在干细胞或祖细胞的研究上。这些细胞不必源自胚胎，可以源自成人的组织。不同成人器官来源的干细胞的多能分化特性可能不同，但早期研究结果令人鼓舞。近期一项非对照研究结果表明，直接将自体骨髓细胞及其培养的细胞应用于不愈合的慢性伤口的治疗，发现这些细胞可加速伤口的愈合。

第四节　Ⅲ、Ⅳ期压疮的处理

一、处理原则

Ⅲ期压疮是皮下组织的坏死与侵犯，但尚未侵袭至筋膜层，可能有潜行和窦道。Ⅳ期压疮是皮肤组织完全被破坏或坏死至肌肉层，骨骼通常有潜行和窦道。此时应对患者做好局部伤口评估和整体身体状况评估。做好伤口感染的防控的基础上，根据创面分类特点做好创面床准备，促进压疮愈合。

二、处理要点

（一）全面评估，祛除危险因素

压疮的治疗，尤其是Ⅲ、Ⅳ期压疮的治疗，是一件令护理人员非常棘手的事情。创面愈合的影响因素是多方面的，因此处理伤口前，护理人员应对压疮患者的全身及伤口局部进行全面评估，如：原发疾病、营养状况、伤口部位、大小、伤口基底部的颜色、渗出液的性状、有无坏死组织及感染、伤口周围皮肤情况等。确定治疗需求，正确合理地选择敷料，决定更换敷料的间隔时间，建立最佳的伤口处理方案，同时辅以全身营养支持，积极治疗原发疾病，适时改变体位，对不能自主翻身的患者可建立翻身卡，保持床铺的平整、干燥、无渣屑。对患者及家属进行健康教育，讲解压疮发生的原因，易发部位，危险因素及相应的预防措施；高危患者应每日检查皮肤，做到早发现，早治疗；指导患者多食高蛋白、高热量、高维生素饮食；对卧床患者，教会家属正确的翻身方法。医患共同努力以达到促进伤口早期愈合的目的。

（二）Ⅲ、Ⅳ期压疮伤口处理

1. 创面基底为红色组织，渗出液量少

（1）评估：此伤口（彩图 2-10-4-1　骶尾部Ⅲ期压疮）创面基底 100％红色组织，渗出液量少，无脓性分泌物，无臭味，创面有凹陷，伤口周边皮肤无破损，有瘢痕组织，色素沉着。

（2）敷料选择：内敷料选择水胶体膏剂；外敷料选择水胶体片剂。

（3）换药方法

①首先用 0.9％氯化钠溶液棉球消毒擦拭创面及周边皮肤，然后用无菌纱布擦干创面及周边皮肤。

②再用无菌棉签将水胶体膏剂填在创面上，使之与周边皮肤平行。

③最后用水胶体片剂覆盖创面，敷料大小至少要超过创面边缘 2cm。

④5～7d 换药一次，敷料脱落或出现膨胀现象时随时更换。

（4）提示

①若压疮伤口合并感染时禁止使用密闭性敷料。

②使用水胶体敷料时，敷料与伤口渗出液接触后形成凝胶，故揭开敷料时伤口有凝胶样物质，类似化脓物质，并伴有特殊气味，有时外观可见敷料颜色改变及膨胀现象。这是敷料本身物质与伤口渗出液中的蛋白质分解共同形成的物质及气味，不必顾忌。

③揭除敷料时，应与伤口平行牵拉，以减少患者疼痛和对伤口周边皮肤的损伤。

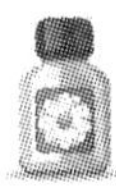

2. 创面基底为黄色组织，渗出液较多

(1)评估：此伤口(彩图 2-10-4-2　右足外踝Ⅲ期压疮)创面基底＞75%黄色组织，＜25%红色组织；黄色渗出液，量较多，无臭味；伤口周边皮肤稍有浸渍，皮肤发红，但皮温不高，无明显红、肿、热、疼等感染征象，皮肤色素沉着。

(2)敷料选择：内敷料选用亲水纤维或藻酸盐；外敷料选用水胶体片状敷料(厚)或泡沫类敷料或选用纱布类敷料。

(3)换药方法

①首先用 0.9%氯化钠溶液棉球消毒擦拭创面及周边皮肤，然后用无菌纱布擦干创面及周边皮肤。

②再用亲水纤维或藻酸盐作为内敷料覆盖在伤口表面。

③将皮肤保护膜均匀的涂抹在伤口周边皮肤表面。

④最后用厚的水胶体片状敷料或泡沫类片状敷料覆盖创面，敷料大小至少要超过创面边缘 2cm，3～5d 换药一次。

⑤也可选用纱布类敷料作为外敷料覆盖创面，胶布固定，2～3d 换药一次。

(4)提示：敷料脱落或出现膨胀现象时随时更换。

3. 创面基底为黄色组织且过于干燥

(1)评估：此伤口(彩图 2-10-4-3　背部伤口Ⅲ～Ⅳ期压疮)创面覆盖大量黄/黑色组织，不能判断压疮分期，创面基底 75%为黄色组织，25%为黑色组织，创面干燥无渗出液，无臭味，伤口周边皮肤正常。

(2)敷料选择：内敷料选用水凝胶类；外敷料选用半透膜敷料或水胶体片状敷料或选用纱布类敷料。

(3)换药方法

①首先用 0.9%氯化钠溶液棉球消毒擦拭创面及周边皮肤，然后用无菌纱布擦干创面及周边皮肤。

②再用无菌棉签或换药镊子将适量的水凝胶抹于创面上。

③最后使用半透膜或水胶体片状敷料覆盖于创面，敷料大小至少要超过创面边缘 2cm。2～3d 或 5～7d 换药一次，敷料脱落或出现膨胀现象时随时更换。

④也可以使用纱布类敷料作为伤口外敷料。先将湿的盐水纱布覆盖在涂抹好的创面上，再用无菌纱布覆盖，每日换药 1 次。

(4)提示

①选用水凝胶类敷料，以其溶解、软化坏死组织，达到自体清创的作用。要根据伤口渗液情况决定敷料更换时间。此类敷料不适于渗液多的伤口，以免对伤口周边皮肤造成浸渍。

②使用水凝胶时，注意涂抹范围不要超过创面，以免破坏伤口周边皮肤。

③其他提示同上。

4. 创面有潜行且渗液量少

(1)评估：此伤口(彩图 2-10-4-4　右足外踝Ⅳ期压疮)创面基底 100%红色组织，近 12 点处有一个潜行 1.5cm 深，可触及骨面(拍 X 线片证实无骨髓炎)，少量渗出液，无臭味，伤口周边皮肤瘢痕、色素沉着。

(2)敷料选择：内敷料选用水凝胶类；外敷料选用半透膜敷料或水胶体片状敷料或选用纱布类敷料。

(3)换药方法

①首先用 0.9%氯化钠溶液棉球消毒擦拭创面、潜行及周边皮肤，然后用无菌纱布擦干创面及周边皮肤。

②再用无菌注射器将适量的水凝胶注入潜行内。

③最后使用半透膜或水胶体片状敷料覆盖于创面，敷料大小至少要超过创面边缘 2cm。2～3d 或 5～7d 换药一次，敷料脱落或出现膨胀现象时随时更换。

④也可以使用纱布类敷料作为伤口外敷料。先将湿的盐水纱布覆盖在创面上，再用无菌纱布覆盖，每日换药 1 次。

(4)提示：同上。

5. 创面有潜行且渗出液较多

(1)评估：此伤口(彩图 2-10-4-5　骶尾部Ⅳ期压疮)创面基底 75%红色组织，25%黄色组织，有筋膜外露，7 点处有一个潜行深约 3cm，中至大量渗出液，无脓性分泌物，周边皮肤有瘢痕。

(2)敷料选择:内敷料选用亲水纤维/或藻酸盐填充条,水凝胶;外敷料选用水胶体片状敷料(厚)或泡沫类敷料或选用纱布类敷料。

(3)换药方法

①首先用0.9%氯化钠溶液棉球消毒擦拭创面、潜行内伤口及周边皮肤,然后用无菌纱布擦干创面及周边皮肤。

②再用无菌棉签或换药镊子将适量的水凝胶涂抹于伤口外露的筋膜上。

③再使用亲水纤维/或藻酸盐填充条作为内敷料填塞于潜行内并覆盖在伤口表面。

④最后用厚的水胶体片状敷料/或泡沫类片状敷料覆盖创面,敷料大小至少要超过创面边缘2cm,3～5d换药一次。敷料脱落或出现膨胀现象时随时更换。

⑤也可选用纱布类敷料作为外敷料覆盖创面,胶布固定,每天换药。纱布浸湿随时更换。

(4)全皮层损伤的伤口,有中到大量的渗液的伤口,有潜行、感染及出血的伤口:可选用藻酸盐类敷料填充,因其具有很强的吸收能力。吸收渗液后,可根据伤口的形状形成柔软黏稠的凝胶状物质,保持创面的湿润和清洁,有利于湿润环境中成纤维细胞增生和表皮细胞的转移,缩短伤口愈合时间,减轻局部疼痛,同时对深伤口的填塞起到了支撑的作用,防止创面粘连搭桥造成的假性愈合。由于其单独使用时黏附性差,因此必须加用两层敷料覆盖。藻酸盐敷料不能用于干燥和有焦痂的伤口以及骨骼外露的伤口,以防其干性坏死。

(5)提示

①使用亲水纤维或藻酸盐填充条作为内敷料时,不能直接覆盖于筋膜表面以防止其发生干性坏死。

②较深伤口或有潜行较深的伤口换药完毕后,要记录填塞物的数量,以便作为再次换药时取出核对的依据。

③其他提示同上。

6. 创面肉芽组织已填满,伤口变浅

(1)评估:此伤口(彩图2-10-4-6 背部Ⅲ期压疮)处于表皮增长期,创面基底100%粉红色组织,渗出液量少,周边皮肤无红肿。

(2)敷料选择:半透膜/水胶体/泡沫类片状敷料;脂质水胶体敷料/凡士林+纱布类敷料。

(3)换药方法

①首先用0.9%氯化钠溶液棉球消毒擦拭创面及周边皮肤,然后用无菌纱布擦干创面及周边皮肤。

②再用半透膜/或水胶体片状敷料/或泡沫类片状敷料覆盖创面,敷料大小至少要超过创面边缘2cm,5～7d换药一次。敷料脱落随时更换。

③也可选用脂质水胶体敷料配合纱布类敷料覆盖创面,胶布固定,3～5d换药一次。

(4)提示

①若使用的泡沫类敷料为无黏胶型的需要用半透膜固定。

②其他提示同上。

7. 压疮创面合并严重感染

(1)评估:此伤口(彩图2-10-4-7 骶尾部Ⅳ期压疮)基底100%黄色组织,可触及骨面,大量渗出液,为脓性分泌物,恶臭,创面感染严重(伤口分泌物培养为耐药金葡菌),周边皮肤无明显红肿。

(2)敷料选择:内敷料可选用银敷料(亲水纤维银、纳米晶体银、泡沫银敷料、脂质水胶体银)/或高张盐敷料/或碘伏纱布;外敷料选用纱布类开放性敷料。

(3)换药方法

①创面感染严重时,首先用3%的双氧水清洗创面,再用0.9%氯化钠溶液棉球消毒擦拭创面及周边皮肤,根据患者情况尽量清除创面上的坏死组织,然后用无菌纱布擦干创面及周边皮肤。

②再选用银敷料/或高张盐敷料/或碘伏纱布覆盖于创面,有潜行时需填塞。

③最后选用无菌纱布或无菌纱布垫覆盖伤口,若使用银敷料可3～5d换药一次,其他敷料2～3d换药一次,敷料湿透或脱落随时更换。

(4)提示

①感染伤口必须使用开放性敷料,禁用密闭型敷料。

②使用银敷料,清洗伤口后必须用无菌纱布将伤口及周边皮肤擦干,否则银敷料与伤口清洗液或消毒剂可形成络合物,在伤口及周边形成黑色素沉着,降低银离子的释放浓度并影响杀菌效果。

③使用纳米晶体银需用灭菌蒸馏水或水凝胶

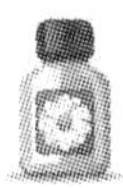

涂抹激活。使用亲水纤维银时，不能直接覆盖于筋膜、骨膜、肌腱表面，以防止其发生干性坏死，应先用水凝胶保护。

④含碘敷料不宜长期使用，因碘剂对肝肾功能有损害，同时可破坏正常细胞，延长伤口愈合时间，使用1～2次后改为其他敷料。

⑤其他提示同上。

8. 创面有骨骼、肌腱、筋膜外露

(1)评估：此伤口(彩图 2-10-4-8　右小腿Ⅳ期压疮)创面基底100%红色组织，可见肌腱外露，少量渗出液，周边皮肤瘢痕。

(2)敷料选择：内敷料选用水凝胶类；外敷料选用半透膜敷料或水胶体片状敷料或选用纱布类敷料。

(3)换药方法

①首先用0.9%氯化钠溶液棉球消毒擦拭创面及周边皮肤，然后用无菌纱布擦干创面及周边皮肤。

②再用无菌棉签或换药镊子将适量的水凝胶涂抹于创面及肌腱上。

③最后使用半透膜或水胶体片状敷料覆盖于创面，敷料大小至少要超过创面边缘2cm。1～2d或5～7d换药一次，敷料脱落或出现膨胀现象时随时更换。

④也可以使用纱布类敷料作为伤口外敷料。先将湿的盐水纱布覆盖在涂抹好水凝胶的创面上，再用无菌纱布覆盖，每日换药1次。

(4)提示：同上。

9. 压疮创面感染并形成脓肿

(1)评估：此伤口(彩图 2-10-4-9　右臀部坐骨结节处Ⅳ期压疮)发生感染并形成脓肿，局部皮温高，伤口大面积红肿，波动明显，穿刺抽出脓液。遵医嘱行脓肿切开引流术(对口引流)。

(2)敷料选择：内敷料选择脂质水胶体敷料+碘伏纱布条，外敷料选择纱布类敷料。

(3)操作方法

①常规消毒，2%利多卡因局部麻醉，行脓肿切开引流术，必要时对口切开，打开腔隙确保引流通畅。

②填塞碘伏纱条止血，脂质水胶体敷料对口引流。

③外层用纱布垫覆盖，24h后换药。

(4)提示

①脓肿形成时应早期切开引流，有腔隙感染时做多个切口对口引流，确保引流通畅。

②碘伏纱条不宜长期使用，因碘剂对肝肾功能有损害，同时可破坏正常细胞，延长伤口愈合时间，切开后首次换药时改为其他抗感染敷料。

③感染伤口必须使用开放性敷料，禁用密闭型敷料。

④操作后记录填塞物的数量，以便作为再次换药时取出核对的依据。

第五节　难以分期及可疑深度压疮的处理

一、处理原则

难以分期的压疮为全层伤口，失去全层皮肤组织，溃疡的底部腐痂(黄色，黄褐色，灰色，绿色和褐色)和(或)痂皮(黄褐色，褐色或黑色)覆盖。只有腐痂或痂皮充分去除，才能确定真正的深度和分期。此期应综合考虑病人的全身情况，在病情允许情况下，实施外科清创，辅以湿性敷料对症换药。

可疑深度的压疮皮下软组织受到压力或剪切力的损害，局部皮肤完整但可出现颜色改变如紫色或褐红色，或导致充血的水疱，可能有疼痛，硬块，有黏糊状的渗出，潮湿，发热或冰冷。必须在完全清创后才能准确分期。此期应密切观察患者的创面变化，并且要综合考虑病人的整体情况。

二、处理要点

(一)全面评估，祛除危险因素

同第四节。

(二)伤口局部处理

创面有黑痂(软/硬)或坏死组织，少量/无渗液。

1. 评估

此伤口(彩图 2-10-5-1)创面为黑痂伤口不能判断分期，100%黑色坏死组织，少量渗出液，周边皮肤敏感。

2. 处理

实施清创前应根据坏死组织量的多少，特别是患者目前的全身状况来决定是否需要进行清创，并选择合理的清创方法。如坏死组织量少，可选用自溶性清创；坏死组织量多，可选择外科清创；若患者全身状况差，无愈合能力，则不考虑清创。

3. 自溶性清创换药方法

(1)首先用0.9%氯化钠溶液棉球消毒擦拭创面及周边皮肤，然后用无菌纱布擦干创面及周边皮肤。

(2)再用无菌棉签或换药镊子将适量的水凝胶抹于创面上。

(3)将皮肤保护膜均匀地涂抹在伤口周边皮肤表面。

(4)最后使用半透膜/或水胶体片状敷料覆盖于创面，敷料大小至少要超过创面边缘2cm。2～3d或5～7d换药，敷料脱落或出现膨胀现象时随时更换。

(5)也可以使用纱布类敷料作为伤口外敷料。先将湿的盐水纱布覆盖在涂抹好的创面上，再用无菌纱布覆盖，每日换药1次。

4. 提示

(1)若伤口感染禁止使用密闭型敷料。

(2)使用水凝胶时，注意涂抹范围不要超过创面，以免浸渍伤口周边皮肤。

(3)使用水胶体敷料时，敷料与伤口渗出液接触后形成凝胶，故揭开敷料时伤口有凝胶样物质，类似于化脓物质，并伴有特殊气味，有时外观可见敷料颜色改变及膨胀现象。这是敷料本身物质与伤口渗出液中的蛋白质分解共同形成的物质及气味，不必顾忌。

(4)揭除外敷料时，应与伤口平行向外牵拉，以减少患者疼痛和对伤口周边皮肤的损伤。

第六节　压疮的手术治疗

一、压疮患者手术治疗的适应证和禁忌证

哪些压疮患者需要手术处理尚无明确的标准，因此应该对每一例患者进行全面的评估，根据评估结果综合分析，制定出个体化的治疗方案，对于全身状况允许的患者，积极采用手术方法治疗。

(一)压疮患者手术治疗的适应证

1. 脊髓损伤的患者通常适于手术治疗。

2. 压疮恢复需要较长时间，以及患者的活动受限制的情况可以作为手术指征。

3. 压疮部位坏死组织界限清楚，肉芽组织健康，压疮周围组织无急性化脓性炎症者。

(二)压疮患者手术治疗的禁忌证

1. 终末期患者不适于接受手术治疗。

2. 晚期播散性硬化病以及其他疾病的患者，疾病本身对他们的康复影响很大，决定手术治疗要特别谨慎。

3. 无法合作的患者。

4. 较小的以及表浅的压疮应当等待其二级愈合。

5. 很有可能完全恢复的患者，例如部分多发创伤的患者，即使较大的压疮也能够最终痊愈，这些患者应等待其压疮自愈，不宜过早决定手术治疗。

二、压疮患者术前评估

为患者进行压疮手术治疗前，必须对患者进行全面的评估，要考虑到以下因素：

1. 压疮患者通常合并其他疾病，在决定是否手术时必须将这些问题考虑在内，患者的伴随疾病必须在术前得到治疗。

2. 所有较深的溃疡(Ⅲ期或Ⅳ期)均应当进行外科治疗的评估，根据评估结果来确定手术与否。例如压疮伤口的创面较为清洁而且组织有活力，那么医生便需要决定，是让空腔花费一定时间自愈，还是实施较为复杂的手术治疗。

3. 必须对患者与医护人员合作的能力、耐受手术的能力以及术后的治疗方案进行评估。

4. 患者的日常活动必须与术后减压以及日常护理相协调，对患者进行教育也是必不可少的。

三、压疮患者术前准备

1. 加强营养

压疮患者由于长期卧床，营养摄入少，创面渗出多，常呈负氮平衡，影响创面愈合。术前应加强营养，给予高蛋白、高热量、高维生素的饮食。

2. 创面准备

术前清除压疮局部坏死组织，改善创面情况。

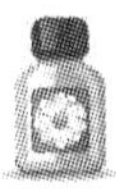

3. 控制感染

术前常规进行压疮创面细菌培养及药敏试验。

4. 体位训练

位于枕、背、骶尾部及坐骨结节部压疮手术时，患者要取俯卧位。对于手术时间较长者，术前应予以体位训练，以适应长时间俯卧位手术。

四、压疮手术治疗方法

(一)彻底清创

手术治疗压疮的第一步便是彻底的清创，清创要彻底切除坏死组织，还要切除血供差的组织、骨骼外的钙化组织以及感染的骨骼组织。裸露的骨骼应当通过手术使其平滑，以便手术重建后的软组织下方有一个平坦的压力分布平面。

(二)手术方式介绍

创面较大的表浅压疮通常需要手术治疗，创面较小但较深的压疮可以进行手术重建，即Ⅰ期清理创面并即刻手术重建。有多种手术方法可供选择，应当选择能够满足治疗要求的最为简单的方法。

1. 中厚皮片移植

从外科手术的角度看，中厚皮片移植是一种简单而且快速的手术方法。在压疮患者中，供皮部位较为丰富。中厚皮片移植适用于颗粒组织生长良好、较大而表浅的溃疡。骶部以及背部是中厚皮片移植的典型部位。

(1)皮片移植的创面必须清洁而且血供良好。移植皮片包括表皮层以及一部分真皮层。使用0.3～0.4mm厚度的取皮刀切取中厚皮片。

(2)移植皮片应当打孔，以便移植皮片深方积聚的液体能够渗出来，否则便会影响愈合。

(3)移植皮片粘连在移植床上，之后创面的颗粒组织会转变为瘢痕组织。

(4)移植的皮肤覆盖在较为坚硬的瘢痕组织表面，容易出现皮肤糜烂。

(5)移植皮片表面覆盖敷料，以便吸收大量的伤口渗液，保持移植皮片不被大量渗液浸渍，并且避免干燥。根据手术方法、并发症发生的风险以及手术医师的习惯，敷料一般在术后2～6d移除。

(6)局部应用抗生素的指征较少，如覆盖移植皮片的敷料中含有抗生素可以预防感染。

(7)伤口10d左右便可愈合，但3周内移植皮片不应承受任何机械张力。供皮部位用敷料覆盖以保证创面愈合。7～10d之后供皮部位便可愈合，敷料便可移除。

2. 全厚皮片移植

全厚皮片包括全部的真皮。因此全厚皮片更厚，并且更易耐受机械性磨损，但对压疮创面的血供情况要求更高。全厚皮片移植适用于较小而且表浅的压疮，并且要求创面的颗粒组织形成良好，对于易产生摩擦的区域或者需要考虑美观的区域也是如此。足跟部、脚底部以及头部的压疮可以采用全厚皮片移植治疗。

(1)全厚皮片只能在皮肤极度松弛的部位切取，因为供皮部位没有遗留任何表皮可供愈合，需要将剩余皮肤直接加以缝合。

(2)受皮创面必须保留良好的血供，而且移植物必须加以稳定的固定。全厚皮片移植物无需打孔。

(3)全厚皮片移植，移植皮片不会改变皮肤的特征，常常需要皮瓣移植。

3. 肌皮瓣移植

对于任何部位出现的较深的压疮而言，如果因骨髓炎需要治疗或者需要最佳的压力分布的话，便可以考虑采用肌皮瓣治疗。

(1)肌皮瓣特点使得肌皮瓣适于治疗较深的压疮

①肌皮瓣属于轴向皮瓣。肌皮瓣包含肌肉组织，血供良好，并且能够提供全层的皮肤覆盖。

②肌皮瓣的组织体积较大，即使较大的缺损也可以修复。

③肌皮瓣的血供丰富，适合于存在感染的区域，并能够促进愈合。

④完好的皮肤与皮下组织能够有效地分布压力与摩擦力，而且肌皮瓣体积较大也有助于分布压力并充填较大的缺损。

(2)手术设计

①术前应当设计好肌皮瓣的范围，并在患者身上标记，切开皮肤、皮下组织以及筋膜的边界，将肌肉自其骨骼连接点或肌腱处切断，充分松解血管周围的疏松结缔组织游离肌皮瓣，从而保证肌皮瓣能够转移至缺损处。血管通常无需完全游离。

②将全部的肌皮瓣转移至压疮的组织缺损处。

③缺损处以及供体区域应当放置引流管，肌皮瓣区与供体区分别进行分层缝合。

④如果担心肌皮瓣深部会形成空腔，那么放置在压疮空腔处的引流管应当保留一段时间。

(3)选择肌皮瓣注意事项

选择肌皮瓣时必须考虑所选肌皮瓣在身体运动过程中所发挥的功能。部分肌肉属于发挥肌肉正常功能不可或缺的肌肉，例如臀肌对于正常步态而言便是如此。所以对于能够活动的患者在选择肌皮瓣时必须考虑这个问题，对于脊髓损伤的患者便无需考虑这一问题。

(4)不同部位压疮手术治疗肌皮瓣选择

①骨盆区域：由于许多需要肌皮瓣治疗的压疮位于骨盆区域，因此这一区域是采用肌皮瓣治疗的最常见区域。

②坐骨区域：是压疮最为常见的区域，有多种肌皮瓣可供修补。首选是根据腿部筋膜而切取肌皮瓣，这种肌皮瓣较为安全，一旦压疮复发，还能够再次利用；这种肌皮瓣的肌肉含量可多可少，既适合脊髓损伤的患者，也适合能够活动的患者。臀大肌与阔筋膜属于备选方案。

③骶部的压疮：通常需要臀大肌肌皮瓣治疗。臀大肌肌皮瓣有多种制作方式，因此该肌皮瓣可以满足多种用途。通过切开肌肉，能够活动的患者也能够选择这一肌皮瓣。

④股骨转子部位的压疮：通常使用溃疡附近的阔筋膜张肌皮瓣。这种皮瓣比较安全，供体部位常常可以一期缝合，也可以选择中厚皮片修补供体部位的缺损。股外侧肌、骨直肌或者臀大肌也可用于治疗此处的压疮。

4. 皮瓣移植

皮瓣如果没有与皮下组织相连，则可以在身体的任何部位轻易的切取。对于任何部位的压疮而言，如果皮片移植不能满足要求，而肌皮瓣又太大时，便可以考虑使用皮瓣。中等大小、不太深而且深部没有骨骼疾患或骨骼暴露的压疮均是皮瓣治疗的适应证。

(1)皮瓣特点：与其他类型的组织瓣类似，皮瓣的血供毫无规律，有时候可以有轴向血管供应皮瓣。轴向血管可使皮瓣的血供不再依赖于基底部的血供，因此手术设计更为容易。

(2)手术设计

①皮瓣切取时，应当根据术前的计划在患者身上进行标记，然后切取皮肤与皮下组织。

②皮瓣的下缘应当切至其基底，周围进行必要的游离，然后将皮瓣转移至压疮的缺损处，之后分层缝合供皮瓣部位。

③必须放置负压引流管。

在压疮的手术治疗中，皮瓣或其周围组织不允许过于紧密。供皮瓣部位必须没有划痕或其他可能发展为压疮的皮损。

5. 筋膜皮瓣移植

筋膜皮瓣适用于深部组织缺损不太多的压疮的重建，最好用于没有骨髓炎病史，而且也不需要压力分布的区域。

(1)筋膜皮瓣特点：皮瓣深方增加筋膜可以改善其血供。皮瓣深方增加筋膜可能对于皮瓣的压力分布能力没有太多影响。

(2)手术设计：筋膜皮瓣的处理方法与皮瓣的处理方法相同，但是皮肤深方多了一层筋膜。供体部位的筋膜通常无需缝合。

(3)筋膜皮瓣的选择：阴囊的皮瓣是一种良好的筋膜皮瓣。阔筋膜皮瓣的远端部分(中心部分实际上属于肌皮瓣)是较常用的筋膜皮瓣。

6. 没有皮肤覆盖的组织瓣

少部分患者可能需要采用肌肉瓣进行治疗。如果要避免皮下组织缺损太多(压疮手术中较少遇到)或者肌皮瓣中的皮肤部分的存活受到影响，可以使用肌肉瓣来重填缺损并提供血供。肌肉瓣表面可以覆盖中厚皮片。如果可能的话，优先选用肌皮瓣。

对于没有皮肤覆盖的组织瓣而言，组织瓣的游离与转移与其他组织瓣的操作方法相同。

7. 特殊类型的组织瓣或手术方法

(1)部分脊髓损伤的患者：可以切取感觉肌皮瓣并转移至无感觉的压疮区域。由于皮肤恢复了对压疮与缺血引起的疼痛的敏感性，因此压疮的复发率可能会降低。但是新的感觉可能不太舒服，患者容易将支持位点转移至无感觉的区域，因此可能形成新的压疮。

可以通过复杂的手术操作使压疮区域获得感觉，但是对于腰椎 L_3 以下的病变而言，应用最为广

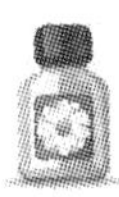

泛的是更为简单的阔筋膜张肌皮瓣。

(2)部分压疮患者可以选用游离组织瓣:这种方法的要求较高而且较为费时,因此极少应用。例如,游离的背阔肌肌皮瓣治疗骨盆部位的压疮。为了避免小血管吻合口的破坏,需要对转移的皮瓣进行短期的外固定。

(3)在压疮的手术中,保留肌肉的穿支皮瓣逐渐获得了医护人员的关注。

(4)皮肤与其他组织均可使用组织扩张器,从而能够覆盖压疮的缺损。还可以使用异质材料来覆盖压疮区域或压疮的高危区域,但这两种方法尚未广泛应用。

8. 直接闭合创面

直接闭合创面是消除缺损的最为简单的手术方法,但在压疮的手术治疗中极少用到。如果可以采用此种方法治疗,应当放置引流管,并且缝合引流管浅面的组织。必须注意避免深方遗留空腔。在组织较少、组织缺损太多的情况下进行直接缝合,会导致压疮复发的风险增加。

9. 多发压疮或复发压疮

(1)广泛的压疮或多发的压疮:广泛的压疮或多发的压疮应当尽可能一次处理,以减少治疗的时间,降低医疗资源的浪费,同时还降低由未治疗压疮向已治疗压疮交叉感染的风险。如果需要手术重建治疗,广泛的压疮一般位于骨盆区域,大腿部的皮瓣能够填充同侧骨盆的巨大的压疮;腹直肌肌皮瓣的体积较小,适用于创面较小的压疮。

(2)术后压疮复发:术后压疮复发是一个较为常见的问题。复发压疮的治疗原则与原发压疮手术方法是相同的。在原发压疮的手术设计阶段,必须设计好重建方法,以便将来不致影响皮瓣的使用。尽可能将皮瓣设计的足够大,以便将来压疮复发时还能够再次利用。

通过精心设计,供皮区无需行皮片移植便可以直接缝合。

五、术后处理

手术后正确的伤口护理以及手术部位充分的减压是治疗成功的关键。

1. 术后需要对压疮的危险因素进行处理

压疮手术后,一般情况下危险因素仍然存在,因此需要持续监测。仍然需要为压疮部位进行适当的减压,同时治疗伴随疾病。如果忽视这些原则,压疮复发难以避免。

2. 术后压疮的预防

(1)应当根据患者的条件来修订压疮的预防措施:如果压疮的风险持续存在,预防措施也应当持续实施。压疮术后早期必须注意避免手术区域的血供受损,否则创面难以愈合。术后早期皮瓣不能承受张力。皮肤移植可以耐受一定的压力,一定的压力对于防止移植皮瓣的移位是有利的,而且还能避免移植皮瓣下方出现渗液,所以术后要对手术区域适当加压。

(2)为手术区域减压的途径

①通过体位变化缓解局部的压力:通过俯卧便可以使骨盆背面的压力获得缓解。但是四肢瘫痪的患者,俯卧会影响他们的呼吸,因此无法维持俯卧的姿势;此外长期俯卧也会产生其他的并发症。在患者体位变化过程中,必须避免皮瓣受到牵拉。

②应用减压床垫分散局部压力:利用床垫来达到分散局部压力是非常有效的。目前有多种床垫与特殊的床可供使用。如使用悬浮床、气垫床与床垫来为移植皮瓣减压。不同压疮术后的减压的时间各不相同,一般需要2～3周的时间。

(3)在减压过程结束后,移植的皮瓣便可以经受张力。对于可以活动的患者,可以恢复正常活动。对于高危患者而言,由于危险因素仍然存在,危险区域仍然需要限制张力。一般而言,危险区域承受张力的时间不能超过2h。

3. 术后并发症的观察

根据正常的手术操作步骤对手术部位进行观察。尤其需要注意观察有无液体积聚、感染以及组织坏死;这些问题一旦出现,应当迅速处理。

4. 营养补充

患者术后应当由营养师对其营养需要进行评估,增加蛋白质与热卡的摄入。

5. 手术伤口

应当避免受到牵张,并保持清洁。

6. 术后恢复

恢复过程中还应当注意避免患者与社会隔绝。

第七节　重度压疮患者围术期的护理

重度压疮会造成创面失去皮肤保护，受空气中多种细菌侵袭，出现较大坏死创面，溃烂至骨，严重者造成机体感染可威胁患者的生命，仅通过改善局部血液循环，局部换药，靠周围皮肤自行爬行生长创面难以愈合。长时间大面积的重度压疮，不仅治疗所需时间长，给患者造成巨大的痛苦，而且治疗效果差，给患者带来巨大的经济负担。重度压疮患者必要时需行手术治疗，创面愈合快，有效缩短了患者住院时间，大大节约患者的医疗费用。

一、术前护理

（一）心理护理

重度压疮患者由于肢体活动受限，活动空间及移动能力受到限制，使得沟通相对减少，且压疮创面大，患者疼痛较为明显，加上疮面感染的特殊气味，以及经久不愈等，给患者带来巨大的心理压力，容易产生悲观厌世的念头，自卑感很强。对此，在护理过程中医护人员应该注意用良好的神态、亲切柔和的语调、关切的眼神、乐观开朗的情绪来感染患者，注意与患者交谈，介绍疮面的情况，分析压疮的发展趋势，手术后压疮愈合的过程。对患者的疑虑给予耐心解释。积极与家属交流，以取得家庭成员的理解与支持，使病员能对治疗充满信心并积极配合手术。

（二）皮肤准备

1. 手术术野范围皮肤准备

(1)常规备皮法：早在 20 世纪 20 年代开始就将剃除手术野毛发列为常规，一般于手术前 1d 进行。包括术前 1d 剃净术野范围内毛发，防止刮伤皮肤。再用温热清水及肥皂水彻底擦洗备皮区皮肤，清洁皮肤。尽管其为最早运用于临床的皮肤准备的方法，但是有研究表明，常规备皮法对手术区皮肤细菌量减少效果并不比单纯清洁皮肤好，其皮肤含菌量反而更高，术后切口感染的风险更大。还有研究表明，目前的术前术野剃毛并不能降低术后切口感染率，剃毛可造成肉眼看不见的表皮组织损伤，成为细菌进入体内的门户，导致术后切口感染。因此，此方法目前已不被临床采用。

(2)脱毛剂备皮法：常用硫醇作为脱毛剂，主要成分为巯基乙醇酸。化学脱毛剂比其他祛除毛发备皮法更适用于难以剃毛的部位(如肋骨凹凸不平的胸部)和极度消瘦的患者，脱毛剂方便、安全、有效。有研究表明，脱毛剂对金黄色葡萄球菌、大肠杆菌、铜绿假单胞杆菌等常见致病菌有杀灭作用，但成本较高，患者可能出现过敏反应，主要为灼伤感、红疹等，且对于长毛必须先剪除再用脱毛剂法备皮。

(3)剪毛备皮法：是用推剪的方式祛除手术区域的毛发。由于残留的毛发高于剃除的毛发，因而减少了皮肤的损伤，保持了皮肤的完整性。有研究表明，通过剪短毛发而达到备皮效果，不损伤皮肤，在术前术野剃毛与术后切口感染关系的研究中表明，术前术野剃毛不能降低切口感染率，推荐彻底清洁后只剪去影响手术操作的毛发，而不必进行常规的术野剃毛。因此，此方法是现阶段临床应用比较广泛的皮肤准备方法。

(4)不剃毛备皮法：让患者于术前 1d 洗澡或用肥皂清洗皮肤，不剃除体毛，脐部擦去污垢达到清洁即可。患者对皂液清洁皮肤备皮法的满意度明显高于备皮刀备皮法，且省物、省时。

2. 创面准备

术前根据压疮的情况，需要进行创面准备，给予清除痂壳或腐烂坏死组织，用生理盐水冲洗干净。有文献报道，肉芽及裸露骶骨用稀碘伏敷料及厚消毒纱布包封。创面感染严重，分泌物较多，或有坏死糜烂组织，及早分次剪除，以促进血液循环和周围皮肤的干燥。术前根据药敏试验结果选用有效抗生素予抗感染治疗，直至创面炎症得到控制。

3. 供皮区准备

供皮区应无感染或皮疹，手术前 1d 应清洗、剃毛，勿刮破皮肤。术前用 75%酒精消毒两遍，或用 1%碘酒消毒后，再用 75%酒精消毒。也可以选择 0.5%碘伏消毒两遍。

4. 其他部位皮肤准备

手术前 1d 帮助患者剪指甲、给予床上擦浴，特别是加强会阴部、脐周清洁，防止术后感染。

二、术后护理

（一）术后体位选择

1. 全身麻醉(general anesthesia)

全身麻醉是麻醉药作用于中枢神经系统并抑制其功能，以使患者全身疼痛消失的麻醉方法，全身麻醉是最常用的麻醉方法。全身麻醉术后患者为保持呼吸道的通畅，防止因分泌物过多引起误吸，应让患者取头偏向一侧去枕卧位；清醒后，若无禁忌，可取半卧位。

2. 硬膜外麻醉(epidural block)

硬膜外麻醉是指将局部麻醉药注入硬脊膜外腔，从而使部分脊神经传导功能发生可逆性阻滞的麻醉方法。其所支配区域的感觉或(和)运动功能丧失。适用于除头部以外的任何部位的手术，常用于膈以下的腹部、腰部和下肢部位手术。术后要求去枕平卧4～6h，以预防麻醉后头痛的发生。

3. 局部麻醉(local anesthesia)

局部麻醉是麻醉药只作用于周围神经系统并使某些或某一神经阻滞的麻醉方法。其包括表面麻醉、局部浸润麻醉、区域阻滞、神经及神经丛阻滞等方法。术后患者卧位无严格要求，以舒适不影响皮瓣的血供为宜。

（二）术后观察

1. 生命体征监测

密切观察呼吸变化，包括呼吸频率、幅度和形式等。通过视觉观察胸廓或腹部起伏，可了解呼吸运动的频率、节律、深度有无矛盾呼吸运动及双侧呼吸运动是否对称。对于有人工气道的患者，正确评估患者痰液量及痰液黏稠度，及时给予吸痰。评估呼吸、神志变化，适时调整辅助呼吸模式。患者自主呼吸恢复后充分评估，尽早拔除人工气道。密切监测血压、心率的变化，准确记录其变化趋势，了解患者循环情况，为临床治疗提供依据。密切观察每小时尿量变化，了解患者肾脏状况及术后血容量变化。密切监护血氧饱和度变化，准确记录，了解机体氧合情况。

2. 术后出血的监测

术后密切观察生命体征、伤口渗血及引流液，准确记录出入量。当患者引流液量＞100ml/h，或当伤口渗血量＞20ml/h时，提示可能有出血倾向者，可根据医嘱补充维生素K和维生素C，以及凝血药物。同时患者有出汗、主诉口渴、脉速、血压下降等现象时应引起注意，及时通知医生，遵医嘱做好相应处理。

（三）术后镇痛

重度压疮患者手术后，创面较大，深度较深。麻醉恢复后患者将有强烈的疼痛感，术后正确评估疼痛，给予相应镇痛显得尤为重要。

1. 常用评分方法

(1)语言评分法(verbal rating scale，VRS)：按从疼痛最轻到最重的顺序以0分(不痛)至10分(疼痛难忍)的分值来代表不同的疼痛程度，由患者自己选择不同分值来量化疼痛程度。最轻度疼痛的描述常被评为0分，以后每级增加1分，使每个级别都有相应的评分标准。包括四点口述分级评分法(VRS4)：将疼痛分为四级。①无痛；②轻微疼痛；③中等度疼痛；④剧烈疼痛，每级为1分。及五点口述分级评分法(VRS—5)：①轻微疼痛(1分)；②中度疼痛(2分)；③重度疼痛(3分)；④剧烈疼痛(4分)；⑤无法忍受的疼痛(5分)。

(2)数字评分法(numeric rating scale，NRS)：NRS是一个从0～10的点状标尺，0代表不痛，10代表疼痛难忍，由患者从上面选一个数字描述疼痛(图2-10-7-1)。

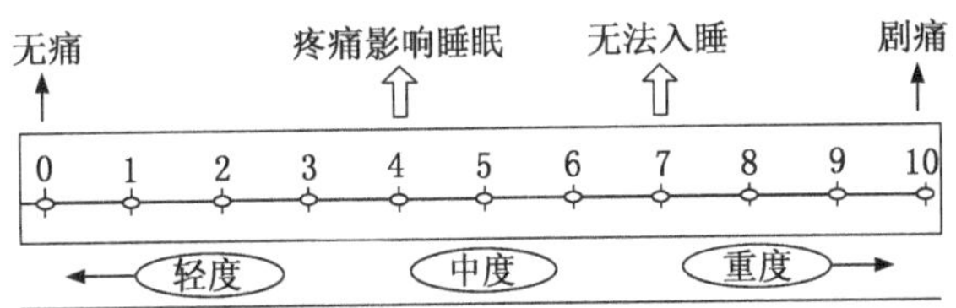

图2-10-7-1　数字评分表

(3)面部表情评分法(faces pain scale，FPS)：由六种面部表情及0～10分(或0～5分)构成，程度从不痛到疼痛难忍。由患者选择图像或数字来反映最接近其疼痛的程度。此法适合任何年龄，没有特定的文化背景或性别要求，易于掌握，不需任何附加设备，急性疼痛、老人、小儿、表达能力丧失者特别适用(图2-10-7-2)。

2. 镇痛药物

术后镇痛常用的药物是阿片类药，如芬太尼、吗啡、哌替啶等。非阿片类药物中应用较多的有曲

图 2-10-7-2 面部表情评分表

马多、非甾体抗炎药等。局麻药常选用布比卡因、罗哌卡因等，用于神经阻滞和硬膜外镇痛。

3. 镇痛方法

(1)肌内注射：传统的术后镇痛方法是肌内注射哌替啶，在患者感觉疼痛时进行注射。这种镇痛方法可以缓解患者的疼痛但是其存在一定缺点，包括：①不能及时止痛；②药物浓度波动大，极易造成注射后血药浓度过高，患者虽不疼，但出现嗜睡；在血药浓度下降后，患者再现疼痛；③不能进行个性化用药；④重复肌内注射易造成局部肌内注射部位疼痛。

(2)患者自控镇痛(patient-controlled analgesia，PCA)：是指患者根据自身的疼痛情况，自我控制给药，最大限度地减少血药浓度的波动，维持有效镇痛浓度，减少个体性差异，达到镇痛完善且副作用较小的目的。麻醉师根据手术种类和患者的特点确定储药泵里面药物种类，告之患者根据自身疼痛程度通过按压按钮自行给药。

(3)椎管内镇痛：采用在硬膜外或蛛网膜下腔使用局麻药、阿片类药或其他镇痛药物，减轻或阻止伤害性刺激传入，以达到镇痛的目的。此镇痛方法缺点在于给药剂量为麻醉师设定好剂量不可以随意更改，对于麻醉师操作技术水平要求较高，阻滞范围相对大，对血流动力学有一定影响，对镇痛管理及监测要求高，但是其方法持续镇痛效果较好。

(四)皮瓣的护理

1. 皮瓣保护

(1)预防皮瓣感染：术前 1h 手术室要做好空气灭菌处理，进行手术间的空气净化，打开新风灭菌系统。术中尽量减少人员流动。术中要严格无菌操作，防止皮瓣术后因感染而坏死。皮瓣移植术较为复杂，操作时间一般较长，手术常涉及到两个以上的手术野，因而创面暴露的机会较多，感染的机会也就增多，加上被移植的组织是一块缺血的组织，在未重新建立血运之前，对感染的抵抗力必然降低，故在手术时应严格遵守无菌操作原则。术中创面清创要彻底，对损伤部位的坏死皮缘及创面要切刮至创面新鲜，反复用双氧水、洗必泰冲洗，游离皮瓣用温盐水纱布外敷保护，防止污染。

(2)防止皮瓣缺血：术中分离血管、肌肉制作皮瓣时，出血较多，要保证循环系统稳定，维持正常血压，避免皮瓣缺血。有研究表明，术中配合使用高频电流可使小血管止血，缩短手术时间，为皮瓣成活创造了条件。

(3)防止皮瓣挤压：任何挤压或粗暴的处理都可造成皮瓣的损伤，导致继发坏死。除术者操作要稳、准、轻、快外，刀、剪、缝针也必须锋利精巧。创面暴露于空气中的时间不宜过长，随时用温湿盐水纱布将创面覆盖保护起来，但不可用过热的盐水纱布，以防损伤创面。参加手术的护士更应了解每一个手术步骤。随时注意提醒术者勿挤压皮瓣。

2. 皮瓣的观察

密切观察皮瓣的血运、温度、包扎情况，有无血肿形成。给予准确记录。如果观察皮瓣色泽青紫，提示静脉回流受阻，苍白提示动脉供血不足；指压皮瓣，皮瓣颜色 2s 内转红润为正常，超过 5s 提示微循环障碍；指触摸皮瓣并与健侧相比。注意观察分泌物的颜色和量，异常时报告值班医生给予相应处理。

(五)引流管护理

术后皮瓣下放置负压引流管，给予低负压持续吸引，保持引流 2～3d，其目的为防止皮瓣下血肿形成，改善创面循环，促进愈合。

(1)病情观察：动态监测引流液的颜色、性质、气味，准确记录引流量，监测患者体温、心率、血压、血氧饱和度等变化及发展趋势，有异常及时通知医生。

(2)导管的管理：保证引流管的通畅和避免导管脱落，引流袋悬挂在低于穿刺部位 20～30cm 处，确保导管固定良好、引流通畅；翻身及护理操作时注意避免牵拉引流导管，昏迷、躁动患者适当使用保护性约束，防止抓脱引流导管；如出现引流不畅，检查有无引流管扭曲、受压，异常情况及时通知医生。

(3)预防感染：实施有关引流护理的操作仍要严格执行消毒隔离措施，以防止新的感染源的出现或感染菌种的混杂。更换引流袋时严格执行无菌

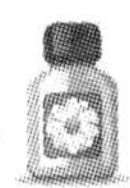

操作；密切观察穿刺部位有无渗血、渗液，保持引流管周围清洁、干燥。

（六）早期下床活动

术后应鼓励并协助患者早期下床活动，不能下床的患者，也应帮忙患者床上活动，2h 翻身变换体位一次。术后活动与制动对伤口的影响（见表 2-10-7-1）。

表 2-10-7-1　术后活动与制动对伤口的影响

项目	早期下床活动对伤口的好处	卧床制动过久对伤口的坏处
血液	可促进血液循环：良好的血液循环可促使养分快速到达伤口部位，使伤口愈合加快	血液滞留、血栓或栓塞，影响伤口的血液供应
消化	促进食欲：患者有食欲，身体的营养状态得到改善，进而促进伤口的愈合	减少胃肠蠕动，消化吸收不良，引起恶心、呕吐、腹胀，影响食欲，使营养摄入得更少
呼吸	增加肺活量，减少肺炎或肺不张的发生，能使伤口得到足够的氧气	呼吸道分泌物阻塞，呼吸功能不良，肺萎陷，使身体的供气量不足，伤口得不到足够的氧气供应
肌肉骨骼	促进肌力、增强骨骼强度、增强活动性	肌肉萎缩、关节僵硬、骨质疏松
心理	促进患者的自主性、成就感及愉快的情绪	缺乏自主性、需依赖他人，负性情绪增强

（七）做好基础护理

术后患者必须做好基础护理，特别是口腔、会阴部的护理，防止因其他原因引起的机体感染，影响压疮术后的疮面愈合。

第八节　压疮的高压氧治疗

机体处于高气压环境中所呼吸的与环境等压的纯氧称为高压氧（hyperbaric oxygen，HBO）。利用吸入高压氧治疗疾病的方法称为高压氧疗法（hyperbaric oxyen therapy，HBOT）。压疮导致血管与组织细胞同时受损，受损区域将出现渗出、水肿、变性、坏死等改变。高压氧下由于血氧分压增高、血氧弥散加强等作用，使受损组织的氧分压增高，缺氧状态得以改善。同时高压氧下新陈代谢加强，ATP 生成增多，纤维细胞增殖活跃，胶原纤维加强。上述作用不仅可减轻受损组织的渗出、水肿，改善局部血液循环，同时可促进新生血管形成，加速侧支循环的建立，加快上皮组织的修复，从而有利于损伤组织的修复和伤口的愈合。

有研究表明，出现血管断裂后的局部低氧血症是限制创面愈合的关键因素，也增加了感染几率。高压氧治疗是让患者在密闭的加压装置中吸入高压力（2～3 个大气压）、高浓度的氧，提高组织内的氧分压，加速成纤维细胞增生、胶原蛋白释放、肉芽组织产生，加速上皮生长。从而达到治疗压疮伤口的目的。

一、高压氧促进伤口愈合的作用

（一）高压氧作用原理

1. 高压氧有助于胶原蛋白合成

填补伤口死腔的新组织需要有新血管的供应，但没有胶原蛋白的支持，血管不能生成，因而细胞和胶原蛋白必须在新生毛细血管之前生成。超出伤口边缘的毛细血管细胞，在氧分压梯度急剧升高的情况下增殖，长入缺氧区，缺氧区获得氧供后出现细胞的分裂与移行，胶原蛋白合成得以进行，新生毛细血管继而出现，通过循环过程，死腔逐渐消失，伤口逐渐愈合。

2. 高压氧有助于创伤组织修复

高压氧能使创伤组织获得修复所需要的临界氧分压，实验证明在缺氧或低氧分压时，如细胞外液的氧分压低于 1.3kPa（10mmHg）时，细胞不再分裂，不再合成胶原纤维。成纤维细胞的分裂至少要氧分压达 2.6～3.9kPa（20～30mmHg）。由此可见，细胞活力和组织氧分压有密切关系。高压氧可使创伤组织的缺血缺氧状态获得有治疗意义的改善，促使成纤维细胞增生和胶原纤维的产生，促进毛细血管再生和侧支循环形成。

3. 高压氧有助于控制感染

有学者证明氧分压在 3.9kPa（30mmHg）以下，白细胞杀死金黄色葡萄球菌的功能下降，而高压氧能使血液中溶解氧量显著增加，提高血氧张力，对多数细菌生长繁殖有抑制作用，有利于抗菌药物发挥作用。可降低创面细菌感染的机会，有利于感染的控制。高压氧环境下可抑制压疮的厌氧菌生长繁殖，减少厌氧菌产气，使组织中已形成的气体体积减少，气肿消除，利于改善微循环，减少坏死组织，加速创面生长，促进结痂和愈合。

4. 高压氧有助于创面组织的有氧代谢

高压氧治疗可利用高压力、高浓度氧使血液中溶解氧量显著增加，增加血氧弥散范围，克服组织的氧供障碍，能增加缺血区的血流量，改善微循环的血液流变功能，改善低氧组织的血供；也可以影响血液运输氧的方式，使血液中物理溶解氧量明显增加，血氧含量增加，促进细胞有氧代谢的作用，克服低氧状态，可以改变血液流变特性，纠正血管的缺血缺氧，改善微循环，增加创面组织的生长活力，促进肉芽组织生长和毛细血管的新生。

5. 高压氧有助于减少创面体液渗出

高压氧下，由于血管收缩和改善了组织缺氧，可降低毛细血管的通透性，从而大大减少创面体液的渗出，使创面保持清洁干燥。减少创面污染机会。

6. 高压氧有助于加速溃疡面植皮的成活率

高压氧下，组织内氧分压、氧储量增高，能增强受皮区组织的生长活力，促进肉芽组织的生长，减少创面渗出和细菌感染，使创面新鲜清洁，为进行植皮创造良好条件。在移植的皮片或皮瓣与受皮区之间血液循环尚未建立前，组织内的氧分压增高，可减轻移植皮片因缺乏血液供应而造成的持续性缺氧状态，有利于移植皮片的成活。

(二)高压氧的特殊效应

1. 生物能效应

当机体低氧或缺氧时，高压氧环境能继续维持机体能量供应的平衡，借以补足或更充足地对组织供氧，调节细胞机能和代谢活动。

2. 解毒效应

当机体在疾病恢复过程中，由于氧供应不足，产生过多有害代谢产物时，吸高压氧就能将这些物质经过氧化后消除，变有毒为无毒。

3. 消肿修复效应

高压氧能消除水肿激活体内的生物合成，加快损伤组织修复过程。

4. 解阻滞效应

当机体遭受到某些有害因素毒害时，高压氧能置换出溶于机体的有害气体，使失去活力的血红蛋白、细胞色素氧化酶等活性恢复。

5. 持续效应

常压下吸氧，吸入氧浓度最多在40%左右，且一旦停止吸氧，氧的作用也随之停止。而吸高压氧时，吸入的氧浓度至少在85%以上，且患者停止吸氧以后，氧还可以在体内继续发挥数小时作用。

二、高压氧治疗压疮伤口的方法

根据研究结果，在患者呼吸、循环相对稳定，且无高压氧进仓禁忌证的状态下进行治疗。高压氧治疗压疮伤口的具体方法是采用多人氧舱，治疗压力0.2MPa，期间间歇吸氧3次共20min，间歇休息2次共10min，升压20min，减压30min，治疗时间共2h，每天1次，10次为1疗程，根据创面情况选择治疗时间，一般治疗1～3个疗程。高压氧治疗前后按常规做好压疮的局部护理准备。

三、高压氧治疗的护理

(一)进舱前护理

1. 必须认真测量并记录患者生命体征、神志等，准确掌握患者入舱前的身体状况；对体温超过38℃，脉搏、呼吸缓慢、血压超过160/100mmHg者，均不宜进舱接受治疗。

2. 患者呼吸道分泌物较多者，进舱前应吸痰，必要时可肌内注射山莨菪碱，以减少分泌物，保持呼吸道通畅；根据病情给患者用少量扩张血管的药物，用以提高进舱后氧的吸收；躁动不安的患者，进舱前可给予适量镇静剂。

3. 对患者应做好耐心细致的解释工作，消除患者对高气压环境紧张情绪，说明高压氧治疗的重要性，帮助患者树立恢复健康的信心，并进行必要的指导和安全教育，告知患者进舱注意事项。

4. 患者及家属需穿戴纯棉织品进舱，防止发生静电火花；勿携带手表、保温杯等物品进舱，防止损坏；严禁携带易燃、易爆品和各种火源(打火机、火柴、移动电话、电动玩具、炮竹、汽油等)进舱；进舱前不宜吃得过饱，不食用产气过多的食品和饮料，

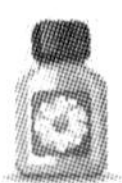

排净二便(昏迷患者应留置导尿);能够配合的患者练习捏鼻鼓气、咀嚼、吞咽的动作。

5. 重症患者应派专人陪护,并携带必需的急救药品和器材入舱。

(二)舱内护理

1. 在舱内加压过程中,指导并协助患者做好调压动作(捏鼻、鼓气、吞咽等动作),昏迷者可抬举或移动患者的下颌骨,如患者出现耳痛等不适,陪舱人员要及时通知操舱者暂停或减慢加压,缓解后继续加压,以防中耳压伤,昏迷患者可用10%麻黄素滴鼻。

2. 稳压过程中,要保证患者有效吸氧,应协助患者戴好面罩吸氧(10～15L/min),指导患者正确呼吸,应用呼吸囊供氧的患者,避免漏气,严禁拍打或挤压气囊。

3. 在吸氧过程中,陪舱人员应密切观察患者意识、生命体征、面色、瞳孔、呼吸、心率、血压等变化,注意观察氧压表的压力,发现异常及时与医生联系;可使用舱内吸引器随时清除患者呼吸道分泌物,保持呼吸道通畅,避免发生窒息;同时要注意观察吸氧后有无不良反应,观察患者是否有氧中毒发生,氧中毒出现时立即摘除面罩,改吸空气,祛除面罩,症状即可缓解。

4. 减压过程中,指导患者正常呼吸,不要屏气,指导患者继续做吞咽、咀嚼和捏鼻鼓气动作;减压过程舱内温度下降,要注意给患者保暖,防止受凉;留置导尿管的患者,应注意引流管的开放,防止减压过程中气体膨胀,造成危害;如输液在舱内进行时,需加强输液的护理,尤其是减压时,应把莫菲滴管内的液平面调到最高限度,输液瓶内插入足够长的消毒针头直到液平面以上,保证排气通畅,防止瓶内及滴管内气体膨胀而造成气体进入静脉发生气栓的危险,注意观察病情的变化。

(三)出舱后护理

1. 注意患者有无不适主诉,严密观察有无病情变化,确保转运安全。

2. 由于进行高压氧治疗患者的身体消耗大,故应嘱咐患者出舱后注意休息,加强营养,同时要注意保暖,防止受凉。

3. 观察患者压疮面变化,认真书写高压氧治疗与护理记录。

4. 指导患者摄入高蛋白、高维生素、高糖(糖尿病患者除外)饮食。注意保证充分休息,避免劳累。

高压氧医学(Hyperbaric Oxygenation Medicine)是一门较为年轻的临床医学分支学科,现已被广泛用于临床各科疾病的治疗,显示了良好的疗效,具有十分广阔的发展前景。

参考文献

[1]Harding KG, Morris HL, Patel GK. Science, medicine and the future: healing chronic wounds. BMJ 2002, 324(7330):160～163.

[2]Singer AJ, Clark RA. Cutaneous wound healing. N Engl J Med 1999, 341(10):738～746.

[3]Boyce ST. Design principles for composition and performance of cultured skin substitutes. Burns 2001, 27(5):523～533.

[4]Longaker MT, Chiu ES, Adzick NS, et al. Studies in fetal wound healing. V. A prolonged presence of hyaluronic acid characterizes fetal wound fluid. Ann Surg 1991, 213(4):292～296.

[5]Longaker MT, Whitby DJ, Ferguson MW, et al. Adult skin wounds in the fetal environment heal with scar formation. Ann Surg 1994, 219(1):65～72.

[6]Martin P. Wound healing-aiming for perfect skin regeneration. Science 1997, 276(5309):75～81.

[7]Kumar P, Bhaskara KG, Bharadwaj S. Management of pressure ulcers. Plast Reconstr Surg 2003; 111(7): 2480～2481.

[8]Nelson EA, Nixon J, Mason S, et al. A nurse-led randomised trial of pressure-relieving support surfaces. Prof Nurse 2003, 18(9):513～516.

[9]Phillips L. Cost-effective strategy for managing pressure ulcers in critical care: a prospective, non-randomised, cohort study. J Tissue Viability 2000, 10(3 Suppl):2～6.

[10]Badiavas EV, Falanga V. Gene therapy. J Dermatol 2001, 28(4):175～192.

[11]Gottrup F. Prevention of surgical-wound infections. N Engl J Med 2000, 342(3):202～204.

[12]Supp DM, Wilson-Landy K, Boyce ST. Human dermal microvascular endothelial cells form vascular analogs in cultured skin substitutes after grafting to athymic mice. Faseb J 2002;16(8):797～804.

[13]Robson MC. Wound infection. A failure of wound healing caused by an imbalance of bacteria. Surg Clin North Am 1997,77(3):637～650.

[14] Edwards R, Harding KG. Bacteria and wound healing. Curr Opin Infect Dis 2004,17(2):91～96.

[15]Siroky MB. Pathogenesis of bacteriuria and infection in the spinal cord injured patient. Am J Med 2002, 113 (Suppl 1A):67S～79S.

[16]Zegans ME, Becker HI, Budzik J, O'Toole G. The role of bacterial biofilms in ocular infections. DNA Cell Biol 2002,21(5－6):415～420.

[17]Drinkwater SL, Smith A, Sawyer BM, Burnand KG. Effect of venous ulcer exudates on angiogenesis in vitro. Br J Surg 2002,89(6):709～713.

[18]Schaffer MR, Tantry U, Ahrendt GM, et al. Stimulation of fibroblast proliferation and matrix contraction by wound fluid. Int J Biochem Cell Biol 1997, 29 (1): 231～239.

[19]Trengove NJ, Stacey MC, MacAuley S, et al. Analysis of the acute and chronic wound environments: the role of proteases and their inhibitors. Wound Repair Regen 1999,7(6):442～452.

[20]Quesenberry PJ, Colvin GA, Lambert JF, et al. The new stem cell biology. Trans Am Clin Climatol Assoc 2002, 113:182～206.

[21]Loree S, Dompmartin A, Penven K, et al. Is vacuum assisted closure a valid technique for debriding chronic leg ulcers? J Wound Care 2004,13(6):249～252.

[22]Kalani M, Brismar K, Fagrell B, et al. Transcutaneous oxygen tension and toe blood pressure as predictors for outcome of diabetic foot ulcers. Diabetes Care 1999, 22 (1):147～151.

[23]Robson MC, Hill DP, Smith PD, et al. Sequential cytokine therapy for pressure ulcers: clinical and mechanistic response. Ann Surg 2000,231(4):600～611.

[24]Badiavas E, Falanga V. Treatment of chronic wounds with bone-marrow derived cells. Arch Dermatol 2003, 139(4):510～516.

[25]Veves A, Falanga V, Armstrong DG, Sabolinski ML. Graftskin, a human skin equivalent, is effective in the management of noninfected neuropathic diabetic foot ulcers: a prospective randomized multicenter clinical trial. Diabetes Care 2001,24(2):290～295.

[26]Brem H, Lyder C. Protocol for the successful treatment of pressure ulcers. Am J Surg 2004,188(1A Suppl):9～17.

[27]Falanga V, Isaacs C, Paquette D, et al. Wounding of bioengineered skin: cellular and molecular aspects after injury. J Invest Dermatol 2002,119(3):653～660.

[28]Slama JDJ, Eriksson E. Gene therapy of wounds. London: Martin Dunitz, 2001.

[29]Sinclair L, Berwiczonek H, Thurston N, et al. Evaluation of an evidence-based education program for pressure ulcer prevention. J Wound Ostomy Continence Nurs 2004,31:43～50.

[30]Sϕrensen JL, Jϕrgensen B, Gottrup F. Wound management: Surgical intervention. In: Morison MJ (eds) The prevention and treatment of pressure ulcers. London: Mosby, 2001:155～175.

[31]Rubayi S, Burnett CC. The efficacy of a single-stage surgical management of multiple pressure sores in spinal cord injured patients. Ann Plast Surg 1999, 42: 533～539.

[32]Place MJ, Herber SC, Hardesty RA. Basic technique and principles in plastic surgery. In: Aston SJ, Beasley RW, Thorne CNM (eds) Grabb and Smith's Plastic surgery, 4th edn. London: Little, Brownand Company, 1997:13～26.

[33]Mithat Akan I, Sungur N, Ozdemir R, et al. "Pac Man" flap for closure of pressure sores. Ann Plast Surg 2001, 46:421～425.

[34]Yu P, Sanger JR, Matloub HS, et al. Anterolateral thigh fasciocutaneous island flap in perineoscrotal reconstruction. Plast Reconstr Surg 2002,109:610～616.

[35]Borman H, Maral T. The gluteus fasciocutaneous rotation-advancement flap with V-Y closure in the management of sacral pressure sores. Plast Reconstr Surg 2002,109:2325～2329.

[36]Blondeel PN, Van Landuyt K, Hamdi M, Monstrey SJ. Soft tissue reconstruction with the superior gluteal artery perforator flap. Clin Plast Surg 2003, 30: 371～382.

[37]Schryvers OI, Stranc MF, Nance PW. Surgical treatment of pressure ulcers: 20-years experience. Arch Phys Med Rehabil 2000,81:1556～1562.

[38]Angrigiani C, Grill D, Siebert J, Thorne C. A new mus-

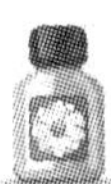

culocutaneous island flap from the distal thigh for recurrent ischial and perineal pressure sores. Plast Reconstr Surg 1995,96:935～940.

[39]Thomson HG, Azhar AM, Healy H. The recurrent neurotrophic buttock ulcer in the myelomeningocele paraplegic: a sensate flap solution. Plast Reconstr Surg 2001,108:1192～1196.

[40]Hung SJ, Chen HC, Wei FC. Free flap for reconstruction of the lower back and sacral area. Microsurgery 2000,20:72～76.

[41]Park S, Koh KS. Superior gluteal vessel as a recipient for free flap reconstruction of lumbosacral defects. Plast Reconstr Surg 1998,101:1842～1849.

[42]Mess S-A, Kim S, Davison S, Heckler F. Implantable Baclofen pump adjuvant in treatment of pressure sores. Ann Plast Surg 2003,51:465～467.

[43]Carvalho DdoA, Mariani U, Gomez Dde S, et al. A study of the postburned restored skin. Burns, 1999,25:385.

[44]Niezgoda J, Cianci P, Folden B, et al. The effect of hyperbaric oxygen therapy on a burn wound model in humman volunteers. Plast Reconstr Surg, 1997, 99: 1620～1625.

[45]von-Heimburg O, Noah E, Sieckmann U, et al. Hyperbaric oxygen treatment in deep frostbite of both hands in a boy. Burns, 2001,27:404～408.

[46]Shoshani O, Shupak A, Barak A, et al. Hyperbaric oxygen therapy for deep second degree burns: an experimentals study in the guinea pig. Br J Plast Surg, 1998, 51:67～73.

第三篇　压疮护理的临床实践

第十一章　压疮防护技术

第一节　患者清洁技术

一、卧床患者更换床单法

【操作目的】

1. 保持病床平整、舒适，预防压疮。

2. 保持病室整洁、美观。

【用物准备】

扫床车、清洁大单、被套、枕套、中单、快速手消毒液、必要时备清洁的衣裤和便盆。

【操作流程】

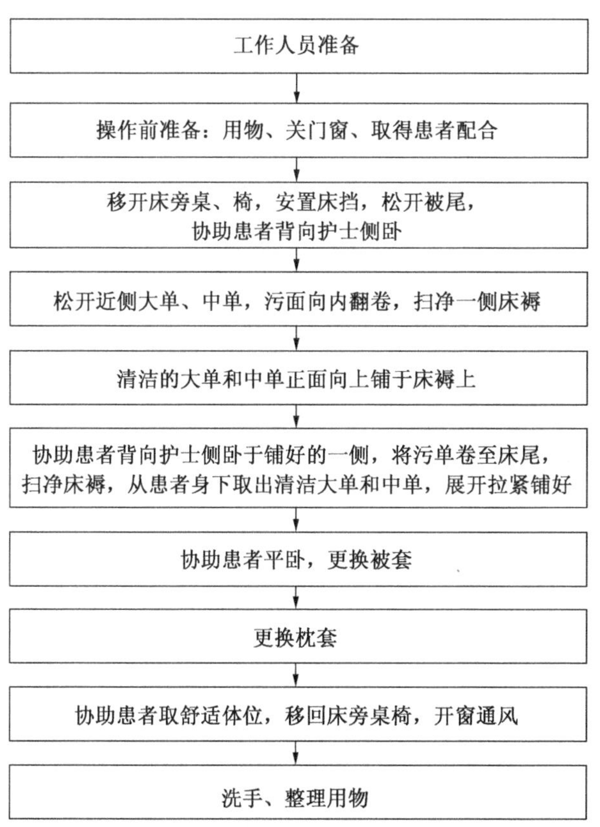

【流程解释】

1. 工作人员准备包括洗手、戴口罩、着装整齐。

2. 评估内容包括患者病情和有无各种管路、合作程度、床单位清洁程度、病室内有无患者进餐或治疗、调节病室温度、检查病床安全性。

3. 备好铺床用物，按操作顺序摆放，推车至患者床旁，核对患者。

4. 做好解释工作，按需要给予便盆，酌情关闭门窗。

5. 移开床旁桌、椅，意识不清者安置床挡，松开被尾，把枕头移向对侧，协助患者背向护士侧卧，盖好被子，注意动作轻柔，切勿推、拉、拖，以免擦伤皮肤。

6. 从床头至床尾松开近侧大单、中单，污面向内翻卷，塞于患者身下。

7. 从床头向床尾方向扫净一侧床褥的渣屑，保持床褥清洁平整。

8. 将清洁的大单正面向上铺于床褥上，展开近侧大单，对侧大单塞于患者身下，按铺床法铺好近侧大单，同法将清洁中单铺于床褥上。

9. 协助患者平卧，护士转向对侧，移枕头于患者头下，协助患者背向护士侧卧于铺好的一侧，松开各层床单，从床头将污单卷至床尾，置于污衣袋内，从床头至床尾扫净床褥渣屑，从患者身下取出清洁大单和中单，展开拉紧铺好大单、中单。

10. 协助患者平卧，更换被套，铺清洁的被套于盖被上，打开被套尾端开口，从污被套内取出棉胎(S形折叠)放于清洁被套内，套好被套，拉平棉胎和被套，两侧边缘向内折叠与床沿平齐，尾端塞于床垫下，注意保暖。

11. 让患者双手抱头，更换枕套，枕套套于枕芯上，四角充实，置床头，开口背门。

12. 整理床单位，协助患者取舒适体位，移回床旁桌椅，开窗通风。

【注意事项】

1. 基本注意事项

(1)病室内有患者进餐或治疗时应暂停操作。

(2)用物准备齐全，按顺序放置，减少走动的次数。

(3)操作中保证患者的安全、舒适。必要时使用床挡，防止患者在变换体位时坠床。

(4)若两人配合操作，注意动作的协调和一致。

(5)操作中注意与患者交流，随时观察患者的反应，一旦出现病情变化，应立即停止操作。

2. 压疮预防注意事项

(1)注意拉紧大单和中单，使病床平整舒适，减少对患者皮肤的刺激，预防压疮。

(2)彻底清扫床褥，保持床褥干净整洁，减少对患者皮肤的不良刺激。

(3)操作中避免拖拽动作。

(4)遇皮肤已有压疮应先处理好压疮伤口，避免渗出。协助翻身时，注意保护，避免压迫。操作完成后，再次检查压疮部位的情况，判断有无因更换单位造成损伤加重。

二、重症患者更衣技术

【操作目的】

1. 使患者清洁、舒适，预防压疮的发生。

2. 保持病室整洁、美观。

【用物准备】

清洁衣服一套、快速手消毒液、必要时备屏风。

【操作流程】

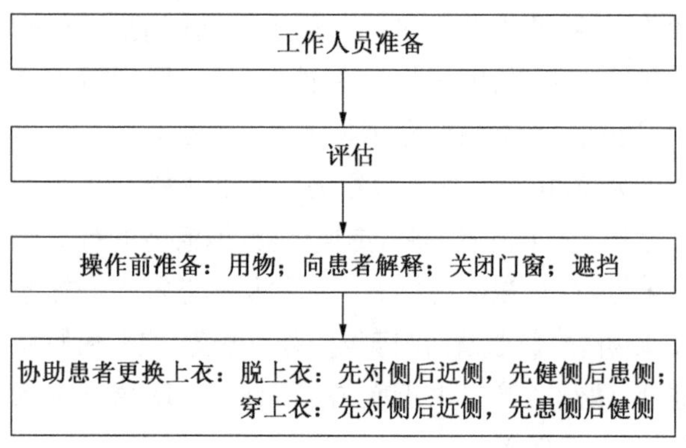

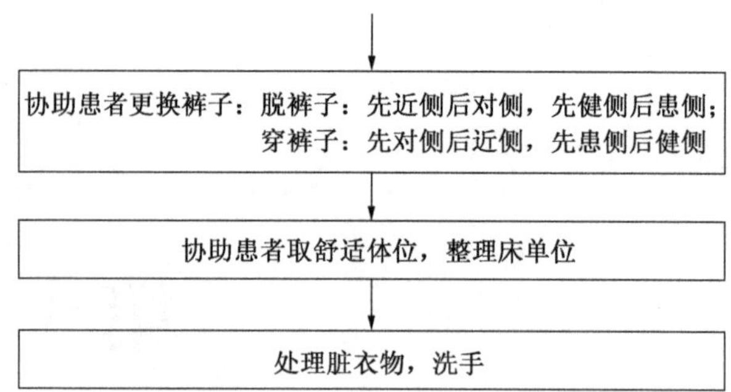

【流程解释】

1. 工作人员准备包括洗手、戴口罩、着装整齐。

2. 评估内容包括患者病情和意识状态、肢体活动情况及合作程度、有无约束、是否带有各种管路等。

3. 准备用物并携用物至患者床旁，核对患者。

4. 做好解释工作，关闭门窗，适当遮挡患者。

5. 协助患者更换上衣

护士站在患者一侧，解开患者衣扣，协助患者向近侧翻身侧卧，脱掉对侧上衣塞于患者身下，协助患者穿上一侧清洁上衣，其余部分塞于患者身下，协助患者平卧并保持上衣平整；协助患者向对侧翻身侧卧，从患者身下取出污染上衣并脱掉近侧上衣放于病床一侧，取出清洁上衣协助患者换上近侧衣服，协助患者平卧系上衣扣并保持上衣平整。

6. 协助患者更换裤子

松开被尾，协助患者近侧腿微曲，双手将裤子退至膝下再脱掉裤子，其顺序为先近侧后对侧，先健侧后患侧；将两条裤腿穿在一个手上，一手握住患者足部协助穿上裤子，其顺序为先对侧后近侧、先患侧后健侧的原则，然后双手将裤子上提至腰部并保持裤子平整。

7. 协助患者取舒适体位，整理床单位，保持床单清洁、平整。

8. 处理脏衣物，洗手。

【注意事项】

1. 基本注意事项

(1)应根据患者的体型选择大小适宜、清洁、平整的衣服。

(2)操作中注意与患者交流，随时观察皮肤及患侧肢体情况，发现问题及时通知医生。

2. 压疮预防注意事项

(1)操作时动作应轻柔，避免拉、拽患者，以免

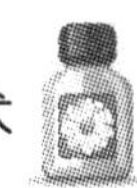

损伤患者皮肤。

(2)操作后保持衣服和床单平整,减少对患者局部皮肤的刺激。

(3)更衣时注意骨突出部位的皮肤情况,加强压疮风险的评估。

(4)已有压疮的患者,更衣前进行换药,防止渗出;更衣时注意检查及保护疮面,避免加重损伤。

(5)更衣时对患者进行压疮的相关宣教,取得患者的配合。

三、卧床患者便盆使用技术

【操作目的】

1. 协助长期卧床无法下床活动患者排便。

2. 避免大小便等潮湿刺激,预防压疮的发生。

【用物准备】

便盆1个;一次性手套1双。

【操作流程】

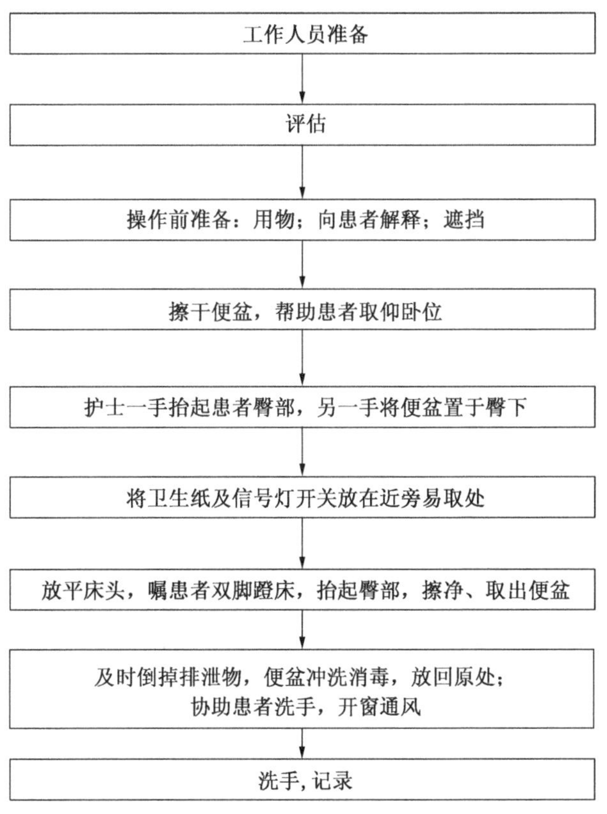

【流程解释】

1. 护士应将便盆携至床旁。

2. 擦干便盆,帮助患者取仰卧位。协助患者脱裤,能配合的患者,嘱其屈膝,双脚向下蹬在床上,同时抬起臀部,护士一手抬起患者臀部,另一手将便盆置于臀下(彩图3-11-1-1　便盆使用方法)。如患者不能配合,应先将患者转向一侧,把便盆对着患者臀部,护士一手紧按便盆,另一手帮助患者向回转身至便盆上。病情允许时,可抬床头,以减少患者背部之疲劳。

3. 患者需要使用牵引床排便时让患者两手抓住牵引床拉手,靠3个健肢用力,将身体吊起,待臀部离床以后,将便盆从健侧放于臀下,排便后再次吊起,取出便盆,清洁肛门。

4. 将卫生纸及信号灯开关放在近旁易取处,护士可离开在门外等候片刻。

5. 大便完毕,放平床头,嘱患者双脚蹬床,抬起臀部,擦净、取出便盆。协助患者穿裤,整理病床。必要时需观察排泄物性状、颜色、量及异常情况,留取标本送验。

6. 及时倒掉排泄物,便盆冲洗消毒,放回原处,协助患者洗手,开窗通风。

7. 护士洗手、记录。

【注意事项】

1. 基本注意事项

(1)指导患者正确的抬臀及使用便盆的方法。

(2)患者之间不混用便盆。

(3)用后的便盆放入专门的冲洗设备中消毒处理或将冲净的便盆放入0.5‰的含氯消毒液中浸泡30min后涝出待干备用。消毒隔离患者使用的便盆应放入2‰的含氯消毒液中浸泡30min后涝出待干备用。

2. 压疮预防注意事项

(1)使用便盆时应抬起患者腰骶部,不要强塞硬拉。必要时在便盆边缘垫上纸或布垫,以防擦伤皮肤。

(2)便盆使用时间不可过长,可根据患者个体差异判断使用时间,一般不超过5min,防止压疮发生。

(3)尿失禁患者不可将便盆长期放置,防止潮湿、外溢及压疮发生。

(4)损坏的或表面不光滑的便盆禁止使用。

(5)骶部有压疮的患者在使用便盆前创面应有敷料保护,接触部位放减压垫或棉垫。便后在患者抬起腰骶同时,先将减压垫或棉垫取下,以免污染。

四、卧床患者会阴冲洗技术

【操作目的】

1. 去除异味，预防和减少感染。

2. 减少局部排泄物的刺激，防止皮肤破溃发生。

3. 保持会阴清洁，增加患者舒适感。

【用物准备】

护理车、会阴冲洗包、一纸一膜，会阴冲洗壶（水温 40～45℃）、污水桶、便盆、手套、肥皂水、快速手消毒液。

【操作流程】

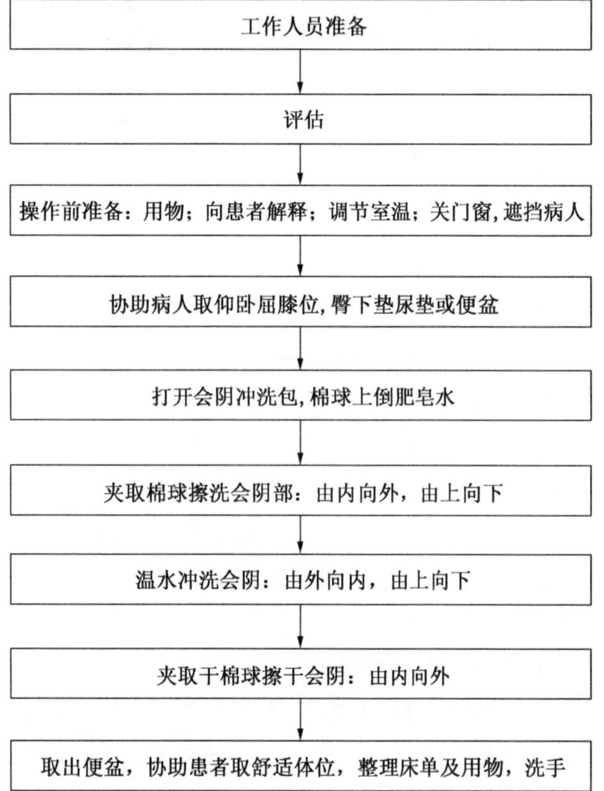

【流程解释】

1. 工作人员准备包括洗手、戴口罩、着装整齐。

2. 评估内容包括患者病情、自理程度、会阴部皮肤情况，病房温度。

3. 携用物至患者床旁，核对患者，关闭门窗，遮挡患者。

4. 松开床尾盖被，协助患者脱对侧裤腿盖于近侧腿部，用被子遮盖对侧腿部，协助患者取仰卧屈膝位，两腿略外展，暴露会阴部，注意避免过度暴露患者。

5. 护士一手托起腰骶部，嘱患者抬高臀部，另一手将一纸一膜和便盆垫于患者臀下，使便盆阔边朝向患者头部；不能自主抬高臀部的患者，护士先帮助患者侧卧，放置便盆后，一手扶住便盆，另一手帮助患者恢复平卧位，或两人协力抬起患者臀部放置便盆。

6. 打开会阴冲洗包，将棉球放在弯盘内，将适量肥皂水倒在弯盘内一侧棉球上；弯盘放于患者两腿之间。

7. 护士用血管钳夹住肥皂水棉球，擦洗会阴部，擦洗时由内向外，由上向下（阴蒂尿道口、小阴唇、大阴唇、阴阜、大腿内侧、会阴肛门）。

8. 擦洗后，护士一手持装有温水的会阴冲洗壶用清水由外向内，由上向下，冲洗会阴部直至清洁。

9. 冲洗后，用血管钳夹住干棉球由内至外擦干会阴部。

10. 取下便盆，协助患者穿好裤子，将便盆内污水及时倾倒后复位。

11. 协助患者取舒适体位，整理用物，洗手。

【注意事项】

1. 基本注意事项

（1）操作中注意遮挡，保护患者隐私。

（2）操作中注意保持床单位和衣服的清洁干燥。

（3）操作中动作轻柔，根据患者会阴部皮肤情况酌情选择冲洗液，水温适宜，以免刺激患者皮肤。

2. 压疮预防注意事项

（1）合理使用便盆，不可硬塞或硬拉，防止损伤患者臀部皮肤。

（2）骶部有压疮的患者在垫便盆前应检查创面情况，有渗出的先给予换药，便盆与骶部接触面给予棉垫或减压垫保护。

（3）操作时注意观察患者会阴部皮肤情况，保持局部清洁、干燥。

（4）会阴部位皮肤有问题的，如明显水肿、水疱、破溃等，冲洗后要用棉球轻轻蘸干，报告医生及时处理。

（5）操作后检查骶部皮肤情况，骶部有压疮的患者需检查敷料有无潮湿，水疱有无破溃。

五、卧床患者洗头技术

【操作目的】

1. 祛除头皮屑和污垢，保持头发清洁，增加患者舒适感。

2. 按摩头皮促进血液循环，促进头发的生长和代谢。

3. 观察患者枕部皮肤情况，及时发现皮肤问题，及时处理。

4. 加强护患沟通，建立良好的护患关系。

【用物准备】

护理车、马蹄形垫、水壶(水温 40～45℃)纱布、棉球、一次性中单、污水桶、毛巾、洗发液、梳子、快速手消毒液、需要时可备电吹风。

【操作流程】

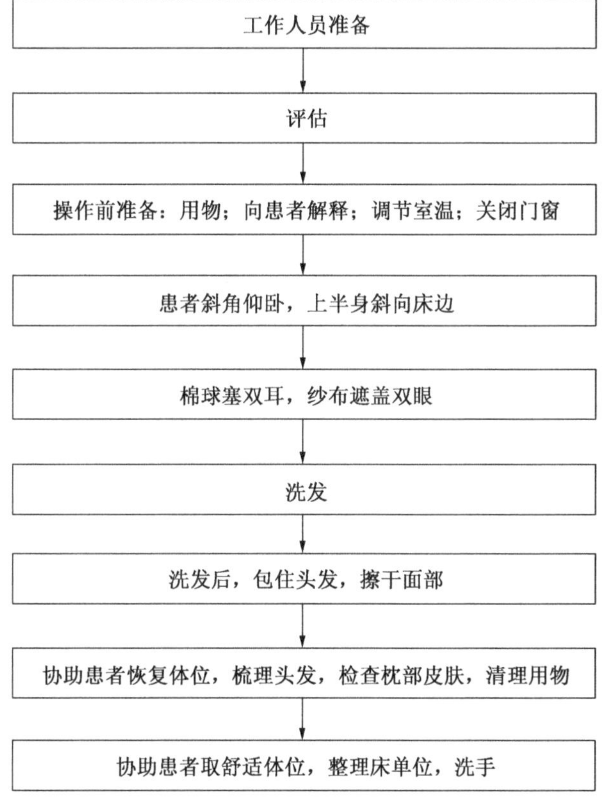

【流程解释】

1. 工作人员准备包括洗手、戴口罩、着装整齐。

2. 评估内容包括患者病情、自理程度、管路、头皮和头发卫生情况，病房温度。

3. 携用物至患者床旁，核对患者，调节室温在22～26℃，关闭门窗。

4. 根据患者需要，协助排便。

5. 根据情况摇平床头，移开床头桌、椅，协助患者斜角仰卧，上半身斜向床边，移枕于肩下；将一次性中单铺于枕上，一次性中单的下端置于污水桶中。

6. 松开患者的衣领向内反折，毛巾围于颈部，将马蹄形垫放置于患者头下，开口下方接污水桶，注意保护床单、枕头、衣服不被沾湿。

7. 试水温，用棉球塞双耳，纱布遮盖双眼。

8. 先用温水湿润头发，再均匀涂上洗发液，用指腹揉搓头发和按摩头皮，方向由发际向头顶部，反复清洗并按摩头皮，不可用指甲挠抓，以防止损伤头皮，最后用温水冲净。

9. 洗发后，解下颈部毛巾包住头发，一手拖住头部，一手撤去马蹄形垫和一次性中单，取下眼上纱布和耳内棉球，用毛巾擦干面部，适当使用护肤霜。

10. 协助患者恢复体位，清理用物，再用包头的毛巾擦干头发；适当梳理头发，注意查看枕后有无压疮。

11. 协助患者取舒适体位，整理床单位，洗手。

【注意事项】

1. 基本注意事项

(1)注意保暖，注意避免水溅入眼、耳内引起患者不适。

(2)操作时动作轻柔，注意观察患者反应，如有异常情况立即停止操作，给予处理。

(3)操作时根据患者情况适当调节水温，避免烫伤患者皮肤。

(4)操作中注意保持床单和衣服的清洁干燥，必要时更换。

(5)移动患者时，注意身体各种管路的固定，并保持其通畅。有气管插管的患者，注意观察插管的长度，并检查气囊及固定情况。

(6)有约束带的患者将约束带调整适当的位置，避免在洗头的过程中患者拔管或坠床。

(7)极度衰弱的患者不宜洗发。

2. 压疮预防注意事项

(1)操作中注意检查患者枕后区域有无压疮出现。

(2)操作中检查耳廓等部位有无压疮出现。

(3)有气切插管的患者注意颈部固定带周围及

带下皮肤的情况。

(4)调整至洗头体位时，避免拖拽动作，约束带需重新调整位置，避免过紧造成压疮；重新放置各种软垫及减压垫。

(5)原有压疮的部位在调整体位时进行检查，有渗出的进行换药。

六、全身擦浴技术

【操作目的】

1. 祛除皮肤污垢，保持皮肤清洁，增进患者舒适，满足患者身心需要。

2. 刺激皮肤血液循环，增加皮肤排泄功能，预防感染和压疮等并发症的发生。

3. 活动肢体，防止肌肉挛缩和关节僵硬等并发症，维持良好的精神状态。

4. 观察和了解患者的一般情况，皮肤有无异常变化并与患者建立良好的护患关系。

【用物准备】

护理车、清洁衣裤和被服一套、脸盆、浴巾、毛巾、梳子、肥皂、护肤品、水壶(水温50～52℃)污水桶、快速手消毒液、必要时备屏风和便盆。

【操作流程】

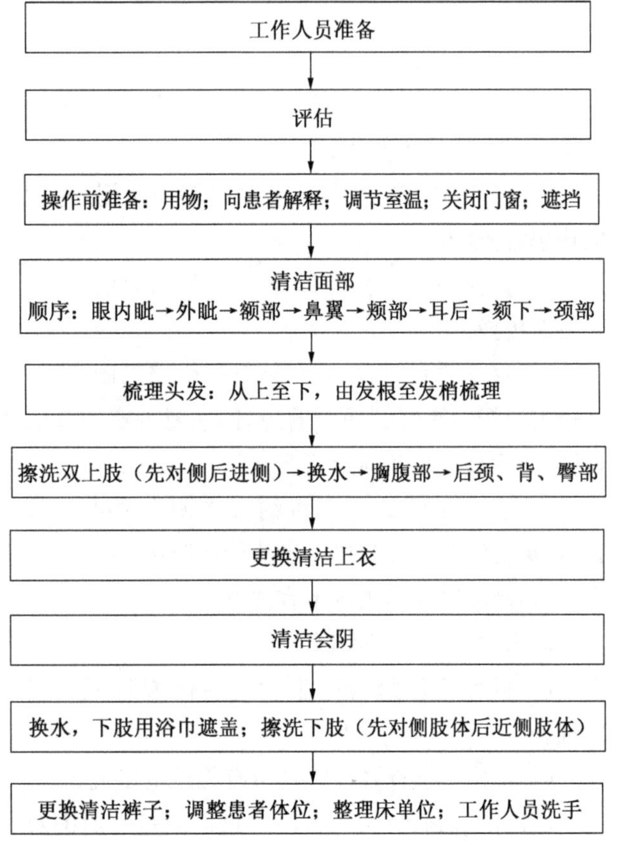

【流程解释】

1. 工作人员准备包括洗手、戴口罩、着装整齐。

2. 评估内容包括患者病情、自理程度和需要、皮肤的清洁度及皮肤有无异常改变、是否带有各种管路或伤口、对擦浴的心理反应和病房温度。

3. 携用物至患者床旁，核对患者，调节室温在22～26℃，关闭门窗，屏风遮挡。

4. 根据患者需要，协助患者排便。

5. 将面盆放在小桌上，将温水倒入面盆的1/2～2/3处(水温40～45℃)，毛巾挤干裹在手上(图3-11-1-2)。

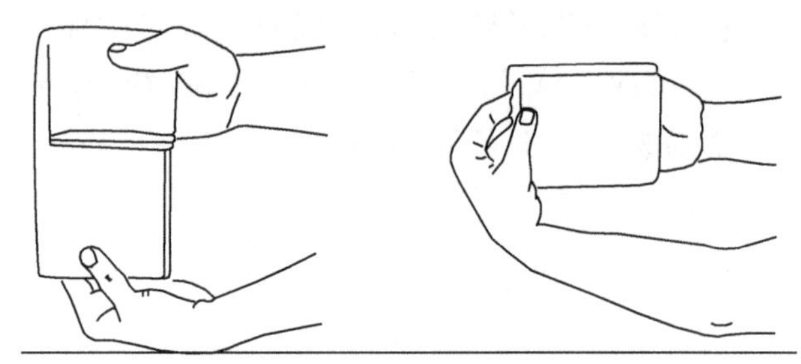

图3-11-1-2 包裹毛巾的方法

6. 清洁面部的顺序

眼内眦—外眦—额部—鼻翼—颊部—耳后—颏下—颈部，擦洗时根据患者情况擦第二遍至清洁，注意洗净耳廓、耳后及颈部皮肤皱褶部位。

7. 梳理头发

垫巾或毛巾铺于枕上，协助患者头偏向一侧，护士一手紧握一股头发一手持梳子从上至下，由发根至发梢梳理，避免过度牵拉，使患者感到疼痛。梳头完毕取下垫巾，协助患者恢复体位。

8. 为患者脱下上衣(先脱近侧，后脱对侧或先脱健肢，后脱患肢)，身上用浴巾遮盖(天冷时，可在被子内操作)。

9. 擦洗时身下垫浴巾，先擦洗双上肢(先对侧后近侧)，擦洗后用浴巾擦干，再洗手，注意擦洗净腋窝、指间。

10. 换水，垫浴巾，擦洗胸腹部，注意乳房下皱褶处和脐部。

11. 协助患者侧卧，垫浴巾，依次擦洗后颈、背、臀部，注意施力大小适中，太小达不到效果，太大会损伤患者皮肤。擦洗毕，可按摩背部，从患者骶尾部开始，沿脊柱两侧向上按摩至肩部时，以环状动作向下按摩至腰部，手再轻轻滑至臀部及尾骨处，

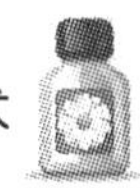

如此按摩数次，最后根据季节扑爽身粉。随时盖好盖被，注意观察皮肤有无异常（图 3-11-1-3）。

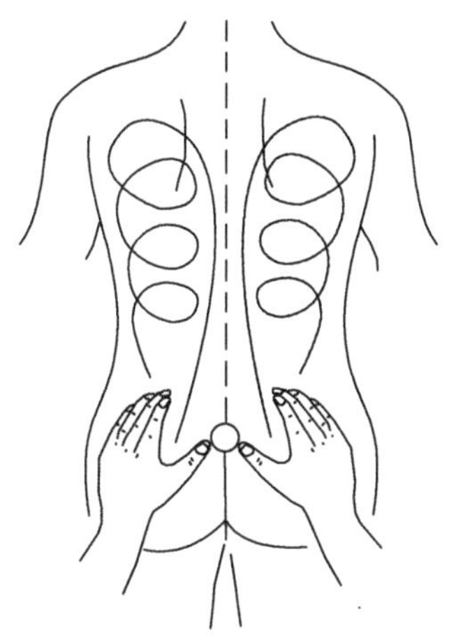

图 3-11-1-3　背部按摩

12. 协助患者更换清洁上衣。

13. 清洁会阴

协助患者平卧，脱下裤子，臀下垫一纸一膜和便盆，擦洗时由内向外，由上向下，阴蒂尿道口、小阴唇、大阴唇、阴阜、大腿内侧、会阴、肛门，擦洗后用棉球由内至外擦干会阴部。

14. 更换水盆和热水，床上垫浴巾，下肢用浴巾遮盖（天冷时，可在被内操作），擦洗下肢（先对侧肢体后近侧肢体），注意洗净腹股沟等皮肤皱褶处，清洁足部。

15. 协助患者更换清洁裤子。

16. 必要时为患者修剪指甲，整理床单位，开窗通风。

17. 工作人员洗手。

【注意事项】

1. 基本注意事项

（1）根据水温变化和擦洗部位不同，及时添加热水，更换面盆和毛巾。

（2）擦洗过程注意观察患者病情变化和全身皮肤状况，如出现寒战、面色苍白等情况，应立即停止操作，给予适当处理。

（3）操作时注意保护患者隐私，维护患者自尊，尽可能减少暴露，防止受凉。

（4）更换床单位及衣服时注意动作轻柔，保持床单位和衣服平整、清洁。

2. 压疮预防注意事项

（1）操作时动作轻柔，力度适中，注意骨突出部位的观察及保护，预防压疮等并发症的发生。

（2）背部按摩的作用是增加患者的舒适度，若局部出现压疮早期症状，不可在皮肤处加压按摩。

（3）不可用毛巾擦洗已患压疮部位，全部擦洗结束后，压疮部位给予正确处理，协助患者正确卧位，并给予软枕或减压垫保护。

（4）对患者进行压疮护理的相关宣教，取得患者的配合。

第二节　协助患者移动转运技术

一、各种卧位压疮预防技术

【操作目的】

1. 维持适当的卧位可以增加患者的舒适感。

2. 维持适当的卧位可以预防因长期卧床导致的压疮等并发症的发生。

3. 维持适当的卧位便于配合各种手术、治疗和相关检查。

【用物准备】

楔形软垫、软枕、局部减压垫（详见本章相关内容）

【操作流程】

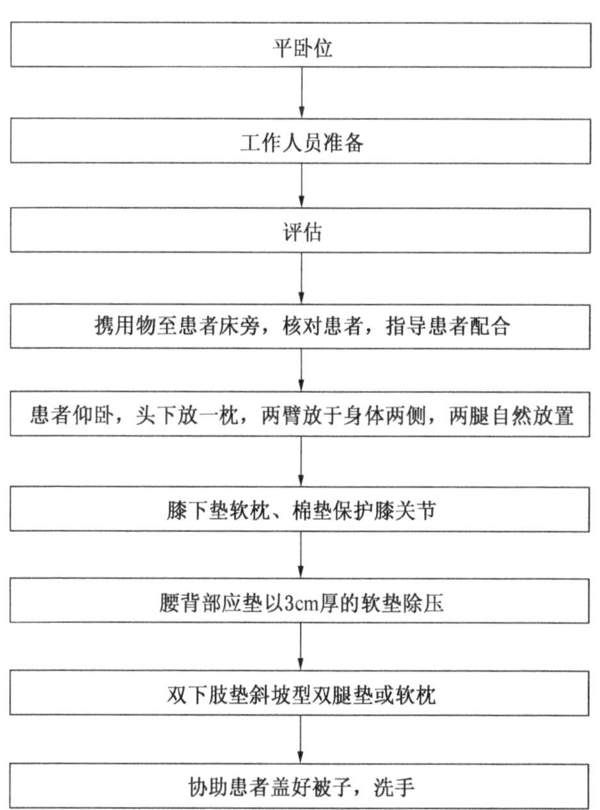

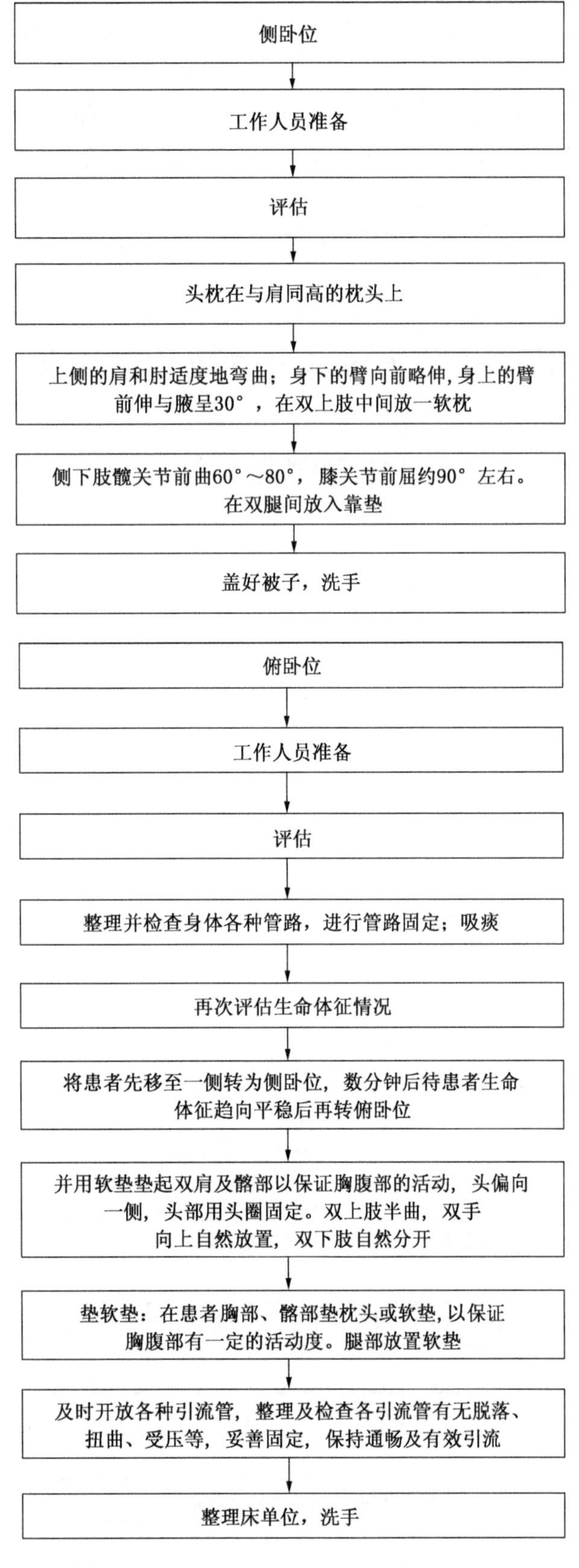

【流程解释】

1. 工作人员准备包括洗手、戴口罩、着装整齐。

2. 评估内容包括患者病情、意识状态、肢体肌力、配合能力、有无约束及各种管路。

3. 携用物至患者床旁，核对患者，指导患者配合。

4. 平卧位流程解释

患者仰卧，头下放一枕，两臂放于身体两侧，两腿自然放平。膝下垫软枕、棉垫保护膝关节，有利于放松腹壁肌肉和减轻腹肌紧张引起的呼吸运动受限。水平仰卧位时，头部抬高 3～5cm，以保持前屈，垫高头部可借助局部减压头枕，使头部得到稳定而均匀的支撑，有利于放松颈部肌肉和静脉回流(图 3-11-2-1)。腰背部应垫以 3cm 厚的软垫除压，以避免腰背痛。双下肢可用斜坡型双腿垫或软枕，可免除双腿和足跟的受压。平卧位时压疮的好发部位在骶尾部，其次是臀部、肩胛部、足跟部，定时翻身减轻受压部位的压力是预防压疮最重要的措施(图 3-11-2-2)。

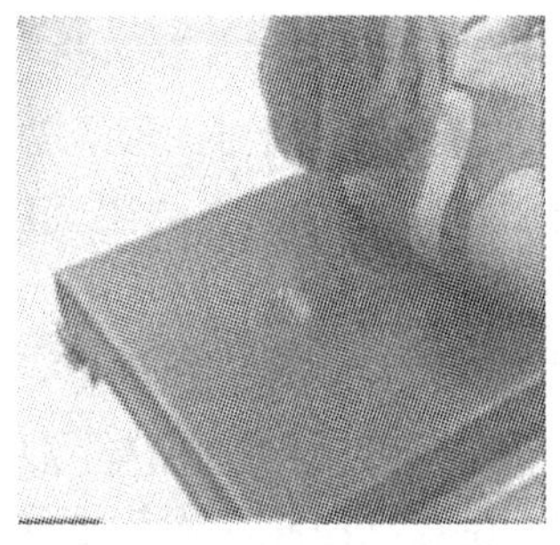

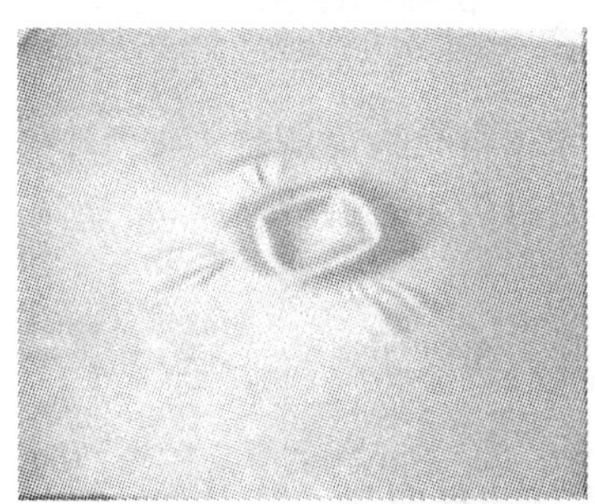

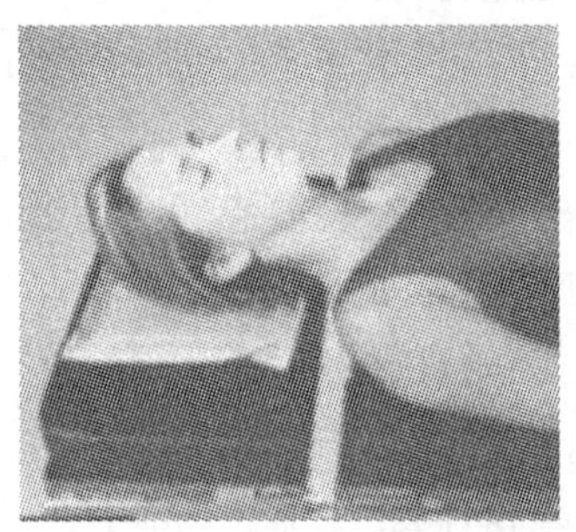

图 3-11-2-1 头部应使用减压头枕

5. 侧卧位流程解释

(1)普通患者侧卧位：侧卧位时，头枕在与肩同

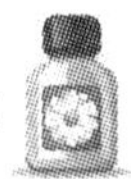

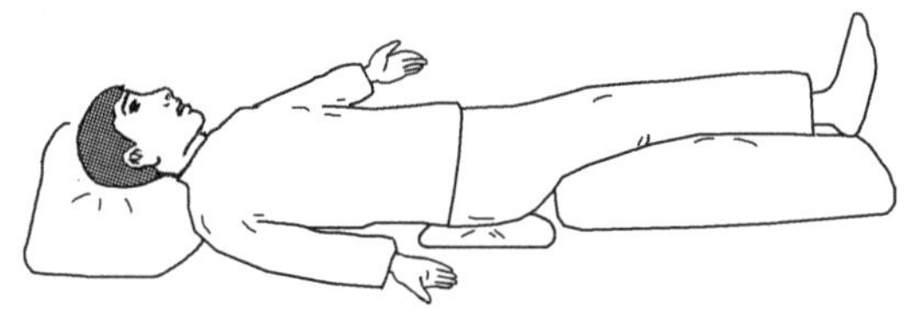

图 3-11-2-2　平卧位图示

高的枕头上。上肢要进行侧卧位左右位置调整，避免把处于侧卧位的上侧肢体的重量压在下侧肢体的肩前臂上，避免上侧的肩关节下垂。上侧的肩和肘要适度地弯曲。身下的臂向前略伸，身上的臂前伸与腋呈 30°，可增大接触面积。取向后倾斜的姿势时，应将上肢放在大枕头上。上侧的下肢、髋关节和膝关节适度前曲。下侧下肢髋关节前曲 60°～80°，膝关节前屈约 90°左右。在双腿间放入靠垫，避免两膝关节和内踝直接接触。在下侧的髋骨和外踝的骨隆突部位放入薄垫以除去压力，下侧髋部骨隆突部位放入薄垫加以保护(图 3-11-2-3)。

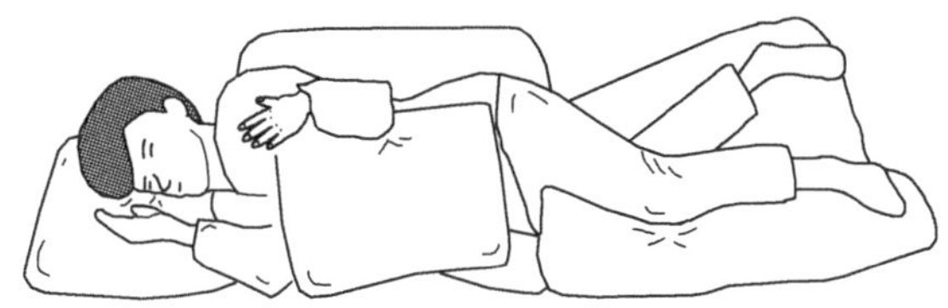

图 3-11-2-3　普通患者侧卧位图示

(2)偏瘫患者侧卧位

①健侧肢体在下：偏瘫侧的上肢前伸，至与肩关节弯曲 100°，插枕垫起，保持该体位；健侧取自由体位；下肢的髋关节和膝关节保持弯曲，在下面放置枕头垫起(图 3-11-2-4)。

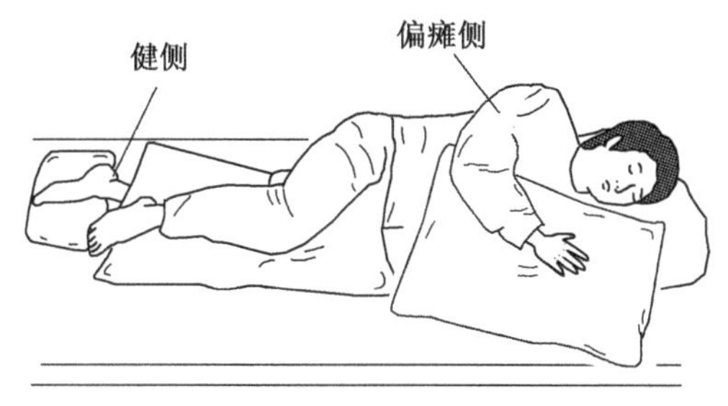

图 3-11-2-4　健侧肢体在下侧卧位图示

②健侧肢体在上：身体稍向后倾斜，在背部放置枕头支撑；上身前倾，伸出下侧上肢与肩关节成直角；触摸背中线，确认肩胛骨的位置是否正确。肩胛骨要与胸廓保持平行；健侧下肢前曲一步左右，在健肢下放入枕头保持这种姿势，这样可以使髋关节放松，下肢自然错开(图 3-11-2-5)。

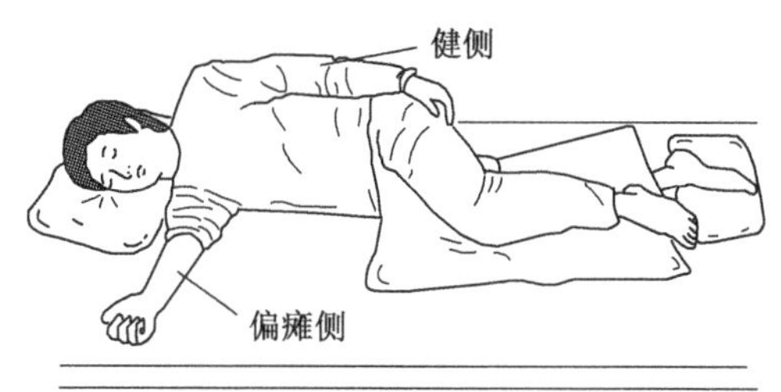

图 3-11-2-5　健侧肢体在上侧卧位图示

6. 半坐卧位流程解释

半坐卧位的上身背部要与床接触得到支撑，上肢自然下垂。根据臀部的皮下组织和肌肉的含量(臀部的胖瘦)，腰部放置适宜的垫圈分散体压。膝屈曲呈 150°～160°，或者在腘窝处垫入三角枕。放置局部减压垫进行足跟部的减压，并预防足下垂(图 3-11-2-6)。

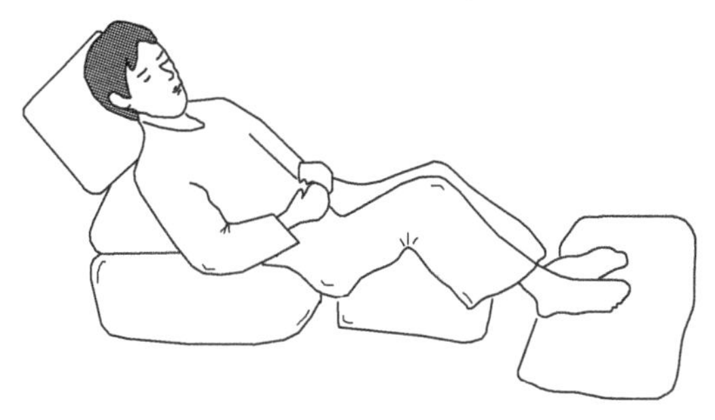

图 3-11-2-6　半坐卧位图示

7. 俯卧位流程解释

(1)评估患者病情及肢体活动情况，评估患者镇静水平。

(2)整理并检查身体各种管路，进行管路固定。记录气管插管距门齿的距离，夹闭各种引流管，防止引流液逆流引起感染。停止鼻饲，检查是否有滞留。胃肠减压的患者抽吸胃液，防止误吸。

(3)将所有管道置于床的对侧(翻转一侧)，再次评估生命体征情况。

(4)充分吸痰。

(5)翻身由 4～6 人组成一组共同完成。床头 1 人负责气管插管及监测生命体征，1 人负责其他管路，其余人员分别站至床的左右边。床头人员负责固定气管插管或气管切开套管，以防止脱管，观察患者情况，给予患者头部及颈部足够的支撑。其余3人一起将患者先移至一侧转为侧卧位，数分钟后待患者生命体征趋向平稳后再转俯卧位，并用软垫垫起双肩及髂部以保证胸腹部的活动，头偏向一侧，头部用头圈固定。双侧上肢半曲，双手向上自然放置，双下肢自然分开(图 3-11-2-7)。

(6)在患者胸部、髂部垫枕头或软垫，以保证胸腹部有一定的活动度，腿部放置软垫，以保证膝部不受压。

(7)翻身后及时开放各种引流管，整理及检查各引流管有无脱落、扭曲、受压等，妥善固定，保持通畅及有效引流。

(8)整理床单位，洗手。

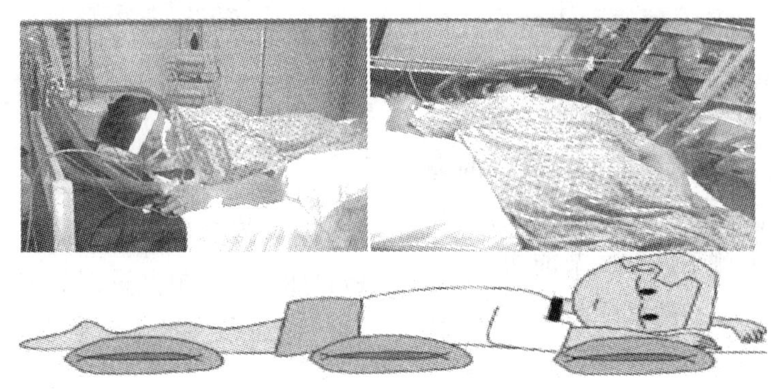

图 3-11-2-7　俯卧位图示

【注意事项】

1. 基本注意事项

(1)根据患者的病情和需要选择适合的体位，增加患者的舒适感，任何体位及体位变换要以不影响临床抢救、不造成病情进一步恶化为原则。

(2)任何一种体位持续时间不能超过 2h，应注意按时变换体位，减轻身体局部受压的时间，避免压疮发生。

(3)在进行所有治疗时均应考虑到患者的体位，任何时候都要将身体视为一个整体。

(4)体位转换时一定要避免在上肢远端牵拉，必须对上肢远端及近端同时进行抓握、固定，并缓慢进行活动。

(5)每次俯卧时间尚无统一标准，应根据临床经验来确定，临床研究报道 45min～1h 不等。

(6)用纱布垫围绕口周，以吸收气管分泌物，从而减少眼部感染的机会。

(7)选择俯卧位的同时尽量减少腹部的压力，给横膈肌的运动留有余地，保证基本的肺扩张，避免压迫股动脉。

(8)任何卧位均应注意肢体的功能位及定时的功能锻炼，防止足下垂等并发症的发生。

2. 压疮预防注意事项

(1)采用各种卧位时，可充分利用局部减压垫(手术体位垫)，最大程度地分散压力，减少压疮的形成及神经的损伤。

(2)俯卧位时身体的主要受力点是两侧肩峰前侧面、两侧肋骨、髂前上棘、膝、胫前等部位。翻身后加强头面部皮肤的观察及护理，头部位置摆放适宜，经常观察头圈有无移位、皱褶，有无被口水浸湿；患者眼睑是否闭合好，眼睛、耳廓是否受压等。

(3)俯卧位时女性要让乳房处于舒适的位置，男性避免压迫生殖器。

二、30°侧卧位变换体位法

【操作目的】

1. 协助长期卧床和不能自主变换体位的患者变换体位，保持舒适，降低翻身难度。

2. 避免拖、拉、推等动作，增加身体与床面的接触面积，较好地分散压力、摩擦力和剪切力，预防压疮。

【用物准备】

“R”形垫或长形大软枕；方形小软枕。

【操作流程】

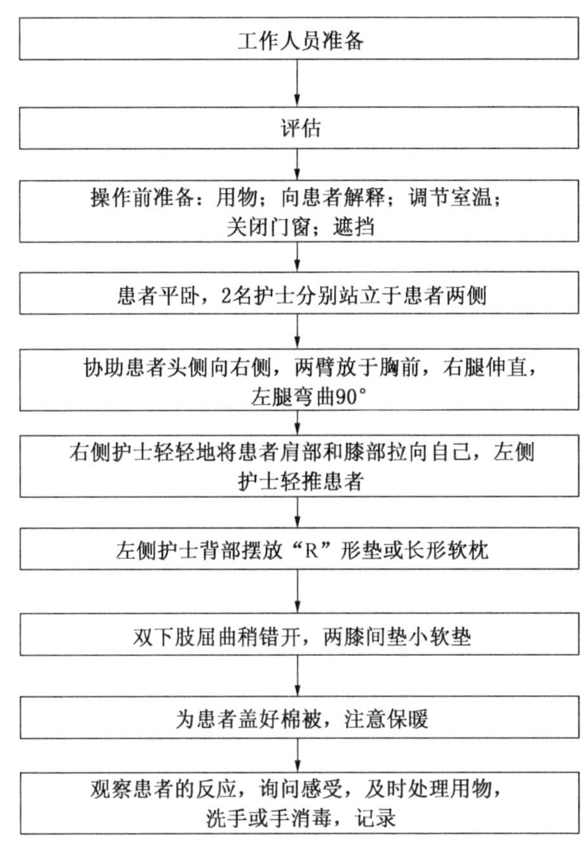

【流程解释】

1. 评估患者病情及肢体活动情况。

2. 向患者及家属解释变换体位的目的、方法及注意事项(平卧→右侧)。

3. 患者平卧,2名护士分别站立于患者两侧。

4. 协助患者头侧向右侧,两臂放于胸前,右腿伸直,左腿弯曲90°。

5. 右侧护士轻轻地将患者肩部和膝部拉向自己,左侧护士轻推患者。

6. 左侧护士检查患者皮肤后在其背部摆放“R”形垫或长形软枕,使背部平行斜靠在软枕上,其胸背平面与床面呈30°(图3-11-2-8)。

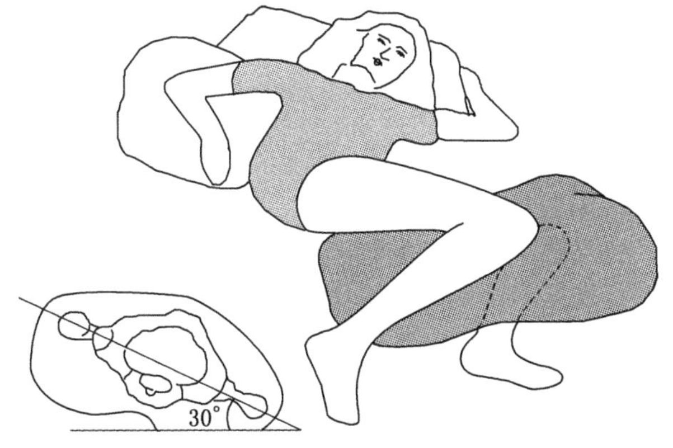

图3-11-2-8　30°侧卧位图示

7. 双下肢屈曲稍错开,两膝间垫小软垫。

8. 为患者盖好棉被,注意保暖。

9. 观察患者的反应,询问感受,及时处理用物,洗手或手消毒,记录。

【注意事项】

1. 变换体位顺序:平卧位→右侧30°卧位→左侧30°卧位,循环进行,每种体位保持2h。

2. 病情较轻的患者由1人操作时,需站在患者一侧,轻轻地将患者肩部由膝部拉向自己,然后检查皮肤,放软枕。

3. 做好压疮风险评估,对高度压疮风险的患者或病情危重的患者,体位保持的时间可视情况缩短。

4. 危重症患者在换体位期间需严密监测生命体征变化。

三、重症患者床面移动压疮预防技术

【操作目的】

1. 协助已滑至床尾但无法自己移动的患者移向床头,使患者舒适。

2. 协助不能起床的患者更换卧位,使患者感觉舒适。

3. 预防并发症,如压疮、坠积性肺炎。

4. 检查、治疗和护理的需要。

【用物准备】

楔形软垫、软枕。

【操作流程】

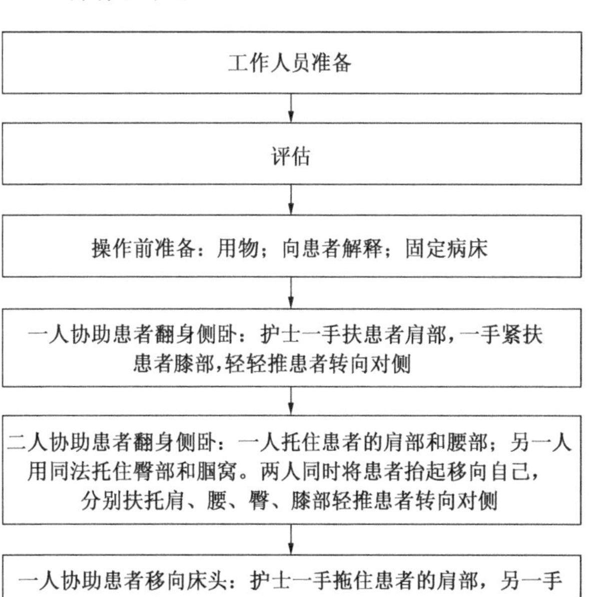

二人协助患者移向床头：护士两人托住患者颈肩部和臀部，将患者抬起，移向床头

↓

整理床单位，记录翻身时间和患者皮肤情况

【流程解释】

1. 工作人员准备包括洗手、戴口罩、着装整齐。

2. 评估内容包括患者年龄、病情、体重、意识状态、肢体肌力、配合能力、有无约束及各种管路，局部皮肤受压情况、手术部位、伤口和引流情况，有无骨折固定、牵引等情况存在。

3. 携用物至患者床旁，核对患者，指导患者配合。

4. 固定病床，将各种导管及输液装置安置妥当，必要时将盖被折叠于床尾或一侧。

5. 协助患者翻身侧卧法

(1)一人协助患者翻身侧卧法：患者仰卧，两手放于胸腹部，先将患者肩部和臀部移至近侧床缘，嘱患者两腿屈曲。护士一手扶肩，一手紧扶膝部，轻轻推患者转向对侧，使其背向护士检查患者背部皮肤，在其背部放置楔形软垫，使背部平行斜靠在垫上，其胸背平面与床面呈 30°并在胸前及两膝间放置软枕，以扩大支撑面，增进舒适感，保证卧位稳定、安全。

(2)二人协助患者翻身侧卧法：患者仰卧，两手放于胸腹部。护士两人站立于病床的同侧，一人托住患者的肩部和腰部；另一人用同法托住臀部和腘窝。两人同时将患者抬起移向自己，然后分别扶托肩、腰、臀、膝部轻推患者转向对侧，检查患者背部皮肤，在其背部放置楔形软垫，使背部平行斜靠在垫上，其胸背平面与床面呈 30°，并在胸前及两膝间放置软枕，以扩大支撑面，增进舒适感，保证卧位稳定、安全。

6. 协助患者移向床头法

(1)一人协助患者移向床头法：视患者病情放平床头，将枕头横立于床头；患者仰卧屈膝，双手握住床头板，护士一手拖住患者的肩部，另一手托住患者的臀部，护士在托起患者的同时，嘱患者两脚蹬床面，提供助力，使其上移；放回枕头，协助患者取舒适卧位(图 3-11-2-9)。

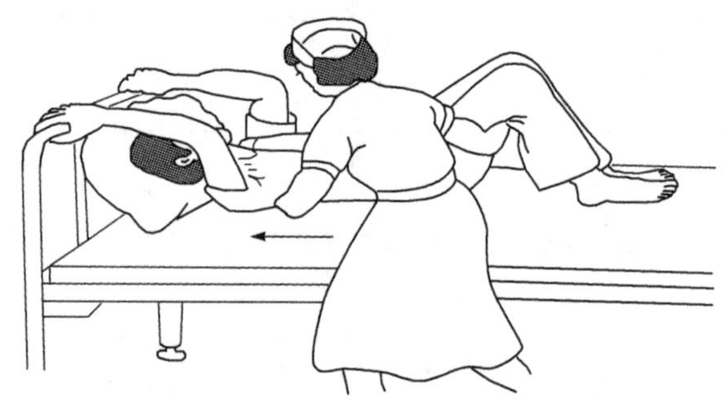

图 3-11-2-9　一人协助患者移向床头

(2)二人协助患者移向床头法：视患者病情放平床头，将枕头横立于床头；患者仰卧屈膝，护士两人分别站在床的两侧，交叉托住患者颈肩部和臀部，两人同时用力，协调地将患者抬起，移向床头；亦可两人同侧，一人托住颈、肩及腰部，另一人托住背部及臀部，同时抬起使患者移向床头；放回枕头，协助患者取舒适卧位。

7. 整理床单位，记录翻身时间和患者皮肤情况。

【注意事项】

1. 基本注意事项

(1)根据患者的病情、意识状态、体重、身体下移的情况及向床头移动的距离选择移动方法。

(2)尽量保持患者下肢抬高 30°位，以免下滑。

(3)加强护患之间有效的沟通，使患者愿意接受并配合操作。

(4)为带各种导管的患者翻身时，应先将导管安置妥当，翻身后检查导管有无脱落、移位、扭曲、受压，以保持引流通畅。

(5)为手术后患者翻身时，应先检查伤口敷料有无脱落、浸湿，需要时先换药后翻身；颅脑手术后患者一般只能卧于健侧或平卧，以防头部翻转过剧，引起脑疝；颈椎骨折行颅骨牵引的患者，翻身时不可放松牵引；石膏固定、伤口较大的患者，翻身后防止患部受压。

(6)翻身时，护士应注意人体力学原理的应用，让患者尽量靠近操作者，使重力线保持在支撑面内，做到平稳、省力。

2. 压疮预防注意事项

(1)操作过程中避免过度拉拽患者，损伤患者的皮肤。

(2)翻身的间隔时间，根据病情及皮肤受压情况而定。一般情况每 2h 1 次，如发现患者皮肤有红

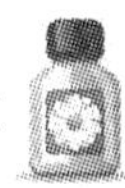

肿或破溃时，应及时处理，增加翻身次数，并做好交接工作。

四、翻身床使用技术

【操作目的】

1. 便于护士为年老体弱、昏迷、手术后自主活动能力丧失、瘫痪等需要长期卧床的患者及时更换体位。

2. 减轻了护士劳动强度，提高了工作效率。

3. 避免患者皮肤与床面的摩擦及翻身时拖拉造成压疮等并发症的发生。

【用物准备】

翻身床、纱垫若干、保护带、快速手消毒剂。

【操作流程】

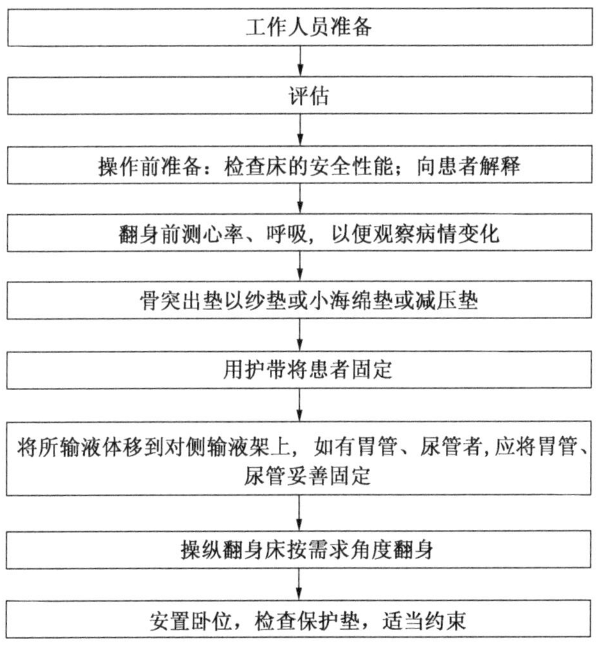

【流程解释】

1. 初次翻身前应向患者详细介绍翻身的目的和意义以及可能的不适感觉，解除疑虑，取得合作（图 3-11-2-10）。

2. 检查翻身床各部件是否灵活、牢固、安全，各种管道位置是否安全。

3. 翻身前后要测心率、呼吸，以便观察病情变化。

4. 骨突出处特别是骶尾部、脚跟、枕部、髂前上棘等，均应垫以纱垫或小海绵垫。

5. 将保护带扣好，以防患者滑动、坠床。固定带松紧适宜，过紧患者感到不适，过松则翻身时患者易移动或上下肢掉出。将所输液体移到对侧输液架上，如有胃管、尿管者，应将胃管、尿管妥善固定。

6. 操纵翻身床遥控器，按需求角度翻身。超过30°翻身需 2 人以上在旁协助。

7. 翻身后应立即安置患者于舒适卧位，调整保护带位置，必要时给予适当约束，确保安全。

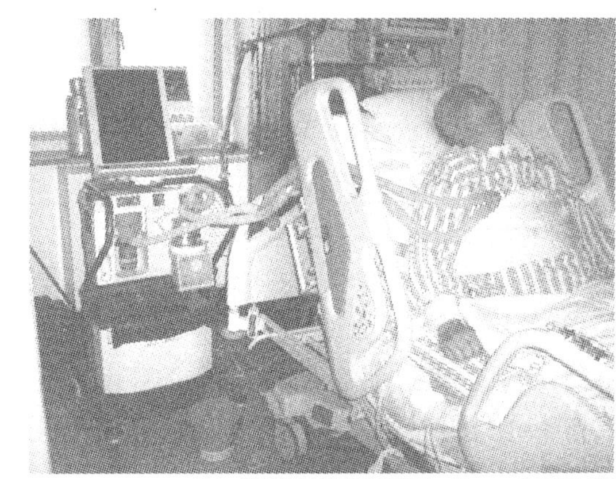

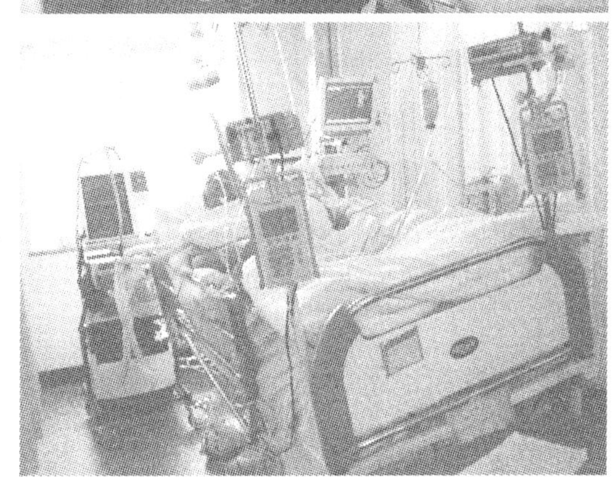

图 3-11-2-10 应用翻身床为患者翻身

【注意事项】

1. 基本注意事项

（1）初次翻身前应向患者详细介绍翻身的目的和意义以及可能的不适感觉，解除疑虑，取得合作。开始应用翻身床时，一定要检查床体性能、护带是否牢固、各种管道位置是否安全。手术后翻身应在全麻完全清醒 12h 后，防止意外发生。

（2）心血管系统不稳定、休克、呼吸道障碍者，均应在充分评估病情后遵医嘱执行。病危及昏迷者不宜翻身，以便观察病情。

（3）翻身前，吸尽痰液，保持呼吸道通畅，若有气管切开的患者保持气管套管在位、通畅，固定带松紧适宜，翻身后应严密观察患者生命体征、血氧饱和度，防止翻身后堵塞气管套管。

(4)初次仰卧时间不宜过长，一般以 1～2h 为宜。如有头面部烧伤患者或吸入性损伤者，特别是面颈部水肿严重者，仰卧时间宜短，以半小时为宜。以免改变卧位时发生咽喉部坠积性水肿而影响呼吸通畅；腹胀及有严重胃扩张患者仰卧时间不宜过长。

(5)使用前应先检查设备是否良好，确认固件处于紧固状态，下床面支撑紧固。

(6)有静脉输液者，翻身前检查输液通道是否通畅，确认输液速度，妥善固定。翻身过程中避免输液管拉脱或阻塞。翻身后再次确认输液速度，固定管路。

(7)翻身前后要测心率、呼吸，以便观察病情变化。

(8)翻身前应仔细检查患者在翻身床上的位置，保持中心位置使肢体全部在床内，同时可用保护带收紧双上肢，避免肢体损伤。

(9)对于出现较轻的精神症状的患者要加强安全护理，在操作翻身床时观察病情要仔细、认真，保持各部件安全有效，防止患者坠床。

(10)长时间在翻身床的患者，病情允许情况下可做肢体功能锻炼，加强肌肉的训练，增强患者的体能。

(11)不要在凹凸不平的路面推行，以免损伤机件或发生危险。

2. 压疮预防注意事项

(1)翻身时患者身体侧滑，因此翻身前应检查患者棉垫是否垫好，特别是骨突出部位，也可加减压垫。

(2)骨突处，特别是骶尾处、脚跟、枕部等，均垫以棉垫或局部减压垫，防止发生压疮；仰卧位时肩部及腰部要垫厚些棉垫，俯卧位时头部可稍抬高，前胸部特别是锁骨处要加厚棉垫，以防骨突出处受压。注意足背勿受压，防止足下垂。在所有铺垫完成后，检查其是否安全有效，以一只手能平插通过这些骨性突起部位，不感到明显的压力为准。

(3)神志不清、躁动的患者，应约束四肢，增强防护，以免摔伤。同时要观察患肢血运情况，防止压疮的发生。

五、平车转运患者压疮预防技术

【操作目的】

运送病情重的卧床患者的入院、出院、检查、治疗、手术。

【用物准备】

平车、枕头、毛毯。

【操作流程】

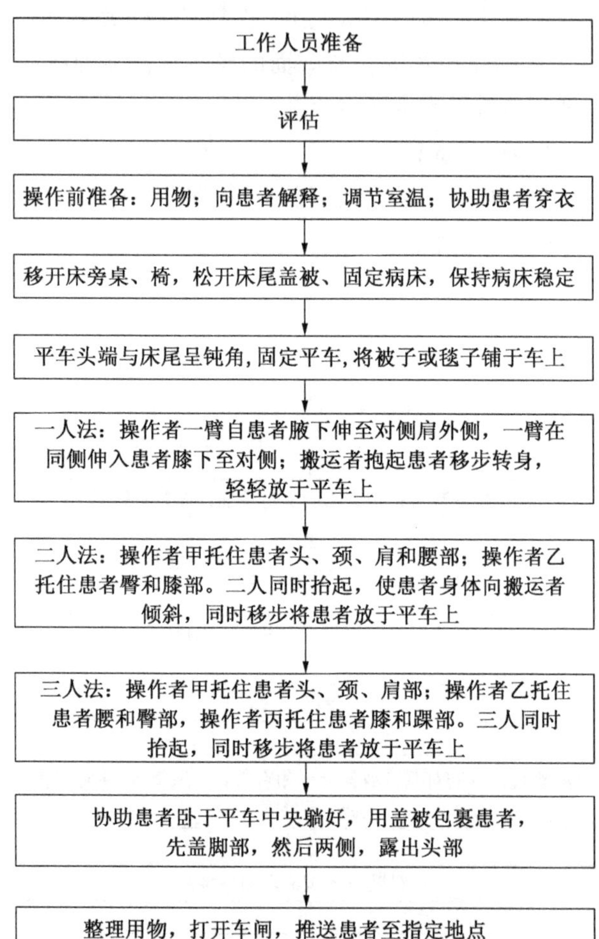

【流程解释】

1. 工作人员准备包括洗手、戴口罩、着装整齐。

2. 评估内容包括患者体重、病情、肢体肌力及合作程度、有无约束、是否带有各种管路和平车的性能是否良好。

3. 推平车至患者床旁，核对患者，指导患者配合，协助患者穿好衣服。

4. 移开床旁桌、椅，松开床尾盖被、固定病床，保持病床稳定，将被子或毯子平铺于车上。

5. 搬运方法(图 3-11-2-11)。

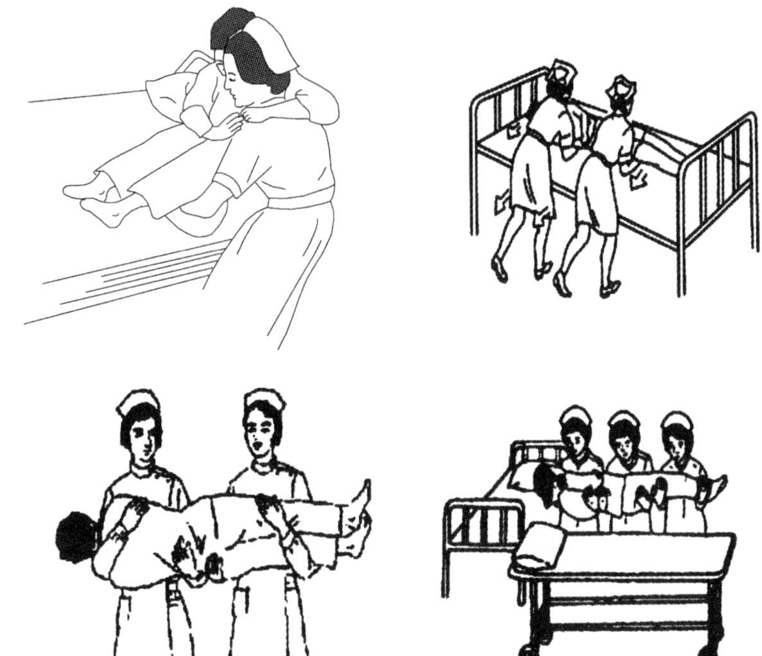

图 3-11-2-11　平车搬运方法

(1)一人法：平车头端与床尾呈钝角，固定平车。操作者一臂自患者腋下伸至对侧肩外侧，一臂在同侧伸入患者膝下至对侧；嘱患者双臂交叉依附于搬运者颈后并双手用力握住。然后搬运者抱起患者移步转身，轻轻放于平车上。

(2)二人法：平车头端与床尾呈钝角，固定平车。操作者甲、乙站在同侧床边，将患者双手交叉于胸腹前，协助其移至床边。操作者甲一手臂托住患者头、颈、肩部，另一手臂托住患者腰部；操作者乙一手臂托住患者臀部，另一手臂托住患者膝部。二人同时抬起，使患者身体像搬运者倾斜，同时移步将患者放于平车上。

(3)三人法：平车头端与床尾呈钝角，固定平车。操作者甲、乙、丙站在同侧床边，将患者双手交叉于胸腹前，协助其移至床边。操作者甲一手臂托住患者头、颈、肩部；另一手臂置于胸背部；操作者乙一手臂托住患者腰部，另一手臂置于臀下；操作者丙一手臂托住患者膝部，另一手臂置于小腿处。三人同时抬起，使患者身体像搬运者倾斜，同时移步将患者放于平车上。

6. 协助患者卧于平车中央，用盖被包裹患者，先盖脚部，然后两侧，露出头部。

7. 整理用物，打开车闸，推送患者至指定地点。病床铺成暂空床。

【注意事项】

1. 基本注意事项

(1)搬运时动作轻稳，协调一致，防止拉拽患者，保证患者安全、舒适。

(2)操作中遵循节力原则，注意保护患者安全，避免意外发生。

(3)推车时速度不可过快，上坡时患者头在前，下坡时头在后，以免患者头低垂而不适并注意安全。

(4)运送输液患者应保持输液瓶的高度并固定好穿刺部位；带有导管者防止扭曲、受压、脱出；保持引流管、输液管道、氧气吸入的通畅；骨折患者应做好牵引固定；颅脑损伤、颌面部外伤及昏迷患者应将头偏向一侧；注意保暖，避免受凉。

(5)推车时，患者躺在平车中间，护士站在患者头侧，注意观察患者的面色及脉搏。

(6)推车行进时，不可碰撞墙及门框，避免震动患者，损坏建筑物。

(7)经常检查平车性能，保持完好备用，防止在操作中出现意外。

2. 压疮预防注意事项

(1)用平车运送患者走坡路时会有前后移动倾

向，会有摩擦力与剪切力的存在。因此在走坡路之后，应及时协助患者调整好卧位。

(2)搬运过程中或在平车上调整体位时，避免拖、拉、推，以减少摩擦力的产生，避免造成皮肤损伤。

(3)有高度压疮风险的患者可在平车上垫减压垫，按各种卧位的护理方法垫软枕，不但可以减震也有利于预防压疮的发生。

(4)已患有压疮的患者在操作前应先处理好压疮部位，更换干净敷料，搬运时注意保护，避免损伤加重。回病房后应及时检查压疮部位及骨突出部位皮肤的情况。

(5)在平车上超过 2h，应协助患者翻身，并检查骨突出皮肤的情况。

六、过床易移动患者压疮预防技术

【操作目的】

1. 帮助卧床患者在病床、平车、手术台、各种检查台之间换床和移位。

2. 减轻患者被移动、搬动的痛苦，避免搬运中不必要的损伤。

【用物准备】

过床易、必要时备屏风。

【操作流程】

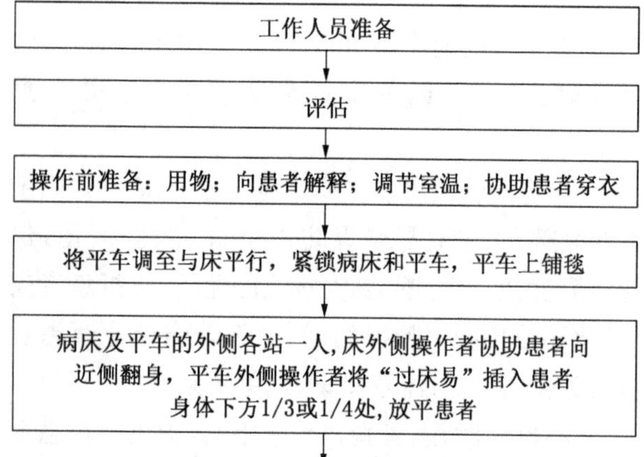

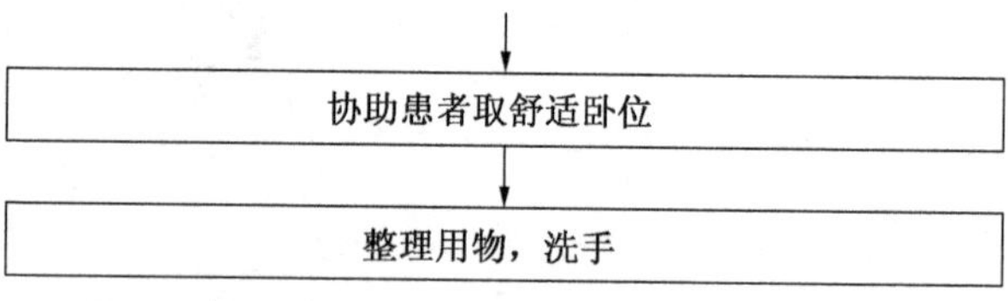

【流程解释】

1. 工作人员准备包括洗手、戴口罩、着装整齐。

2. 评估内容包括患者病情、肢体肌力及合作程度、有无约束、是否带有各种管路和过床易是否清洁并性能良好。

3. 携用物至患者床旁，核对患者，指导患者配合。

4. 将平车调至与床平行(落差不超过 15cm)，紧锁病床和平车。

5. 撤去患者的枕头，取下患者的被子，铺于平车上，或另外取枕头，被子或毯子铺于平车上。

6. 嘱患者双手交叉于胸腹前。

7. 病床及平车的外侧各站一人，床外侧操作者协助患者向近侧翻身，超过 30°，平车外侧操作者将“过床易”插入患者身体下方 1/3 或 1/4 处，放平患者。

8. 病床及平车两侧的搬运人员共同协作，床外侧操作者扶助患者的肩部和臀部推送，平车外侧操作者托住患者的肩部和臀部拉移，注意保护好上肢及头颈部，将患者移至平车，平车外侧操作者协助将患者向近侧翻身，取下过床易(图 3-11-2-12)。

9. 协助患者取舒适卧位。

10. 整理床单位。

【注意事项】

1. 基本注意事项

(1)护理人员要熟练掌握操作过床易的使用方法，搬运时动作轻稳，协调一致，防止过度拉拽患者，保证患者安全、舒适，以免发生意外。

(2)操作中应遵循节力原则，床和平车之间不能有缝隙，床和平车之间高度相差不能超过 15cm 以免发生坠床等意外。

(3)过床时要把平车和病床的四轮锁住，以免过床时平车和病床移位发生危险。

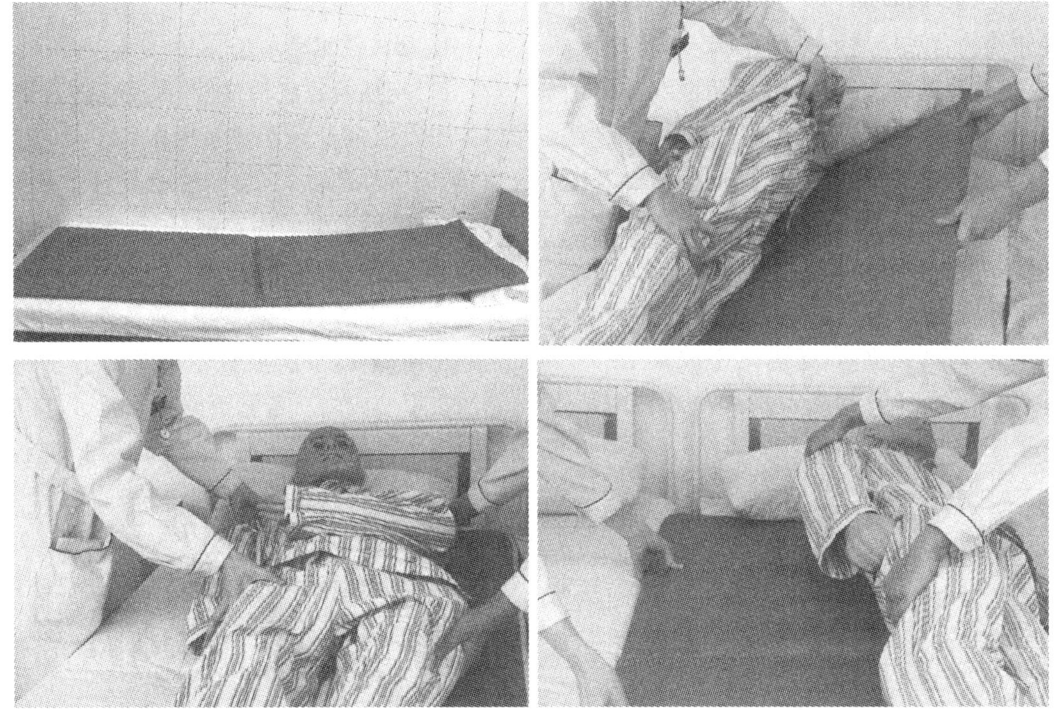

图 3-11-2-12　过床易使用方法

(4)运送过程中患者头部应于高处,以免引起不适,并注意安全。

2. 压疮预防注意事项

(1)放过床易时,要尽量把过床易先放平(避免过床易两头翘起),再放于患者身下,不可用力插入身下,以免造成皮肤损伤。

(2)撤过床易时,要先翻身,不可直接将过床易从身下抽出。

(3)操作之前、之后检查骨突出部位和压疮部位的情况,必要时给予换药。

(4)肩背部或骶部有压疮的患者在操作之前,身下垫可垫大单,拖动大单移动患者,防止敷料脱落。

七、轮椅转运患者压疮预防技术

【操作目的】

1. 护送不能行走但能坐起的患者检查、治疗以及室外活动。

2. 帮助患者下床活动,促进血液循环和体力回复。

【用物准备】

轮椅(检查轮椅性能)必要时备毛毯、别针。

【操作流程】

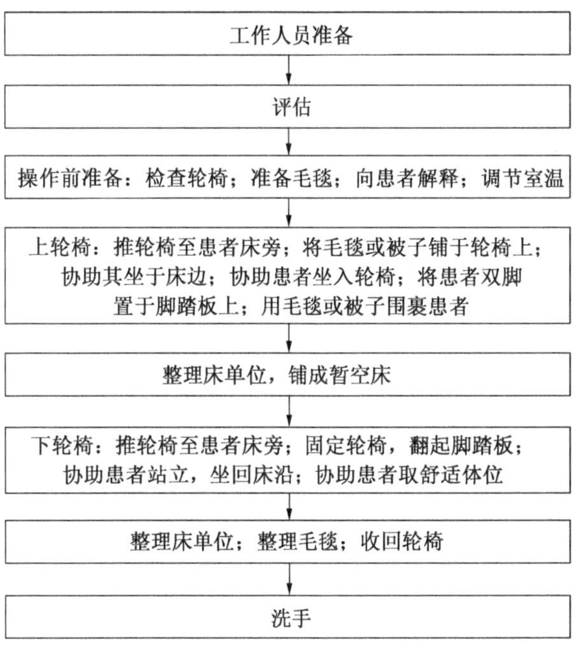

【流程解释】

1. 工作人员准备包括洗手、戴口罩、着装整齐。

2. 评估内容包括患者体重、病情、意识状态、合作程度、有无约束、是否带有各种管路和轮椅的性能是否良好。

3. 推轮椅至患者床旁,核对患者,指导患者配合。

4. 使轮椅椅背和床尾平齐，朝向床头，固定床，固定轮椅，翻起脚踏板。天冷时，将毛毯或被子铺于轮椅上，使毛毯或被子上端高过患者颈部约15cm；扶患者缓慢坐起，协助其坐于床边，脚触及地板，嘱患者手掌撑于床面维持坐姿，协助患者穿好衣服、鞋和袜，准备下床。

5. 根据患者病情，协助患者坐入轮椅。操作者面向患者，双脚分开站立，请患者的手放置于操作者的肩部，操作者将手环抱患者腰部，协助患者坐入轮椅中(图3-11-2-13)。

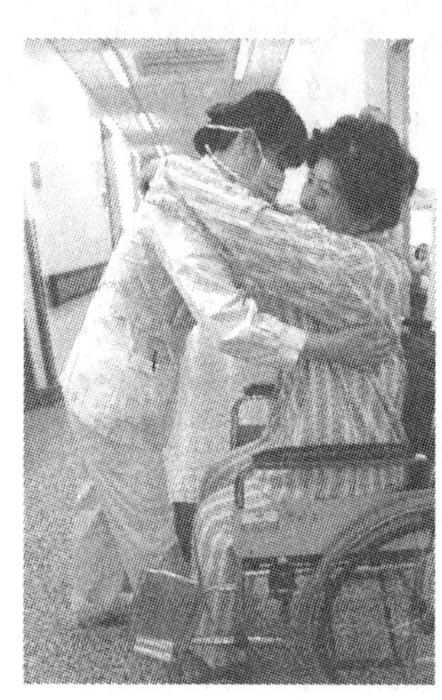

图3-11-2-13

6. 翻起脚踏板，将患者双脚置于脚踏板上。

7. 嘱患者双手扶助轮椅扶手，尽量靠近椅背坐稳，抬头，不可前倾、自行站立或下轮椅。

8. 将毛毯或被子上端的边缘翻折约10cm围在患者颈部，并用毛毯或被子围裹患者双臂，再用毛毯或被子围好患者上身，并将双下肢和两脚包裹在毛毯内。

9. 整理床单位，铺成暂空床。

10. 患者下轮椅时，使椅背和床尾平齐，面向床头，固定床，固定轮椅，翻起脚踏板。

11. 操作者面向患者，双脚分开站立，请患者的手放置于操作者的肩部，操作者将手环抱患者腰部，协助患者站立，慢慢坐回床沿，脱去鞋子和外衣。

12. 协助患者取舒适体位，整理床单位。

13. 轮椅放回原处存放，洗手。

【注意事项】

1. 基本注意事项

(1)定期检查轮椅性能，保持完好备用，防止在操作中出现意外。正常使用中每个月进行一次检查，确保所有部件均良好，检查轮椅上各种坚固螺母(特别是后轮轴的固定螺母)如发现松动，需及时调整、紧固。

(2)操作过程注意安全，嘱患者身体坐直，背部紧贴轮椅椅背，双脚放在轮椅脚踏上，双手手放在轮椅扶手上或内。若轮椅附有安全带，应扣上安全带。每当轮椅停下，应固定轮椅，防止磕碰患者。

(3)推轮椅时，速度宜慢，保护患者安全并注意观察患者病情变化。

(4)在轮椅停滞过程中，如等待检查时，护士应将患者安置在安全的环境中，并将轮椅固定，为患者保暖，并对患者做好安全宣教。

(5)推轮椅下坡时，护士先评估环境，再告知患者并将轮椅倒转，患者面向上坡方向，护士倒退，用力控制轮椅，使其缓慢下坡。

(6)嘱患者在轮椅推动过程中不可突然站起，以免发生危险。

2. 压疮预防注意事项

(1)乘坐轮椅时容易受压的部位是臀部坐骨结节处、臀部两侧、膝部后方、肘部下方、脚跟的后方、肩胛骨等部位。为患者能耐受长时间的轮椅坐位，既要给患者以稳定的支撑，还必须充分考虑上述部位的受压情况，使用各种减压垫，防止局部过度受压。

(2)在坐位时，坐骨结节承压很大，常超出正常毛细血管端压力的1～16倍，易于缺血形成压疮。为避免此处压力过大，可以垫减压垫于轮椅上。避免使用气圈，因充气的气圈将皮肤的静脉回流压迫阻断，更不利于中心部皮肤血液循环。

(3)如果需要较长时间在床上、轮椅或椅子上时，要每隔30min到1h做一些移动臀部的活动以缓解局部压力。如双手支撑床面、椅子扶手等将臀部抬起。双手无力者，可先向一侧倾斜上身，让对侧臀部离开椅面，再向另一侧倾斜。

(4)脊髓损伤患者如果上肢支撑作用较差，那么坐在轮椅和床上都会使身体前滑，使骶尾部皮肤过度牵拉而引起压疮发生，应特别予以注意。

(5)长时间使用轮椅的患者,需定时检查骨突出部位皮肤的情况,查看皮肤有无颜色改变,局部红或发紫,有水疱,或有硬结等表现,应立即采取减压措施。

(6)已有压疮的患者在坐轮椅前,需检查疮面有无渗出,换药后再使用轮椅。下轮椅后,要及时检查骶部及压疮部位情况,必要时再次给予换药。

(7)骶部已有压疮的患者,不易使用轮椅,应使用平车或床。并在床上采用侧卧位或俯卧位,不宜再仰卧位。

(8)腿部或足部感觉丧失的患者,需要确认双足在踏板之上,防止在轮椅推动之时脚落入两个踏板之间发生挤伤或皮肤损伤。如不能放稳,应用约束带适当固定。

(9)向患者做好宣教,嘱患者不得在轮椅推动过程中把脚放入两踏板之间,避免发生挤伤和皮肤损伤。

第三节　外固定压疮预防技术

一、约束带使用压疮预防技术

【操作目的】

1. 对自伤、可能伤及他人以及烦躁的患者限制其身体或肢体活动,确保患者安全,保证治疗、护理顺利进行。

2. 防止患儿过度活动,以利于诊疗操作顺利进行或防止损伤肢体。

【用物准备】

根据个体情况,准备不同部位的约束带。

【操作流程】

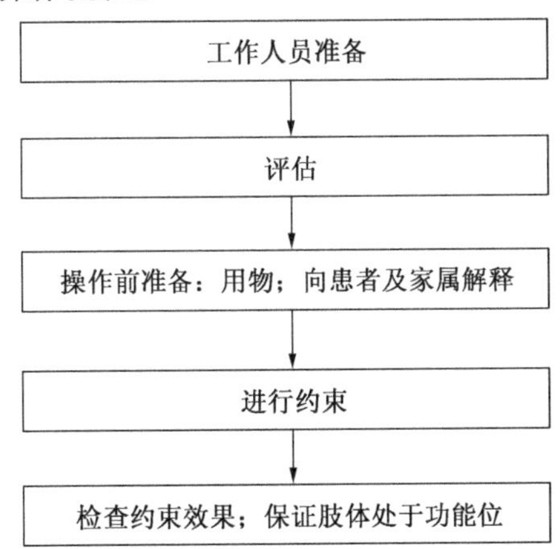

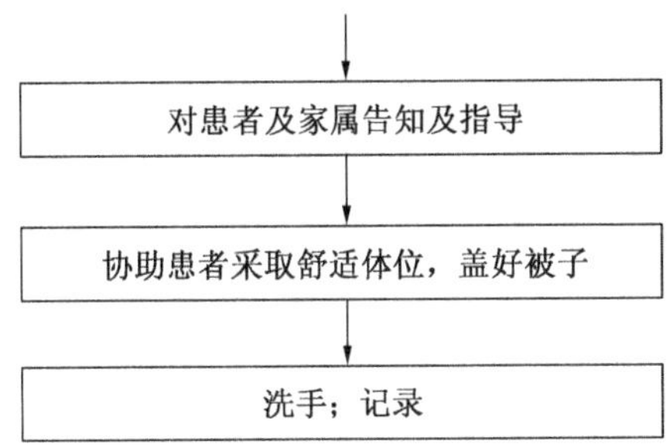

【流程解释】

1. 评估患者

(1)评估患者病情、意识、肢体活动度、需约束肢体肌力及躁动程度、危险因素、约束部位色泽、温度及完整性等。

(2)评估需要使用保护具的种类和使用时间。

(3)评估固定物的安全性。

(4)向患者及家属解释约束的必要性,约束带的作用及使用方法,以取得配合。

2. 操作要点

(1)肢体约束:选择专用于肢体约束的约束带。暴露患者腕部或者踝部;约束带内侧面朝上平铺放置在患者右侧肢体的腕(踝)下;将约束带两端粘扣连接紧密;检查松紧度一指为宜;将约束带两端长带打双结后再次检查约束带松紧度(一指为宜);观察被约束肢体末梢的血运情况;摆放舒适体位并保持功能位后妥善固定于不易松动的床体部位;再次检查被约束肢体末梢的血运情况及肢体活动度。同方法约束另一侧,操作中与患者交流并再次核对。检查腕带,避免约束带完全遮盖腕带(图3-11-3-1)。

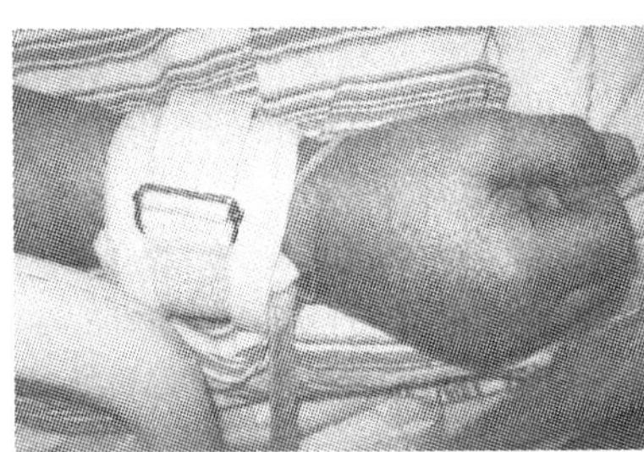
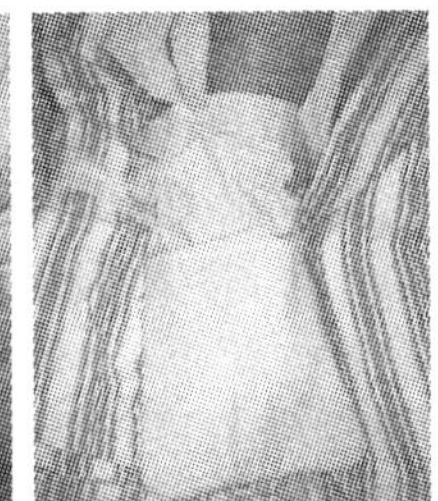

图3-11-3-1　手部约束

(2)肩部约束:选择专用于肩部约束的约束带。暴露患者双肩;将约束带内侧面朝下平铺置于患者胸前;抬起患者双上肢,将约束带穿越双侧腋下;在背部交叉后妥善固定于床头不易松动的床体部位;摆放舒适体位并保持功能位。再次检查约束带压迫部位的皮肤及松紧度。操作中与患者交流并再次核对。为患者盖好被，整理床单位及用物。

(3)全身约束：全身约束法多用于患儿的约束。将大单折成自患儿肩部至踝部的长度，将患儿放于中间；用靠近护士一侧的大单紧紧包裹同侧患儿的手足至对侧，自患儿腋窝下掖于身下，再将大单的另一侧包裹手臂及身体后，紧掖于靠护士一侧身下；如患儿过分活动，可用绷带系好。

3. 指导患者

(1)告知患者及家属实施约束的目的、方法、持续时间，使患者和家属理解使用保护具的重要性、安全性，征得同意方可使用。

(2)告知患者和家属实施约束中，护士将随时观察约束局部皮肤破损，皮肤颜色、温度，约束肢体末梢循环状况，定时松解。

(3)指导患者和家属在约束期间保证肢体处于功能位，保持适当的活动度。

【注意事项】

1. 基本注意事项

(1)实施约束时，将患者肢体处于功能位，约束带松紧适宜，以能伸进一指为原则。

(2)保护性约束属制动措施，使用时间不宜过长，病情稳定或者治疗结束后，应及时解除约束。

(3)准确记录并交接班，包括约束的原因、时间，约束带的数目，约束部位，约束部位皮肤状况，解除约束时间等。

2. 压疮预防注意事项

(1)密切观察约束部位的皮肤状况。防止约束部位压疮的发生。

(2)需较长时间约束者，每 2h 松解约束带 1 次并活动肢体，协助患者翻身。

(3)肢体被约束部位可使用水胶体敷料保护约束带接触面皮肤，特别是躁动明显的患者应用此方法有助于减少局部压疮的发生。

(4)增加压疮风险评估的频次，并认真记录。

二、绷带包扎压疮预防技术

【操作目的】

1. 固定盖在伤口上的纱布。
2. 固定骨折或挫伤，并有压迫止血的作用。
3. 保护患处。

【用物准备】

小毛巾、棉垫、纱布、医用绷带(根据不同部位，选择不同尺寸的绷带)、快速手消毒剂。

【操作流程】

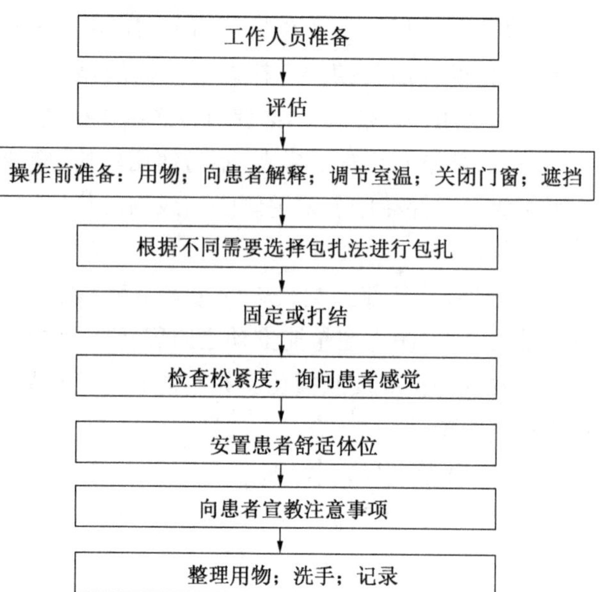

【流程解释】

1. 工作人员准备包括洗手、戴口罩。

2. 评估患者

病情、自理程度和需要、皮肤的清洁度及皮肤有无异常改变、是否带有各种管路或伤口、对绷带包扎反应和合作程度。

3. 物品准备

根据包扎部位选用不同宽度的绷带。手指需用 3cm 宽，手、臂、头、足用 5cm 宽，上臂、腿用 7cm 宽，躯体用 10cm 宽的绷带。

4. 根据不同需要选择包扎法

(1)环形包扎法：用于手腕、肢体、胸、腹等粗细大致相等部位的包扎，以及各种绷带的开始和终了都用这种缠法，在肢体受伤部位缠绕数圈，每一圈重叠盖住前一圈(图 3-11-3-2)。

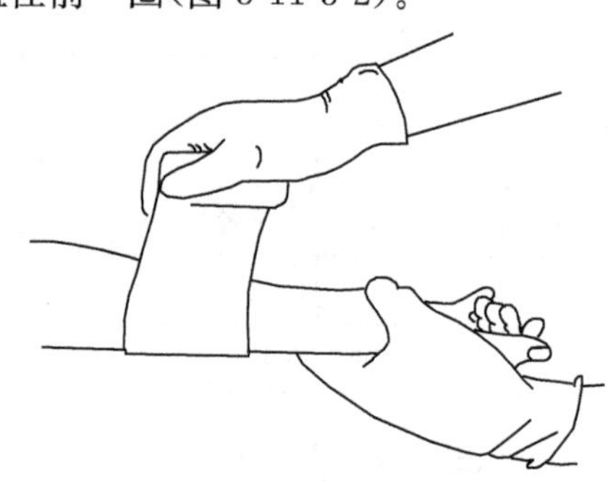

图 3-11-3-2　环形包扎法

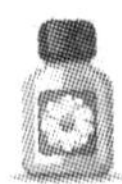

(2)螺旋形包扎法：用于肢体粗细大致相同部位的包扎和固定。先按环形法缠绕数圈，然后做单纯的螺旋上升，每一圈压盖前一圈的1/2(图3-11-3-3)。

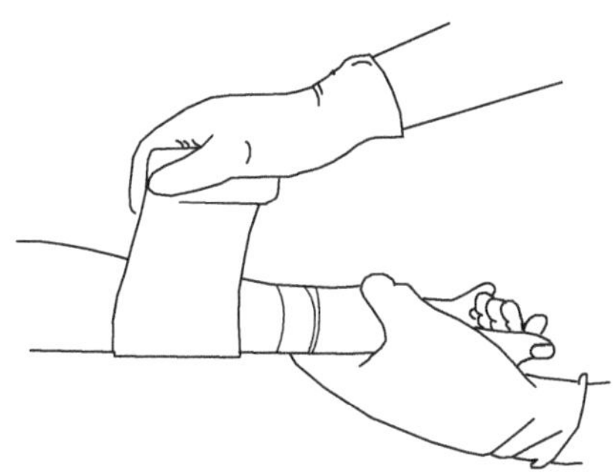

图3-11-3-3　螺旋形包扎法

(3)螺旋反折包扎法：用于肢体粗细差别较大的前臂、小腿或大腿的包扎。先做两圈环形固定，然后做螺旋形缠绕，到渐粗处，左手拇指按住绷带上面，右手将绷带自此点反折向下拉紧缠绕肢体，并盖住前一圈的1/3或1/2(图3-11-3-4)。

(4)"8"字形包扎法：用于肘、膝、肩、髋等关节部位的包扎。在关节上下将绷带一圈向上一圈向下做"8"字形来回缠绕，每圈在正面和前一圈相交，并压盖前一圈的1/2(图3-11-3-5)。

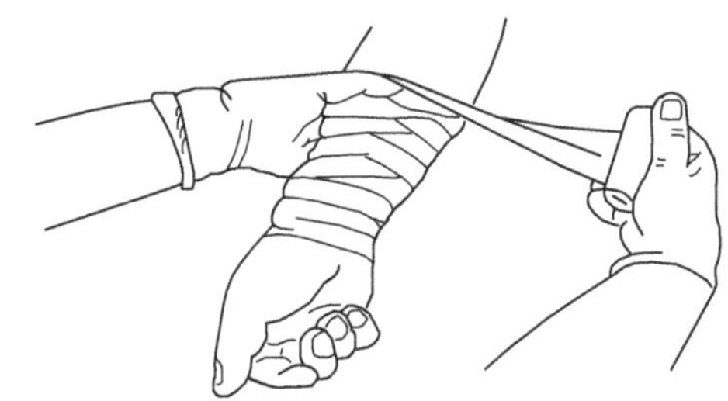

图3-11-3-4　螺旋反折包扎法

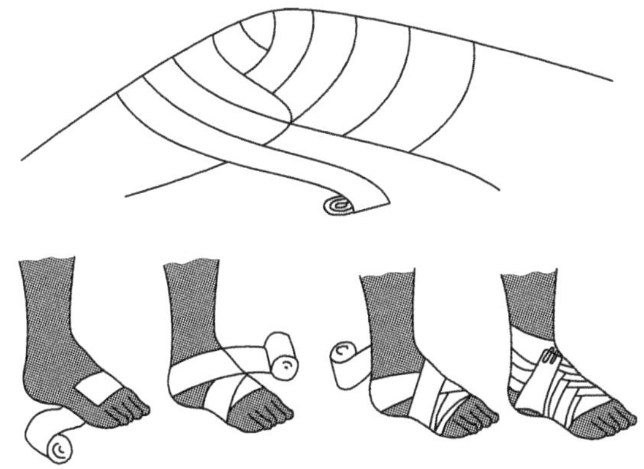

图3-11-3-5　"8"字形包扎法

(5)反回包扎法：用于头部、断肢残端包扎。第一圈常从中央开始，接着各圈一左一右，直至将伤口全部包住，再做环形将所反折的各端包扎固定(图3-11-3-6)。

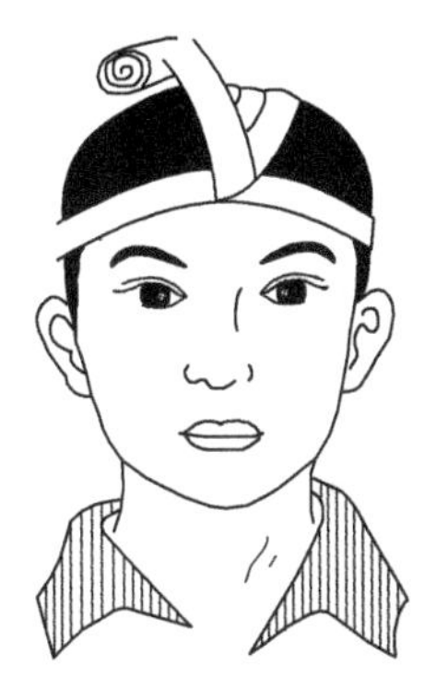
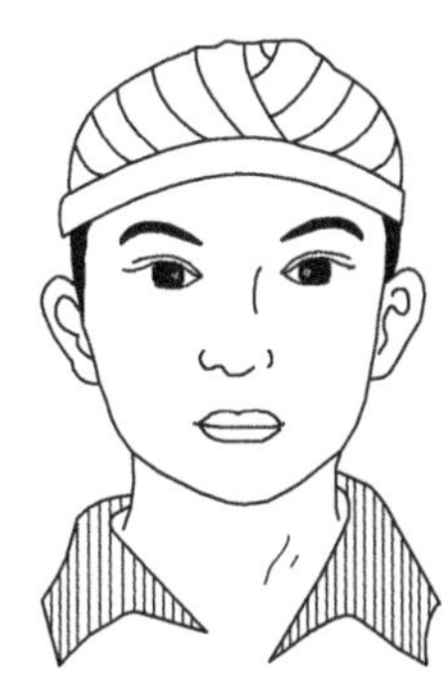

图3-11-3-6　反回包扎法

5. 包扎操作

一般应自远心端向近心端包扎，开始处做环形两周固定绷带头，以后包扎应使绷带平贴肢体或躯干，并紧握绷带勿使掉落，包扎时每周用力要均匀适度，并遮过前周绷带的1/3～1/2。一般指、趾端最好暴露在外面，以观察肢体血循环情况。包扎完毕，要环形包绕2周用胶布固定，或将绷带端撕开结扎但注意打结处不应在伤处及发炎部、骨突起处、四肢内侧面、患者坐卧受压部位及易受摩擦部位(图3-11-3-7)。

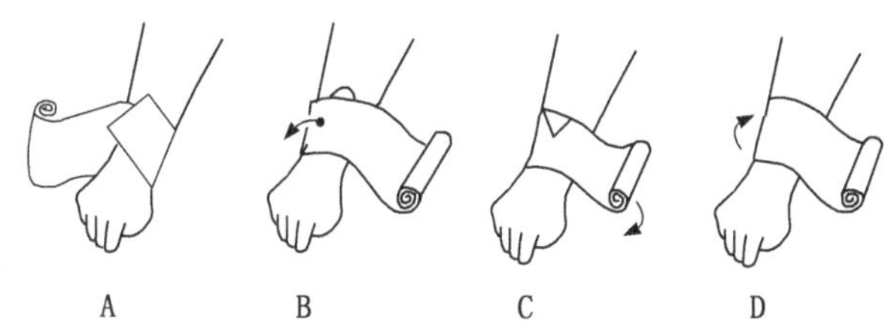

图3-11-3-7　包扎的开始与结束

6. 询问患者感觉情况，松紧度应适宜，太松易滑脱，太紧易致血运障碍。

7. 操作结束，安置患者舒适体位。

【注意事项】

1. 基本注意事项

(1)在满足治疗目的的前提下，患者位置应尽量舒适。对肢体应保持功能位或所需要的体位。

(2)拆除绷带应先自固定端，顺包扎相反方向松解，两手相互传递绕下，在紧急和绷带已被伤口分泌物浸润干涸时，可用绷带剪剪开。

2. 压疮预防注意事项

(1)包扎部位必须保持清洁干燥,对皮肤皱襞处,如腋下、乳下、腹股沟等处应用棉垫、折叠纱布遮盖,骨隆突处用棉垫保护。

(2)包扎时每圈压力要均匀。太松易滑脱,太紧易致血运障碍。

(3)注意打结处不应在伤处及发炎部、骨突起处、四肢内侧面、患者坐卧受压部位及易受摩擦部位。

三、石膏固定压疮预防技术

【操作目的】

1. 骨折整复后的固定。

2. 关节损伤和关节脱位复位后的固定。

3. 周围神经、血管、肌腱断裂或损伤,皮肤缺损,手术修复后的制动。

4. 骨与关节急慢性炎症的局部制动。

5. 矫形手术的固定。

【用物准备】

打石膏用的长桌或平台、普通绷带、石膏绷带、医用脱脂棉、胶布、自来水及盛水容器、石膏衬垫、石膏剪、石膏刀、棉花、绷带、纱布块、有色铅笔、毛巾、橡胶单、脸盆或桶装 40℃的水。

【操作流程】

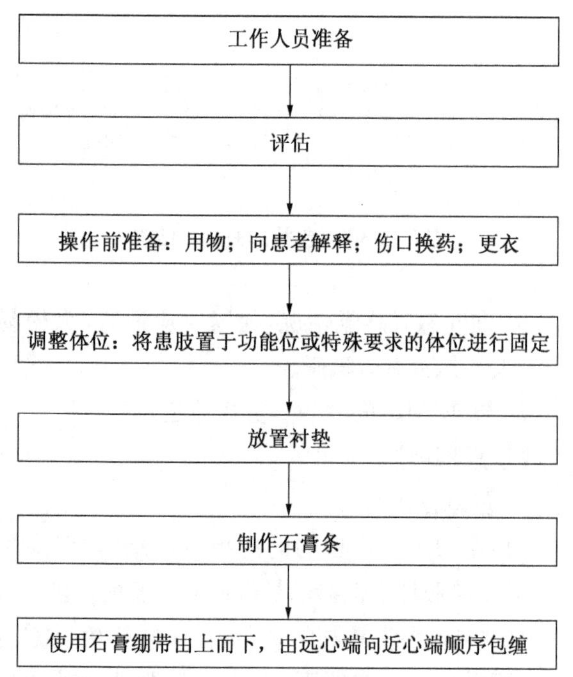

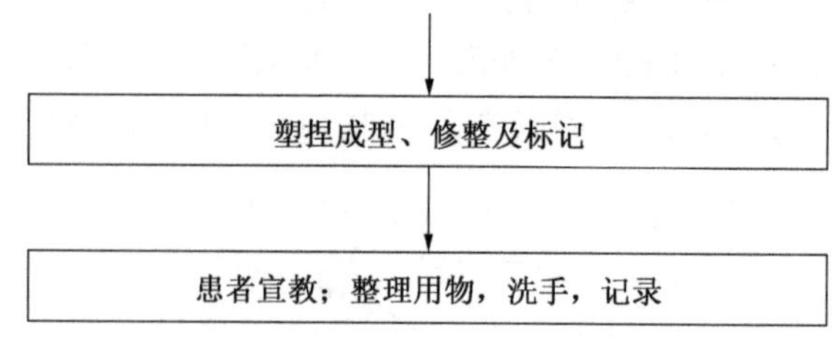

【流程解释】

1. 向患者介绍石膏固定术的目的,需要怎样配合,可能有哪些不适及并发症,注意事项,术前做到心中有数。

2. 条件允许嘱患者洗澡更换内衣,头颈胸固定者理发,四肢石膏固定者剪指甲。

3. 有伤口者先更换敷料,摆好肢体功能位及特殊体位,注意体位舒适保暖。

4. 协助医生完成石膏固定

(1)体位要求将患肢置于功能位或特殊要求的体位进行固定。

(2)放置衬垫,保护骨隆突部的皮肤和其他软组织不被压伤导致压疮(图 3-11-3-8)。

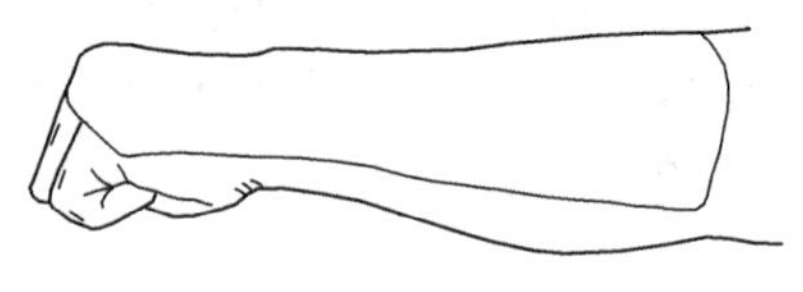

图 3-11-3-8 放置衬垫

(3)制作石膏条:在平板上,按需要将石膏绷带折叠成需要长度的石膏条,置于伤肢的背侧(或后侧),用绷带卷包缠,达到固定的目的。上肢一般 10~12 层;下肢一般 12~15 层。其宽度应包围肢体周径的 2/3 为宜(图 3-11-3-9)。

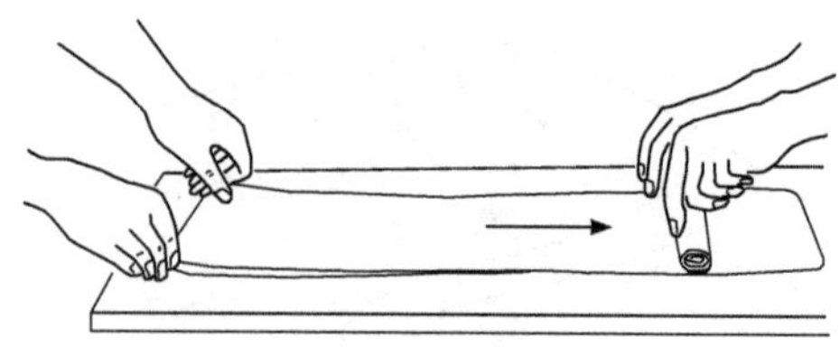

图 3-11-3-9 制作石膏条

(4)石膏绷带的浸泡及去水:将石膏绷带卷平放在温水桶内,待无气泡时取出,以手握其两端,轻轻挤去水分,即可使用(图 3-11-3-10)。

(5)操作方法:一般由上而下,由远心端向近心端顺序包缠,要将石膏卷贴着肢体向前滚动,使下

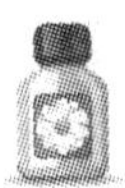

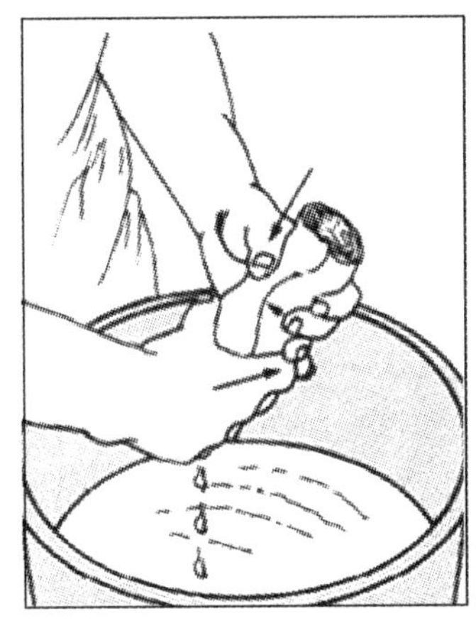

图 3-11-3-10　石膏绷带的浸泡及去水

圈绷带盖住上圈的 1/3，并注意保持石膏绷带的平整。在躯干及肢体的曲线明显、粗细不等之处，当需向上、下移动绷带时，要提起绷带的松弛部分拉回打折，使绷带贴合体表，不能采用翻转石膏卷的办法消除绷带的松弛部分，否则可在石膏绷带的内层形成皱褶而压迫皮肤。操作要迅速、敏捷、准确，两手相互配合，即一手缠绕绷带，另一手朝相反方向抹平，要使每层石膏之间紧密贴合，不留空隙。石膏的上、下边缘及关节部位要适当加厚，以增强其固定作用。整个石膏的厚度以不折裂为原则，一般为 8～12 层。石膏干固前，不能变动患肢的体位，否则会使石膏折裂而失去固定作用，并可能在关节的屈侧产生内凸的皱褶压迫皮肤，影响血运（图 3-11-3-11）。

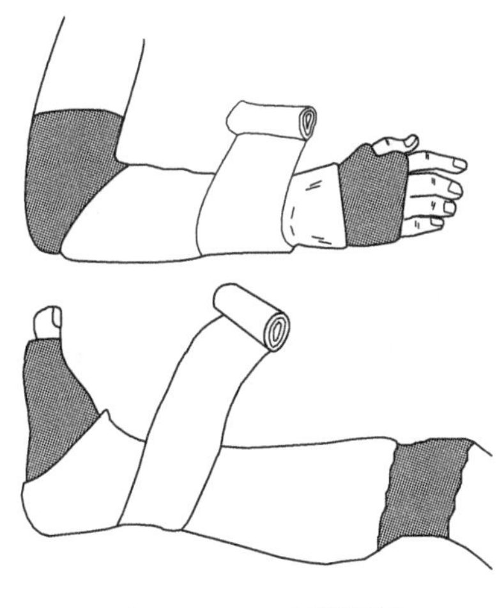

图 3-11-3-11　石膏固定

5. 塑捏成形、修整及标记。

6. 如有创口需要进行观察或更换敷料，石膏绷带固定后，可在创口的相应部位开窗，以便及时检查和治疗。为便于计算治疗时间和判断治疗情况，可在石膏型上用红铅笔写明：诊断、受伤日期（或手术日期）、石膏绷带固定日期和医院名称等；可能时画出骨折端的部位和形状，以利于术后观察。

7. 石膏固定后，待自然硬化，才能搬动患者，安置患者时要用软枕按肢体形态衬垫。采用通风或光照等措施，促使石膏彻底干固。注意卫生，保持整洁，勿受潮湿。

【注意事项】

1. 基本注意事项

（1）石膏外固定前应注意检查肢体损伤情况，清洁所需固定肢体的皮肤，有伤口者应清创换药，无菌敷料覆盖；如有骨折或脱位者应进行手法复位，认为整复满意后方可进行固定。

（2）要平整，切勿将石膏绷带卷扭转再包，以防形成皱褶。石膏外固定过程中应注意保持肢体或关节处于功能位或伤情所需要的特殊位置，助手托扶石膏时应以手掌接触，严禁指托或指压石膏，防止石膏发生凹凸不平或皱褶而形成压迫因素。石膏衬垫要适宜，捆扎石膏绷带时用力要均匀，不宜过紧或过松，以免造成固定无效或肢体缺血性挛缩、神经麻痹、组织坏死等不良后果。

（3）塑捏成形：使石膏绷带干硬后能完全符合肢体的轮廓。石膏绷带固定后 10～20min 内，由于石膏还未发硬，不能随便移动患肢，以防骨折处错位而影响愈合和肢体的功能。

（4）应将手指、足趾露出，以便观察肢体的血液循环、感觉和活动功能等，同时有利功能锻炼（图 3-11-3-12）。

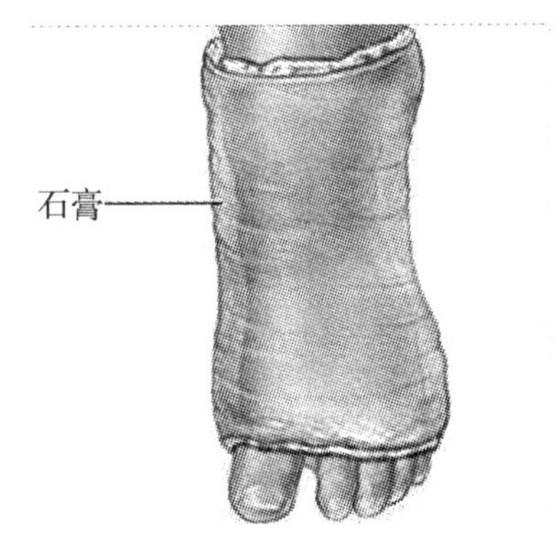

图 3-11-3-12　观察肢端血运

（5）石膏绷带包扎完毕抹光后，应在石膏上注明包石膏的日期和类型，如有创口的，需要将其标识位置或直接开窗。

(6)为使固定患处的石膏尽快成型干固，夏季应保持室内通风，冬季应保持室内温度，不能用火烤干以防脆裂。石膏外固定后要摄X线片复查，以便发现问题及时处理，以后应定期复查。

(7)密切观察肢体远端的血液循环、感觉及运动。如有剧痛、麻木及血运障碍应及时将石膏绷带纵行剖开，以免发生缺血性肌挛缩或肢体坏死。

(8)为防止骨质疏松和肌萎缩，应鼓励患者积极进行功能锻炼。

2. 压疮预防注意事项

(1)定时帮助患者翻身，翻身时搬动要缓慢、协调，防止石膏折断。下肢人字形石膏干固后即要帮助患者翻身俯卧，2次/d。

(2)下肢给予石膏固定后，将患肢放在枕头或气垫上，足跟伸出枕边，也可使用足跟减压垫，避免压迫足跟。同时加强对石膏边缘及骨突部位皮肤的观察，注意有无红肿、摩擦伤等早期压疮症状。也可按摩石膏边缘的皮肤，防止引起压疮。

(3)床单保持清洁、平整、干燥、无碎屑。

(4)可使用专用减压垫垫于石膏板与皮肤之间。

(5)不要随便剥开石膏，即使到了拆除的时间，也应请医生操作，在没有拆石膏的工具时，可以采用热水浸泡石膏，让其软化后再拆除，但要防止皮肤烫伤，有伤口时不宜使用。

(6)石膏拆除后，皮肤表面往往会附有一层黄痂皮或长出很多汗毛，以后会逐渐脱落或消退，不要强行撕破或拔除，石膏固定范围内的皮肤，需1～2周内每日用温水擦拭1次，涂凡士林油以保护皮肤。

四、支具使用压疮预防技术

【操作目的】

1. 稳定和支持，通过限制关节异常或正常的活动，来稳定关节、减轻疼痛、恢复关节承重功能。

2. 固定和保护，限制身体的某项运动，从而辅助手术治疗的效果，或直接用于非手术治疗的外固定，通过对病变肢体或关节固定以促进愈合。

3. 预防和矫正畸形，减轻四肢、脊柱、骨骼肌系统的功能障碍。

4. 减轻承重，减少肢体、躯干的长轴承重。

5. 改进功能，改进站立、步行、饮食、穿衣等各种日常生活能力。

【用物准备】

根据不同需求选择不同支具。

【操作流程】

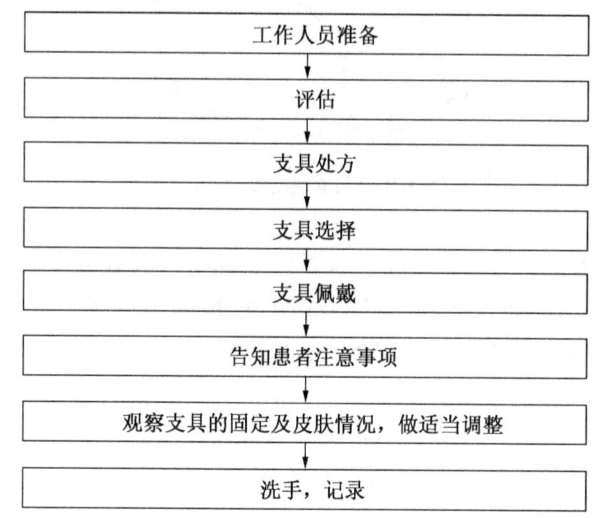

【流程解释】

1. 根据患者的具体情况制定支具处方。

2. 支具的选择

以Boston支具为例(图3-11-3-13)，此支具适用于侧凸顶点在脊柱中间以下的脊柱侧凸。

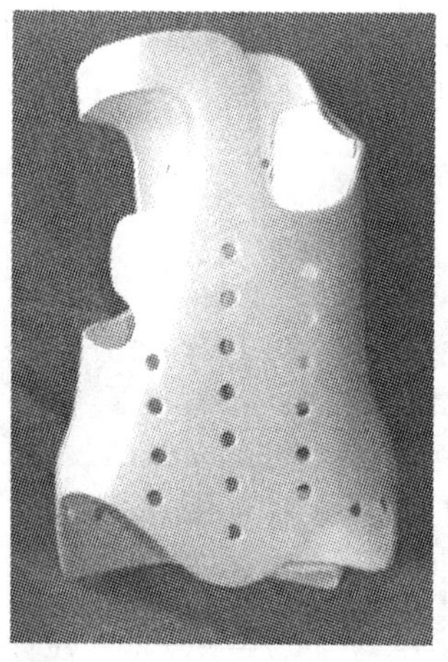

图3-11-3-13　Boston支具

3. 支具佩戴

(1)佩戴方法：患者先取侧卧位，将支具后半部置于躯干后面；再取平卧位，将支具前半部置于颈胸腹部。使支具前后边缘在腋中线重叠，用固定带系紧。卸下方法：患者先取平卧位，按与佩戴程序相反的顺序取下(图 3-11-3-14)。

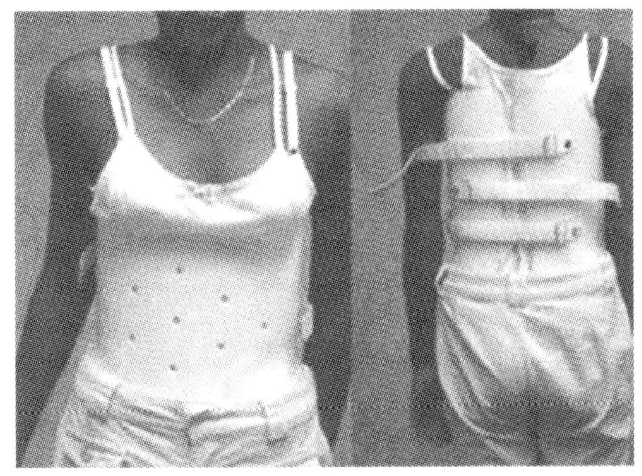

图 3-11-3-14　支具佩戴

(2)上床方法:从左侧上床时身体在床左边,右手撑床,左手顶床,双腿慢慢移到床上;从右侧上床时身体坐在床右边,左手撑床,右手顶床,双腿慢慢移到床上。

(3)下床方法:从左侧下床时先将身体翻向左侧,左手顶床,右手撑床,双腿慢慢移到床下;从右侧下床时先将身体翻向右侧,右手顶床,左手撑床,双腿慢慢移到床下。

【注意事项】

1. 基本注意事项

(1)支具必须在床上佩戴,将支具松紧度调节好后可下床活动,上床后再将支具除去。

(2)除去支具后仰卧于床上,腰下垫薄枕(高 3～4cm)维持腰部的生理前凸,也可侧卧,在季肋部垫薄枕(高 3～6cm)维持脊柱的正直,防止加大椎体的侧方压缩。

(3)避免支具衬垫与皮肤直接接触,尽管支具已设置了许多通气孔,透气性能较好,但吸汗性能仍较差,故必须穿全棉内衣,以利于汗液吸收、增加舒适感和保持支具内衬的清洁。

(4)炎热季节患者可躺在淋浴车上除去支具淋浴,也可取平卧位先去除前面支具淋浴,然后将支具佩戴好,再取俯卧位去除后面支具淋浴。但搬动患者时一定要佩戴好支具。淋浴后更换内衣,将支具晾干备用。

(5)做好家属及患者的教育,佩戴支具后应按照要求佩戴,否则将不能得到预期的效果。并保持良好的固定与体位。防止压疮或血管、神经受压损伤,继发畸形等。

(6)注意观察矫形支具使用后的治疗反应,检查治疗效果,以便及时调整或更换新的支具。

2. 压疮预防注意事项

(1)初上支具者,最好每 4h 检查受压部位的皮肤一次。发现皮肤受压或受摩擦而发红,应增加观察次数,并对局部加以保护,避免继续受压。佩戴支具位置准确,松紧要适度,与躯体紧密接触,过紧易出现压伤,过松则达不到制动目的。衬衫需平整,不宜过紧,拆去扣子及其他附在衣物上的硬物,以免皮肤受压而发生破损。

(2)经常翻动体位可避免局部受压过久而发生压疮。如果体位限制在支具上而不允许翻动时,可用枕垫一类物品垫起受压部位以减压。

(3)皮肤的早期受压症状是局部疼痛或发痒,然后感到麻木。如不及时检查、处理,皮肤将失去感觉功能,压疮将进一步发展。穿用支具的部位如发生压迫,首先是看到皮肤发红,继续发展为破皮及溃疡。

(4)小儿夜间哭闹不安,是压疮的重要征兆,夜间护士应加以注意并汇报。

(5)防止局部受压缺血,因此要注意局部减压。

(6)如患者自己能触到受压部位,可指导患者每半小时局部减压 1 次,例如:托马斯架上端的环压在臀部皱褶部位,患者可经常把受压的皮肤从环下拉动减压。

(7)皮革支具的裂纹可擦伤皮肤,形成压疮。皮革应注意保持清洁、干燥。皮革遇到酒精可变硬而干裂,因此避免用酒精按摩皮肤和擦拭皮革。及时擦干汗液,清理大小便,避免腋下及腹股沟部位的皮圈,被大小便或汗液腐蚀导致皮革干裂造成压疮。皮带用力拉扯也容易产生裂纹。还要注意检查支具有无破损而影响固定及穿用的效果。发现问题,及时修复,以保持其固定的作用。

(8)支具的选择和量制必须正确合理。支具引起的压疮多因支具大小、松紧不合适。有时局部皮肤也可因受潮或浸渍而磨烂、破溃。凡营养不良、瘦弱、贫血的患者皮肤抵抗力低,容易发生压疮。

(9)瘫痪患者因不能自己随意活动体位,同时皮肤的抵抗力也差,如使用夹板或支具也容易发生压疮。大小便失禁的患者会阴部经常受到浸渍浸染，皮肤也容易压破。因此，要防止发生压疮，必须注意支具合体，穿用时小心保护皮肤，并保持皮肤干燥、清洁、不受压迫、不受摩擦。

(10)注意支具里不可掉进渣屑等，以防压迫皮肤。定时检查支具是否合体，各种固定袢带是否牢固，对软组织有无卡压，对皮肤有无摩擦等。

(11)观察肢体血液循环，如疼痛、肿胀、发绀或苍白、末梢麻木、肌肉无力等常为支具压迫或固定过紧所引起。

第四节　压疮护理相关无菌技术

一、六步洗手法

【操作目的】

1. 提高手卫生消毒质量。

2. 控制医院感染。

【用物准备】

流动水；小毛巾或一次性擦手纸；干手机；配备感应式、脚踏式或肘式等非手接触性水龙头。

【操作流程】

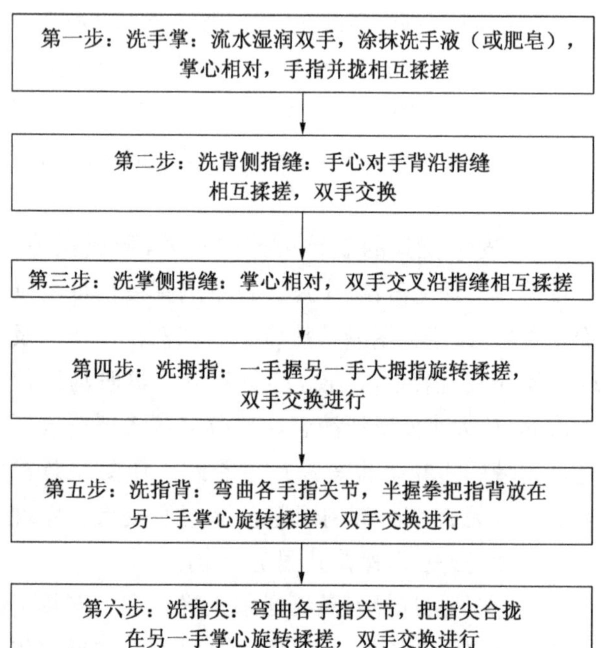

【流程解释】

第一步：洗手掌　流水湿润双手，涂抹洗手液(或肥皂)，掌心相对，手指并拢相互揉搓；

第二步：洗背侧指缝　手心对手背沿指缝相互揉搓，双手交换进行；

第三步：洗掌侧指缝　掌心相对，双手交叉沿指缝相互揉搓；

第四步：洗拇指　一手握另一手大拇指旋转揉搓，双手交换进行；

第五步：洗指背　弯曲各手指关节，半握拳把指背放在另一手掌心旋转揉搓，双手交换进行；

第六步：洗指尖　弯曲各手指关节，把指尖合拢在另一手掌心旋转揉搓，双手交换进行(彩图 3-11-4-1)。

【注意事项】

1. 采用流动水，双手充分浸湿，取适量肥皂液或手消毒液，均匀涂抹整个手掌、手背和指缝，认真揉搓双手。

2. 必要时增加对手腕的清洗。

3. 洗手的指征

(1)直接接触患者前后，接触不同患者之间，从同一患者身体的污染部位移动到清洁部位时。

(2)接触患者黏膜、破损皮肤或伤口前后，接触患者的血液、体液、分泌物、排泄物、伤口敷料之后。

(3)穿脱隔离衣前后，摘手套后。

(4)进行无菌操作前后，处理清洁、无菌物品之前，处理污染物品之后。

(5)当医务人员的手有可见的污染物或者被患者的体液、血液等蛋白性物质污染后。

(6)戴手套前，脱手套后。

4. 洗手之前要剪指甲，有利于彻底清洁。

5. 全过程要认真揉搓双手 15s 以上，洗手后用流动水冲洗至少 10s。

6. 洗手时应当彻底清洗容易污染微生物的部位，如指甲、指尖、指甲缝、指关节及佩戴饰物的部位等。

7. 肥皂易被细菌污染，因此尽量使用一次性包装的皂液。禁止将皂液添加到未使用完的取液器中。如使用固体肥皂，应保持肥皂干燥，盛装肥皂的容器保持清洁。

8. 在整个冲洗过程中，双手须保持向下的姿势，以避免水逆流回未洗的手肘部位。

9. 手洗净后应用一次性纸巾、干净的小毛巾擦干双手，或用干手器干燥双手，小毛巾应一用一消毒，禁止用衣襟擦手。

10. 应加强对医务人员手卫生健康教育及培

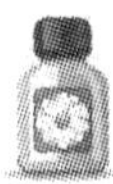

训，提高大家对手卫生与医院感染的认识和理解，养成优良的洗手习惯，建立必要的洗手管理和监测制度，提高行为规范和洗手质量。

二、戴无菌手套法

【操作目的】

1. 执行某些无菌操作或接触某些无菌物品时戴无菌手套，保证操作的无菌性。

2. 保护患者，预防感染。

【用物准备】

一次性无菌手套；黄色垃圾袋；根据操作目的准备环境及用物。

【操作流程】

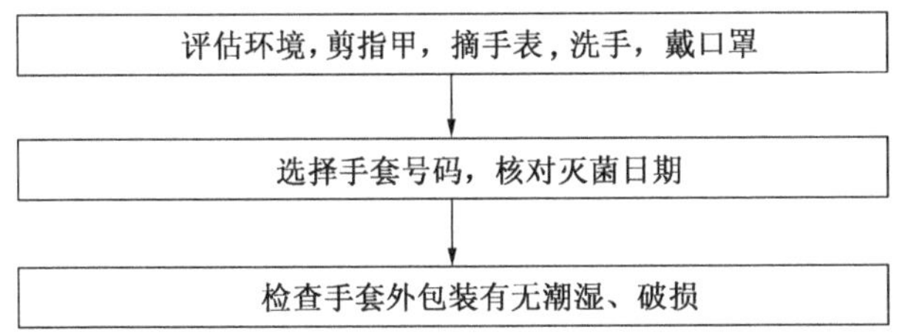

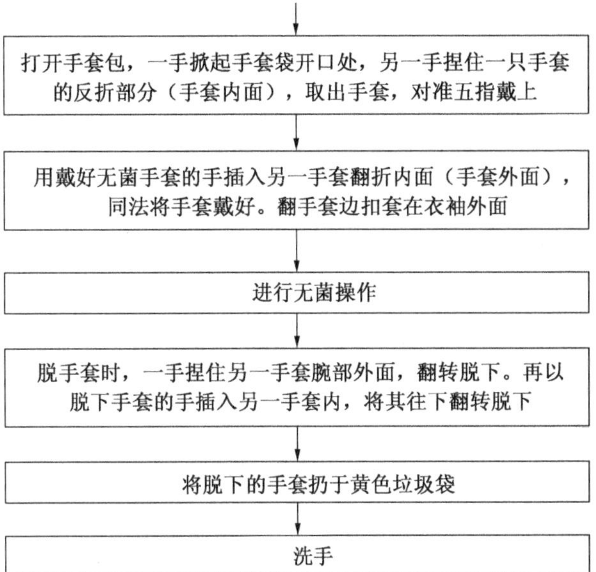

【流程解释】

1. 评估环境，洗手，戴口罩，剪指甲，摘手表。

2. 选择手套号码，核对灭菌日期。

3. 检查手套外包装有无潮湿、破损。

4. 打开手套包，戴手套

(1)分次提取法(图 3-11-4-2)

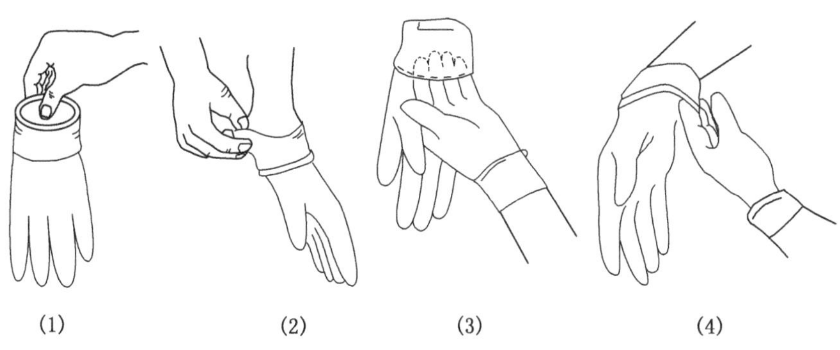

图 3-11-4-2　分次提取法

①一手掀开手套袋开口处，另一手捏住一只手套的反折部分即手套的内面，取出手套，对准五指戴在手上。戴手套时，要防止手套外面即无菌面触及非无菌物品。已戴好手套的手不可触及未戴手套的手及另一手套的内面即非无菌面。

②掀开另一手套袋开口处，以戴好手套的手指插入另一只手套的反折内面即手套的外面取出手套对准五指戴在手上。如手套有破损，应立即更换。戴好手套的手应始终保持在腰部以上水平、视线范围内。

(2)一次提取法(图 3-11-4-3)

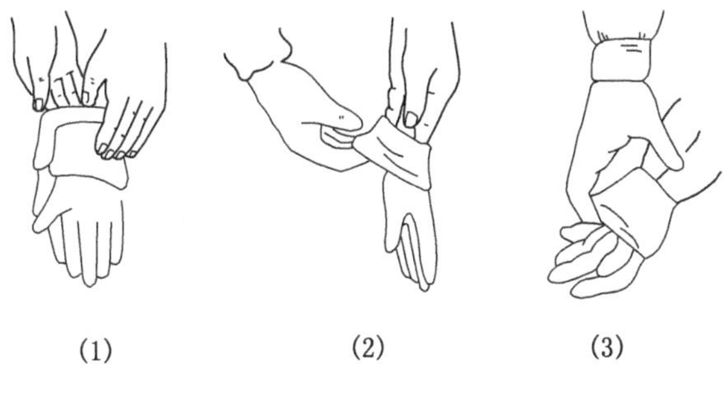

图 3-11-4-3　一次提取法

①两手同时掀开手套袋开口处，分别捏住两只手套的反折部分即手套的内面，取出手套。使五指

相对。

②先戴一只手，再以戴好手套的手指插入另一只手套的反折内面，同法戴好。

5. 用戴好无菌手套的手插入另一手套反折内面(手套外面)，同法将手套戴好。翻手套边扣套在衣袖外面。

6. 进行无菌操作。

7. 脱手套时，一手捏住另一手套腕部外面，翻转脱下。再以脱下手套的手插入另一手套内，将其往下翻转脱下。

8. 将脱下的手套扔于黄色垃圾袋。

9. 洗手。

【注意事项】

1. 穿上无菌手术衣、戴上无菌手套后，肩部以下、腰部以上、腋前线前、双上肢为无菌区。此时，手术人员的双手不可在此无菌范围之外任意摆动，穿好手术衣后双手应举在胸前。

2. 未戴手套的手，不可接触手套外面，已戴无菌手套的手，不可接触未戴手套的手臂和非无菌物；无菌手套有破损或污染，应立即更换。

3. 手术衣和手套都是灭菌物品，而手术人员手臂则是消毒水平，在操作时要严格按规程进行，其操作原则是消毒水平的手臂不能接触到灭菌水平的衣面和手套面，要切实保护好手术衣和手套的“灭菌水平”。

4. 脱手套时勿使手套外面(污染面)接触到皮肤。

三、血培养留取技术

【操作目的】

1. 进行血液微生物学检查。

2. 保证标本检测的准确性，提高阳性率，指导临床正确合理用药，提高治疗效果。

【用物准备】

按医嘱准备血培养瓶(需氧或厌氧)、治疗盘、真空采血器(或注射器)、止血带。

【操作流程】

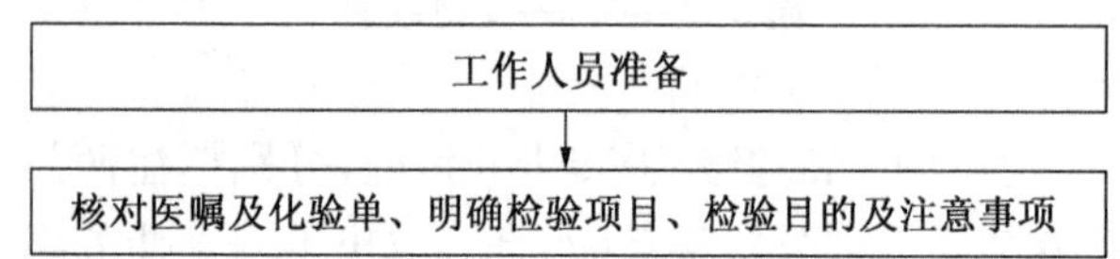

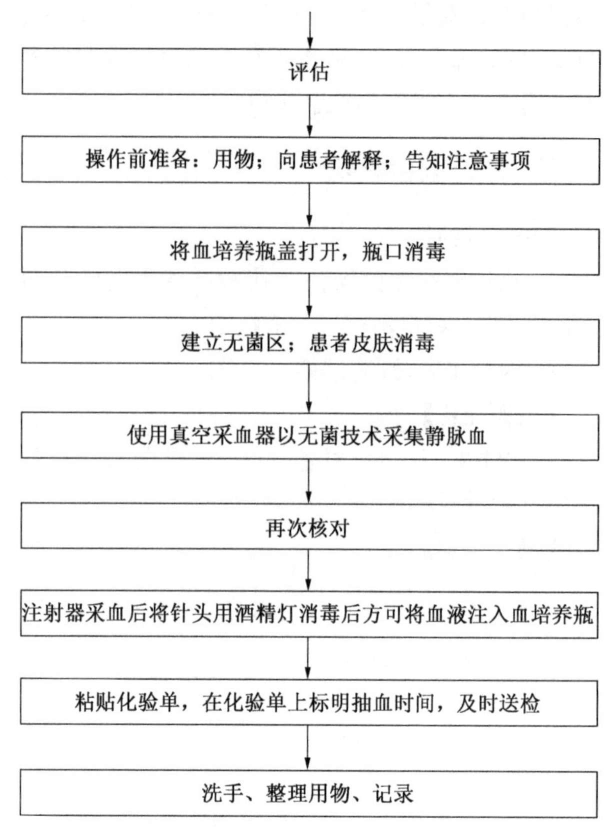

【流程解释】

1. 工作人员洗手，戴口罩。

2. 评估患者病情，体温，使用抗生素情况。评估操作环境，检查穿刺部位皮肤和血管情况。

3. 准备血培养瓶，根据检验申请单，选择合适的血培养瓶，血培养瓶外观和种类参照各公司提供的说明书，检查血培养瓶有无破损、保质期等。

4. 选择血管，选定穿刺点。用75%酒精消毒血培养瓶塞，作用30s以上，待干。

5. 皮肤消毒，暴露穿刺部位皮肤，铺垫巾，建立无菌区。按常规消毒穿刺部位皮肤(用蘸有消毒液的棉签，以穿刺点为中心向外螺旋式消毒穿刺部位皮肤两遍，同时旋转棉签，保证穿刺点及周围皮肤无菌状态，防止皮肤寄生菌或环境引起的污染)，消毒范围为8cm×10cm，待干。

6. 持穿刺针按常规方法刺入静脉，另一头刺入相应血培养瓶内，利用瓶内真空抽取血标本，如用注射器无菌穿刺取血后，勿换针头，将针头用酒精灯消毒后直接注入血培养瓶。

7. 黏贴化验单，在化验单上标明抽血时间，及时送检。

8. 洗手、整理用物、记录。

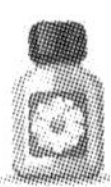

【注意事项】

1. 标本采集的原则

(1)尽量在抗菌药物使用前采集标本。

(2)标本采集时应严格执行无菌操作，减少或避免机体正常菌群及其他杂菌污染。

(3)标本采集后立即送至检验科，床旁接种可提高病原菌检出率。

(4)盛标本容器须经灭菌处理，但不得使用消毒剂。

(5)送检标本应注明来源和检验目的，使实验室能正确选用相应的培养基和适宜的培养环境，必要时应注明选用何种抗菌药物。

2. 采血部位

通常采血部位为肘静脉。疑似细菌性心内膜炎时，以肘动脉或股动脉采血为宜。切忌在静滴抗菌药物的静脉处采取血标本。

3. 采血量

通常使用的血培养瓶都有采血量的要求，在使用真空采血器时，当采血量到达所需刻度时，会自动停止出血。如使用注射器采血，每次采血量成人8～10ml，婴幼儿2～5ml，培养基与血液之比以10∶1为宜，以稀释血液中的抗生素、抗体等杀菌物质或参照血培养瓶的要求。

4. 血培养次数和采血时间

采血培养应该尽量在使用抗菌药之前进行，在24h内采集2～3次做血培养(一次静脉采血注入到多个培养瓶中应视为单份血培养)。入院前2周内接受抗菌药物治疗的患者，连续3d，每天采集2份。可选用能中和或吸附抗菌药物的培养基。选择最佳时间采集标本，在抗菌药物使用前。对间歇性寒战或发热应在寒战或体温高峰到来之前0.5～1h采集血液，或于寒战或发烧后1h进行。可疑急性原发性菌血症、真菌菌血症、脑膜炎、骨髓炎、关节炎或肺炎，应在不同静脉部位采集2～3份血标本。

5. 皮肤消毒

为减少皮肤菌群对血培养的污染，应对静脉穿刺点进行消毒。研究表明碘酊、过氧化氯和葡萄糖酸洗必泰优于聚维酮碘，碘酊与葡萄糖酸洗必泰效果相近。碘酊应作用30s，碘伏应作用1.5～2min。葡萄糖酸洗必泰也应作用30s，它较少引起过敏，因而在静脉穿刺后不需擦掉，但不能用于2个月以内的新生儿皮肤消毒。临床上常用的三步消毒法，即75%酒精擦拭静脉穿刺部位待30s以上；1%～2%碘酊作用30s或0.5%碘伏60s，从穿刺点向外螺旋式消毒，消毒区域直径达8cm以上；75%酒精脱碘，对碘过敏的患者，用75%酒精消毒60s，待酒精挥发干燥后采血。

6. 培养瓶消毒

75%酒精擦拭血培养瓶橡皮塞，作用60s；用无菌纱布或无菌棉签清除橡皮塞子表面残余酒精。

7. 在穿刺前或穿刺期间，为防止静脉滑动，可戴无粉无菌乳胶手套固定静脉，不可接触穿刺点。

8. 用注射器无菌穿刺取血后，勿换针头(如果行第二次穿刺，应换针头)直接注入血培养瓶。

9. 血标本注入血培养瓶后应轻轻翻转数次，以免凝血。

10. 用做培养的血液均不应该在静脉或动脉的留置导管中抽取，除非静脉穿刺无法得到血液或用来评价与导管感染相关性指标。如果抽取了导管血，也应同时在其他部位穿刺获取非导管内静脉血液进行血培养。如果从静脉管道采血，不需要弃去开始段的血液，也不需要使用生理盐水冲洗管道以消除抗凝剂，因为其抗菌作用通常可以被培养基有效稀释消除。但是需在化验单上注明是管道取血。

11. 血培养瓶应在2h内送至实验室，延迟上机会延缓甚至阻碍病原菌生长。切忌将培养瓶冷藏或冷冻，冷藏或冷冻会导致部分病原菌死亡，冷冻可能导致培养瓶破裂。

四、导尿技术

【操作目的】

1. 直接从膀胱导出不受污染的尿标本，做细菌培养，测量膀胱容量、压力及检查残余尿量，鉴别尿闭及尿潴留，以助诊断。

2. 为尿潴留患者放出尿液减轻痛苦。

3. 盆腔内器官手术前，为患者导尿，排空膀胱，避免手术中误伤。

4. 昏迷、尿失禁或会阴部有损伤时，保留导尿管以保持局部干燥，清洁。某些泌尿系统疾病手术后，为促使膀胱功能的恢复及切口的愈合，常需做留置导尿术。

5. 抢救休克或垂危病员，正确记录尿量、比重，以观察肾功能。

【用物准备】

一次性导尿包;一次性纸尿垫;无菌中纱二块;手消毒液;黄黑垃圾袋。

【操作流程】

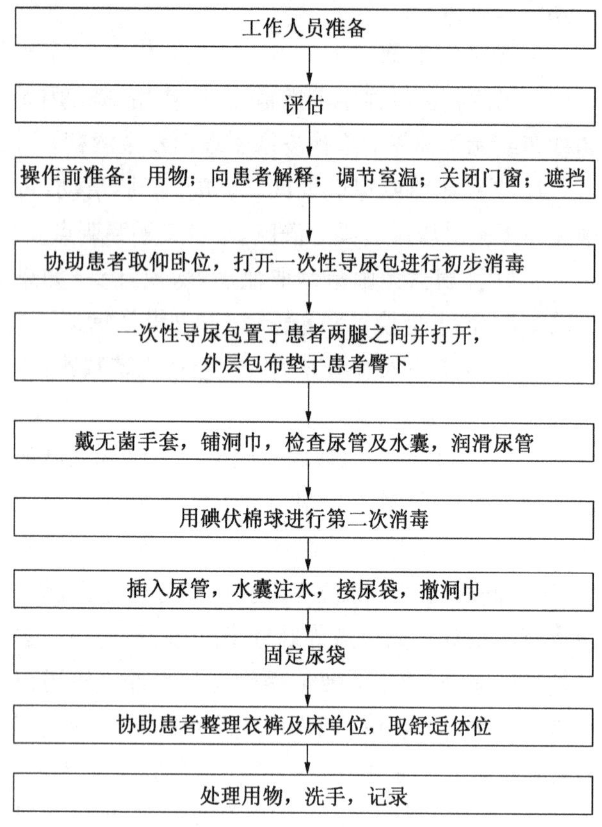

【流程解释】

(一)男患者导尿技术(彩图 3-11-4-4)

1. 评估患者病情,膀胱充盈度,会阴皮肤黏膜情况;自理程度;合作程度;耐受力及心理反应;病室环境。

2. 向患者解释导尿目的、方法及指导配合。

3. 携用物置患者床旁,核对患者及医嘱,关闭门窗,屏风遮挡患者。

4. 尿包置于治疗车上,并检查。

5. 协助患者取仰卧位,垫一次性纸尿垫,手消毒,打开一次性导尿包进行初步消毒,顺序为由外向内,自上而下,每个棉球只用 1 次。

6. 将一次性导尿包置于患者两腿之间并完全打开,外层包布垫于患者臀下。

7. 戴无菌手套,移开一次性尿袋,铺洞巾,翻开小弯盘,根据导尿目的留下大弯盘中的物品,检查尿管及水囊,润滑尿管。

8. 中纱包裹阴茎后稍提起,右手用镊子夹住碘伏棉球进行第二次消毒:尿道口至冠状沟螺旋状消毒 4 次(最后 1 次加强尿道口消毒)。

9. 提起的阴茎与腹壁呈 60°角,用另一把镊子插入尿管 20～22cm,见尿后再插 1～2cm,水囊注水,接尿袋,撤洞巾。

10. 摘手套,固定尿袋。

11. 协助患者整理衣裤及床单位,取舒适体位。

12. 处理用物,洗手,记录。

(二)女患者导尿技术(彩图 3-11-4-5)

1. 评估患者病情,膀胱充盈度,会阴皮肤黏膜情况;自理程度;合作程度;耐受力及心理反应;病室环境。

2. 向患者解释导尿目的、方法及指导配合。

3. 携用物置患者床旁,核对患者及医嘱,关闭门窗,屏风遮挡患者。

4. 尿包置于治疗车上,并检查。

5. 协助患者取仰卧位,垫一次性纸尿垫,手消毒,打开一次性导尿包进行初步消毒,顺序为由外向内,自上而下,每个棉球只用 1 次。

6. 将一次性导尿包置于患者两腿之间并完全打开,外层包布垫于患者臀下。

7. 戴无菌手套,移开一次性尿袋,铺洞巾,翻开小弯盘,根据导尿目的留下大弯盘中的物品,检查尿管及水囊,润滑尿管。

8. 左手拇指、食指分开固定小阴唇,右手用镊子夹住碘伏棉球进行第二次消毒。尿道口、小阴唇、加强尿道口消毒 1 次,顺序为由外向内,自上而下,每个棉球只用 1 次。

9. 用另一把镊子插入尿管 4～6cm,见尿后再插 2cm,水囊注水,接尿袋,撤洞巾。

10. 摘手套,固定尿袋。

11. 协助患者整理衣裤及床单位,取舒适体位。

12. 整理用物,洗手,记录。

【注意事项】

1. 基本注意事项

(1)用物必须严格无菌,按无菌操作进行,避免感染的发生。

(2)注意为患者保暖。避免过于暴露患者,注意维护患者自尊。

(3)操作前保证外阴清洁,减少尿道逆行感染

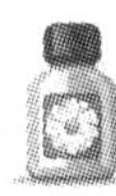

的机会。

(4)选择合适的导尿管，成人一般选用10～12号导尿管，小儿宜选用8～10号导尿管。过粗易损伤尿道黏膜，过细尿液自尿道口漏出，达不到导尿的目的。

(5)插管时动作要轻稳，避免损伤尿道黏膜，如果导尿管误入阴道应另换无菌导尿管重新插入。如导尿管滑出，疑有污染不能再向内插入，防逆行感染。

(6)老年女性尿道口回缩，插管时应仔细观察、辨认。

(7)对膀胱高度膨胀且又极度虚弱的患者，第一次放尿不得超过1000ml，因为大量放尿，使腹腔内压力急剧下降，血液大量滞留在腹腔血管内，导致血压下降致虚脱；又因膀胱内压力突然降低，导致膀胱黏膜急剧充血，发生血尿。

(8)男性尿道长，有三个狭窄，插管时略有阻力，因此在插管过程中受阻时，稍停片刻，请患者深呼吸，再缓缓插入导尿管，切忌用力过猛而损伤尿道黏膜。

(9)注意床旁引流管勿固定太短、太紧，不利于患者的活动，或稍有翻动即牵拉过紧，导致气囊变形进入尿管损伤黏膜。对于尿道损伤、尿道狭窄患者妥善固定尿管更显重要。可用高举平抬法用防过敏的布胶布将气囊尿管的尾端固定于大腿内侧，减少尿道张力，防止尿管脱落。高举平台法，即取两块胶布(或贴膜)，第一块先黏贴在将要固定引流管处的皮肤表面，然后用第二块胶布(或贴膜)从中间折叠包裹引流管，并留有0.5～1cm胶布(或贴膜)黏合区，再将第二块尚未黏合部分黏贴在第一块胶布(或贴膜)上(图3-11-4-6)。

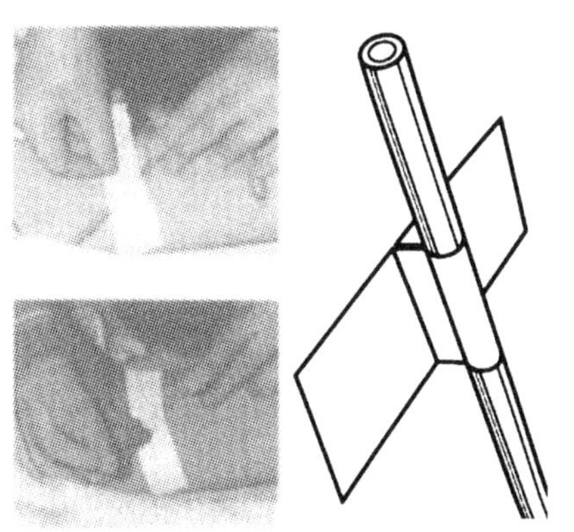

图3-11-4-6 高举平台法

(10)插入气囊导尿管时，尿管的最低位是气囊的远侧端，此端至尿管尖端长5cm，若照传统导尿法的长度插入气囊导尿管，则气囊正好位于膜部尿道内，气囊充盈时必然造成尿道过度扩张，导致压迫、撕裂等并发症。因此，在使用气囊导尿管时置入尿管的长度应为尿道长度加气囊的远端至尖端的长度。女性患者用气囊导尿管插入的长度约10cm，男性患者长度约25cm。因气囊导尿管无刻度标记，故在使用时，往往待气囊充盈后，顺尿道向外牵拉尿管遇阻力时，即为该尿管插入的最佳长度。此时若膀胱内有尿，即可以自行流出，若无尿流出，则可在耻骨联合上方加压，或经尿管注入无菌生理盐水后回抽，以证实尿管置入的正确性。

(11)标本及时送检，保证检验结果的准确性。

(12)留置时间与尿路感染成正比。导尿管插入尿道并长期留置尿道膀胱内，刺激尿道及膀胱黏膜，破坏了正常的生理环境，削弱了尿道及膀胱对细菌的防御作用。因此需要长期留置尿管的患者除正常饮食外，24h饮水量应大于3000ml，达到自身冲洗的目的，以改善留置导尿所致的菌尿状态。并根据不同导尿管和引流袋的具体情况，定期更换。

(13)为预防拔管后患者出现尿潴留，要合理选择留置导尿患者的拔管时机。一般选择在膀胱充盈时拔管较好，利于患者自行排尿的尽早恢复，减少尿管的复插率。

2. 压疮预防注意事项

(1)留置导尿管的患者尿易自尿道口溢出，会造成皮肤浸渍。指导患者用尿套或保鲜袋套住患者阴茎及尿管，臀下垫尿垫，纱布包住尿道口，以保持会阴部、臀部清洁干燥，并指导患者做提肛运动，以利更好控制排尿。纱布及尿垫浸湿及时更换。

(2)翻身时将尿管妥善放置，避免打折和受压。不可将导尿管放置于两腿之间或将导尿管压在身下，尤其是水肿患者。

(3)定时检查男患者龟头处的皮肤，避免受导尿管压迫引起压疮。

(4)危重患者或水肿患者留置尿管时，将导尿管的卡子摘下，防止增加压疮风险。

(5)尿液引流袋应固定于床旁，长度适中，不造成牵拉，以避免由于重力因素造成压疮。

五、伤口换药技术

【操作目的】

1. 观察伤口。

2. 祛除坏死组织。

3. 清洁创面。

4. 引流通畅。

5. 促进组织生长。

【用物准备】

0.9%氯化钠、0.5%碘伏、安尔碘、75%酒精、3%双氧水、一次性非无菌手套、一次性小巾、黄垃圾袋、一次性复合弯盘（含两把镊子）、注射器、止血钳、剪刀、刀柄、敷料剪、直尺、无菌棉球、无菌纱布、绷带、胶布、油纱、藻酸盐、水胶体、泡沫、半透膜等敷料。

【操作流程】

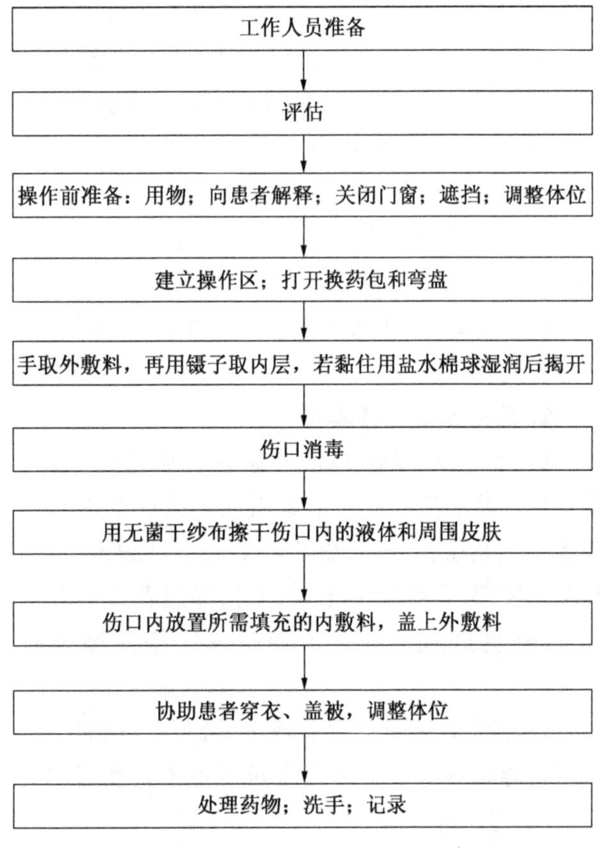

【流程解释】

1. 核对医嘱，洗手。

2. 向患者解释换药目的，评估患者病情、合作程度、换药部位具体情况（充分了解伤口，用直尺测量创面的部位大小深浅，伤腔内填塞纱布的数量，引流物有无及是否拔除或更换，是否需要扩创或冲洗，是否需要拆线或缝合等）、换药环境，评估需要的器械和敷料的数量、种类。

3. 洗手或手消毒。根据评估情况准备所需物品。

4. 关闭门窗，必要时给予屏风遮挡。再次核对。协助患者调整合适体位，脱下衣物。治疗车或床旁铺一次性纸巾做操作台，放置换药物品，伤口下垫一次性防水纸巾。

5. 纵向撕开一次性换药包的外包装，直接挤出至操作台，用手小心取出 1 把镊子，夹取棉球若干个放于弯盘内，倒适量盐水及酒精或碘伏，戴一次性无菌或非无菌手套。

6. 用手打开外层敷料放置在一次性防水纸巾上，右手持镊揭去内层敷料。再次评估伤口，测量伤口大小，左手持镊传递无菌物品至右手镊子，消毒及清洗伤口。

(1)清洁伤口：用碘伏（或安尔碘）消毒两遍伤口。方向是自上而下消毒，然后开始螺旋向外消毒周围皮肤。

(2)污染伤口：先用 75%酒精棉球（或碘伏）消毒两遍伤口周围皮肤，方向是从伤口边缘螺旋向外消毒，0.9%氯化钠溶液冲洗或擦拭伤口，再次消毒伤口周围皮肤。也有报道创面及周边均是用 0.9%氯化钠或伤口冲洗液冲洗或擦拭。

(3)感染伤口：先用 75%酒精棉球（或碘伏）消毒两遍伤口周围皮肤，方向是从外向里螺旋消毒至伤口边缘，0.9%氯化钠溶液冲洗或擦拭伤口及窦道、潜行，并清除坏死组织，再次消毒伤口周围皮肤。而国际上要求创面及周边均是用 0.9%氯化钠或伤口冲洗液冲洗或擦拭。

7. 用无菌干纱布擦干伤口内的液体，再用另一块无菌纱布擦干伤口周围皮肤，伤口内放置所需填充的内敷料，盖上外敷料。自黏敷料需要用双手掌面轻按 2～3min，双手的热度会使敷料的黏胶黏贴更加牢固。而非自黏性敷料需要胶布或绷带固定，胶布粘贴方向要与身体纵轴垂直。

8. 协助患者穿衣，盖被，调整体位。

9. 处理用物，做好垃圾分类，未污染的敷料外包装袋放置在生活垃圾袋中，污染的一次性弯盘、敷料、纸巾、注射器、镊子、手套等医疗废弃物放置

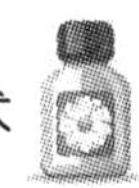

在黄垃圾袋中，焚烧处理。

10. 做好卫生宣教。告知患者或家属下次换药时间及注意事项。

11. 洗手，填写伤口护理评估记录。

【注意事项】

1. 换药频率

原则上创面上的敷料湿透即应换药。

(1)一般伤口：首次 24h 内，以后 2～3d 1 次。

(2)特殊伤口：如乳房术后，3～5d 1 次。

(3)植皮术后：7～9d 1 次。

(4)瘘道：2～3d 1 次。

(5)夏天：每天换药，可使用酒精纱湿敷。

2. 准确评估伤口，选择适当敷料。

3. 严格无菌操作，避免交叉感染，减少伤口的暴露时间。

4. 换药顺序

清洁伤口—污染伤口—感染伤口—简单伤口—复杂伤口——般感染伤口—特殊感染伤口。

5. 对特殊感染伤口的患者，应采取单人或分组隔离，工作人员需穿隔离衣，器械双泡双蒸，一次性医疗物品及敷料应放入黄色垃圾袋内，带回医院处置室按规定处理，换药完毕摘去手套，需洗手或手消毒。

6. 使用双手持镊法要正确

(1)双手执笔式拿镊。

(2)左手持镊从无菌弯盘中夹取无菌物品。

(3)左手持镊将物品传递到右手的镊子上，双镊不能相碰，不能倒置。

(4)右手持镊接触伤口，并把用过的污物放置在一次性防水纸巾上或伤口旁的弯盘中。

(5)操作过程中双手不能跨越伤口及无菌弯盘。

(6)伤口有腔隙和窦道时，右手应使用止血钳，消毒时夹紧棉球防止掉入腔内，伤口清洗擦干后，内敷料应该填充放置。

7. 盖纱布光面朝下，盖八层以上纱布(一般一块纱布块四层)。粘胶布要顺皮纹方向且垂直纱布粘，一般三条，两边压边粘，中间一条。

8. 绷带固定要从远心端向近心端螺旋缠绕，跨越关节处需“8”字包扎，包扎不宜过紧，防止肢端坏死，指(趾)端要外露，以便观察血运情况。静脉曲张、静脉型溃疡、静脉炎、静脉瓣关闭不全、淋巴回流障碍及关节、肌肉、肌腱扭伤及轻微骨折患者不愿意做支具或石膏固定、关节腔积液、血肿、出血等，需弹力绷带加压包扎。动脉闭塞或不全闭塞、糖尿病足等动脉循环障碍者，绷带固定时勿加压。

9. 缝合伤口

(1)手术伤口应在术后第三天更换伤口敷料，观察并检查伤口的局部情况，有无渗出、炎症反应及血液供应情况。若患者未发烧，伤口无明显的疼痛或跳痛，敷料不潮湿或未脱落，无需拆线前经常换药。

(2)缝合伤口拆线时间，要根据伤口的部位、张力、缝合层次、局部血供、年龄、体质以及美观等因素来决定。一般头、面、颈部伤口术后 3～5d 拆线；胸、腹、背、臀部 7～9d 拆线；会阴部、下腹 5～7d 拆线；四肢 10～12d 拆线；关节及手足 14d 拆线。拆线时应先检查伤口是否已牢固粘合，确定后再拆除，伤口长或张力大的伤口可采用间断拆线方法。

10. 宣教内容

(1)告知间隔几天换药。

(2)伤口不能沾水。

(3)敷料脱落随时更换。

(4)伤口出血、渗出多、红肿等病情发生变化，随时到医院就诊。

(5)糖尿病患者注意控制饮食，按时用药，监测血糖，维持血糖接近正常值，预防双足、肢体等身体部位受伤。

(6)不能自行活动的患者，加强护理，保持身体清洁、干爽，2h 翻身 1 次，两侧卧位及床头抬高不超过 30°，身下垫软枕或减压垫，防止骨突部位受压形成压疮。

第十二章　特殊患者压疮预防及相关技术

第一节　重症患者压疮的防护

重症监护病房(intensive care unit ICU)是医院集中监护和救治重症患者的专业科室,国外报道ICU患者压疮的患病率为14%～41%,发病率为1%～56%,是普通病房的2～3倍。出现压疮后护理工作量将增加50%以上,且常使护理工作处于被动地位。深度压疮治疗效果不明显,愈合时间长;感染后易导致败血症而加重病情,患者非常痛苦,甚至威胁生命,治疗费用远大于预防费用,增加患者经济负担。

一、导致重症患者发生压疮的高危因素

(一)组织耐受力差与潮湿是常见因素

1. 组织耐受力差

目前认为压疮是压力、摩擦力和剪切力三者与机体多种内、外因素共同作用的结果。但三种外力的相互作用及其对压疮发生的整体效应机制还不明确。而软组织本身对三种力的耐受能力是压疮产生的决定性因素之一。重症患者由于病情危重需要绝对卧床治疗,多种监护项目的实施、镇静镇痛治疗、各种引流导管的留置、大小便失禁、基础代谢率提高大量出汗等使患者知觉感受不良、躯体移动受限、需要护士辅助移动,是导致组织对外力的耐受性下降的首要因素,将会增加发生压疮的可能。

2. 潮湿

过度潮湿可造成皮肤异常脆弱的状态。大小便失禁、出汗、引流液、血液及渗出物等引起潮湿刺激导致皮肤的酸碱度改变、皮肤角质层的浸渍、屏障功能下降,加之汗液、尿液、分泌物中的化学物质及细菌刺激皮肤或阻塞皮脂腺的开口,使角质层张力下降、皮肤的抵抗力下降、皮肤松弛,弹性和光泽度下降,皮肤易受剪切、摩擦等力所伤而形成压疮。

据统计,失禁患者发生压疮的机会是一般患者的5.5倍。现已证明,过度潮湿或干燥均可促成压疮的发生,但潮湿皮肤的压疮发生率比干燥皮肤高出5倍。正常皮肤偏酸性,pH在4.0～5.5。尿和粪便均为碱性,可引起皮肤刺激和疼痛。尿液中的氨可成为细菌的营养来源,在尿液浸渍的环境中细菌每20～30min翻倍繁殖。此外致病性真菌也易在潮湿温暖的环境下增殖扩散。潮湿已成为现阶段临床上十分突出的问题。

(二)营养不良是易发因素

营养不良是导致压疮发生的原因之一,也是直接影响其愈合的因素。皮肤的基本物质是蛋白质,血浆蛋白参与皮肤屏障和皮肤免疫作用的形成,低蛋白血症势必引起皮肤抵抗力的下降。有研究显示,血清白蛋白每下降1g压疮的发生率增为3倍,血清白蛋白值小于3.5g/L发生压疮率增加5倍,血清白蛋白值小于2.5g/L时压疮的死亡率增为6倍。全身营养不良和水肿的患者皮肤较薄,皮下脂肪减少、肌肉萎缩,抵抗力弱,受力后很容易破损,受压后缺血、缺氧情况也较正常皮肤严重。现代学者研究表明,营养不良可直接导致压疮的形成,而且营养的优劣决定压疮的预后。

应注意重症患者的营养不良具有隐蔽性,即患者入院时可能并不存在营养不良,但是由于重症患者的营养支持应在充分复苏、获得稳定的血流动力

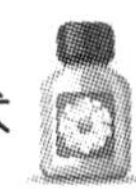

学状态、纠正严重的代谢紊乱的前提下及早开始，早期复苏阶段无法实施营养支持，就使得重症患者营养不良成为潜在的危险因素，营养不良可导致组织器官功能减弱（尤其是免疫系统、骨骼肌和呼吸肌），对调节应激期代谢变化能力也相应减弱，从而进一步增加压疮发生的高危因素，形成恶性循环，这一点护理人员应有足够的认识。

（三）病情危重是根本因素

有资料显示，患者病情的危重程度、去甲肾上腺素的滴注、贫血等是压疮的危险因素，患者的急性生理评分（APACHEⅡ）越低，病情越危重，其压疮发生的危险性越大。

1. 循环、呼吸功能不全

患者的内环境变化会影响皮肤本身的新陈代谢，循环、呼吸功能不全使得皮肤的血供及营养供给障碍，导致糖、蛋白质、脂质、电解质等代谢的紊乱，使皮肤的屏障功能下降，易导致体内血管活性物质、趋化性介质、神经肽的释放和聚集，使皮肤处于一种易致病和过敏状态。皮下组织血流减少，增加受压部位的危险。特别是低血压状态，Mawson等研究收缩压和压疮的关系时发现，收缩压降低后组织血流灌注严重不足，影响组织的营养供给，皮肤对压力的耐受性下降，显著增加压疮的风险，其损害远远大于高血压的危害。因此，一旦患者出现低血压，无论是否应用血管活性药物，均应采取积极的预防措施，避免压疮的发生。

2. 应激状态

临床发现急性损伤患者早期压疮发生率高。应激状态下激素大量释放，中枢神经系统和神经内分泌传导系统紊乱，伴胰岛素抵抗和糖脂代谢紊乱，内稳态遭破坏，组织的抗压能力降低。有研究显示，应激引起的代谢紊乱和消耗性状态增加了急性损伤期的压疮易感性。

另有研究显示，重症患者压疮的高风险还与患者的动脉血 pH 值及红细胞压积 HCT 降低，血钠 Na^+、空腹血糖 GLU 水平升高有显著相关性，提示临床护士应高度关注水电解质、酸碱平衡失调，代谢紊乱的患者。应视这些患者为压疮的高危人群，在实施抢救措施的同时尽早开展压疮的预防工作。

3. 肾功能不全

水肿的患者易发生压疮是不争的事实，而肾功能不全是导致水肿的主要原因之一。有研究显示，重症患者 24h 尿量越少压疮的风险越大；血尿素 Bun 和血肌酐 Crea 指标越高，肾功能越差，发生压疮的可能性越大。因此，提示临床护士不要等到患者已发生水肿才去关注压疮的防护，应该将压疮的预防工作前提到患者肾功能指标异常的初期，无论是否有水肿，均应积极采取压疮的防范措施。

4. 体温异常

提到体温的危害，很容易联想到体温升高导致基础代谢率提高，体温每升高 1℃，组织代谢需氧量增加 10%，当组织持续受压产生缺血，缺氧和营养物质供应不足，合并体温升高引起的高代谢需求，可降低缺血损伤组织的耐受力，增加压疮的易感性，因此，高体温一直是压疮的危险因素。另有研究显示，低体温时，机体“关闭”外周循环，由于受压区域血供减少，易导致压疮形成，提示低体温同样是压疮的高危因素。

5. 贫血

每 100g 正常组织每 1min 有 0.8ml 的血液供应，血液中的血红蛋白提供组织氧气及养分，故当患者血压降低、血管内血流减少或血红蛋白降低时，提供皮肤生理的氧分、氧气不足易造成压疮。有研究建议将红细胞比容＜0.36 和血红蛋白＜120g/L 作为检验临界值，进行压疮易患人群的筛选和预测。

6. 运动功能减退和感觉功能障碍

正常机体有完整的神经系统，对局部压力可通过改变身体位置，以解除骨隆突之上的压力，不运动被认为是促使压疮发展的一个主要的外部因素。熟睡期的运动研究表明，健康人在睡眠时每 15min 就运动 1 次，那些在睡眠中平均运动低于 20 次的的患者就容易产生压疮。活动是对压疮的天然防御，但是重症患者由于镇静、麻醉、神经损伤等丧失活动能力是形成压疮主要原因，让患者尽可能的运动是最有效的压疮预防措施。

7. 心理应激

人在高兴时，可以“喜形于色”；恐惧时，可以“面如土色”；焦虑时可以“愁眉苦脸”；羞愧时，可以“面红耳赤”；盛怒时，可以“怒发冲冠”，这些都是心理状态在皮肤上的表现。由于在胚胎发育上，皮肤与神经系统“同宗”，所以心理因素可波及皮肤。当患者在情绪紧张状态下肾上腺素分泌增加，糖皮质激素的生成、蛋白质合成被抑制，组织容易分解，易发生压疮；而神经压抑、情绪打击可引起淋巴管阻塞，导致无氧代谢产物聚集而诱发组织损伤。因此，心理应激可引起机体应激反应甚至发生内分泌功能失调，促进血管壁或组织细胞释放缓激肽、组胺等介质，后者作用于靶组织引起一系列反应，如皮肤血管收缩、扩张，汗腺、皮脂腺分泌，立毛肌收缩甚至导致皮肤再生能力下降，对各种感染性疾病敏感，易诱发压疮。提示对重症患者要加强心理疏导与心理支持。

8. 年龄

老年患者是压疮的高发人群这一观点是一直以来被临床所认同的，因为老年患者心脏血管功能减退，毛细血管弹性减弱，末梢循环功能减退，局部受压后更易发生皮肤及皮下组织缺血缺氧。美国国家压疮顾问小组（National Pressure Ulcer Advisory Panel，NPUAP）研究证实，压疮发病率与年龄呈正相关。据统计 40 岁以上患者的压疮发生率为 40 岁以下患者的 6～7 倍。但是，有研究显示重症患者压疮的风险并无年龄差异，提示中、青年的重症患者同样是压疮的高发人群，切勿因认识不足，而忽视对这些患者压疮的预防。

二、重症患者压疮的好发部位

（一）与体位有关的部位

压疮多发生于受压和缺乏脂肪组织保护、无肌肉包裹或肌层较薄的骨隆突处，并与体位有密切的关系。

（二）与体位无关的部位

重症患者由于病情危重、监护仪器及抢救设备的应用，在一些特殊部位会发生压疮，尽管发生的几率较低，但是一旦发生势必会增加患者的痛苦，增加护理工作量，因此，必须引起护理人员的高度重视。

1. 监护设备导致的压疮

（1）电极片：重症患者，特别是合并水肿的患者，黏贴电极片所产生的压力，可导致局部皮肤压疮的发生（彩图 3-12-1-5）。

（2）血压袖带：重症患者由于血压监测频率高，长期使用无创血压监测的患者，血压袖带的压迫可导致患者上臂发生不同级别压疮，甚至可累及前臂及腋下的皮肤区域（彩图 3-12-1-6）。

（3）导联线：水肿严重的患者，监护仪的导联线对患者的皮肤可产生压迫，如不能及时解除可导致压疮的发生（彩图 3-12-1-7）。

体　　位	图　　示
1. 仰卧位 好发于枕骨粗隆、肩胛部、肘部、骶尾部及足跟处，尤其好发于骶尾部（图 3-12-1-1）。	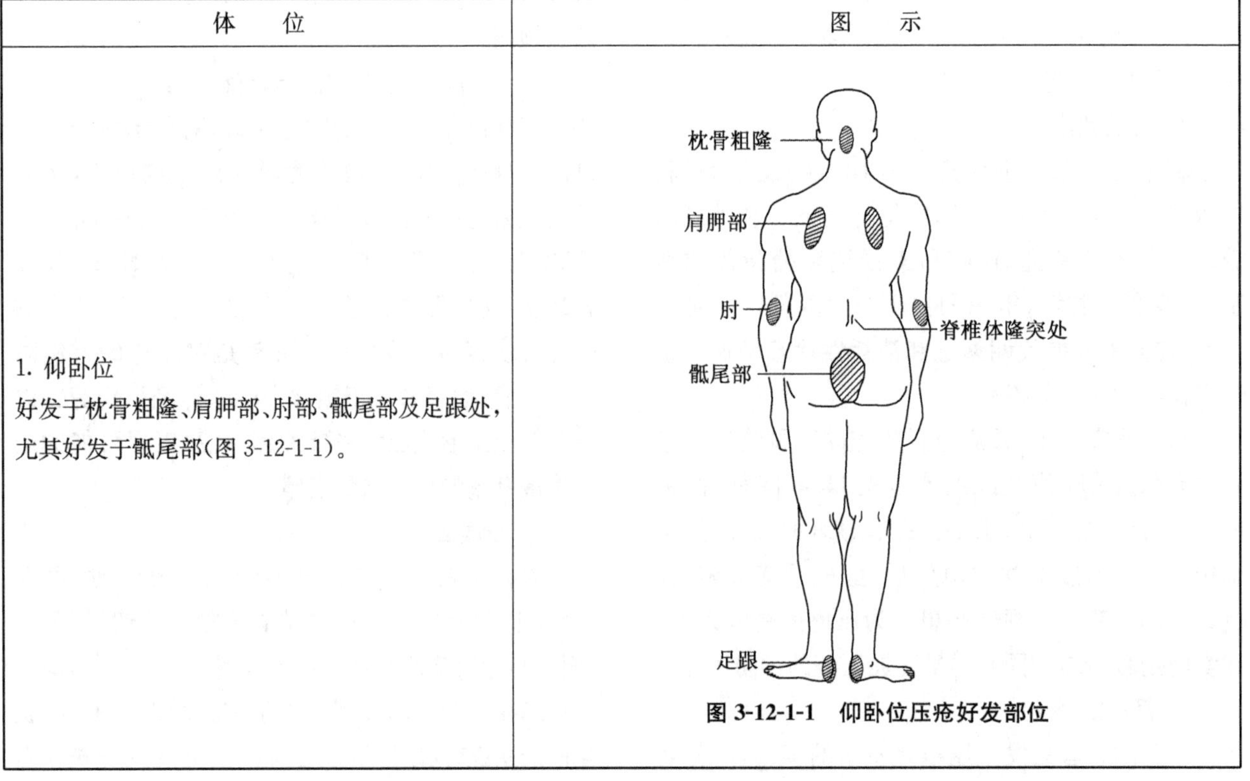 **图 3-12-1-1　仰卧位压疮好发部位**

续表

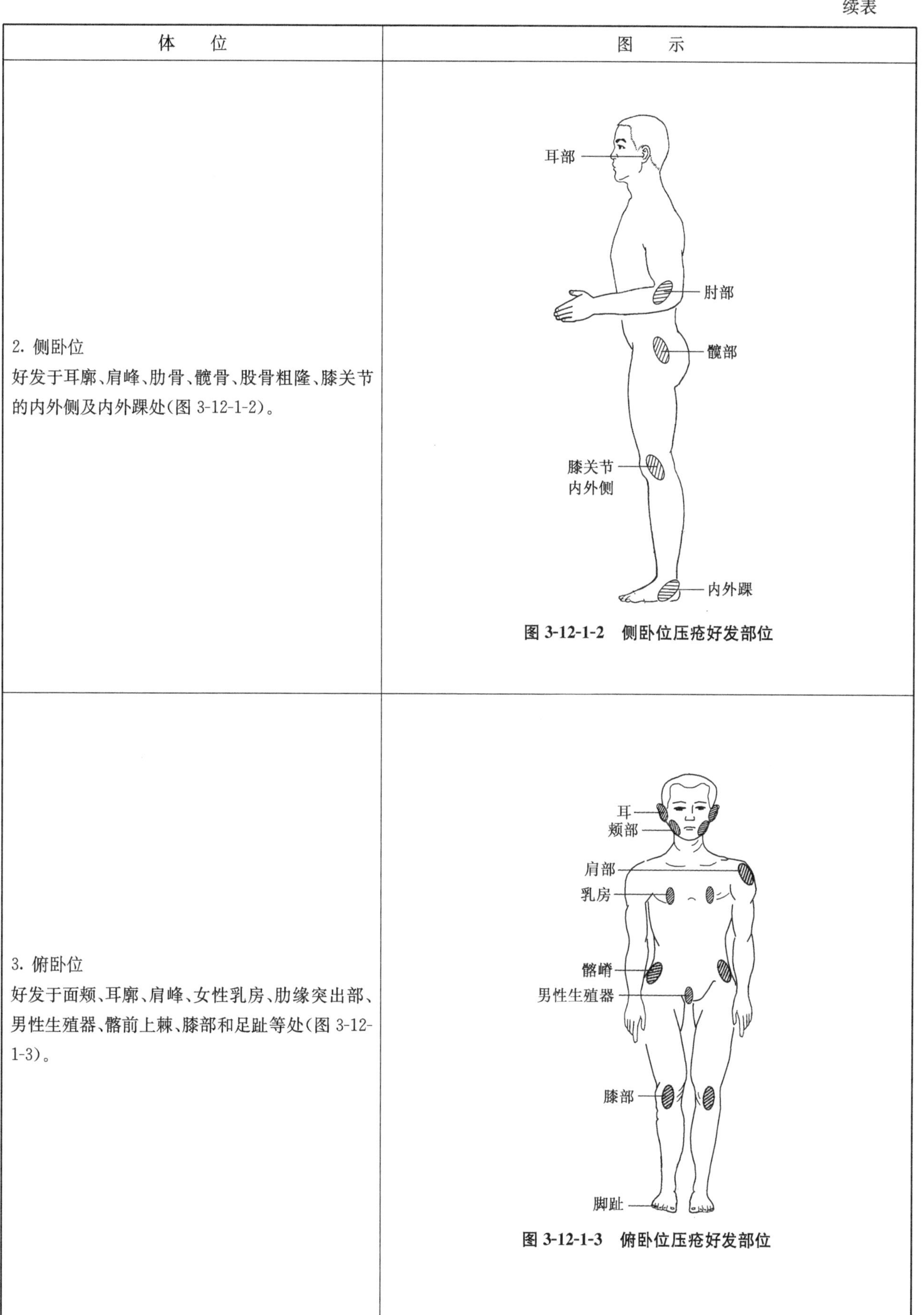

体　　位	图　　示
2. 侧卧位 好发于耳廓、肩峰、肋骨、髋骨、股骨粗隆、膝关节的内外侧及内外踝处(图 3-12-1-2)。	图 3-12-1-2　侧卧位压疮好发部位
3. 俯卧位 好发于面颊、耳廓、肩峰、女性乳房、肋缘突出部、男性生殖器、髂前上棘、膝部和足趾等处(图 3-12-1-3)。	图 3-12-1-3　俯卧位压疮好发部位

续表

体　　位	图　　示
4. 坐位 好发于坐骨结节、肩胛骨、足跟等处(图 3-12-1-4)。	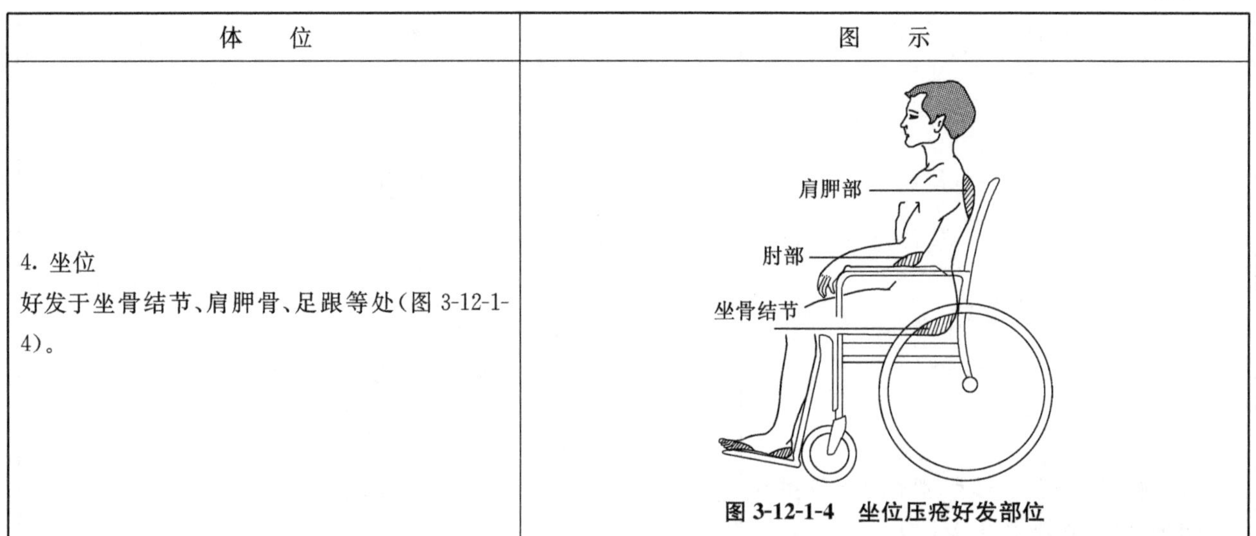 **图 3-12-1-4　坐位压疮好发部位**

(4)血氧饱和度监测指套:重症患者需持续监测末梢血氧饱和度,如指套长期套在同一手指,也会对患者的皮肤产生压迫,甚至导致压疮(彩图 3-12-1-8)。

2. 呼吸治疗设备导致的压疮

(1)气管插管:重症患者呼吸功能不全需实施机械通气,经口气管插管是常见的人工气道建立的途径,但是随着留置时间的延长,气管插管本身以及牙垫或口咽通气道等辅助固定设备,常可导致压疮性口炎,表现为口唇、口腔内黏膜、舌面的破损,甚至坏死(彩图 3-12-1-9～彩图 3-12-1-10)。

(2)气切套管:长期应用机械通气的重症患者需接受气管切开手术,术后固定气切套管的片带,由于长期压迫患者颈项皮肤,常可导致压疮的发生(彩图 3-12-1-11)。

(3)呼吸机管路:水肿严重的重症患者,呼吸机管路放在患者身上即可产生压迫,如不及时处理可导致压疮的发生(彩图 3-12-1-12)。

(4)氧气面罩:接受高流量面罩吸氧的重症患者或者气管插管的患者。固定带多由耳上经过,长时间的压迫,会导致耳上皮肤压疮的形成(彩图 3-12-1-13)。另外,面罩的边缘亦可导致面部的压疮(彩图 3-12-1-14)。

3. 引流管导致的压疮

(1)胃管:无论是胃肠减压还是鼻饲营养,胃管均是重要的治疗导管,但是随着胃管的留置时间的延长可导致鼻部压疮的形成,而固定胃管的胶布也会导致鼻子表面皮肤的破损(彩图 3-12-1-15)。

(2)尿管:导尿管是重症患者经常放置的引流管,长时间留置可导致尿道口压疮的形成(彩图 3-12-1-16);对于合并水肿的患者,尿管还可导致会阴部皮肤的压疮(彩图 3-12-1-17)。

4. 敷料导致的压疮

(1)透明敷料:固定各种静脉导管会使用透明敷料,如果贴敷时过度牵拉敷料,随着黏贴时间的延长,敷料回缩的力量就会在皮肤上产生剪切力,使得敷料周边的皮肤破溃。而在去除敷料时,如果90°角撕开会产生较大的剪切力,促使整个敷料黏贴局部皮肤破损(彩图 3-12-1-18　敷料周边的皮肤破溃～彩图 3-12-1-19　整个敷料黏贴局部皮肤破损)。

(2)胶布:使用胶布固定各种敷料及导管、引流管时,如果过度牵拉或黏贴过于用力均可导致患者局部皮肤压疮的形成,特别是水肿明显的重症患者(彩图 3-12-1-20　胶布导致的皮肤破损)。

5. 其他

(1)臀裂处的压疮:皮肤问题是护理交接班的重点,护士在协助患者翻身或者在检查患者皮肤情况时,如未充分摆好患者的体位,用力牵动、推拉臀部皮肤,造成此处皮肤受到过度剪切力而引起臀沟处的压疮(彩图 3-12-1-21)。

(2)阴囊水肿导致的压疮:当男性重症患者因各种个原因发生水肿时,阴囊处常有水肿的表现。水肿的阴囊在潮湿等因素的作用下极易发生压疮(彩图 3-12-1-22)。同时,水肿的阴囊对大腿内侧的皮肤构成压迫,使该处发生压疮(彩图 3-12-1-23)。

(3)阴茎处的压疮:在为重症男患者行清洁尿

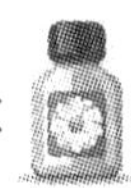

道口等操作时，需要将患者的包皮上提，操作完毕后如未能及时将包皮归位，就会导致包皮水肿，进而形成压疮(彩图 3-12-1-24　阴茎处的压疮)。

(4)乳房下压疮：女性重症患者，如果患者偏胖或者乳房大，或者乳房下垂明显均易在乳房下形成压疮(彩图 3-12-1-25　乳房下的压疮)。

(5)针翼导致的压疮：静脉输液是重症患者常用的治疗手段之一，无论是使用留置针，还是中心静脉导管或者是 PICC 导管，其针翼长时间固定在皮肤上均可导致局部皮肤压疮的发生(彩图 3-12-1-26　针翼导致的压疮)。

(6)约束带导致的压疮：当重症患者出现躁动、不配合治疗等情况时需接受保护性约束治疗，但是如果约束过紧或者患者挣脱约束的力量越大，会导致约束区域的皮肤出现压疮(彩图 3-12-1-27　约束带导致的压疮)。

(7)被服导致的压疮：重症患者平卧于病床上，身上盖的被子或毛毯可对脚趾构成压迫导致压疮的发生(彩图 3-12-1-28　被服导致的压疮)。

三、重症患者压疮的预防

(一)积极纠正内环境的紊乱

重症患者压疮预防的根本措施是积极控制原发病，采取有效的救护措施，尽早恢复循环、呼吸、肾脏、内分泌等功能的稳定。在抢救的过程中即采取主动的干预措施，以防止压疮的发生。注意膳食调理，因蛋白质是身体修补组织所必需的物质，维生素也可促进伤口愈合，因此，饮食应富含维生素和优质蛋白质，在病情许可下给以高蛋白、高维生素膳食，以增强机体抵抗力和组织修补能力；对于重症患者应充分利用肠内、肠外营养支持手段，补充足够的营养、维生素及微量元素，治疗贫血等，以提高皮肤对缺血缺氧的耐受性。

(二)减轻局部的压迫

1. 变换体位尤为重要

(1)翻身是预防压疮最经济有效的方法：尽管各种坐垫、床垫及支具已不断改进，各种翻身床、气垫床的应用已取得较好的效果。但是最基本、最简单有效的预防措施还是护理人员鼓励、协助或帮助重症患者经常更换卧位。翻身可防止患者同一部位受到长时间的持续压力，一般交替地利用仰卧位和侧卧位。体位变换的间隔时间应根据重症患者病情 1～2h 翻身 1 次。皮肤已有红斑时，翻身时间应明显缩短。翻身前后要对压疮好发部位的皮肤认真检查，可采用翻身卡或借助护理记录单做好翻身及检查的记录(图 3-12-1-29)。

首都医科大学宣武医院

普通外科危重护理记录（Ⅲ）

姓名＿＿＿＿＿＿床号＿＿＿＿　　＿＿年＿＿月＿＿日　病案号＿＿＿＿＿＿

项目	时间	07	08	09	10	11	12	13	14	15	16	17	18	19	20	21	22	23	24	01	02	03	04	05	06
专科护理	攻下治疗																								
	更换胰岛素																								
	冲液管路																								
	引液管																								
	伤口观察																								
	各种换药																								
	特殊情况																								
基础护理	翻身	左		平		右	平	左		平		右		平		左		平		右		左		平	
	雾化吸入																								
	口服涂药																								
	饭前洗手	早	中	晚	口腔护理	06	12	17	21	清洁尿道口	上午	下午	会阴冲洗	床上擦浴	床上洗头	保护性约束									
		白班	夜班	皮肤护理	白班	夜班																			
	评分			预防措施																					
	气垫床使用			皮肤问题																					

图 3-12-1-29

个别重症患者在被翻身后会出现病情变化，如血氧饱和度下降，心率增快等症状，因此，病情危重的患者护士往往不敢为其翻身，这些症状的发生可能是因为护士在帮助患者翻身时需要做功，患者同样也需要做功，做功就会耗氧，氧耗的增加导致缺氧症状的出现。因此，对于病情危重的患者，特别是循环和呼吸不稳定的患者，可考虑应用翻身床帮助患者翻身或应用小角度的平衡姿势(彩图 3-12-1-30)

(2)30°的平衡的姿势：对不能完全侧卧翻身的

重症患者，可采用30°的平衡的姿势(图3-12-1-31)。帮助患者取侧卧位，使患者屈髋屈膝，两腿前后分开，下方手臂向前略伸，上方手臂前伸与腋呈30°，可增大接触面。另外，屈髋屈膝呈90°，上腿在下腿前方，这种姿势可使大转子回缩，避免局部突出，又可使下身稳定于髂前上棘与股骨大转子及下腿膝外侧形成的三角形平面内，防止体重压迫到髂前上棘一点。这个三角平面可增大受压面积使身体稳定，不易倾倒。为了保持这种稳定的姿势，可在后背及上腿膝下垫小枕。

2. 减压用具的联合应用

重症患者，无论身体处于何种体位，其骨骼突出部位都较正常人更易发生多处压疮，为了避免身体多处部位受压可采用防压疮气垫床，这种压力减少平面可通过定时冲气、放气起到柔软支撑，使压力分散，已成为重症患者预防压疮的常规用具。同时应强调气垫床只是重症患者压疮预防措施之一，对其作用不可过于依赖，必须配合其他护理措施才能真正防范压疮的发生。如重症患者在变换体位时可借助各种有弹性松软的体位垫来缓冲压力，支撑体位和保护软组织，有效地预防压疮发生(图3-12-1-32)。

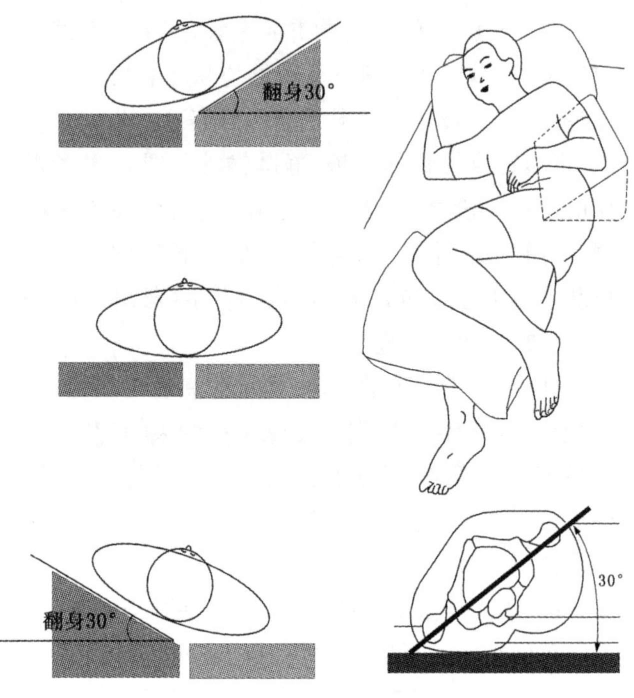

图3-12-1-31　30°的平衡的姿势

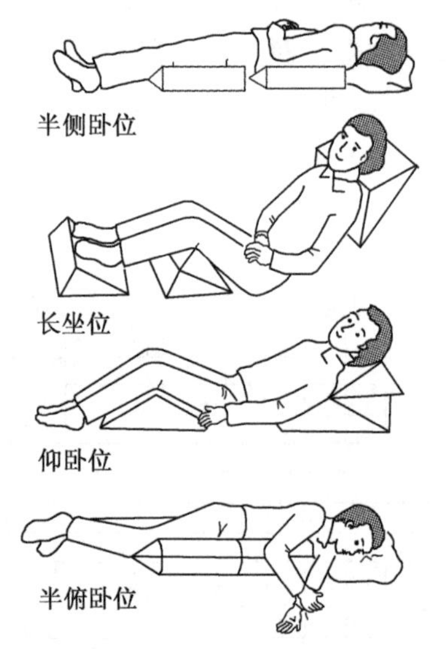

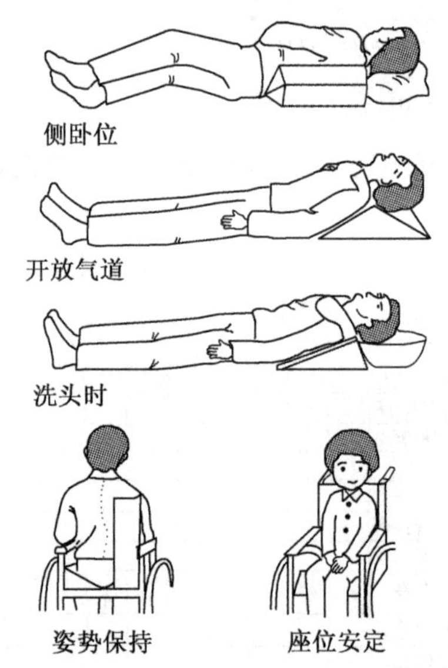

图3-12-1-32　不同卧位体位垫的使用

3. 减压敷料的应用

采用透气性好、增进局部血液循环的水胶体敷料或者泡沫类敷料贴敷于重症患者压疮的好发部位可以增强皮肤的抗压能力。应选择在患者皮肤完好的状态下，预防性粘贴减压敷料，可发挥更好的防控压疮的作用。为了更好地将敷料粘贴于身体的不同部位，护士需要掌握敷料的粘贴及剪裁技巧。剪裁时要正确使用锐利、清洁的剪刀，确认总是在卷曲的敷料后部进行剪切，不然后面的黏附纸难以去除，尽可能剪裁敷料边缘圆滑以利于更好地固定。具体方法如下：

(1)骶尾部：可使用10cm×10cm或9cm×14cm敷料直接粘贴，也可经裁剪后保证与皮肤更好的粘贴(彩图3-12-1-33　敷料直接粘贴于骶尾

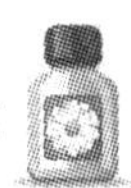

部～彩图 3-12-1-34 敷料经裁剪后粘贴于骶尾部)。

(2)足跟部:可使用 10cm×10cm 敷料,经裁剪后粘贴于足跟部。所有的关节的敷料使用原则基本类似,此种方法可应用于其他关节(彩图 3-12-1-35～图 3-12-1-36)。

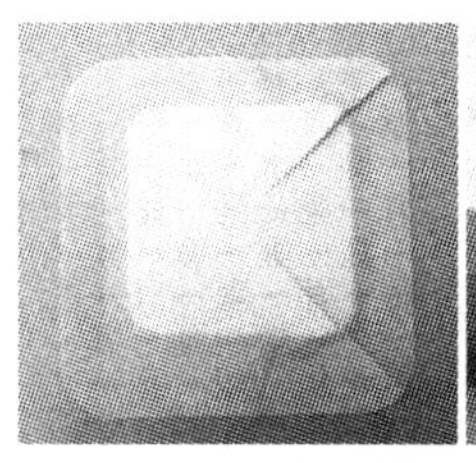

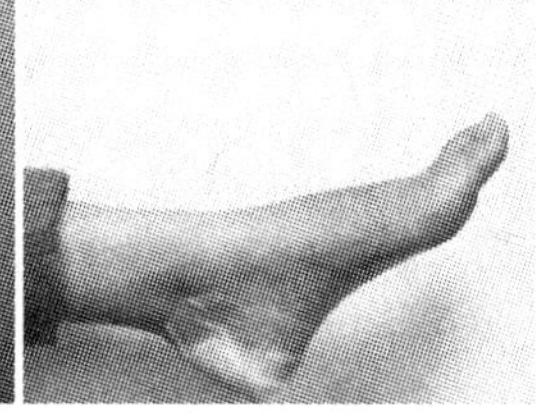

图 3-12-1-36 足跟部粘贴方法 2

(3)耳部

①将敷料剪成约 2cm×3cm 大小的细条,把未剪切一端固定在较平整的头部,然后把剪切的 2 个片段沿着耳朵固定。此方法同样也适用于鼻部皮肤保护(图 3-12-1-37)。

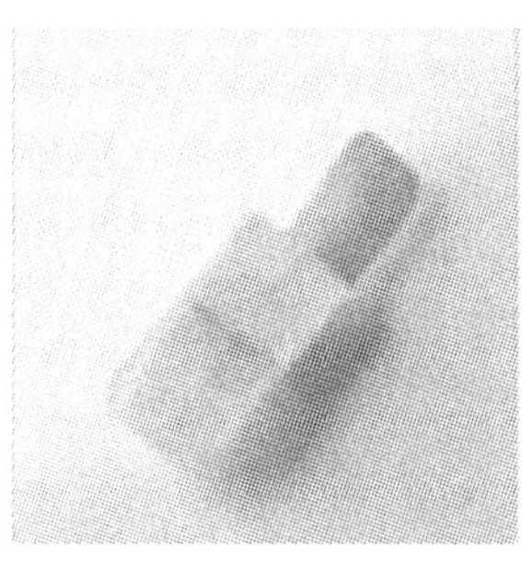

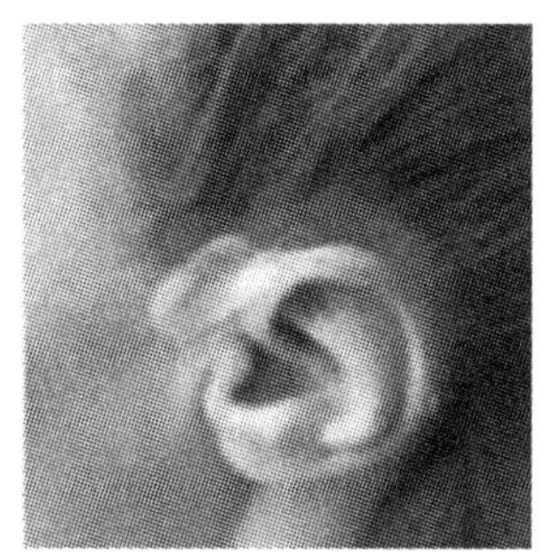

图 3-12-1-37 耳部粘贴方法 1

②将大小约 5cm×7cm 的敷料,切成细条,对折一半长度后,沿着一侧外围剪成 0.5cm 间隔的切口。首先将未剪切的部分固定在耳廓上,然后将剪切片段沿着耳廓形状顺势固定(图 3-12-1-38)。

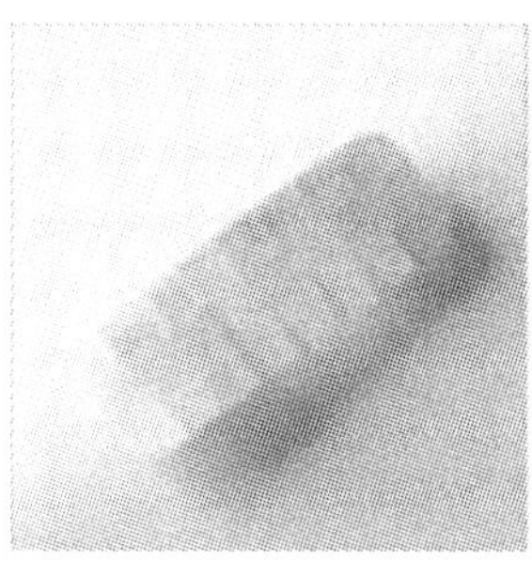

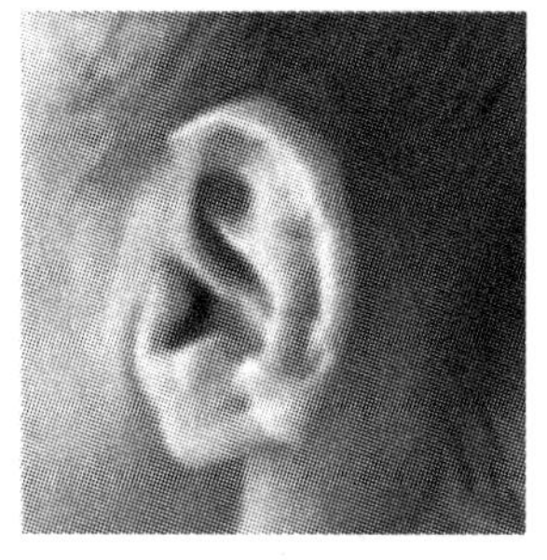

图 3-12-1-38 耳部粘贴方法 2

(4)手指:敷料剪切至如图(图 3-12-1-39)所示形状,不要完全裹紧手指,以免造成止血带式后果。

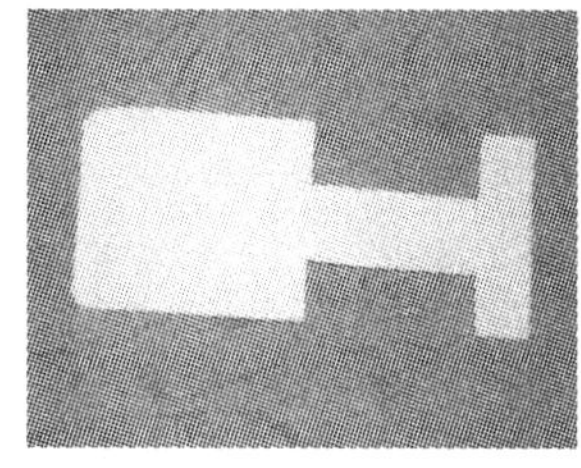

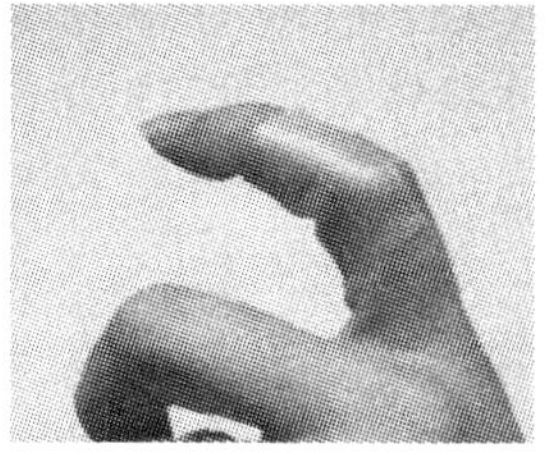

图 3-12-1-39 手指粘贴方法

(5)指趾端:敷料剪切至如图(图 3-12-1-40)所示形状,粘贴于指趾端或指趾缝。

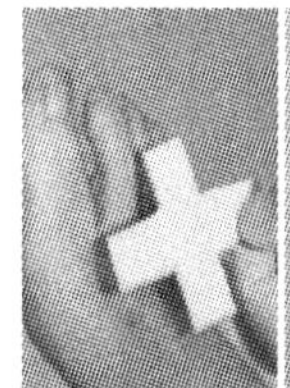

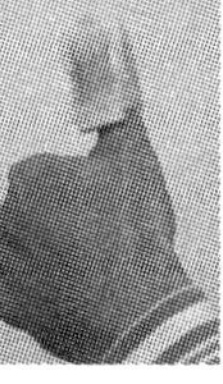

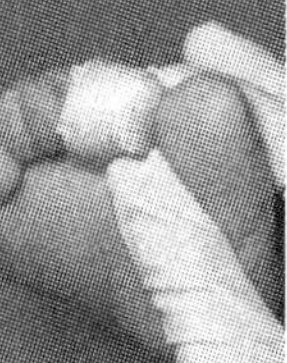

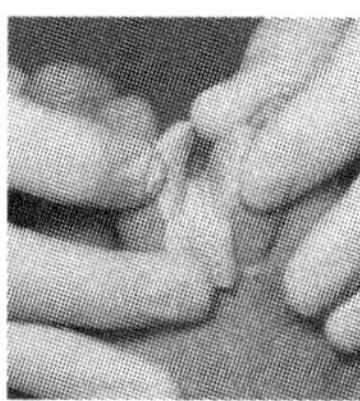

图 3-12-1-40 指趾端粘贴方法

(6)颈部及面颊:依据压力产生原因,局部粘贴水胶体敷料保护受压部位(彩图 3-12-1-41 颈部粘贴方法～图 3-12-1-42)。

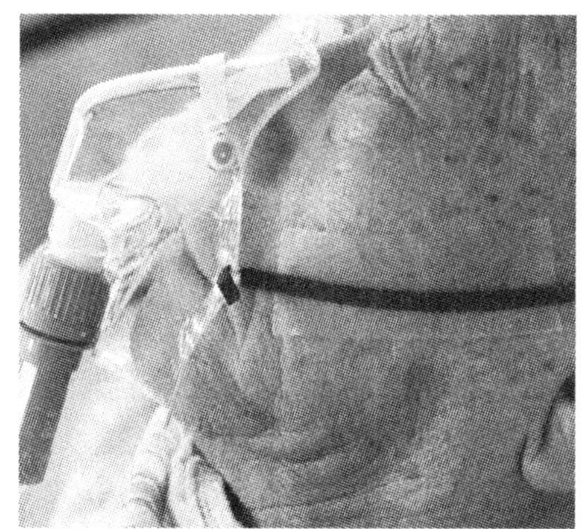

图 3-12-1-42 面颊粘贴方法

临床上在应用水胶体敷料预防压疮时,可能出现在去除敷料时,将皮肤撕破形成创面的现象。其原因除粘贴及祛除敷料时操作手法的原因外,还可能是因为贴敷料前皮肤已明显发红,表明皮肤已受损害,所以表皮在粘贴的作用下易于脱落。因此,建议对压疮的高危人群应早期采取预防措施,如皮肤确实已受损发红,首先先帮助患者翻身,待皮肤红印消退或变浅后再粘贴敷料；其次可在皮肤受损处先覆盖水胶体油纱（其与水胶体敷料兼容性好，且不过分油腻），以隔绝皮肤与粘性敷料的接触，再贴水胶体敷料可防止此现象的发生。

（三）避免出现剪切力

有文献报道当床头抬高 30°时，就会发生剪切力和骶尾部受压，预防剪切力的方法就是床头放平。但是重症患者因为预防呼吸机相关性肺炎、肠内营养支持防止误吸等因素，不能采取平卧位，需要半坐治疗卧位，因此，护士在患者抬高床头 30°～45°的同时抬高膝下支架，使患者屈髋 30°，这样可防止身体下滑并扩大身体支持面，防止剪切力的损害（图 3-12-1-43）。

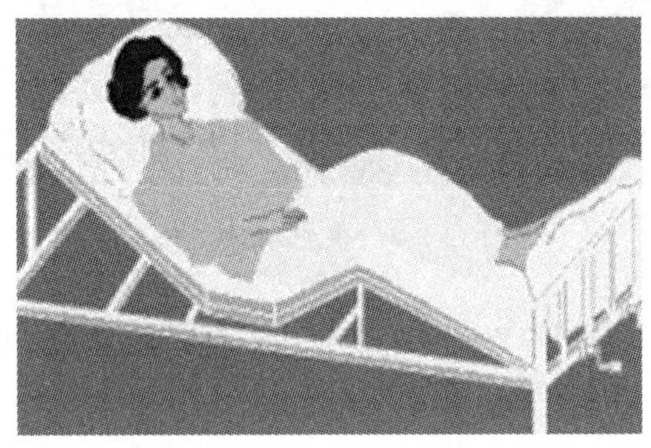

图 3-12-1-43 预防剪切力的卧位

（四）减轻对皮肤的摩擦

1. 避免局部皮肤刺激

（1）重症患者每日至少整理床单为 2 次，要求床单整洁平整、无皱褶、无碎屑，且不可让患者直接卧于橡胶单（或塑料布）上。

（2）使用便器时，应选择无破损便器，不要强塞硬拉，以防擦伤皮肤。

（3）病号服要柔软、透气，保持清洁干燥。

（4）翻身时，动作轻柔，避免擦伤皮肤。

2. 使用提式床单帮助患者在床上移动

此方法（彩图 3-12-1-44）可使患者皮肤与床单之间无移动，而通过床单与褥子之间的移动变换患者体位，这是避免护士移动患者过程中发生皮肤擦伤的一个有效办法。若无提式床单，也可使用普通大单或者在协助重症患者翻身、更换床单、衣服时，一定要多人配合操作，抬起患者的身体，避免拖、拉、拽等动作，以防形成摩擦力而损伤皮肤。

3. 移位设备的应用

有条件的单位可引进先进的移位装置，协助患者在床上及床与其他设备间移动，以减少摩擦力对患者的皮肤损害（彩图 3-12-1-45）。应用移位设备时，护士一定要接受正规使用培训，熟悉设备性能，并加强监护，确保患者的安全和舒适。

（五）防范潮湿的损害

1. 保持局部清洁干燥

（1）保持皮肤清洁干净，每日应为重症患者做好晨晚间护理，保证患者口腔、面部、手部、足部、会阴清洁。每 2～3d 为重症患者全身擦浴 1 次，擦浴后涂抹润肤乳以防止皮肤干燥增加皮肤的易损性。为了加强患者自身皮肤的防御能力，发挥皮肤角质层的保护作用，在为患者清洁皮肤时，忌用刺激性强的清洁剂、且避免用纱布类粗纤维材料反复刺激皮肤，频繁、过度的清洁也会造成皮肤的损害。

（2）对大小便失禁者、呕吐或出汗多者应及时擦洗干净，更换衣服和床单；使用尿片（垫）者，必须保持尿片清洁、干燥，及时更换；渗出液多，应及时更换敷料。皮肤浸渍可能性大的患者，可使用“防漏工程”的方法保护皮肤（详见本章第九节内容）。

2. 不建议采取的措施

（1）不建议应用烤灯使皮肤干燥，因为局部用热使组织细胞代谢及需氧量增加，进而造成细胞缺血，甚至坏死。

（2）不建议局部涂抹凡士林软膏等油性剂来保护皮肤，因油性剂无透气性，影响皮肤细胞的呼吸功能，使其水分蒸发量维持在一个较低水平上，远低于正常皮肤的水分蒸发量，更易导致皮肤的浸渍。

（3）有报道称局部氧疗有助于抑制厌氧菌的生长，预防压疮，但是，临床实践证实，局部垫气垫圈，将氧气管插入圈内空间送氧的方法，会导致局部组织生理异常，形成潮湿区域，增加需氧菌感染，因此不建议使用。氧疗对伤口的愈合确有好处，但是，不是只局部用氧吹，可接受高压氧治疗等，以提高整个机体的细胞携氧能力，促进伤口的愈合。

（六）其他

1. 不主张对受压部位进行按摩

有关研究表明，按摩无助于防止压疮，因软组织受压变红是正常的保护性反应，解除压力后一般 30～40min 退色，不会形成压疮，无需按摩，如持续

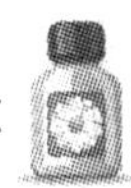

发红，则表明软组织已经受损，局部按摩使骨突出处组织血流量下降，必将加重损伤。有尸检证明，凡经按摩的组织显示浸渍、组织水肿、变形、分离等问题，未经按摩的组织则无撕裂现象。因此，应避免以按摩作为各级压疮的处理措施。

2. 注意皮肤生理时钟的作用

（1）8：00～12：00 时皮肤的机能和活力逐渐达到高峰，对外界各种刺激的承受能力提高，抵抗力强。故此时适宜做问题性皮肤的护理，如压疮的换药等。

（2）12：00～15：00 时段副交感神经兴奋，血压及荷尔蒙分泌降低，身体逐渐产生疲倦，血液循环集中在消化系统，皮肤血流减少变缓，此时段进行皮肤护理，可根据实际情况而定。

（3）19：00～21：00 时段皮肤的免疫力下降，对外界刺激的抵抗力降低，容易出现过敏反应及血压下降，皮肤血液循环减弱，眼周及下肢容易出现水肿，这段时间不宜做问题性皮肤护理。

（4）皮肤更新及呼吸的时间主要在晚上 10 点至凌晨 2 点左右，所以应保证重症患者充足的睡眠，从而增进皮肤的健康。

3. 关注心理因素

皮肤是心理器官。人在高兴时，可以“喜形于色”；恐惧时，可以“面如土色”；焦虑时可以“愁眉苦脸”；羞愧时，可以“面红耳赤”；盛怒时，可以“怒发冲冠”，这些都是心理状态在皮肤上的表现。由于在胚胎发育上，皮肤与神经系统“同宗”，所以心理因素可波及皮肤。紧张、焦虑等情绪可引起机体应激反应甚至发生内分泌功能失调，促进血管壁或组织细胞释放缓激肽、组胺等介质，后者作用于靶组织引起一系列反应，如皮肤血管收缩、扩张，汗腺、皮脂腺分泌，立毛肌收缩甚至刺激角质形成和细胞增殖等，诱发或加重原有皮肤病。因此，在压疮护理中，要特别关注重症患者的心理应激，加强对重症患者的心理支持和心理疏导，防止皮肤损害的发生和发展。

四、重症患者压疮的告知

本章其他节将只介绍告知的内容，告知的对象、人员、时机和技巧请参见本节。

（一）告知的对象

重症患者由于病情危重、长期卧床、活动受限、营养不良等因素，易发生压疮，在防控压疮的护理过程中，与患者本人的沟通是最主要的，即重症患者是压疮告知的首要对象。医护人员在压疮发生之前，就要及时告知患者本人，让患者了解压疮发生的潜在危险因素，理解护士所给予的各种保护措施，如何配合压疮的预防及护理工作，并且告知患者如果发生压疮对疾病过程及愈后的影响，使重症患者主动参与到压疮的防护工作中。

家属是压疮告知的次要对象，由于重症患者病情重且变化快，其在入住 ICU 时均签署授权委托书，郑重委托其直系亲属作为其代理人，全权代表其听取医师关于病情、检查及治疗方案的告知，并签署相关的知情同意书。压疮作为患者在诊疗护理过程中的并发症，医护人员必须认真主动履行告知义务，而告之的对象除患者本人外，还要针对患者授权委托人，即重症患者的直系亲属，家属的告知在重症患者压疮的防护中起到重要的辅助作用。

再者，因为压疮可能发生在住院阶段的各个环节，因此压疮的告知应贯穿在患者前期预防、护理过程、患者康复等各环节中。为了保证工作的有效衔接，在交接班及临床工作中，护士同事及主管医生也是重要的告知对象，使 ICU 医护团队共同努力防控压疮。

（二）告知的人员

患者如果有压疮的危险或一旦发生了压疮，应该由谁来告知患者及家属，这是医患沟通环节的重要一环。压疮是重症患者护理中的难题，护士作为重症患者压疮的识别者、压疮预防及护理的执行者，了解并掌握患者存在及潜在的压疮护理问题，是最好的告知者。但是由于在临床实际工作中，重症患者的病情告知均由医生来完成，且受传统观念的影响，轻护重医的思想观念也影响着人们的意识及认识。同时，也有一些错误观念认为，压疮的发生是完全可以避免的，如果发生了压疮，就是护理不当或者护理差错。因此，仅仅是护理人员的告知，可能缺乏力度。鉴于这种考虑，组成医护合作小组，让医生的权威形象和护士的细腻工作相结合，共同完成压疮的告知。即首先由医生向患者及家属告知病情、治疗情况及压疮的风险，为压疮的护理告知工作做铺垫，以增加护理人员告知的说服力和可信度，再由护理人员将压疮的防护措施及效果详细告知家属及患者。如此有针对性、有目的性的告知，使患者及家属无论在感性上，还是在理性上都享有充分的知情权。

（三）告知的时机

总结既往压疮告知被动性的教训，问题主要体现在压疮告知时机的选择上，由于 ICU 是无陪护病房，患者家属对患者病情的不了解，对 ICU 护理工作的不信任，极易产生误会，如果告知时机选择在压疮发生以后，就会使医疗现实和患者的愿望之间存在很大的差距，患者或家属会产生不得不接受现状的错觉，甚至怀疑医护人员有意隐瞒事实，从而质疑护士的护理工作。因此，对于告知时机的选择，建议越早越好，一定要选择在患者未发生压疮时，即通过科学的评估，当患者存在压疮风险时就是首次告知的时机，例如，应用 Burden 评分方法对重症患者实施评估，当得分在 18 分以下提示有压疮风险，医护人员此时就要向患者及其家属履行告知义务。如果患者 Burden 评分 12 分提示有压疮的高度或极度危险，那么应该把握每一次机会，反复向患者和家属告知。好的开端等于成功的一半，通过早期的压疮风险告知，形成护士与患者、护士与家属共同管理风险、化解风险，互相理解、密切合作的局面。

（四）告知的内容

掌握压疮告知时机的同时，要特别关注压疮的告知内容。首先，要认识到患者及其家属的需求是什么？从理性的层面上要解决疾病问题，患者及其家属通常都会把护士当做能够帮他们解决问题的专家，希望护士能以积极的态度做出回应，并能够满足他们的需求。从感性上要得到愉快的感觉，即被重视、被理解以及舒适的感觉。也许患者及其家属并不真的了解护理技术，但是非常在意护士对待他们的态度；如果能够在第一时间开始就对患者及其家属表示出友好和热情的态度，主动介绍护士为之所做的工作，会赢得理解；如果护士表现出不屑一顾，做再多努力也枉然。但是，在实际工作中，ICU 护士的主要精力和时间放在对患者生命的抢救和病情监测上，往往忽略了有效的沟通。因此，压疮风险的告知绝不能只停留在让患者或者家属了解、接受的层面，更重要的是充分地展示护士为防控重症患者发生压疮做了哪些工作，让患者及其家属感到他们得到高度的重视并得到认真、细致的照护。告知内容主要包括目前有哪些因素可以导致压疮的发生，防范这些因素，目前护理已经采取了哪些针对性的措施，这些措施可能会取得如何的效果，而哪些因素是护理人员可能不能控制的，但是护士会通过努力尽量避免，这样的沟通可能会较好取得患者和家属的理解和配合。

（五）告知的技巧

告知的目的是要更清楚地让对方了解你的意见，因此，在压疮告知时，医护人员应讲究告知的技巧。

1. 告知要坦诚、客观

重症患者是压疮的高发群体，但是每一位重症患者的压疮危险因素也不尽相同，同样的防护措施用在不同人身上也会出现不同效果，有些压疮确实是不可避免的。因此，面对医疗中的未知数，在实施压疮的告知时一定要客观、坦诚。既不可以绕圈子、敷衍了事，又不可以夸大风险、逃避责任。而且告知时要特别注意信息的统一性，即无论医生还是护士都应注意告知内容的一致性，否则会导致反作用，极易导致患者及其家属的不信任，提高医疗纠纷的发生率。

2. 告知要科学、通俗

建立互相尊重的护患关系是有效告知的前提，护士在压疮告知时要表现出科学性，即不说空话假话，不模棱两可，不装腔作势，能言准意达，以提升护士的专业形象；同时与患者及家属沟通时，要选择简洁、易懂，要会换位思考，站在患者及家属的角度考虑问题，注意避免过多使用对方不易听懂的专业词汇，尽量缓解信息不对称，避免强求患方即时接受告知行为。在这种前提下，护患双方共同承担的义务和风险也相对平等，对出现压疮也会有足够的思想准备，可能从根本上避免纠纷的发生。

3. 选择适宜的语速、语调

使用语言沟通时，应以适宜的速度表达信息内容。长时间的停顿以及迅速转变话题可能会使患者及其家属形成一种印象——护士隐瞒了事实。但是，当护士要强调某个方面，需要给患者形成一定时间去消化和理解护士所表达的内容时，可以使用停顿。说话者的语调和声调可以神奇般地影响

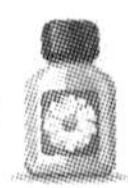

信息的含义，从而影响沟通的效果。通常一个简单的问题或陈述，凭借语调就可以表达热情、关心、牵挂或漠不关心。即使是同样的语言，如果采用不同的语调和声调，沟通的效果也可能截然不同。情绪可以直接影响说话的语调。因此，在向患者及其家属告知时，护士必须注意自己的语调，并及时调整自己的情绪状态，避免由于情绪不佳而影响说话的语调，从而造成对患者不必要的伤害。

4. 正确应用优缺点公式

在护士的工作中总结出告知存在着优缺点公式，即优点＋缺点＝缺点，而缺点＋优点＝优点，此公式告诉护士，告知时先说优点再说缺点，患者及其家属理解的是缺点；反之，则告知效果将截然不同。提示护士压疮告知时，一定要先客观谈风险，再认真讲防护，这样强化的是防护工作，留下深刻印象的是优点，就能得到患者及其家属的理解和信赖。优缺点公式的应用，值得临床的高度重视。

第二节　手术患者术中压疮的防护

术中压疮是在术后几小时至 6d 内发生的压疮，其中以术后 1～3d 最多见。典型的术中压疮先有肌肉和皮下组织的损伤，随后累及真皮和表皮层，好发于骨突出处。受压部位在术后 1～2d 内出现红斑，迅速转变为淤斑，酷似皮肤青紫或深色皮肤变色；组织损伤发展至Ⅱ期，可出现皮肤水疱或皮肤剥脱；组织坏死发生在初期组织损伤后 2～6d。据研究统计，术中压疮的发生率为 3%～5%，美国 AORN1998 年调查结果显示，因体位引起压疮占手术室安全隐患的第四位，已引起国内外手术室护士的广泛重视。

一、术中压疮形成的危险因素

（一）力学因素是首要因素

导致术中压疮发生的力学因素包括垂直压力、剪切力和摩擦力。其中垂直压力是术中压疮发生最主要的危险因素，剪切力是第二危险因素。

1. 垂直压力

研究表明，手术患者受压部位的压力与局部皮肤的损伤发生率呈正相关，即局部压力越大，损伤发生率越高。急性皮肤受压造成受压部位缺血、缺氧，当解除压迫后，受压部位易发生缺血再灌注损伤，而这种损伤是多因素的病理过程，确切的机制仍不清楚。但普遍认为氧自由基大量产生是其主要机制之一。超氧化物歧化酶（SOD）作为体内清除氧自由基的特异性酶，其活性变化间接反应了体内清除氧自由基的能力变化。有研究显示，受压部位的 SOD 活性在手术后明显低于手术前，而未受压部位的 SOD 活性手术前后差异无显著性意义。

2. 剪切力

手术过程中当体位固定时身体因重力作用而发生倾斜，深筋膜和骨骼趋向下滑，而手术床和手术单的摩擦力使皮肤和浅筋膜保持原位，从而产生剪切力。手术室内任何呈角度的体位都存在有剪切力，如头高脚低位、头低脚高位、侧卧位、折刀位、坐位等，手术过程中，由于手术的需要而改变手术床的角度时，剪切力随之增大，如头高脚低位，以及安置坐位时身体存在下滑的倾向，使手术患者的骶尾部和坐骨结节部产生较大的剪切力，极易引起局部组织的损伤。据研究表明，剪切力持续 30min 以上，即可造成深部组织不可逆性损害。

3. 摩擦力

手术患者在移动时皮肤受敷料、软垫表面逆行阻力摩擦，容易损害皮肤角质层，在搬运手术患者时，拖、拉、拽等动作产生的摩擦力将会对手术患者的皮肤造成损伤。

（二）手术时间因素是诱发因素

Hoshowsky 等认为手术时间＞2.5h 是压疮的危险指数；手术时间＞4h 的患者中，术后压疮发生率为 21.2%；另有研究发现手术时间＞4h，每延长 30min 会使压疮危险性增加约 33%。其原因一方面，手术时间越长，麻醉的时间越长，麻醉药物能使手术患者发生肌肉、肌腱和关节过度伸展；感受压力和疼痛的神经末梢被阻滞；心脏排血量减少；外周血管扩张，血压降低，组织灌注减少，容易诱发压疮。另一方面，在手术室的特殊环境里，大多数手术体位一经安置，即保持从手术开始至手术结束的全过程，长时间保持一种体位，局部组织受压过久，增加了术中压疮发生的风险。

（三）术中体位安置不当是易发因素

体位是手术护理的关键部分，体位被公认为是患者身体能够承担和生理能够耐受之间的一个平衡，体位决定了患者的受压部位。手术患者的身体必须在手术床上充分定位，并维持在适当的位置，以减少皮肤损伤的潜在风险。安置手术体位时要满足手术操作的要求，避免不合理的体位安置方法，不合理的手术体位不但会影响呼吸、循环功能，还会造成受压部位的压力加大，增加了术中压疮的发生率。如俯卧位比仰卧位者易发生术中压疮，定位器可压迫骨突起处皮肤，牵引器可压迫内部组织。术中体位安置不当包括安置体位时抬举手术患者的力量不足，难于将患者的身体全部悬空于手术床面以上，从而发生拖、拉、拽等动作；手术体位安置不牢固，术中手术患者发生移位，没有及时被发现，使局部皮肤尤其是骨隆突处皮肤持续受压；体位垫运用不合理，没有使手术患者的受压部位得到充分保护；手术患者的肢体摆放过度屈曲或过度伸展等。

（四）术中低体温是促成因素

术中低体温会影响机体循环，使血液循环减慢，导致静脉淤血和基本组织氧供减少，增加了术中压疮的发生几率。手术患者出现低体温在手术室很常见，由于加温设备缺乏和手术室工作人员相关知识的缺乏，致使手术患者的低体温问题长期以来未引起足够的重视，甚至常常被忽视，影响了手术患者的安全。在正常生理状态下，人体的核心体温为(37±0.5)℃，围术期体温低于36℃称体温过低，全麻手术超过3h，一般手术超过2h，容易出现术中低体温。导致术中低体温发生的原因包括以下几方面：

1. 手术室的低温环境

手术室内的环境温度对手术患者的体温影响较大，手术室环境的温度通常控制在22～25℃。由于手术的需要，患者部分皮肤、组织及内脏暴露在手术室环境中，加之伤口水分和热量的蒸发，使手术患者的散热增加，体温下降。

2. 麻醉剂的作用

麻醉对体温调节有一定的影响，全身麻醉时，下丘脑调节机制、血管运动、寒战及其他反射均遭到抑制，同时代谢率降低，容易导致低体温。

3. 术中输血补液以及腹腔冲洗液的应用

手术过程中手术患者由静脉输入大量常温的液体和血液，对患者造成“冷稀释”作用。研究表明，成人静脉输入1L室温晶体液体或一个单位4℃库存血可使体温下降0.25℃，当大量快速输血，以每分钟10ml的速度输入4℃库存血，连续输注20min，体温可降至32～34℃，对手术患者极为不利。使用大量室温液体冲洗胸腔、腹腔时也会导致体温下降，在经尿道前列腺电切术时，需要大量灌注液冲洗膀胱，如灌注液不加温也可使手术患者的体温降低。

4. 其他原因

使用冷消毒液消毒皮肤，通过皮肤的蒸发和辐射丢失热量，也会造成体温下降，老年人和小儿的体温调节功能较差，也容易出现低体温。

（五）潮湿因素是重要因素

手术中消毒液过多，术中血液、体液、大量冲洗液以及手术患者出汗，输液器与留置针连接处脱落等造成受压部位的皮肤潮湿、皮肤浸渍、pH值改变和保护性油脂丧失，引起皮肤软化及抵抗力下降，容易受到压迫和摩擦，增加了压疮的发生率。

（六）患者的自身因素是主要因素

1. 体重因素

有研究发现标准床垫的界面压力最高，表面硬，使患者的体重分布在一个较小区域，导致界面压力升高。与正常体重者相比，这种效应在恶病质患者身上更为明显，因为极度消瘦的患者缺少皮下脂肪组织的保护已发生压疮。同时，当手术患者的体重超过75kg时，与床垫接触的皮肤所承受的压力增加，术中压疮的发生率也会增加。

2. 年龄因素

目前手术患者的年龄正趋向老年化，老年患者的心血管功能减退，毛细血管弹性减弱，末梢循环功能减退，同时皮肤弹性相对更差，真皮更薄，胶原、肌肉和脂肪组织更少，这些特性使得老年手术患者较年轻手术患者更容易发生术中压疮。据统计资料显示，40岁以上患者较40岁以下患者压疮发生率高6～7倍。

3. 疾病因素

手术患者本身存在的某些疾病会使术中压疮的发生率增高，如低蛋白血症、糖尿病、风湿性疾病、恶病质等。根据国外的研究报道，硬膜外或脊髓麻醉的患者比全身麻醉的患者更可能出现压疮，

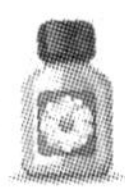

该研究确定的其他作用因素为体重轻、营养状态不良、白蛋白水平低和低血压。

4. 应激反应

手术会对手术患者的身心方面产生影响，其影响包括限制饮食、手术造成的组织器官损伤甚至缺如、失血、体温改变、疼痛、麻醉及用药、情绪紧张、恐惧等，机体应对这些变化，会出现以交感神经兴奋和垂体-肾上腺皮质分泌增多为主的一系列神经内分泌反应，并由此引起各种功能和代谢的变化，这个过程称为应激反应。手术对于患者而言，是一种应激源，在应激状态下，患者的免疫功能降低，皮肤抵抗力下降，加之术中不可避免的失血失液，致使体内的能量消耗增加，导致受压部位术中压疮的发生。

二、手术中患者压疮的好发部位

术中压疮的好发部位多与手术体位有关。不同的手术部位和手术方式需安置不同的手术体位，压疮的好发部位也随之发生变化(彩图 3-12-2-1)。

三、术中压疮的预防

(一)做好术前访视，正确评估患者

对术中压疮的危险因素进行正确评估，对高危人群进行针对性防护，加强观察，可减少术中压疮的发生，有效地节约医疗资源。手术室护士应在术前 1d 根据手术安排，进行术前访视，全面评估手术患者，评估内容包括患者的意识、年龄、身高、体重、皮肤情况、营养状况；患者是否存在非正常体格，有无肢体活动障碍；患者体内是否装有金属牙、义眼、人工关节、心脏起搏器等；患者有无现存的皮肤异常状况，若有，应对已经存在的皮肤异常情况进行真实详细地记录。记录本次手术名称、手术部位、手术体位及麻醉方法。

由于手术时间的不可控制，以及麻醉会影响手术患者的血液动力状态，再加上术中可能会使用血管活性药物等，因此应将所有手术患者均视为存在术中压疮发生的风险，这是有助于成功降低术中压疮发生率的一项适当的术前干预措施。手术室护士应重视术前评价手术患者的皮肤状况，在术前对所有手术患者进行完整的皮肤评价，确立术前基线，便于与患者术后的皮肤情况进行比较。可采用压疮危险评估表来评价手术患者是否属于压疮的高风险人群，同时也可提供证据证明是否需要在术前采取主动措施以帮助防止可能的组织损伤和压疮。

(二)选择合适的体位垫，合理地安置手术体位

根据手术方式合理地选择手术体位和体位垫，安置手术体位要符合人体力学原理。安全是确定患者手术体位要考虑的首要因素，同时人员和设备的数量必须充足，以便在术中或术后能够安全地移动或使手术患者就位。

1. 手术患者体位摆放

手术患者摆放体位在充分暴露手术野，保持正常呼吸、循环功能和神经系统的功能不受损害的前提下，要保证手术患者舒适并且能坚持一定的时间，并注意固定肢体和防止移动。安置体位时要使用合适的体位垫，着重注意各种衬垫物和支撑物的放置位置，在手术患者身体的各个受力点、骨隆突和关节处加垫海绵垫、软枕或抗压防护垫，对于肥胖、瘦弱和手术时间较长的患者，需要加厚海绵垫，加宽加大抗压防护垫，使受压部位压强减小，以缓解局部压力，预防压疮。同时，在应用约束带时也要加衬垫，且松紧适宜，防止约束带拉紧造成局部皮肤的损伤，但是也不能使用过多的衬垫，因为使用过多的衬垫可能会导致局部毛细血管压力升高，一旦超过正常的毛细血管充盈压，也会增高患者发生压疮的危险。

2. 手术过程中变换体位

术中需要进行体位变换的患者，应在覆盖好手术伤口后，将手术敷料单缓慢移去，依次解开用于固定手术患者的约束带，由多位医护人员共同合作，采用提单式方法，将患者变更为另一体位，在这一过程中，一定要避免拖、拉、拽等动作，注意保护各种管路，防止滑脱。在体位变换前先要将需要的体位垫提前准备好，在体位变换时切忌忙乱，应有条不紊，逐步进行，安置好后，认真仔细地对各受压部位进行检查，尤其是眼部、生殖器等部位，确保安全后再进行手术(图 3-12-2-2)。

3. 定期调节手术床的状态

《围术期患者体位操作推荐规范》建议：患者应每 2h 重新就位一次，防止在压力点上连续施压，有助于减少不良生理反应的风险。在手术允许的情

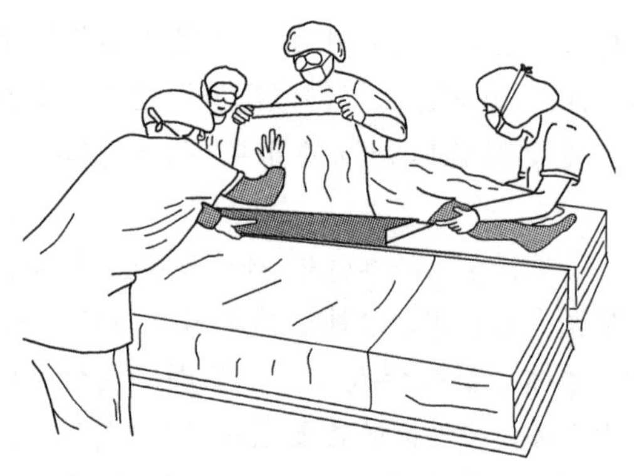

图 3-12-2-2 术中变换体位

况下，每 2h 适当调整手术体位，如左右倾斜手术床 5°～10°，微抬高或降低手术床背板，将手术患者的头部偏向另一侧等，使骨隆突处交替受压，轮流承受身体的重量，以缩短局部组织的受压时间。当患者必须保持一种体位数小时时，应采用压力释放装置减少压力可能造成的局部缺血性改变，不要在压力释放装置下使用卷起来的敷料，以防止降低压力释放装置的效能，产生压力。

4. 手术过程中改变手术床角度

术中由于手术的需要而改变手术床的角度时，如头高脚低位、头低脚高位、坐位、折刀位、侧卧位等，应在调整前将手术患者充分固定好，调整时应有工作人员站于手术患者两侧进行保护，调整的速度不宜过快，应缓慢进行，并注意观察手术患者的心率和血压的变化情况，如有异常，应立即停止操作，必要时将手术床调回原位。

5. 术中严密观察患者情况

手术过程中巡回护士应加强对手术患者的观察，随时检查患者的皮肤颜色、温度和弹性等，检查体位垫有无移动，床单有无潮湿，出现异常情况时，应及时与手术医生和麻醉师沟通，在手术医生和麻醉师同意后，及时进行调整。

（三）常用体位压疮防护的具体措施

1. 水平仰卧位

(1)体位介绍：适用于腹部、盆腔手术、正中开胸手术、下肢手术等。此体位易受压部位为枕部、肩胛骨、胸椎、骶尾骨、肘突、足后跟。

(2)物品准备：躯干部抗压防护垫 1 块、头垫 1 块、中单 1 块、软垫 1 个、足跟保护垫 1 对、托手架 1 套、约束带 1 对、棉垫 2～4 块。

(3)安置方法(图 3-12-2-3)

①在手术床躯干部铺 1 块躯干部抗压防护垫，1 块中单。

②手术患者平躺于手术床上，头下垫软枕或头垫，使头部和颈椎保持水平位置。

③在输液侧上肢床旁安好托手架，并在托手架上铺好棉垫，将输液侧上肢搁于托手架上，手掌与掌心向上，外展不得超过 90°，以防止臂丛神经受损，用布单裹好该侧肢体，用固定带固定好(对不需上肢外展的患者，可将上肢伸直，贴于同侧躯干部布单包裹固定)。

④另一侧上肢伸直，贴于同侧躯干部，手掌掌心靠着大腿，用中单将该侧肢体皮肤完全覆盖包裹，避免上肢皮肤与床旁金属接触，确保使用高频电刀时皮肤不被灼伤。

⑤在腘窝处垫软枕，使腹部放松。

⑥足跟部垫棉垫或抗压防护垫，减少局部受压。

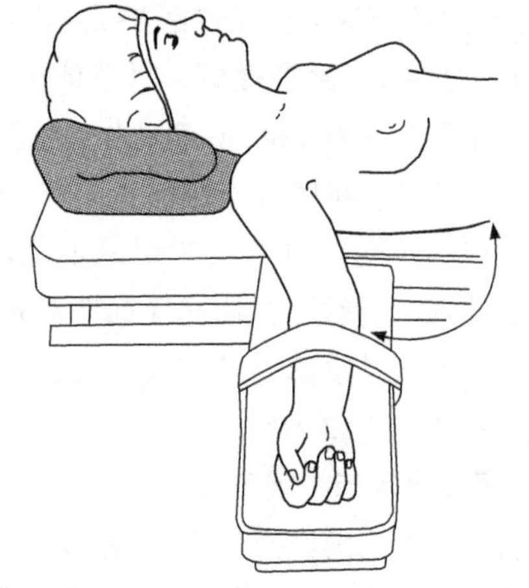

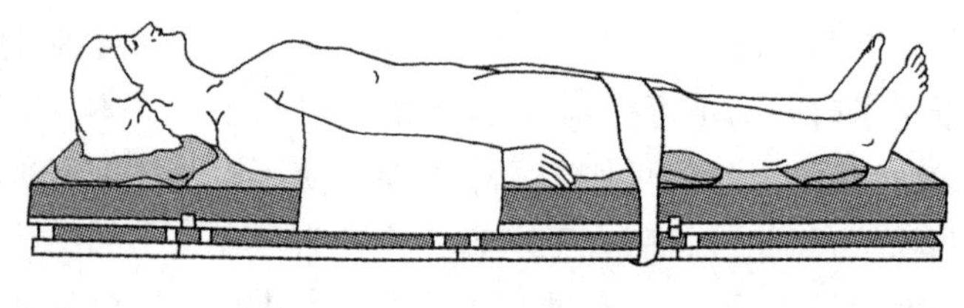

图 3-12-2-3 水平仰卧位安置方法

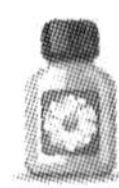

⑦使用约束带在膝上 5cm 处固定，约束带固定不宜太松或太紧，以能平插入一掌为宜。注意约束带不宜固定在腹部，以免影响呼吸。

2. 颈伸仰卧位

(1)体位介绍：适用于头面部及颈部手术，该体位应在术前告知手术患者，指导患者术前在病房进行练习。此体位易受压部位同水平仰卧位。

(2)物品准备：基本同水平仰卧位，另加肩垫 1 个。

(3)安置方法(图 3-12-2-4)

①在水平仰卧位的基础上，在手术患者的肩下垫 1 个肩垫，使肩部抬高约 20°，头后仰。

②在手术患者颈下垫 1 个薄型防护垫，防止颈部悬空，以免造成颈椎的牵拉性损伤。

③头下垫头圈以固定头部，避免术中晃动。

④其余步骤同水平仰卧位。

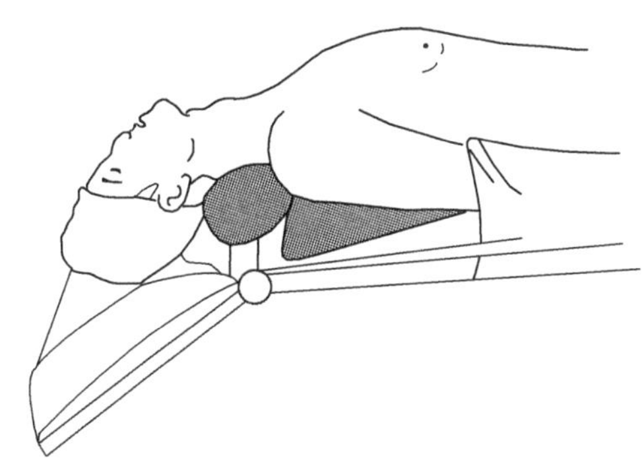

图 3-12-2-4　颈伸仰卧位安置方法

3. 侧头仰卧位(图 3-12-2-5　侧头仰卧位安置方法)

(1)体位介绍：适用于耳部、颌面部、侧颈部、头部等手术。此体位易受压部位同水平仰卧位。

(2)物品准备：基本同水平仰卧位，另加头架 1 个。

(3)安置方法

①手术患者仰卧于手术床上，健侧头下垫 1 个头圈，避免压伤耳廓。

②肩下垫 1 个软垫，头转向对侧，侧偏的程度视手术部位而定。

③颅脑手术上头架时，需要将头架各螺丝旋紧，防止头架滑脱，造成颈椎损伤。消毒前，需要将手术患者的眼睛用贴膜粘贴，耳内塞好棉球，防止消毒液流入眼内和耳道造成角膜和内耳损伤，消毒结束后，应将棉球取出。

④其余步骤同水平仰卧位。

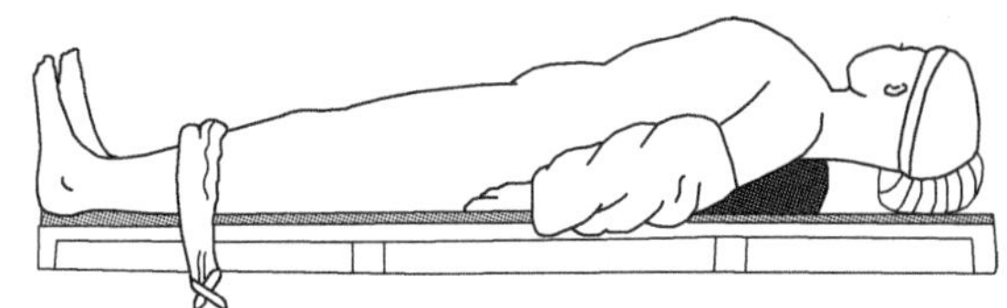

图 3-12-2-5　侧头仰卧位安置方法

4. 侧卧位

(1)体位介绍：适用于胸科手术、脊柱手术、泌尿外科手术等。此体位易受压部位为耳廓、肩峰、肘突、肋骨、髂嵴、股骨内外侧髁、内外侧踝。

(2)物品准备：大软枕 1～2 个、托手架 2 个、约束带 1 对、侧挡板 1 对、头垫 1 个、棉垫 4 块～6 块、防足下垂护垫 1 对。

(3)安置方法(图 3-12-2-6)

①手术患者仰卧于手术床上，待麻醉后再进行体位安置。

②固定好托手架，放好头圈，注意保护耳廓、眼睛，按照手术需要安置左侧或右侧卧位。

③麻醉成功后，一人负责患者的头颈部，一人负责患者的双脚，另外两人分别负责患者的肩、髋部，四位医护人员共同合作，将手术患者由仰卧位翻转至侧卧位。

④将手术患者的下方手臂安置于下方的托手架上，掌心向上，用固定带固定好，注意要检查桡动脉的搏动情况，确保下方手臂未受压。

⑤上方手臂安置于上方的托手架上，安置上方手臂时要注意上方托手架的高度和角度，使手臂内收，掌心向下，手指处于自然弯曲状态，确保肘腕部保持水平略低于肩部的位置，防止造成神经、肌肉的损伤，用固定带固定好上方的手臂。

⑥头下垫头圈，注意保护耳廓和眼睛，同时避免颈部肌肉过分牵拉。

⑦上方下肢适当屈曲，下方下肢自然伸直，双下肢间放置 1 软枕，用约束带约束好下肢。

⑧泌尿外科和胸科手术常常需要在下腹部和臀部安置侧挡板固定，需要在侧挡板和身体接触部位垫上棉垫，防止压伤皮肤。

5. 俯卧位

(1)体位介绍：适用于脊柱手术。此体位易受

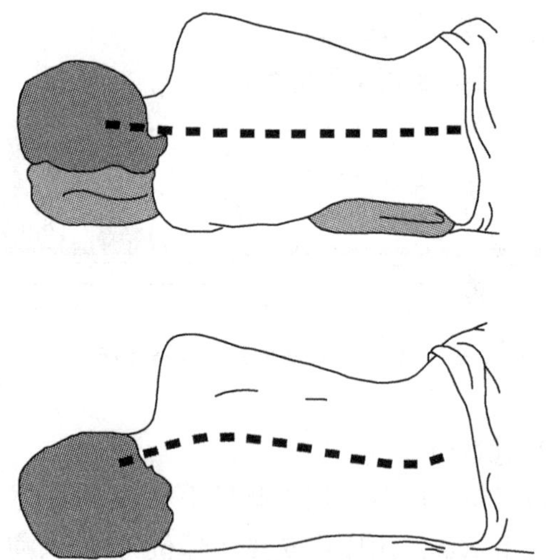

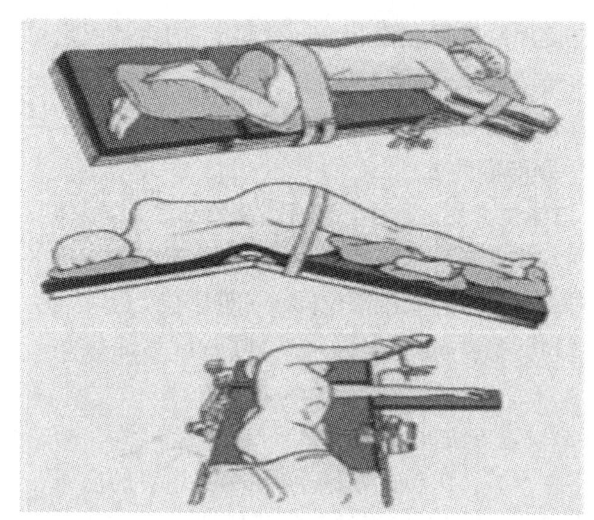

图 3-12-2-6 侧卧位安置方法

压部位为前额、眼睛、下颌、肘突、胸部、髂部、生殖器、膝部、足背部、脚趾。

(2)物品准备:俯卧位体位架1个、有槽减压头枕1个、大软枕1~2个、躯干部抗压防护垫1块、托手架2个、约束带1对、棉垫4块~6块。

(3)安置方法(图3-12-2-7)

①手术患者先仰卧于手术平车上进行麻醉,麻醉完成后再进行体位安置。

②在手术床上放置俯卧位体位架,体位架上铺躯干部抗压防护垫,手术床两侧安装托手架,头部放置有槽减压头枕。

③麻醉操作完成后,由至少四位医护人员共同合作将手术患者翻转至手术床上,一人负责患者的头颈部,一人负责患者的双脚,至少两人负责患者的躯干部,在翻转的过程中,一定要注意保护手术患者身上的所有管路,防止滑脱。

④将手术患者的头部放置在有槽减压头枕上,以额部、下颌部作为支点,气管插管自槽内引出,使头面部得到均匀的支撑,注意检查眼部,防止受压,并保持头部与颈椎在同一个水平。

⑤双上肢内收放置于手术床两侧的托手架上,用固定带固定好,防止肩关节脱位。

⑥检查手术患者的胸部、腹部的受压情况,并做必要的调整,女性手术患者的乳房要安置于体位架的内侧,男性手术患者的外生殖器不能受到压迫。

⑦两小腿下垫软枕,使膝关节微屈,并保证足部背曲,脚趾悬空,避免压迫,用约束带约束好双下肢。

6. 折刀位

(1)体位介绍:适用于肛门及直肠部位的手术。此体位易受压部位同俯卧位。

(2)物品准备:同俯卧位。

(3)安置方法(图3-12-2-8)

①安置方法基本同俯卧位。

②手术患者先取俯卧位,耻骨联合部应位于手术床背板的下缘,足背在腿板边缘外,脚趾可以伸出床尾或垫起胫骨以抬起脚趾。

③将手术床摇至背板低15°,腿板低30°,使手术患者呈折刀状。

④手术患者的双上肢可紧靠躯体固定,也可屈曲安置在手术床两旁的托手架上,用敷料单包裹完全,避免与金属物品接触,防止发生电灼伤。

7. 膀胱截石位

(1)体位介绍:适用于会阴部及腹会阴部联合手术。此体位易受压部位为枕骨、胸椎、肩胛骨、肘突、肱骨内外上髁、骶尾骨、股骨内外上髁。

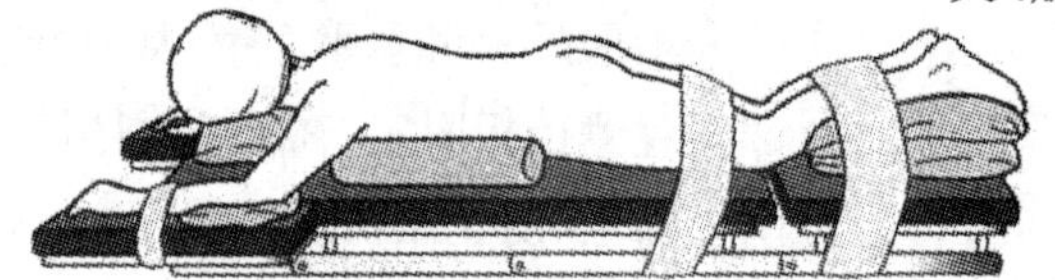

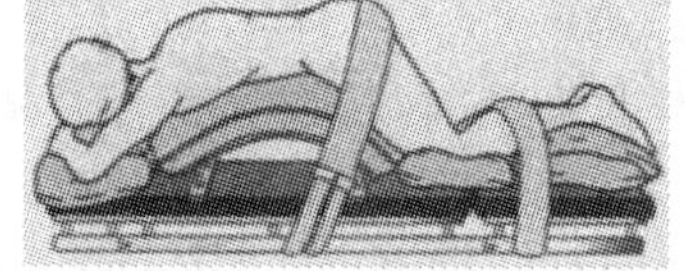

图 3-12-2-7 俯卧位安置方法

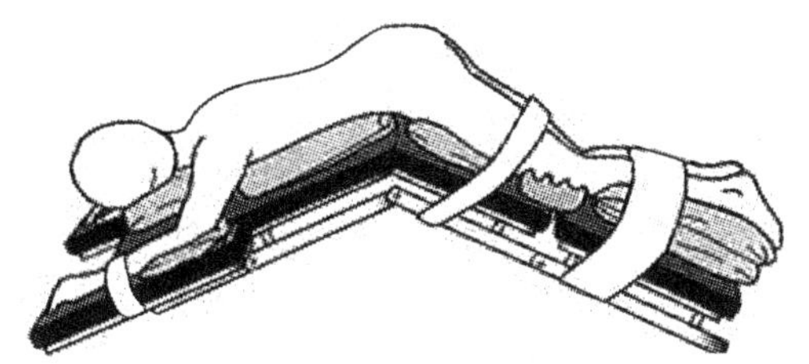

图 3-12-2-8　折刀位安置方法

(2)物品准备:托腿架 1 对、躯干部抗压防护垫 1 块、软枕 1 个、棉垫 4～6 块。

(3)安置方法(图 3-12-2-9)

①手术患者仰卧于铺有躯干部抗压防护垫的手术床上。

②在靠近髋关节平面安置托腿架,在安置托腿架时应根据手术患者大腿的长度和体位变化调节托腿架的高度、角度和位置,并在托腿架上铺好棉垫或抗压防护垫,目的是避免手术期间腓总神经受到压迫。

③待手术患者麻醉后,为其脱去长裤,由多名医护人员共同合作,将其抬起,使其臀部下移至手术床的背板下缘,并在臀下放置 1 个软垫,减轻局部压迫,同时也适当地抬高了臀部,有利于手术操作。

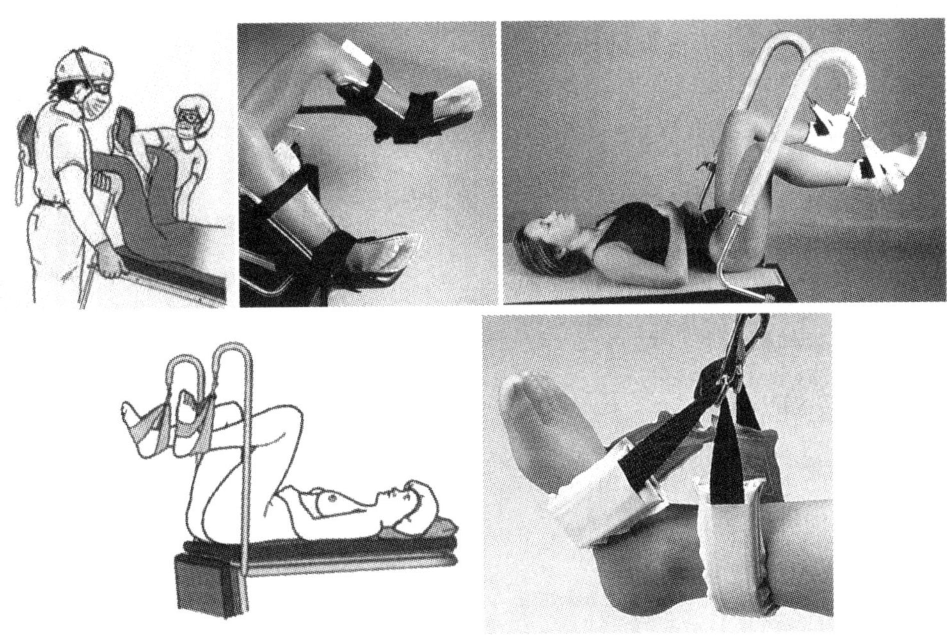

图 3-12-2-9　膀胱截石位安置方法

④将手术患者双大腿同时缓慢抬高,搁于托腿架上,两腿外展呈 60°～90°夹角,防止过度外展拉伤内收肌,用固定带将双腿分别固定好。

⑤将手术患者双上肢紧靠躯体,用中单完全包裹好并固定于手术床两侧,避免与金属物品接触,防止使用高频电刀时发生电灼伤。

⑥调整手术床的腿板的位置,在调整的同时应注意保护双侧手指,防止夹伤。

⑦手术过程中注意提醒手术人员勿将身体的重量压在手术患者的双腿上。

⑧手术结束时,将手术患者的双腿连同膝盖同时抬起,缓慢放下,并留出时间让血液充盈到下肢血管中,避免血压骤然下降。

8. 坐位

(1)体位介绍:适用于神经外科后颅窝及颈髓等部位的手术。此体位易受压部位为胸椎、双侧肘突、骶尾骨、肩胛骨、足后跟。

(2)物品准备:躯干部抗压防护垫 1 块、大软枕

1个、托手架2套、约束带1对，Mayfield头架，长方形抗压防护垫2块、棉垫4～6块。

(3)安置方法(图3-12-2-10)

①手术患者仰卧于铺有躯干部抗压防护垫的电动手术床上，双下肢穿好弹力袜，一方面可以防止下肢血液循环缓慢导致深静脉血栓的形成，另一方面也可以增加患者的回心血量。

②待手术患者麻醉后，将手术床背板缓慢抬高至80°左右，在抬高的过程中速度一定要缓慢，并与麻醉师共同观察手术患者心率和血压的变化情况，若出现异常情况，应立即停止操作。

③在手术床两侧安置托手架，托手架上铺好棉垫或抗压防护垫，将手术患者的手心向下，双前臂内收，平放于托手架上，注意调整托手架的高度，使手术患者的双肩部放松，用固定带固定好。

④协助手术医生固定手术患者的头部，将手术患者的头部前倾，枕颈部伸直，前额颞部用Mayfield头架固定好。

⑤在手术患者的双下肢膝关节下垫一大软枕，防止手术患者下滑及维持其功能位。

⑥在患者双小腿下垫一个长形抗压防护垫，防止手术患者的足后跟受压。

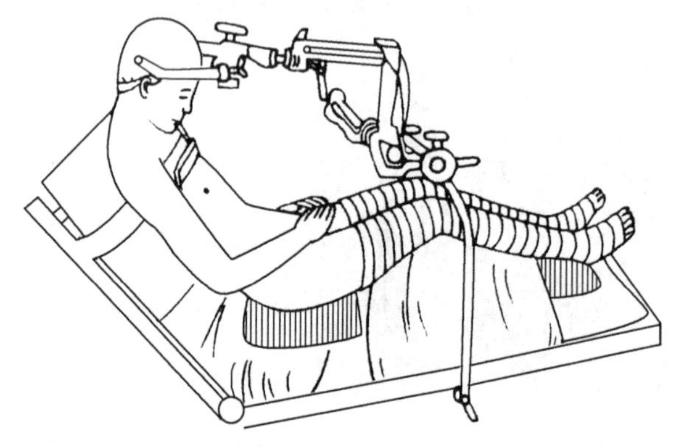

图3-12-2-10　坐位安置方法

9. 骨科牵引位

(1)体位介绍：适用于骨科髋关节手术、下肢复位手术。此体位易受压部位为枕骨、肩峰、肩胛骨、肘突、骶尾骨、内外踝、足跟。

(2)物品准备：躯干部抗压防护垫1块、牵引手术床配件(会阴柱、牵引臂、牵引架、腿架、双侧足托架等)、专用柱垫、棉垫4～6块。

(3)安置方法(图3-12-2-11)

①手术患者仰卧于铺有躯干部抗压防护垫的手术床上。

②由多位医护人员共同合作，将手术患者抬起，移至手术床下端边缘，将会阴柱用专用柱垫或棉垫包裹好，男性患者注意固定好阴囊。

③将附着于手术床两侧的牵引臂拉出，分开约45°。

④根据手术患者下肢的长度安装可活动的牵引臂，必要时可延长或缩短。

⑤在术侧牵引臂上装牵引架，健侧安装足托架。

⑥健侧下肢行内旋位固定，患侧下肢在牵引下将骨折端复位，经X线拍摄证实复位满意后固定。

⑦健侧上肢外展固定于托手架上，患侧上肢用棉垫完全包裹好，上举，前臂弯曲90°固定于头架上，这样可避免上肢过度外展牵引，防止臂丛神经受损。

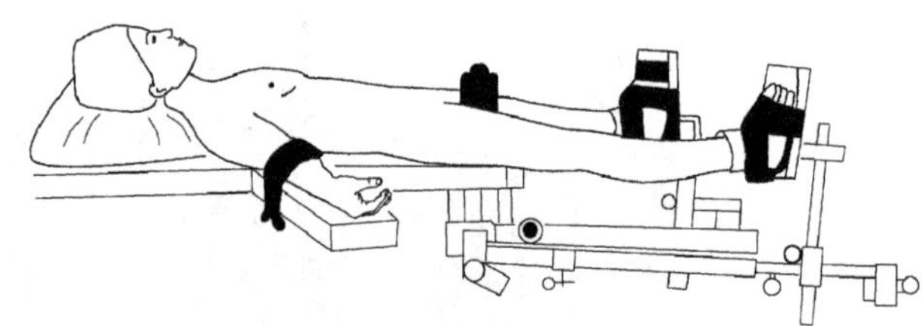

图3-12-2-11　牵引位安置方法

(四)预防体液的刺激及损伤

术中尽量保持皮肤干燥，保持手术床床垫和床单平整、干燥、无碎屑；调整好手术室温度，既要为手术患者保暖，但也要注意不能给予过多的覆盖物，减少手术患者汗液的排出；术中加强观察，检查留置导尿管及尿袋有无漏尿，防止尿液浸湿床单；经常查看输液器、三通的连接处有无滑脱，防止药液浸湿床单；及时吸引手术切口内的血液，切口周围保持干净；术中使用无菌防水布，可有效防止羊水、血液和冲洗液浸湿手术患者皮肤。

使用片状水胶体敷料或透明敷贴或皮肤保护膜预先贴于手术患者受压的皮肤处，它们能在受压皮肤上形成一层柔软的保护膜，保护皮肤不直接受压，又可阻碍外界水分和渗透液接触皮肤，保持皮肤的干燥，同时三者都有较好的透气性，能有效地降低术中压疮的发生率(彩图3-12-2-12　术中皮肤保护)。

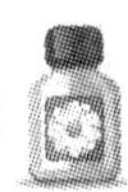

（五）做好术中的保温工作

术前根据手术患者的病情、年龄、手术名称、胸腹腔暴露的面积、手术时间以及皮肤的完整性等来评估手术期间是否有体温下降的可能，以及体温下降的程度，测定基础体温，并制定出保暖措施。

手术过程中加强对手术患者的保暖，在条件允许的情况下，可使用各种加温设备，手术室常用的加温设备有温箱、加温输液器、充气升温机、温毯等。术中常用保暖措施包括：将手术室的温度维持在22～25℃，提前将手术中需要使用的棉被、毛毯等覆盖物预热好，减少手术患者体温的丢失；除手术部位外的躯体应尽量使用棉被、毛毯等覆盖物遮盖，保持手术患者的体温；手术期间可将温盐水纱布覆盖在暴露的浆膜面上；术中输液时应使用加温设备将液体升温至37℃，研究表明，加温至36～37℃的液体用于静脉输液是安全、可靠和舒适的，而且对药液成分无影响，但有些药液如胶体液、青霉素、维生素等不能加温；术中输血前也应复温至37℃后再输入体内；术中的冲洗液如胸腹腔冲洗液、前列腺电切术膀胱冲洗液等都应加温后再使用。

（六）其他术中压疮预防措施

术中，手术室护士应提醒术者及助手勿对手术患者施加压力，以及避免其他物品如手术器械、体位架等压迫手术患者，术中洗手护士应妥善固定电刀线，防止电刀头烫伤手术患者皮肤。使用一次性负极板时，负极板应粘贴于干燥、无瘢痕、肌肉丰富部位且避开骨隆突处，同时尽量靠近手术部位粘贴，操作时应动作轻柔，防止人为意外伤害。

注意保护手术患者的特殊部位，如手术患者的眼部、女性患者的乳房和男性患者的外生殖器等。尤其是在俯卧位时，应使用头圈或有槽减压头枕防止眼部受压，术中应加强检查。巡回护士应每1～2h检查一次，如有受压，应及时进行调整。由于女性的乳腺组织血运丰富，腺体有一定韧度，受挤压易引起损伤，因此女性患者俯卧位时双侧乳房是重要的保护器官，摆放体位时应将双侧乳房护送至俯卧位体位垫中空处，并展平胸下中单，使双侧乳房不受任何挤压，避免损伤。男性患者阴茎和阴囊血运丰富，皮肤薄，娇嫩，因此俯卧位时要注意保护外生殖器，摆放体位时，使会阴部悬空，不与体位垫接触，从而可避免阴茎受压、水肿的发生。

四、手术患者压疮告知的内容

任何手术都需要安置适当的体位来最大程度地暴露手术部位，同时也要兼顾患者生命体征的稳定。手术体位安置不当是术中压疮发生的危险因素之一，因此，正确、合理地安置手术体位，能够有效地降低术中压疮的发生率。但是，手术患者发生压疮的危险因素较多，存在部分不可避免因素，因此，术前访视时是术中压疮风险告知的最佳时期，根据患者的情况，重点告知术中可能出现的压疮的风险及即将采取的防护措施，以取得患者及其家属的理解及配合。

第三节　骨科患者压疮的预防

骨科患者因疾病、手术、牵引固定等原因，65%～75%需要长期卧床休息。而压疮好发于身体长期受压和缺乏脂肪组织保护、无肌肉包裹或肌层较薄的骨骼隆突处，所以骨科患者成为压疮发生的高危人群。一旦发生压疮会增加患者的痛苦及经济负担，加重护理人员的工作量，严重时可因继发感染引起败血症而危及生命。压疮的预防监控被视为骨科护理工作的重点。

一、导致骨科患者发生压疮的高危因素

（一）被动卧位是发生压疮的主要因素

骨科患者术后需要绝对制动，以保证手术的成功，如脊髓损伤，胸腰椎骨折，下肢牵引固定等术后多需卧硬板床，并需要较长时间卧床休息。骨突出部及骶尾部是卧床患者身体重力主要的支撑点，骶尾部无肌肉附着，缺乏脂肪保护，紧贴床面，长期受压力、剪切力的作用，血液循环发生障碍，容易发生压疮，但由于患者不能任意改变体位，一直处于被动卧位状态，所以压疮不易控制且极易发展为深度压疮。下肢手术的患者将长时间下肢制动，足跟部处于肢体的远端，血运不良，肌肉脂肪附着少，此部位也因被动卧位极易发生压疮。

（二）感觉及肢体功能障碍是重要因素

1. 脊髓损伤导致功能障碍

脊柱骨折或者脱位引起脊髓结构和功能的损害，可造成损伤水平以下脊髓功能（运动、感觉、反

射等)障碍,使患者不同程度的截瘫或四肢瘫,严重影响患者自理能力和参与社会活动的能力。患者感觉和肢体活动障碍,不能感受到压力、摩擦力、剪切力及潮湿等因素带来的不适感,无相应部位的活动能力,是压疮发生的主要危险因素。

2. 骨盆骨折患者体位变换困难

骨盆是连接躯干和下肢的桥梁,是人类在直立时躯干重力向下肢传导的通道,并有保护骨盆内脏器的作用。骨盆骨折后骨盆原本的部分功能丧失,患者只能平卧,卧床时间较长,且体位变换困难,组织受压严重,极易发生压疮。

3. 骨肿瘤患者生活自理能力下降

骨肿瘤患者由于疾病本身的影响、手术的影响或化疗及放疗反应,生活自理能力均有不同程度的下降或丧失,不能自主活动,导致局部组织长时间受压,易形成压疮。

(三)治疗措施的应用是发生压疮的必然因素

牵引既有复位又有固定作用,在临床骨科治疗中应用广泛。牵引即利用持续平衡的牵引力与反牵引力以达到移位骨折和错位关节的复位与固定,并维持复位后的位置,缓解软组织的紧张和挛缩,减轻疼痛,预防和矫正畸形。需持续牵引固定的患者,肢体活动受限,导致低垂部位局部组织水肿,在搬迁、翻动体位或牵引等因素下会导致其体表皮肤与床垫间产生一定的剪切力和摩擦力,引起皮肤角质层的破坏,从而增加了压疮发生的机会。如实施骨牵引患者,由于不正确的体位,大腿根部两侧易卡压在勃朗架上;皮肤牵引带膝部两侧锁扣易卡压膝部两侧;锁骨固定带的锁扣及铁环易卡压肩背部,都会造成不同程度的皮肤损伤,此处血液循环相对差,相同力学作用下,长时间必然会形成压疮。尤其是骨折患者由于骨、关节、肌肉发生损伤,破坏了力的传导和平衡,导致躯体运动发生障碍,长期石膏外固定增加了皮肤的摩擦力,因此,各种治疗措施的应用使压疮的发生存在一定必然性。

(四)体温的变化与潮湿是发生压疮的诱发因素

在骨科患者手术术后会引起体温升高或过低,辅助治疗器械缺乏透气性会造成皮肤过度潮湿,直接损害免疫功能和降低皮肤角质层的屏障保护作用,致使皮肤抵抗力下降,加之皮肤本身完整性已经受到破坏,极易引发压疮。

(五)其他因素

其他因素包括患者自身条件的改变是导致骨科患者压疮的内部危险因素,例如患者高龄,瘦弱,肥胖,营养不良,体质虚弱,还有术后害怕疼痛拒绝翻身活动等都是骨科患者发生压疮的高危因素。

二、骨科患者压疮的好发部位

(一)与体位有关的部位

骨科患者与体位相关的压疮好发部位见于骶尾部、肩胛部、足跟等长期受压作用的部位,以及全身骨突处等部位。详见重症患者压疮好发部位与体位相关的部位。

(二)与体位无关的部位压疮成因

1. 颈托导致的压疮

颈椎病患者手术后取去枕平卧位,且术后因伤口疼痛不敢轻易活动及变换体位。颈托质地较硬,且与颈部组织接触不均匀,对组织的不适刺激容易被伤口疼痛所掩盖,减压不及时易导致相应部位压疮。好发部位为枕部、颈后、耳垂、引流管走行方向、下颌(彩图 3-12-3-1　颈托导致的颈部压疮)。

2. 石膏固定引起的压疮

石膏固定是骨科常用的治疗技术,由于石膏管型坚硬,与肢体贴合严密,难以适应肢体在创伤后的进行性肿胀,容易引起该部位受到石膏模具压迫而致血运障碍,造成局部压疮,甚至肢体缺血坏死。常见部位有石膏边缘、骨突出部位、足跟(下肢石膏固定)等(彩图 3-12-3-2　石膏固定导致的压疮)。

3. 各种牵引导致的压疮

(1)海绵带牵引导致的压疮:主要有小腿海绵带牵引和长腿海绵带牵引两种。长期使用,力学因素的作用极易发生压疮,压疮好发部位为股骨髁、内外踝、足跟部、跟腱处(彩图 3-12-3-3　海绵带牵引导致足踝部压疮)。

(2)颌枕带牵引导致的压疮:采用枕颌带牵引时重量需轻,过重则能压迫下颌产生压疮及张口困难,压疮好发部位为下颌、耳廓、脸颊(彩图 3-12-3-4　颌枕带牵引导致下颌压疮)。

(3)股骨髁上骨牵引:压疮好发部位为骶尾部、患肢足跟部(彩图 3-12-3-5　股骨髁上骨牵引并发骶尾部压疮)。

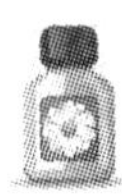

(4)胫骨结节骨牵引：压疮好发部位为患肢足跟部(彩图 3-12-3-6　胫骨结节骨牵引导致足跟压疮)。

4. 各种支具导致的压疮

(1)胸背支具导致的压疮：适用于胸椎结核、胸椎间盘突出等患者，由于力的作用易发生压疮。好发部位为脊突、腋下、肋弓、髂骨、髂前上脊(彩图 3-12-3-7　胸背支具导致的压疮)。

(2)肘支具：适用于神经系统损伤导致肘关节周围的肌肉瘫痪，伸屈功能丧失，压疮好发部位为肱骨内外髁、尺骨鹰嘴(彩图 3-12-3-8　肘支具引起的压疮)。

三、骨科患者压疮的预防

(一)石膏固定患者压疮的预防

1. 打石膏时，术者只允许利用手的大鱼际敷抹石膏以塑形，严禁用手指按捏或挤压。石膏未干时，容易受压产生凹陷，因此，石膏须干透后才能搬动患者，搬动时只能用手掌托起石膏而不能用手指抓捏，以免在石膏上压出凹陷，形成压迫点。

2. 在石膏内加衬垫，衬垫要求平整，骨突起处应充分垫匀，关节弯曲处屈侧的石膏必须顺纵轴充分拉平，以防出褶而向内压迫皮肤，特别注意对骨突出部位的保护。

3. 将石膏边缘修理整齐、光滑，使患者舒适，避免卡压和摩擦肢体；将患肢抬高，以利于增加淋巴液和静脉血的回流，减轻肿胀，从而减少石膏对皮肤的压迫。

4. 加强观察和检查，听取患者的主诉。对于露在石膏外面的皮肤，特别是沿石膏边缘及未包石膏的骨突出部位，每日至少检查 2 次，查看有无红肿、摩擦伤等早期压疮症状，以便早期发现，及时处理，定时帮助患者变换体位。

(二)牵引患者压疮的预防

1. 各种牵引棉垫保护的重点部位

牵引时应在骨突出部位垫棉垫，必要时在骨突出部位贴减压贴，防止对皮肤的磨损，防止皮肤压疮。下颌带牵引时，用棉垫保护好下颌角及耳后枕骨粗隆处；下肢牵引时，牵引带下缘用棉垫包裹小腿内外踝 1 周，防止牵引带下滑；骨牵引时，在大腿根部处垫海绵，在跟腱处加棉垫保护，并要求棉垫高度要适中，以足跟部离牵引带 3cm 的距离为宜(彩图 3-12-3-9)。

2. 正确实施操作

正确操作，避免人为压疮的发生，如系骨盆带时，应保证其宽度的 2/3 在髂嵴以上的腰部，牵引带在骨盆两侧对称，在足侧系于滑轮上牵引。必要时在双腋下各置一布带进行对抗牵引。再如实施骨盆兜悬吊牵引时，将兜带从后方包住骨盆，前方两侧各系一牵引绳，交叉至对方上方滑轮上悬吊牵引。牵引重量以臀部抬离床面 5cm 为宜。

3. 加强对压疮的护理评估

要倾听患者的反应，经常检查受压部位，观察其颜色温度的变化。观察患肢末梢循环，注意肢体疼痛、颜色、皮温的变化，特别注意足背动脉的波动情况，以免产生压力性溃疡及坏死。

四、骨科患者压疮告知的内容

骨科患者由于皮肤的完整性的改变，以及各种辅助治疗物品的应用，在术后压疮的预防尤为的重要。首先，骨科患者应注意皮肤的护理，保持皮肤清洁干燥，按时给予床上擦浴，床单位整洁无杂物，按时更换体位，避免局部皮肤组织长期受压，增加患者身体与床的接触面积，降低接触面的压力。其次，颈椎病手术后患者预防颈托压迫组织，术前选择合适的颈托，在颈托内垫好棉垫。定时检查颈托固定部位皮肤组织有无受压痕迹，如有受压及时解决。再者，对于处于压疮高度危险的骨肿瘤患者要向患者及其家属进行适当告知，做好患者和家属的健康教育培训，骨肿瘤患者需要家人更多的关心和照护，非常有必要对其进行压疮防护知识的培训，获得患者和家属的主动配合。并且鼓励患者进食高蛋白、高热量、高维生素饮食，对不能进食者做好肠内、外营养支持的护理，保证营养平衡，最大限度增强患者体质。还有石膏固定的患者在石膏内加衬垫，衬垫要求平整，骨突起处应充分垫匀，关节弯曲处屈侧的石膏必须顺纵轴充分拉平，以防出褶而向内压迫皮肤。特别注意对骨突出部位的保护。将石膏边缘修理整齐、光滑，使患者舒适，避免卡压和摩擦肢体。将患肢抬高，以利于增加淋巴液和静脉血的回流，减轻肿胀，从而减少石膏对皮肤的压迫。最后，对于使用牵引的患者需告之注意各指趾端感觉的变化。

第四节　神经科患者压疮的防护

压疮一直是临床护理工作中较为棘手的问题。神经科患者由于疾病造成的机体的变化，使压疮的发生率有所升高。有研究表明神经科患者的压疮发生率达30%～60%。而且压疮是导致7%～8%脊髓损伤患者直接病死的根本原因，因此，早期识别压疮的危险因素，评估发生压疮的危险性，采取积极有效的预防措施，进而降低压疮发生率是临床护理人员需解决的问题，也是评价护理质量的主要指标。

一、神经科患者发生压疮的危险因素

(一)感觉功能障碍是首要因素

神经科患者常由于中枢或周围神经功能减退或丧失，感受不到过度压迫导致的疼痛刺激，从而不会自主变换体位或要求更换体位，致使局部组织持续受压。因此，神经科患者的感觉功能障碍是发生压疮的诱发因素。

(二)意识障碍是关键因素

意识障碍是神经科患者最常见的症状之一。意识障碍是由于人体高级神经活动受到抑制，机体对自身和外界环境刺激缺乏反应能力的一种精神状态，如重症颅脑损伤患者急性期常伴有不同程度的意识障碍。随着意识障碍程度的不断加深，患者的感知觉、运动能力以及各种生理反射也在不断的减弱或消失。临床上通过GCS评分评定患者意识状态，是一种客观量化指标，有研究表明，GCS评分与压疮评分量表Braden呈正相关，所以当GCS评分越低，提示意识障碍越重，其发生压疮的几率则越高。意识障碍患者完全丧失劳动能力和生活能力，卧床不起，躯体移动和体位变换发生障碍，身体完全处于被动体位状态下，患者皮肤所承受的垂直压力、摩擦力、剪切力大大增加。

(三)组织水肿是促成因素

重症脑功能损伤患者的血清白蛋白下降一般出现在发病后的1～2周。当患者血生化指标出现前白蛋白下降时，血清白蛋白也会随之降低；血浆胶体渗透压下降，易造成组织器官水肿。重症患者低蛋白血症是一种营养缺乏的表现，低蛋白血症是发生压疮的内在因素，有研究表明，当血清白蛋白<35g/L时，患者发生压疮的可能性是正常人的5倍，低蛋白血症发生后组织器官皮肤水肿，皮肤变薄，皮下脂肪减少，抵抗力弱，加之患者长期卧床皮肤出现重力低垂性水肿，此时皮肤摩擦力大大增加，受力受压后易发生压疮。此外，神经科患者因症状复杂，易造成失水、电解质紊乱及肾功能衰竭。肾脏无法排除身体的代谢废物，无法行使正常功能时，会导致毒素、废物和水分堆积在体内，而引起急性肾衰竭，出现意识障碍加重、血压下降、尿量减少或无尿，导致的组织水肿，此时皮肤组织血流量减少，皮肤抵抗力下降，也易引起压疮的发生。

(四)体温变化是诱发因素

神经科患者体温升高以中枢性高热多见，可高达41～42℃，皮肤干燥少汗，皮肤温度分布不均，四肢低于躯干。体温升高导致基础代谢率提高，体温每升高1℃，组织代谢需氧量增加10%。若神经科患者使组织持续受压产生缺血、缺氧和营养物质供应不足，缺血组织的耐受力降低，合并体温过高引起的高代谢需求，易增加压疮的发生。相反，低体温时，由于交感神经系统激动和儿茶酚胺释放增加会引起外周血管收缩，引起血容量下降，血液黏稠度升高，使受压部位血供减少，也是导致压疮的另一重要因素。

(五)活动受限是易发因素

神经科脑血管病患者多伴有肢体不同程度的受损，肢体肌力改变，自身活动受到影响。轻度受损患者肌力减弱，重度受损患者可出现偏瘫或全瘫。肌力的改变，在很大程度上限制了活动的自由，瘫痪肢体均为被动体位，静脉、淋巴回流不畅，循环受阻，偏瘫侧肢体发生压疮的几率将明显上升。其次，神经科患者在去皮质强直与去大脑强直时肌张力增高多见。肌张力是肌肉静止松弛状态下的紧张度，是维持身体各种姿势以及正常运动的基础。由于肌张力增高致使患者身体支撑面减小，身体的重力在仰卧位时更加集中于枕骨粗隆、骶尾部、足跟，而侧卧位时集中于肩峰、肘部、内外踝。这种力作用的效果与压力的大小成正比，与受力面积成反比。因此肌力和肌张力的改变导致患者活动受限，压疮发生率也增高了。

（六）创伤后的应激反应是重要因素

神经科患者，无论是创伤、脑血管病还是脑肿瘤，均存在强烈的应激反应，应激激素大量释放，中枢神经系统和神经内分泌传导系统必然发生紊乱，可出现胰岛素抵抗、糖脂代谢紊乱，身体内环境的稳定性被破坏，机体组织发生非特异性反应；由于应激反应，组织微循环障碍和营养不良使皮肤失去活性，降低了皮肤弹性，减少了皮肤与骨骼之间的自然缓冲作用，皮肤损伤因素相对增强。急性损伤应激反应程度与早期压疮发生有关，损伤应激引起的系列病理变化是压疮发生的物质基础。损伤后发生压疮的患者应激水平高于未发生压疮者。

二、神经科患者压疮的好发部位

神经科患者多与重症患者压疮好发部位相同，更易发生在感觉障碍侧躯体及瘫痪部位。因为偏瘫患者无论是清醒或是躁动，均容易向患侧翻身而使患侧受压，而患侧肢体通常有皮肤营养不良或水肿，一旦受压易发生压疮。

三、神经科患者压疮的预防

（一）积极治疗控制原发病是预防压疮的根本措施

采取有效地针对原发病的治疗措施，使患者各个脏器尽快地发挥稳定有效的功能，使机体处于稳定状态。通过控制、治疗原发疾病，增强机体抵抗力和组织修补能力，提高皮肤耐受性，预防压疮的发生。

（二）加强的高危患者和高危因素的早期识别能力

对于神经科患者，除了应用压疮风险评估工具对压疮的高危因素进行评估以外，还应特别注意准确评估患者的感觉障碍、意识障碍、运动障碍、脊髓损伤的严重程度，从而有针对性的重点加强对高危患者压疮防范工作。

1. 感觉功能评定

感觉功能评定是用客观的量化的方法有效地和准确地评定患者感觉功能障碍的种类、性质、部位、范围、严重程度和预后的评估方法。通过对感觉检查结果的分析，能判断引起感觉变化的原因，感觉障碍对日常生活、功能活动及使用辅助用具的影响，以采取相应的安全措施防止患者由于感觉上的变化而受损伤（如并发压疮）。感觉障碍的程度可按感觉消失、感觉减低、感觉过敏、感觉异常四类分别用虚线、实线、点线、曲线表示，还可根据感觉种类的不同使用不同颜色的笔，如触觉用黑笔，痛觉用蓝笔，温度觉用红笔，本体觉用黄笔等。下面重点介绍浅感觉的检查。

(1)轻触觉：让患者闭目，检查者用棉花或软毛笔对其体表的不同部位依次接触（图 3-12-4-1），询问患者有无感觉，并且在两侧对称的部位进行比较。刺激的动作要轻，刺激不应过频。检查四肢时刺激的方向应与长轴平行，检查胸腹部的方向应与肋骨平行。检查顺序为面部、颈部、上肢、躯干、下肢。

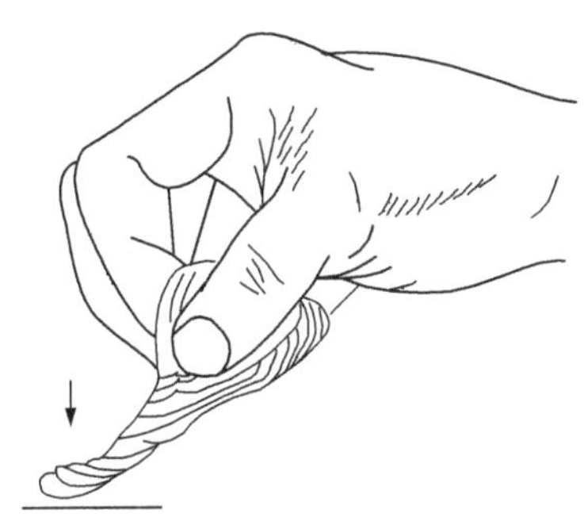

图 3-12-4-1　轻触觉检查

(2)痛觉：让患者闭目，检查者用大头针或尖锐的物品（叩诊锤的针尖）轻轻刺激皮肤（图 3-12-4-2），询问患者有无疼痛感觉。先检查面部、上肢、下肢，然后进行上下和左右的比较，确定刺激的强弱。对痛觉减退的患者要从有障碍的部位向正常的部位检查，而对痛觉过敏的患者要从正常的部位向有障碍的部位检查，这样容易确定异常感觉范围的大小。

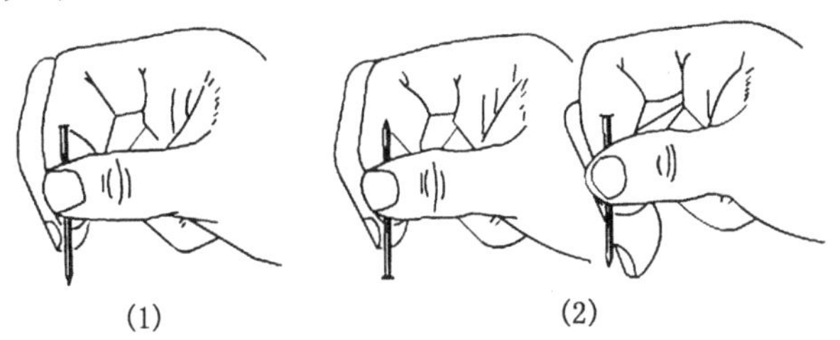

图 3-12-4-2　痛觉检查

(1)用针尖刺皮肤

(2)以针帽刺皮肤或将针尖提起用中指接触皮肤

(3)压觉：让患者闭眼，检查者用大拇指用力地去按压肌肉或肌腱请患者指出感觉。对瘫痪的患者压觉检查常从有障碍部位到正常的部位。

(4)温度觉：温度觉包括冷觉与热觉。冷觉用装有5～10℃的冷水试管，热觉用40～45℃的温水试管。在闭目的情况下交替接触患者皮肤，嘱患者说出冷或热的感觉(图3-12-4-3)。选用的试管直径要小。管底面积与皮肤接触面不要过大，接触时间以2～3s为宜，检查时两侧部位要对称。

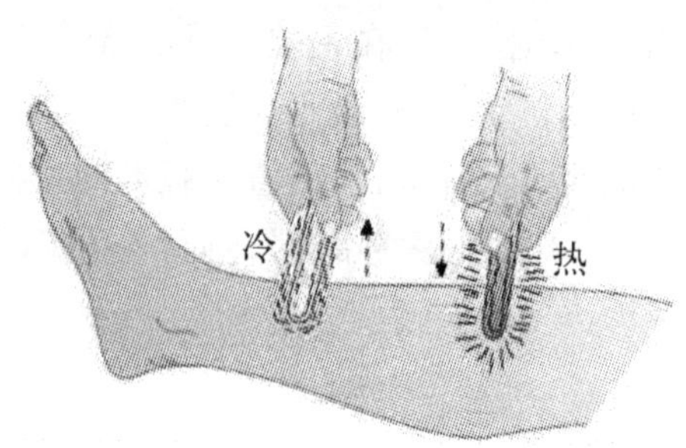

图3-12-4-3 温度觉检查

2. 意识障碍评价

意识障碍的程度是评价与量化脑损伤患者病情严重程度的重要依据与指标，是患者病情变化的动态监测指标，具有重要的临床意义。格拉斯哥昏迷评分(Glasgow coma scale，GCS)是评定患者意识状态的一种客观量化指标(表3-12-4-1)，GCS总分15分，GCS分值越低提示病情越重，病死率越高。GCS评分为13～15分提示轻度意识障碍，9～12分提示中度意识障碍，3～8分提示重度意识障碍。

表3-12-4-1 GCS量表

睁眼反应	语言反应	运动反应
自发性睁眼 4分	定向力正常且能交谈 5分	对指令性动作准确服从 6分
能用语言唤醒 3分	定向力不正常但能交谈 4分	对疼痛刺激能准确定位 5分
痛刺激能睁眼 2分	用词不当 3分	对疼痛刺激能躲避 4分
不睁眼 1分	语言不清 2分	有屈曲动作(去皮层状态) 3分
	无反应 1分	有伸展动作(去大脑状态) 2分
		无反应 1分

3. 运动功能障碍评估

神经科患者多伴有不同程度的肢体受损，使肢体肌力改变，自身活动受到影响。临床将肌力分为六级(表3-12-4-2)，正确判定肌力分级具有重要临床意义。

表3-12-4-2 肌力分级

分级	描 述
0级	肌肉完全麻痹，触诊肌肉完全无收缩力
Ⅰ级	肌肉有主动收缩力，但不能带动关节活动
Ⅱ级	可以带动关节水平活动，但不能对抗地心引力
Ⅲ级	能对抗地心引力做主动关节活动，但不能对抗阻力，肢体可以克服地心引力，能抬离床面
Ⅳ级	能对抗较大的阻力，但比正常者弱
Ⅴ级	正常肌力，肌力正常运动自如

4. 脊髓损伤后各种功能丧失的程度

可以用截瘫指数来表现，“0”代表功能完全正常或接近正常；“1”代表功能部分丧失；“2”代表功能完全丧失或接近完全丧失。一般记录肢体自主运动、感觉及二便的功能情况。相加后即为该患者的截瘫指数，如某患者自主运动完全丧失，而其他两项为部分丧失，则该患者的截瘫指数为2+1+1=4，三种功能完全正常的截瘫指数为0，三种功能完全丧失则截瘫指数为6。其可以大致反映脊髓损伤的程度、发展情况，便于记录，还可比较治疗效果。

5. 脊髓损伤患者压疮风险评分表

Salzberg和Byrne提出了脊髓损伤(Spinal cord injury，SCI)患者发生压疮的3类15种主要危险因素及6类58种次要因素，并提出了全新的、适合SCI患者这一特殊群体的压疮预测评分方法(表3-12-4-3)。

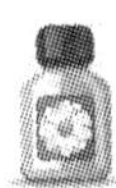

表 3-12-4-3 SCI 患者发生压疮的预测评分方法

评估项目	分值及评估依据	记分
1. 活动能力	0 能走动 （在无需帮助或需要帮助的情况下能够行走） 1 依赖轮椅移动 （能在床上坐起，但不能支持自身体重和/或必须在帮助下才能进出座椅或轮椅） 4 完全卧床 （仅能在床上移动，24h 局限于床上）	
2. 运动能力	0 能完全运动 （运动自由，不受限制，能随意控制和运动所有肢体） 1 运动受限制 （包括轻度和重度活动受限，指在运动时需外界轻微或较大的帮助） 3 不能运动 （完全不能运动，不能自己改变体位，即使轻微的身体或者肢体的位置改变，亦需要外界的帮助，在运动方面完全依赖他人）	
3. 完全性脊髓损伤	0 不是 1 是 （远端骶段（S_4～S_5）无任何神经功能（括约肌张力及肛区感觉）残留，往往是脊髓横断面损伤）	
4. 大小便失禁或持久潮湿	0 无 1 有 （大小便失禁指膀胱、肛门的控制能力差或完全失去控制能力，每天至少发生 1 次尿失禁或大便失禁。持久潮湿指皮肤几乎持久地暴露于潮湿的环境（如出汗、小便等））	
5. 自主神经反射不良或持久痉挛	0 无 1 有 （是胸椎 C_6 及其以上脊髓平面损伤出现的一种自主神经过度兴奋状态，由交感神经对体内外各种诱发刺激的过度反应产生，其表现包括血压升高、颜面潮红、多汗、脉率加快等。严重痉挛指轻微的刺激（触、叩、牵拉）即引起肢体持续的抽搐）	
6. 年龄（岁）	0 ≤34 1 35～64 2 ≥65 （评估时年龄）	
7. 吸烟	0 从不吸烟 （至今（指进行评估时）吸烟总量＜10 包） 1 以前吸烟 （至今吸烟总量＞10 包，但已停止吸烟 2 个月以上） 3 现时吸烟 （吸烟习惯延续至今）	
8. 肺部疾患	0 无 1 有 （主要指引起血氧饱和度下降的肺部疾患）	

续表

评估项目	分值及评估依据	记分
9. 心脏疾患或异常心电图	0 无 1 有 (心脏疾患指以前有心脏疾病的记录,充血性心力衰竭。异常心电图主要指心脏供血不足的早期心电图表现(主要为冠心病))	
10. 糖尿病	0 无 1 有 (已经确诊为糖尿病,或目前血糖>110mg/dl(6.1mmol/L))	
11. 肾脏疾病	0 无 1 有 (主要指尿中蛋白质增多的肾脏疾患)	
12. 认知功能损害	0 无 1 有 (包括老年痴呆症,警觉水平降低,脑外伤出血,脑血管意外,麻醉药品中毒,服用镇静剂或安定药,定向力丧失,应答能力丧失)	
13. 住在医院或护理院	0 不是 1 是 (评估时住在医院或护理院)	
14. 白蛋白<34g/L 或总蛋白<64g/L	0 不是 1 是	
15. 血球压积<36%或血红蛋白<120g/L	0 不是 1 是 总分(0~25 分)	

注:低风险 0~2 分,中风险 3~5 分,高风险 6~8 分,极高风险>9 分

(三)正确姿势可预防压疮的发生

1. 偏瘫患者的卧姿要点

(1)偏瘫患者仰卧位要点:床铺尽量平整;头位要固定于枕头上;双侧肩关节固定于枕头上,偏瘫侧上肢伸直固定于枕头上和躯干呈 30°,肘、腕、指关节尽量伸直,偏瘫侧臀部固定于枕头上。平卧时,在患侧身下垫体位垫或枕头,使患者处于患侧稍高于健侧的体位,这样即使患者健侧人为用力翻转也不会使患侧受压(图 3-12-4-4)。

(2)偏瘫患者患侧卧位要点:床铺尽量平整;头位要固定,躯干略为后仰,背后和头部各放一枕头固定;偏瘫侧肩关节向前平伸内旋,偏瘫侧上肢和躯干呈 90°,在床铺边放一小台子,手完全放上,肘关节尽量伸直手掌向上;偏瘫侧下肢膝关节略为弯曲,髋关节伸直,健侧上肢放在身上或枕头上,健侧下肢保持踏步姿势,放枕头上,膝关节和踝关节略为屈曲(图 3-12-4-5)。

(3)偏瘫患者健侧卧位要点:床铺尽量平整;头位要固定,和躯干呈直线,躯干略为前倾;偏瘫侧肩关节向前平伸,偏瘫侧上肢放枕头上,和躯干呈 100°;偏瘫侧下肢膝关节、髋关节略为弯曲,腿脚放枕头上;健侧上肢随患者取舒适位置放置,健侧下肢膝关节、髋关节伸直(图 3-12-4-6)。

2. 在轮椅上缓解压力的技巧

(1)使用正确坐姿,应用减压坐垫:在轮椅上患者应该靠在轮椅靠背、坐在轮椅中间;上半身保持挺直且靠在靠背中间,两肩保持水平;脚放在脚踏板中间,脚底接触到(紧贴)脚踏板。脊髓损伤的患

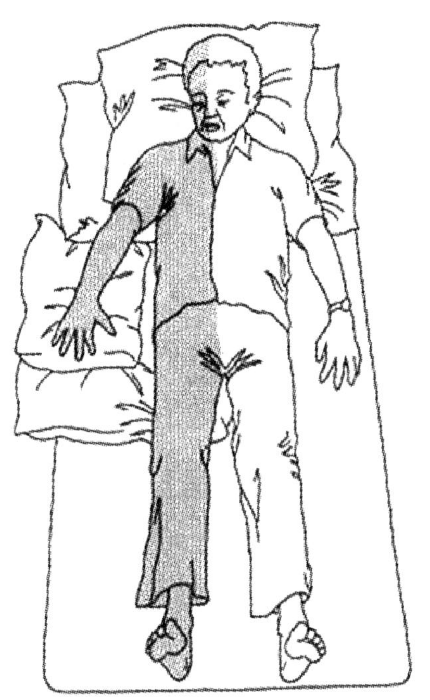

图 3-12-4-4 偏瘫患者仰卧位
（阴影代表偏瘫侧，下同）

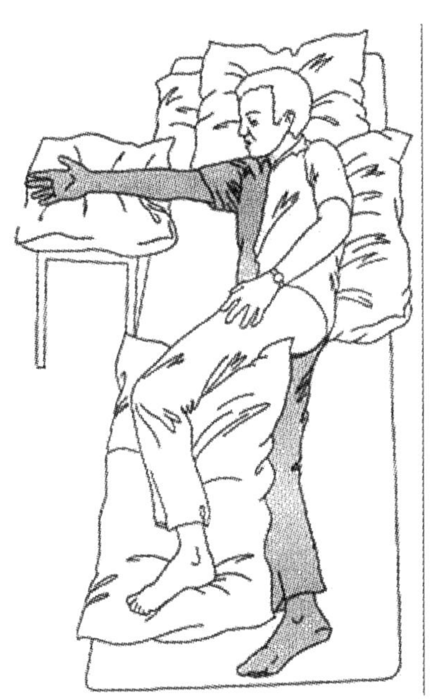

图 3-12-4-5 偏瘫患者患侧卧位

者坐在轮椅上时，如患者直接坐在帆布、木头或金属座椅上，很容易产生压疮，应选择舒适的坐垫，并调整脚踏板高度使轮椅坐垫与患者腘窝之间留有两手指的距离，这样对预防压疮的发生有帮助(图3-12-4-7)。

(2)运用适当地减轻压力的技巧：坐在轮椅上时，患者除了使用较舒适的坐垫外，还需运用适当

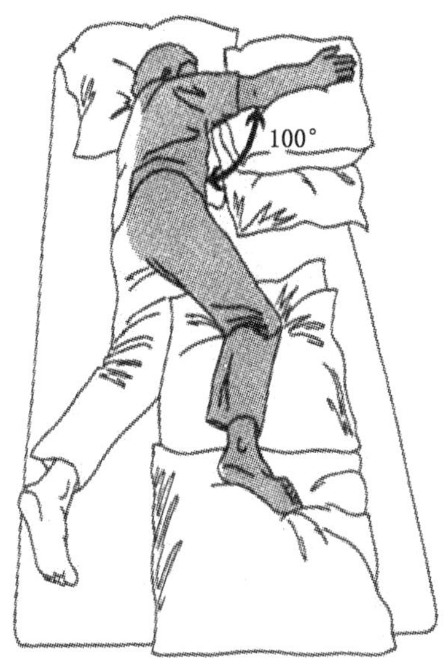

图 3-12-4-6 偏瘫患者健侧卧位

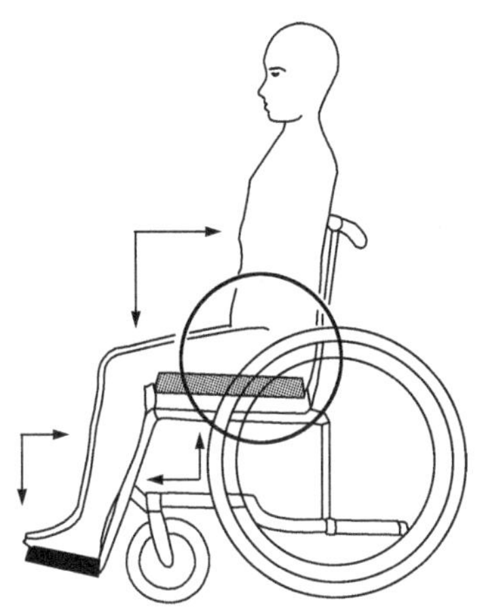

图 3-12-4-7 患者在轮椅上坐姿

的减轻压力的技巧，才能有效的缓解压力，避免压疮的产生。在兼顾安全性与方便性的情况下，患者可依自己的能力与习惯，选择一种减压方法，每次至少要施行 1min。在受伤后的前几个月内，轮椅上的减压动作最好每隔 20～30min 就要做 1 次，随着患者活动量的增加且没有压疮的征兆出现时，减压动作的频率可考虑减少，但减压动作相隔时间不易超过 1h(图 3-12-4-8)。注意做下列动作之前，应先刹住车轮。

(四)营养的合理补充

预防营养不良是减少压疮形成的重要策略之一，是高危患者预防压疮整体措施的一部分。临床应采取措施，保证患者摄入满足其需要量的能量和蛋白质。对于重症脑损伤影响进食的患者，通过采

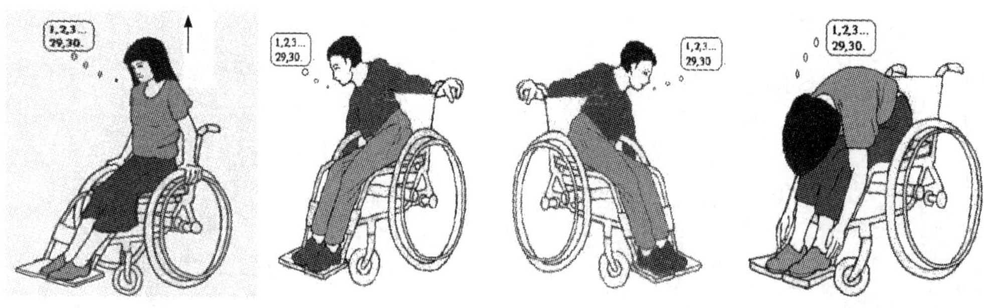

图 3-12-4-8　部分轮椅上减压的技巧

用洼田饮水试验，给予鼻饲管护理，根据疾病、公斤体重、出入量等有计划的给予肠内营养，以达到患者所需能量、蛋白质和微量元素的充足供给。严密监测白蛋白、前白蛋白化验值及血色素值，充分评估患者营养状况，必要时静脉输注人血白蛋白。根据患者情况选择合适的肠内营养，保证患者的营养供应，预防压疮的发生。

（五）早期康复的同时注意压疮的预防

随着神经康复医学的发展，早期的康复功能锻炼对神经科患者尤为重要，此外还需在思想上开导患者，给予鼓励和安慰，解除其害怕运动的顾虑，使患者以良好的情绪投入康复训练。瘫痪的肢体每天数次被动运动，以加强血液循环，患者尽早开始进行主动性的垫上运动训练，包括翻身、起坐及上肢肌力增强训练等。能坐的患者则加强“push-up”动作的训练（支撑训练：用双手支撑床面、椅子扶手等将臀部抬离床、椅面。至少 30min 1 次，每次坚持 60s）。每天不能长时间保持坐位者，应多次自行检查皮肤状况。

为了防止患者肢体挛缩，保持患者肢体功能位，矫形器已广泛的应用于临床，然而矫形器的应用给患者带来了受益的同时，临床护理人员也应注意它有可能给患者造成压疮，因此，在使用矫形器时要注意根据患者的情况选择理想的矫形器，急性期针对不同关节利用矫形器给予保护性和预防性的穿戴，如护肩、手功能矫形器、静息性踝足矫形器。恢复期为了抑制肢体的痉挛采用矫形器，配合其他治疗方法，减轻肌张力和痉挛症状，如抗痉挛手腕矫形器、抗痉挛抓握用矫形器、对掌矫形器、充气充板、肢套、踝足矫形器。佩戴矫形器时，压疮的预防措施包括：首先，注意检查局部皮肤有无发红、疼痛、破损等，并针对出现的问题及时采取有效措施；其次，骨突出部位应加软垫缓解受压，对局部受压严重的矫形器应请矫形师进行调整；再者，注意保持皮肤清洁，每日清洗局部皮肤；最后，痉挛期间断使用，即穿戴 2～3h，放松 30min。此期因肌张力高，故应注意勿使用暴力牵伸患肢而强行穿上矫形器，应先采用放松手法等措施降低过高张力后再穿戴矫形器。

（六）使用抗血栓弹力袜患者的压疮预防

神经科患者大部分卧床时间较长，加之肢体活动障碍等种种因素，是下肢深静脉血栓的好发人群，使用抗血栓弹力袜已成为神经科患者的护理常规，然而由于抗血栓弹力袜生理梯度压力设计的特殊性，不正确的穿着抗血栓弹力袜也成为了患者发生压疮的隐患，因此要特别注意以下几点（图 3-12-4-9）。

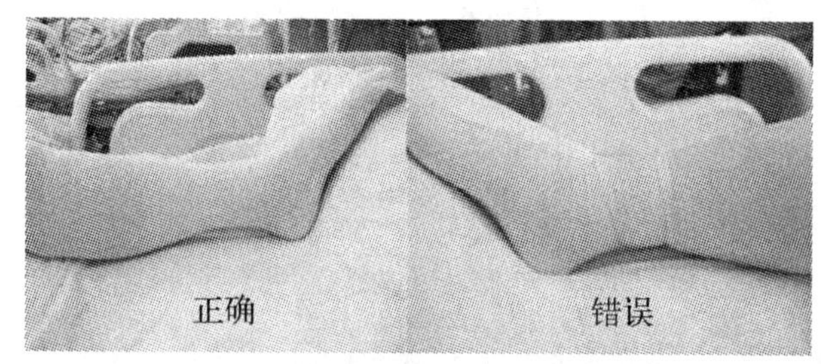

图 3-12-4-9　抗血栓压力正确和错误的穿着方法

1. 穿弹力袜前，每日测量双下肢不同平面的周径，髌骨以上 10cm，髌骨以下 10cm，双侧肢体周径相比较且与以前记录的动态对比。

2. 根据个体差异和病情，应选择合适的尺寸和压力适当的弹力袜，宽度、松紧度要适宜，以能伸进 1 手指的松紧度为宜，并使患者抬高双下肢，避免过紧造成患者压疮。

3. 任何情况下请勿翻转袜跟，使用腿长型弹力

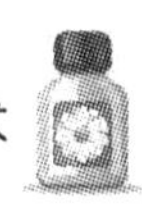

袜时应穿到大腿根部，勿将弹力袜膝盖以上部分折叠覆盖在膝盖上。

4. 穿好后要检查弹力袜均匀无皱褶，每日观察肢端的皮肤色泽、温度及有无肿胀、疼痛等情况。

四、神经科患者压疮告知的内容

（一）告知做好基础护理的重要性和方法

1. 皮肤清洗

皮肤清洗包括去除皮肤上的污染物和分泌物，维持皮肤清洁是促进皮肤健康的每日护理目标。住院患者每日做好晨晚间护理、口腔护理、面部及耳后清洁、会阴冲洗、足部清洁、手部清洁，皮肤污染时随时清洗，清洗时水温与体温相近，使用温和的清洗剂以减少皮肤刺激和干燥，又不影响皮肤呼吸。老年、儿童和水肿患者清洗皮肤时勿用力擦洗，以免摩擦力过大损伤皮肤。

2. 皮肤保护

对感觉障碍的患者使用热水袋或冰袋时注意防烫伤、冻伤。皮肤和伤口角质层保持足够水分有助于防止机械性外伤。干燥的皮肤易受损伤，因此对皮肤干燥的患者指导水分摄入的同时，建议使用润肤剂，降低皮肤干燥的环境。

（二）告知减压工具的应用方法

1. 气垫床的正确使用

向患者告知使用气垫床的作用及目的，并告知家属；将气垫泵放在一个平面上或挂在床尾；将垫子放在患者褥子的上面，根据患者气垫的要求给予正确放置；床垫上的空气软管连在充气泵上保证空气软管在垫子底下勿打折或弯曲；接通电流，打开充气泵，启动后绿色的开关亮起，根据患者公斤体重调适其压力，待充气完成后正常使用。

2. 自制水囊、气囊、床挡保护套的应用

患者病情危重，某局部需给予预防压疮的保护，如患者耳廓、双足跟等处给予自制水囊。应用无菌橡胶手套灌入温自来水，将手套口打结封口，使手套形成水囊垫于患者骨隆突处，减少压力，给予局部保护。当患者应用呼吸机辅助呼吸时，在呼吸机与患者相邻的“Y”型管处系以橡胶手套自制水囊，避免了呼吸机管路直接压迫患者皮肤，减少了压疮的发生。对于危重患者，当应用自制水囊及气囊时，防止打结处垫于患者身体部位，这将会适得其反，给患者带来不必要的痛苦，降低护理质量。

3. 减压敷料的使用

预防及治疗压疮的新型敷料种类越来越多，可供选择性也各尽不同。根据患者的压疮风险评估，当Braden评分小于等于12分则提示有高度发生压疮的危险，选择易出现压疮的部位给予使用减压敷料，常采用透气性良好、增进血液循环的水胶体敷料或者泡沫类敷料贴敷于重症患者压疮好发部位，增强皮肤抵抗能力。

第五节　急诊患者压疮的防护

医院急诊科是急救医疗服务体系的重要组成部分，作为24h不间断提供医疗服务的一线医疗部门，承担着急症患者的抢救与治疗工作。急诊患者由于病情急、诊疗急于护理、急诊条件有限等原因可导致患者在急诊阶段发生压疮，且压疮不能被及时发现。根据国外近来的研究调查，在急诊医疗机构，压疮的发生率为8.5%～14.7%，甚至更高些。Yarkony等人研究在急诊护理机构压疮发生率为4.7%～9.2%，好发部位为尾椎、足跟、股骨大转子、坐骨结节。在美国北加利福尼亚中部急性病治疗医院中，2004年医院获得性足跟压疮的发生率是13.5%，2006年为13.8%。发生压疮不仅给患者造成不适，还可使原发病加重，增加感染并发症（如局部脓疡、败血症、骨髓炎）的风险，进一步威胁到患者生命安全。

一、导致急诊患者发生压疮的高危因素

（一）病情危重是根本因素

突发急症的病人，例如心脏骤停心肺复苏后的病人，血流动力学不稳定，组织灌流出现问题使得其对压力的耐受力显著降低；病情危重的病人可能会接受人工辅助通气及进行各种监护治疗，这些治疗性管道及监测导线都可能限制病人的躯体活动和体位变化，使得病人的活动能力下降，从而造成皮肤的长期受压，引起皮肤软组织的局部缺血和坏死；此外，危重病人使用的药物治疗也会威胁到皮肤的完整性，例如大剂量多巴胺能引起外周血管收缩，减少外周组织灌流和毛细血管血流，引起皮肤组织缺氧，导致压疮发生。

有些急诊病人的发病是慢性病急性发作，这类病人在慢性病的基础上还可能存在周围血管病、低蛋白血症等合并症，由于疾病的影响而存在营养不良等问题，这就会引起组织对压力的耐受性降低，皮肤受损的危险性增加。

（二）应激反应是重要因素

急性应激反应涉及身体和精神两大方面，它既是一种重要的防御性机制，也是生理反应的一部分。严重的应激反应能引起炎症介质或细胞因子的过度释放及神经内分泌紊乱，同时伴有胰岛素抵抗和糖脂代谢紊乱，内环境稳态遭到破坏，从而造成局部和全身性损害及代谢的改变，组织的抗压能力降低。有研究表明急性应激引起的系列病理变化是压疮发生的物质基础。急诊患者往往有年龄大、病情危重、遭遇生活事件多、应激程度高和精神心理损伤明显等特点，导致急诊危重病人发生压疮的危险性增高。

（三）医护人员重视不够是主要原因

急诊科是抢救病人生命的重要场所，很多来诊的急诊患者由于病情危重，需要立即进行抢救，在抢救过程中医生和护士的注意力可能主要集中在临床检查与诊断，观察病情变化上，对患者压疮的预防和护理重视较少，忽视病人的皮肤护理，造成发生压疮的危险性增高。

（四）翻身限制是易发因素

急诊科就诊病人病种繁多，病情危重，这些病人几乎必须卧床，而且很多病人由于病情需要不得不限制翻身。如心脏骤停的病人在实施心肺复苏术后生命体征不稳定；成人呼吸窘迫综合征病人在改变体位时可引起缺氧加重；呼吸衰竭的病人在使用人工通气装置搬动时可能会由于管道弯曲引起通气不足；血压不稳的病人在侧卧位时血压可变得不稳定；急性出血性脑卒中患者翻身可能诱发脑疝，这些情况下翻身都可能会对病人的生命造成一定的威胁，而限制翻身，病人的皮肤就会处于长期受压状态，压力作为压疮发生最重要的致病因素，导致急诊危重病人发生压疮的危险性增高。

（五）急诊工作环境的客观现状是促成因素

国外有研究显示急诊病人停留时间的长短对压疮的发生有一定的影响。急诊病人由于等待各种检查、或进行清创缝合或急救手术，或者由于病人病情复杂、住院病床紧张等多种原因造成病人急诊停留时间延长。急诊病床表面比较坚硬，缺乏弹性且空间较窄，不利于病人的翻身，使病人可能较长时间处于不活动状态，造成皮肤表面持续受到压力作用，一定程度上增加了压疮发生的可能性。急诊病人还可能由于病情复杂延迟入院或者是病人及其家属选择不入院治疗，从而使患者在急诊留观时间延长，使得上述危险因素更加恶化，这些因素共同作用均会引起压疮发生率增高。

二、急诊患者压疮的好发部位

（一）与体位有关的部位及压疮成因

1. 骨突出部位易受压

不同的卧位可能发生不同部位的压疮，但是应强调所有骨突出部均是压疮的好发部位，且多呈大面积的皮肤压红，包含Ⅰ级或Ⅱ级压疮（彩图 3-12-5-1　骶尾部压疮）。

2. 疾病导致的体位受压

如一氧化碳中毒患者出现意识障碍后长时间压迫一侧肢体，导致局部肌肉组织损伤、水肿、坏死，使肌肉筋膜下组织压力增加，出现神经血管受压体征，表现为受压肢体出现肿胀、水疱（彩图 3-12-5-2　受压肢体出现肿胀、水疱形成）。

（二）与体位无关的部位

急诊危重症患者由于病情危重、各种侵入性操作以及监护仪器与抢救设备的应用，在一些特殊部位会发生压疮，详见“本章第一节　重症患者压疮的防护”。

三、急诊患者压疮预防措施

与“第一节　三、重症患者压疮预防措施”基本相同。更加强调转变观念，提高对压疮预防的认识。应用压疮危险性评估量表预测、筛选压疮高危患者。要求急诊护士各班次定期对于高危病人，或在病人出现病情变化时就压疮危险因素做定性、定量分析，及时识别压疮的危险因素，对高危病人实施重点预防，并采取有效的对策。尤其要强调对于危重病人在积极控制原发病、抢救治疗的同时采取积极的预防措施，如定时改变体位，使用保护性减压设施等，避免压疮的发生。

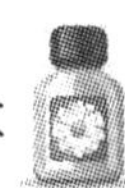

四、急诊患者压疮告知的内容

现代护理观念认为，患者及照顾者（家属或护工）与护士共同组成患者的护理小组，因此对患者及其照顾者的培训也至关重要。由于急诊工作的特殊性，每位患者均有家属陪护，因此在防控压疮的护理过程中，加强与患者及家属的沟通是十分主要的。医护人员要在压疮发生之前，及时告知患者及家属，让患者了解压疮发生的潜在危险因素，理解护士所给予的各种保护措施，以及如何配合压疮的预防及护理工作，并且告知患者压疮对疾病过程及愈后的影响，使患者和家属主动参予到压疮的防护工作中；同时要加强压疮预防知识的宣教，告知患者及家属正确预防压疮的措施和方法，发现不正确的措施要及时予以纠正，避免造成不必要的损伤；要结合患者及照顾者不同的文化背景，所受教育的程度、风俗习惯、社会地位、经济能力等，采取不同的培训方式，注重方法、最佳时机的选择，使其获得压疮的相关知识，提高其对预防压疮的重视和关注，从而积极配合护士工作，减少急诊危重患者的压疮发生。

第六节　老年患者压疮的防护

据美国压疮顾问小组（National Pressure Ulcer Advisory Panel，NPUAP）估计，仅在美国就有超过100万人患有压疮，发病率与年龄呈正相关。随着社会进入老龄化，老年人成为压疮发生的高危人群。随着年龄的增加，老年人认知功能存在不同程度的减退，认知功能损害也是压疮发生的一个重要危险因素。意识不清者较半清醒者发生压疮的危险性显著增高，有脑血管意外史和老年性痴呆是发生压疮的危险因素。老年人由于其本身皮肤老化、松弛，皮下毛细血管血流量降低，表皮再生缓慢，皮肤脆弱、弹性差，易损伤。在相同的力学因素作用下老年人更容易发生压疮，因此老年人压疮的防护显得尤为重要。

一、导致老年人发生压疮的高危因素

（一）老年人皮肤老化是首要因素

老年人表皮萎缩，皮脂腺、汗腺分泌减少，表皮和真皮的连接减弱，营养供应和能量交换减少，皮肤变软、变薄，光泽减退（图 3-12-6-1）。角质形成细胞分裂和表皮更新速度减慢，皮肤自我修复能力降低，老年人真皮层变薄、弹力纤维变粗，出现胶原降解样物质，皮肤伸展性、弹性和回缩性下降，胶原纤维含量减少，细胞间基质的黏多糖合成减少，加之皮下脂肪的减少，使皮肤弹性下降，出现松弛等皮肤老化的症状。老化的皮肤对压力的耐受程度将相对减弱，因此更容易发生压疮。

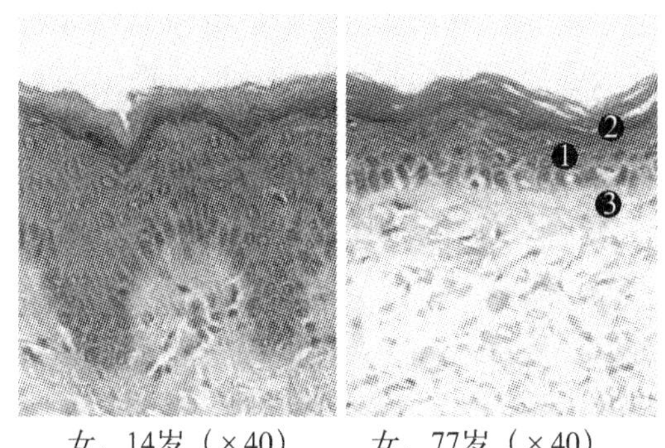

图 3-12-6-1　不同年龄表皮、真皮结构性改变

1. 扁平化——抵抗力差　2. 表层变薄——外观苍白、透明，脱屑　3. 支撑纤维减少——弹性差，皮肤不易回位

（二）老年人皮肤增生是重要因素

老年人皮肤的增生是指某些部位的某些组织增生。老年人表皮萎缩的同时，特殊部位皮肤却会有以表皮增生为主症的老年疣；皮脂腺萎缩，皮脂分泌减少的同时，在皮肤表面上可见点状的突起，这样就增加了皮肤表面的摩擦力，在相同力学作用下，此类皮肤发生压疮的几率将大于没有增生的皮肤。

（三）老年人疾病变化隐蔽性是诱发因素

老年人由于机体机能的变化，疾病发生变化时机体反应相对慢，也相对迟钝，当疾病发生变化时最早提示给临床的是患者行为的变化。有研究表明，老年人病情的变化与 APACHE Ⅱ 评分及 Braden 评分呈相关性，即当患者病情发生变化时，最初的变化可能表现为患者不爱活动、不爱说话、爱睡觉、浑身无力、精神状态欠佳等方面，以上状态下患者的 Braden 评分相应降低，压疮发生的风险增加，此时预示患者病情在发生着变化，需要引起足够的重视，积极控制原发病，防止压疮进一步的发展。

(四)老年人感觉功能障碍是易发因素

老年人由于中枢神经系统与外周神经系统的功能降低,神经传导速度减慢,神经反射时间延长,所以对外界的反应迟钝,某些疾病如糖尿病也可造成感觉功能障碍,使患者的自我保护能力降低,这是压疮发生的又一危险因素,由脊髓损伤等原因造成的感觉功能障碍常同时伴有运动功能障碍,这类患者发生压疮的可能性更大。

(五)老年人合并症多是促成因素

老年人多合并糖尿病、心血管系统等慢性疾病,糖、蛋白质代谢长期紊乱导致皮肤抵抗力下降,全身营养状况及组织修复能力差,加之皮肤组织含糖量高,利于细菌生长繁殖而诱发皮肤感染。末梢神经病变引起感觉障碍与微血管机能改变,或动脉粥样硬化而致皮肤供血不足,加上心血管系统的疾病,导致患者活动相对受限,卧床时间相对延长,因此压疮发生率也增加。

二、老年人压疮的好发部位

(一)与体位有关的部位

详见重症患者压疮好发部位与体位相关的部位。

(二)与体位无关的部位及压疮成因

1. 皮肤松弛引起的压疮

老年人由于皮肤较松弛,表皮与皮下组织紧密连接性差,给临床治疗与护理方面带来一定的问题。例如,给皮肤松弛的老年人皮肤表面贴膜时,需要把皮肤充分弄平后才能贴好,否则容易引起压疮(彩图 3-12-6-2 松弛皮肤易引发压疮)。

2. 毛细血管血流速度降低引起的压疮

老年人因生理改变,毛细血管血流速度降低,表皮再生缓慢,皮肤脆弱,在较小压力和摩擦力作用下血流被阻断即可产生压疮(彩图 3-12-6-3 两腿间摩擦作用产生压疮)。

3. 皮肤增生改变引起的压疮

皮肤若经常磨损,表面会形成角化的老茧。开始角化皮肤会对组织有一定保护作用,但时间一久,老茧越来越厚,越来越硬,对茧下组织就造成了压力,持续进行压迫就会造成茧下组织损害坏死而形成压疮(彩图 3-12-6-4 皮肤增生改变引起压疮)。

4. 皮肤干燥引起压疮

老年人表皮、真皮萎缩,汗腺减少,皮肤干燥、组织脆弱,皮肤出现疼痛及皲裂,容易发生压疮,也易受到感染(彩图 3-12-6-5 皮肤干燥引起压疮)。

5. 皮肤撕脱

由于老年人的皮肤薄而脆弱,因此皮肤撕脱是老年人常见的皮肤损伤。常发生在胫骨和手臂处,多由于剪切力和摩擦力而造成(彩图 3-12-6-6 皮肤撕脱)。

三、老年人压疮的预防

(一)提高早期识别能力

老年人因其毛细血管血流速度降低,皮肤相对脆弱,弹性差,抗压能力相对较弱。而此类患者压疮具有不典型性,给临床上的早期识别带来一定的困难,会延误预防、诊断、治疗的时机。有病例显示,老年患者压疮最早可呈现出类似蚊虫叮咬后出现的红色的小的凸起,如没能及时发现,在短时间内即可以出现面积较大的皮肤破损,出现深度的压疮(彩图 3-12-6-7 压疮早期表现不典型)。加之老年人体内水分总量及细胞总数都在逐渐减少,间质老化,弹性纤维合成减少,更新迟缓,伤口愈合能力相对较差,因此老年患者压疮早期识别是压疮处理的关键。

(二)注意保护皮肤完整

老年人皮肤的功能降低,皮肤反应减退,易受损伤,对细菌、病毒、真菌等病原微生物的防御力也减弱,在日常生活中保护皮肤是关键。首先,老年人皮肤损伤后伤口愈合比年轻人慢得多,因此要避免皮肤的损伤。其次,老年人皮肤相对敏感,在日常生活中需要合理饮食,避免食用刺激、易引起皮肤过敏的食物。防止皮炎、湿疹、荨麻疹等瘙痒性皮肤病的发生。内衣宽松适度,以棉织物为好,防止因为摩擦力的长时间作用引起压疮。再者,避免选用碱性物质清洁皮肤,过度破坏皮肤角质层使皮肤天然屏障功能丧失。

(三)做好评估和润肤

老年人皮肤干燥,组织脆性增加,预防压疮润肤是关键。应定期监测及评估皮肤状态,使用润肤香皂来清洗皮肤,使用润肤/保护霜来降低皮肤受损概率。涂抹润肤/保护霜时要顺着毛发生长方向

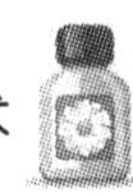

轻柔涂抹。

（四）积极治疗合理控制慢性疾病

人到老年，由于机体各方面机能的下降，会受到各种各样慢性病的侵扰，这些疾病或多或少地都会给老年人的生活带来一定的障碍，会影响到老年人的活动与饮食等方面。压疮的发生常常是在许多原发病的基础上而并发的，如糖尿病患者血糖控制效果不佳等，因此积极治疗、合理控制慢性疾病是预防压疮发生的基础。

四、老年人压疮告知的内容

老年人多数存在实践能力弱，理解力差的问题，因此老年人的告知应采取循序渐进，分次、反复强调的方法，并针对理解力的不同选用通俗易懂的言语，并且要按时提醒，给予充分监督。

（一）防止局部皮肤受压

长期卧床的老人应该每 2h 更换一次体位，在骨隆突处放置软支撑物，以减少局部受压，有条件时可使用气垫床等器具，通过气垫床的充气和放气，利用压点移动的原理使患者身体各处受压均匀。对长期坐轮椅的患者而言，坐骨结节是最容易发生压疮的部位，可以每 20～30min 移动一次受压部位，通过使老人在椅内前倾、后仰、侧斜等达到目的，使用电动轮椅自动调节体位也是可行的。

（二）减少摩擦力和剪力

长期卧床的老人翻身时需要多人合作，避免用力拉拽。在把老人搬离床或轮椅时，不要拖动而应把他们抬起来再移动。要保持椅面和床面平整，没有硬物和多余的东西。用软布等包裹可保护肘、足跟等处不至于擦伤。应避免卧床患者头部长时间抬起超过 30°，以免骶尾部、足跟部承受过大压力和剪力。

（三）注重营养的补充

临床发现血清白蛋白水平低于 35g/L 或体重减少超过 15%，即可认为存在明显的营养不良。加强饮食补充营养可明显减少压疮发生的危险。根据老人全身营养情况，制定结构比例合理的膳食表，少食多餐，保持蛋白质、糖、脂肪、维生素及微量元素的合理供给。如果进食有困难，则可进行鼻饲或适当给予静脉营养支持。怀疑有维生素或矿物质缺乏时应相应补充，必要时可根据医嘱补充白蛋白、复方氨基酸等提高机体抵抗力。

（四）预防皮肤干燥

1. 适当使用护肤品

根据自己的皮肤性质，选择合适的护肤产品。洗澡时尽量不用太烫的水，也不用香皂擦洗和搓澡，这样更容易使皮肤干燥、脱水。浴后涂抹乳霜，以保持表皮细胞的水分。

2. 经常多喝水

水占人体中的 65%左右，大量喝水能起到滋润的作用，尽可能多吃蔬菜和水果，既补充维生素又补充了内在的必要养分。

3. 通过食物来补充水分

经常吃滋阴润肺之物，如蜂蜜、芝麻等食物，尽量避免刺激性食物。合理地安排自己的作息时间，保持神志安宁，让自己保持乐观的情绪。

4. 坚持防晒

在每个季节都应注意防晒。出门涂些有防晒指数或有紫外线隔离作用的护肤品，或带把伞，对护肤很有益处，防止水分丢失，可以预防皮肤干燥。

（五）心里疏导

随着人们对压疮认识的不断加深，目前有关压疮的治疗与护理有多种方法和手段，在护理实践中如果只靠一种单一的方法来治疗护理压疮，那是不能完全奏效的，因为人体是统一的整体，需要身心的全面配合。因此，需要告知老年人家属给予老人充分的支持与鼓励，让老人树立康复的信心。只有掌握了全身和局部以及心理到生理的全面综合治疗，才有助于压疮的及早愈合。

第七节　小儿患者压疮的防护

相对成人，儿童压疮的调查较少，但相关研究证实儿童压疮确实存在，并日渐受到重视。McLane 等调查美国多地区 9 家医院中 0～7 岁患儿，压疮发生率为 4%；Waterlow 观察骨科、内科、外科、PICU 和康复科患儿，发现其压疮发生率为 5.6%；Neidig 报道心脏手术后患儿的压疮发生率为 16.9%。多项研究发现，危重度高的 NICU 和 PICU 中患儿的压疮发生率可高达 19%～26%。中国某儿童医院的压疮发生率为 17.56%，说明儿童压疮问题确实存在，成为儿科护理的研究热点之一。压疮不仅会影响患儿的康复，还可能给患儿造成终身的身体畸形和形象损害，如枕部压疮在成人发病率较低，但在新生儿及小婴儿则比较好发，严重的枕部压疮可导致瘢痕性秃发，影响小儿的身心发育。

一、导致小儿发生压疮的高危因素

(一)小儿皮肤特点是首要因素

小儿皮肤娇嫩，婴儿与儿童之皮肤较成人稍薄，表皮细胞只有3～4层，新生儿大部分皮肤仅厚1mm左右。皮肤外观平滑、细嫩，纹理不清，且容易受损伤。

新生儿表皮角质层、透明层和颗粒层均很薄，发育不完善。角质层由2～3层角化的细胞组成，彼此联系松弛，容易脱落。表皮的基底层发育旺盛，细胞增生很快，但其中的结缔组织和弹力纤维发育较差，与表皮和真皮的联系不够紧密，因此表皮较易脱落。儿童真皮的胶原纤维及弹力纤维脆弱，结缔组织中基质丰富，皮肤细胞含水量较成人高，所以受机械、化学、温热刺激容易水肿、出血、起疱，但吸收亦较成人快，容易发生糜烂，尿布皮炎等。

从胎生第5个月，皮下脂肪组织开始发育。出生后，全身的皮下脂肪已相当显著，尤以面部及四肢发育较好。在生后半年内，皮下脂肪增长迅速。6个月后，皮下脂肪的增长速度逐渐减慢。皮下脂肪能缓冲外力，也是热的绝缘体，可以保持体温。

刚出生的婴儿的皮肤是无菌的，但生后不久便附有细菌，细菌数量逐日增多，遍及整个表皮，因此保持皮肤的清洁很重要。新生儿皮脂腺发达，额部皮脂分泌比成人还多，胸部的皮脂分泌与成人相等，多数新生儿的鼻部、耳廓可见皮脂腺增生的黄白色粉刺；到儿童期皮脂腺变小，分泌减少；到青春期皮脂腺分泌亢进，这时易发生痤疮、粉刺。儿童汗腺的数量与成人相等，为200万～450万，但每单位面积皮肤的汗腺数比成人多，所以婴幼儿时期容易发生痱子。

(二)感知觉缺失和移动度受损是主要因素

根据压疮形成的经典学说，压力和组织对压力的耐受性两个因素共同决定压疮的形成。在儿童，大量研究证实，压疮与移动度受损、感觉缺失、潮湿、摩擦力、营养不良和血液动力学改变等因素有关，其中更主要与感知觉缺失和移动度受损有关。严重疾病可降低患儿对压力的反应力，削弱其自我保护能力，促成了压力对组织的损害。血压袖带、血压探测头、肝素帽等各种医疗器械和治疗措施进一步限制了患儿的活动，增加了压疮发生的危险性。

(三)年龄因素是相关因素

小儿压疮与年龄存在显著关联。文献报道发现，年龄偏小的患儿更易发生压疮。一方面，年龄偏小的患儿由于感觉认知和表达能力发育不全，无法识别和消除潜在压疮危险。Willock调查11家医院的儿科住院患儿，50%压疮与器械压迫或皮肤摩擦有关，低龄患儿的感知觉发育尚未健全，自我表达和自我保护能力不足，也使其成为潜在的压疮易感人群。另一方面，年龄偏小患儿对照护者的依赖性大，照护者护理不当和预防疏忽更易导致压疮出现。王彩凤等人的研究证实了压疮的发生与年龄因素密切相关。目前先心病的手术趋向复杂化、低龄化，由于婴幼儿皮肤娇嫩，抵抗力差，加之术中深低温，使其代谢率降低、末梢循环差，术后极易形成急性压疮。

(四)病情危重是易发因素

小儿压疮的发生，存在明显的科室和疾病分布。相关调查显示，在心胸外科、骨科、重症监护室等科室中，患儿的危重度普遍较高，压疮发生率也较一般科室高(15%～26%)。多项研究发现，严重疾病可降低患儿对压力的反应力，削弱其自我保护能力。Curley等对监护室危重患儿的研究发现，低血压、水肿、体重减轻、使用机械通气和镇静剂等与儿童压疮有关。骨科儿童存在明显的活动障碍，也是压疮高发人群。医疗器械可影响患儿正常的血液循环，改变灌注状态，也可产生移动限制和局部压迫，使受压局部的皮肤和组织发生严重的医源性损伤。多项研究发现，器械压迫与儿童压疮存在显著关联。经文献报道与儿童压疮有关的医疗器械有血压袖带、血压探测头、造瘘口管道、各类经鼻导管、氧气面罩、夹板、肝素帽等。自黏性弹力绷带能自我黏合，透气性好，对皮肤无刺激性，应用于儿科静脉套管针固定中，取得满意效果。但自黏性弹力绷带在使用过程中，可压迫套管针针柄及肝素帽，

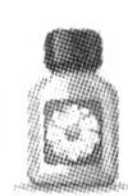

使小儿局部皮肤受损，产生压疮。同时也应该看到，臀红等皮肤损害在儿科也占有相当大的比例，也是护士在临床护理中不容忽视的问题。

二、小儿压疮的好发部位

1. 婴幼儿枕部易发压疮

小儿压疮的好发部位与成人有所不同。年龄较大的患儿发生压疮的部位与成人相似，多见于骶尾部，其他好发部位包括足跟、脚踝和大腿等。年龄偏小的患儿，尤其是婴幼儿多见于枕部，婴儿期是一个身体大小快速生长的阶段，与身体大小相比，头的直径比胸的直径大(彩图 3-12-7-1　婴幼儿枕部易发压疮)。

2. 受损的皮肤易发压疮

小儿出现湿疹、疱疹、水疱等症状时，皮肤已受到损害，在此基础上如果不能减少皮肤受压、摩擦等因素可产生压疮(彩图 3-12-7-2　湿疹合并压疮)。

3. 其他

小儿还存在一定数量的器械压迫伤，如头部、手背、足背、踝关节等(彩图 3-12-7-3　患儿手背部压疮)。很多患儿因为疾病和治疗的需要受到保护性约束，如果约束过紧或时间过长，容易造成局部压疮。

三、小儿压疮的预防

(一)压疮危险评估量表在儿科的临床应用

危险评估是压疮护理的重要环节，利于发现高危人群以实施针对性的护理预防。自从 20 世纪 60 年代以来，为了辅助护士鉴别压疮发生的危险性，许多学者已研究、发展了大量的评估量表，国内也有研究证明压疮危险评估量表的应用能降低压疮的发生率。应用压疮危险评估量表进行常规正式的压疮评估，并辅以相应的预防措施，压疮的发生率能下降 60%。但目前文献报道的儿科压疮评估量表主要由成人改良而来，且多针对危重患儿。更多儿童压疮研究文献则直接运用成人工具。

用于儿科的 Braden Q 量表(以下简称 BQ 量表)，是国外应用较广、评价较高的儿童压疮评估工具。它是在 Braden 量表基础上改进而来的，量表作者对原量表的 6 项条目进行了逐一修改，体现了儿童的生长发育特点和儿童压疮的病因特点。Huffines 等在相关研究中提出，BQ 量表是少数儿童 PURAS 中具有可靠研究证据的一种评估工具。该量表总分 28 分，<23 分被认为有发生压疮的危险。BQ 量表包含移动度、活动度、感知觉、浸渍、摩擦与剪切、营养、组织灌注与氧合 7 个条目，得分越低，压疮风险越大。该评分标准体现了儿童特殊的生长发育特点，强调了年龄适应性，如增加了喂养需要和步行能力等。以 16 分为分界值时，该量表的灵敏度和特异度分别为 83%和 58%。计算 BQ 量表灵敏度，是指实际发生压疮的患儿在经危险评估存在压疮发生风险的患儿所占百分比。特异度，是指实际未发生压疮的患儿在经危险评估没有压疮发生风险的患儿所占百分比。顾晓蓉等应用 BQ 量表评估 ICU 患儿的压疮危险性，133 例中发生皮肤损伤 45 例，发生率 33.83%，其中压疮 7 例，医疗器械压迫伤 33 例，臀红 5 例，证实患儿压疮问题确实存在。该研究还指出量表检出的高危人群实际发生压疮的比例小，说明临床护理中对检出的高危人群实施相应的预防措施，可以有效地减少非难免压疮的发生。

Huffines 还根据 Braden 量表提出了新生儿压疮危险评估量表(NSARS)，包括一般生理情况、精神状态、移动度、活动度、营养、皮肤浸渍 6 项指标。总分 6～24 分，得分越高危险越大。

国外已开展 BQ 量表的应用研究和效用评价，但国内尚未发现专门用于儿童压疮危险评估的工具。

(二)及时应用防压措施

目前，小儿压疮的预防以借鉴成人预防为主。美国卫生保健政策与研究机构经循证实践研究，总结了有效的小儿压疮预防措施，包括运用减压装置、控制床头抬高角度、足跟脱离床面和建立翻身卡等。定时翻身是缓解局部受压、预防压疮的最主要措施。翻身频率需根据患儿的病情和舒适需要决定，一般间隔 2h 或更短。移动患儿时动作轻柔，翻身时避免拖、拽、拉、扯等动作。将足跟抬高于床面可预防足跟压疮，但需进行间歇性还原，以防止骶尾部产生剪切力损伤。病情危重患儿常因疾病限制而无法翻身，可用减压装置。如高分子聚氨酯凝胶垫具有接触面压力小、均匀分布承重，被应用在枕后、足跟及骶尾部。

做好小儿的皮肤护理，保持小儿皮肤的完整性具有特别重要的意义。减少胶布的使用，避免祛除胶布时撕破小儿皮肤。危重患儿实施心电监护时使用水凝胶皮肤探头或黏性低的心电电极，尽量缩小皮肤探头覆盖物的尺寸，以减少由于粘贴导致的皮肤损害。不要常规使用尿袋和血压袖带，因为黏性和锐利的塑料边缘会划伤皮肤。小儿由于缺乏语言表达能力，常以哭闹的形式表达生理需要或疾病不适，对使用约束带的患儿应每小时检查一次约束部位，以免造成意外伤害。

一旦出现皮肤破损，就需要启动创面护理程序，尽早进行护理干预。小儿压疮创面护理也类似成人方法，以清除坏死组织、清洁创面和预防感染为主。同时由医师、护士和营养师共同参与小儿的压疮管理，运用循证医学方法，规范压疮管理，可以有效地预防压疮的发生，同时提高压疮的愈合率。

四、小儿压疮告知的内容

小儿不是成人的缩影，年龄越小，与成人的差别越显著(尤其是婴幼儿)。无论健康小儿还是患病小儿所需护理项目和时间都比成人要多。

皮肤的完整性对于维持小儿的体液平衡和体温是非常重要的，皮肤完整性的丧失可导致全身感染机会的增加。小儿尤其是新生儿和婴幼儿，角质层薄，皮肤比较柔嫩，保护作用相对较差，体表面积又较成人相对为广，有时轻微的皮肤损伤，就会使经常寄居在皮肤的金黄色葡萄球菌和表皮葡萄球菌等侵入人体内产生经皮感染。因此建议给予精细的皮肤护理，衣服、被单和尿布要用柔软的棉布为适宜，羊毛内衣最不合适，易于致敏，引起皮炎；衣服要宽大，易穿易脱，冬衣要能保暖，尿布要勤换勤洗，预防臀红；不当地使用爽身粉，可堵塞毛孔，阻碍皮肤呼吸，潮湿的皮肤会使爽身粉的细微粉末结合成粗大颗粒，造成小儿皮肤的硌伤、压疮。脐带脱落前可用淋浴或用植物油轻擦皮肤皱褶处；脐带脱落后可放入盆中洗澡，洗毕用干毛巾沾干皮肤以免擦伤皮肤；尽量减少使用胶布，因为患儿的皮肤娇嫩，去除胶布时皮肤容易撕破，可使用一些胶布替代物等；由于小儿皮肤菲薄，吸收力强，皮肤护理时应减少局部使用药物，降低发生过敏性或刺激性皮炎的危险。

第八节 尿失禁患者压疮的防护

尿失禁(urinary incontinence，UI)是排尿障碍性疾病的常见症状，是指由于各种原因引起的间断或持续性不自主漏尿现象。国际排尿控制研究协会推荐的定义为：尿失禁系一种可以得到证实的、不自主的经尿道漏尿现象，并由此给患者带来社会活动不便及个人卫生方面的麻烦。尿失禁导致的过度潮湿环境会使压疮发生的危险性增加 5 倍。有研究表明，尿失禁的严重程度与压疮的形成呈正相关关系。尿失禁患者压疮的预防已成为医疗、护理急需解决问题。

一、导致尿失禁患者发生压疮的高危因素

(一)尿失禁的临床表现是首要因素

尿失禁患者根据其临床表现分为 5 类，无论哪种类型的尿失禁，均有尿液全部或部分由尿道流出的现象，尿液刺激皮肤，使会阴部经常处于潮湿和代谢产物侵蚀的状态，加上皮肤间的摩擦，会形成皮肤红肿、溃烂，极易发生压疮。

1. 应力性尿失禁

主要为尿道括约肌功能不全，当腹部用力或咳嗽时，会有不自主的滴尿。在男性，前列腺手术后最容易发生；女性则常见于膀胱逼尿肌功能亢进(图 3-12-8-1)。

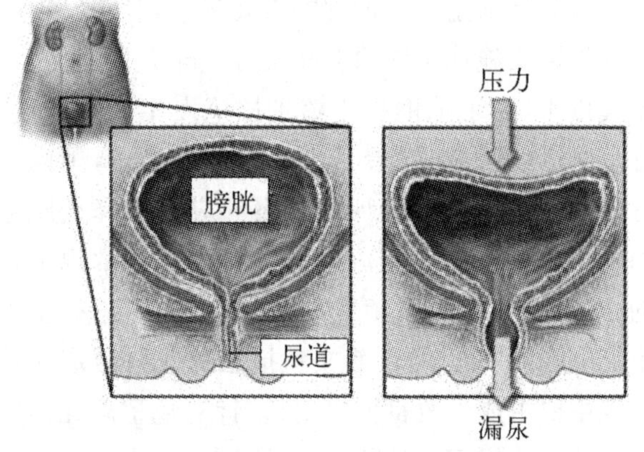

图 3-12-8-1 应力性尿失禁

2. 尿急性尿失禁

病人尿急时，通常是因为膀胱逼尿肌功能过强或过度敏感所致(图 3-12-8-2)。

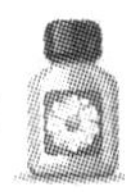

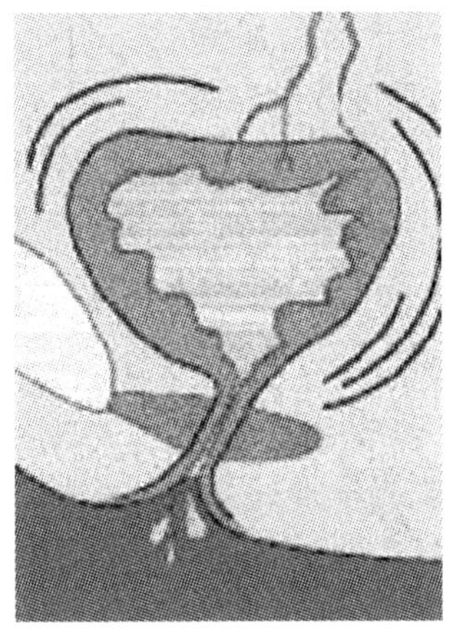

图 3-12-8-2　尿急性尿失禁

3. 溢出性尿失禁

因膀胱过度膨胀，膀胱逼尿肌功能减退而引起，常见于神经性膀胱症或膀胱出口阻塞(图 3-12-8-3)。

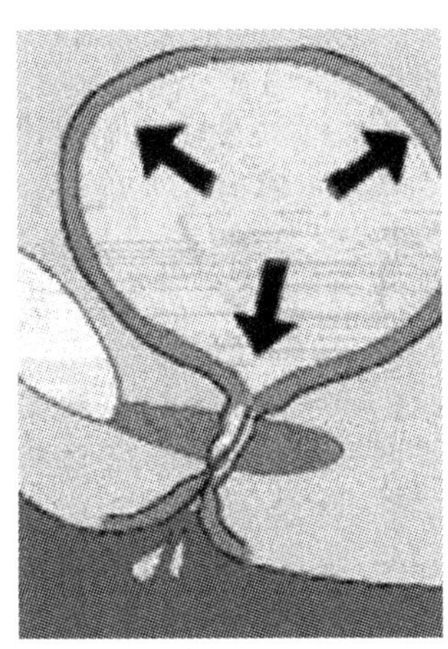

图 3-12-8-3　溢出性尿失禁

4. 完全性尿失禁

指严重的尿道括约肌功能不全，患者不论躺着、站着或走路皆会滴尿，在未咳嗽及不用力时亦不断漏尿，患者有持续性漏尿而剩余尿量不多。

5. 机能性尿失禁

泌尿道以外的原因所造成的，例如精神官能症及长期卧床等。

(二)皮肤表面发生改变是关键因素

患者尿道阻力完全或部分丧失，膀胱内不能储存尿液，患者尿液全部或部分由尿道流出。由于尿液呈碱性，含有水分及钠、钾、氯、硫酸盐、磷酸盐、铵盐、钙离子等无机盐类和有机物质。尿液漏出后不仅使会阴部皮肤处于潮湿状态，代谢产物将刺激、侵蚀皮肤，而且尿液中的有机物质还是细菌良好的培养基，在尿液浸渍的环境中细菌每 20～30min 翻倍繁殖。另外，致病性真菌也易在潮湿温暖的环境下增殖扩散，这些理化因素都加剧红肿皮肤形成溃烂。长期过度潮湿引起皮肤软化及抵抗力降低，削弱了皮肤角质层屏障作用，使皮肤更容易发生感染，上皮组织更容易被剪切力和摩擦力所伤，有研究表明，皮肤表面的改变是发生压疮的重要因素。

(三)高龄、女性是易发因素

尿失禁发病率高，在老年人和女性中发病率尤其高，有关调查表明，65 岁以上的老年人中尿失禁的发生率高达 10%，而老年妇女的发病率高达 70%。福州市 2004 年社区女性尿失禁的患病情况调查结果显示，尿失禁的患病率为 18.5%，65 岁以上老年女性的患病率高达 51.1%。老年人容易出现尿失禁的原因：首先是随着年龄的逐渐增大，老年人的骨盆肌肉支持结构发生退行性变化，膀胱过度膨胀，膀胱括约肌无力(图 3-12-8-4)；其次是因肥胖引起腹内压力过高，应力性尿失禁的发生率也随之增加。还有老年男性患者前列腺增生，压迫膀胱、尿道，造成溢出性尿失禁(图 3-12-8-5)。同时，随着年龄增大，尿失禁患者全身各器官功能和代谢能力都下降，皮肤的修复和抵抗能力也都下降，而其生活自理能力也减弱，高龄导致运动功能减退，感觉功能障碍，认知功能改变及血液循环不良等引起痉挛和挛缩、缺氧等症状，是压疮的易发因素。

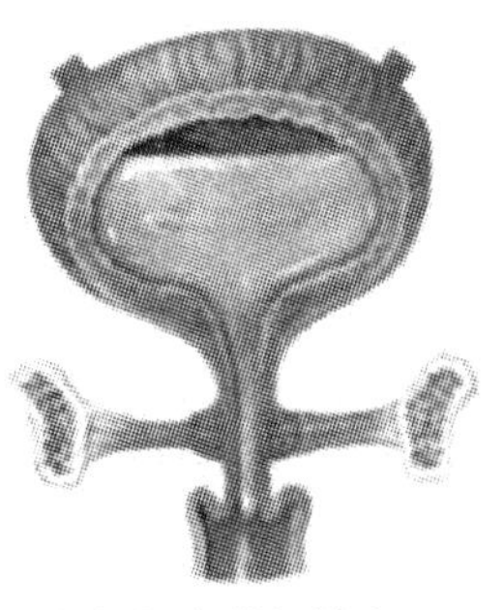

盆底肌肉退行性变

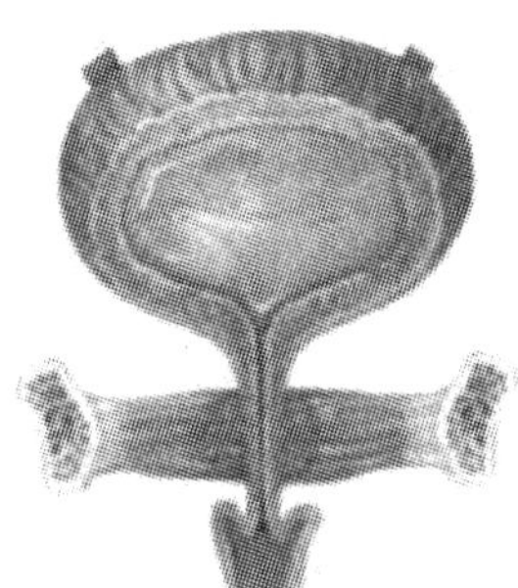

盆底肌肉正常

图 3-12-8-4　盆底肌肉退行性变

(四)泌尿系感染是间接因素

尿失禁患者目前较为普遍的处置方式之一为留置导尿管。使用侵入性的导尿管虽然可以将尿液收集于尿袋中，但是长期的放置容易使细菌由导尿管入侵，形成泌尿系感染，再加上尿道长期受导尿管的压迫，造成组织纤维化，而形成尿道狭窄。

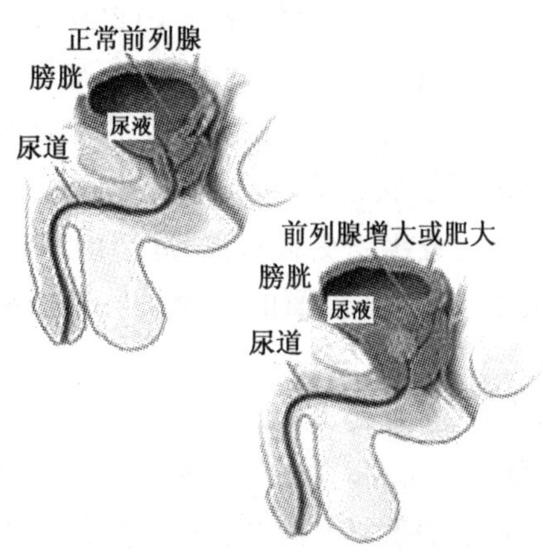

图 3-12-8-5 前列腺增生导致尿失禁

膀胱在没有伸展及收缩的活动下，容易造成膀胱肌肉及神经的萎缩。因此，简单地说，这些都会引起尿道口及其周围皮肤的应激性增强和抵抗力降低，泌尿系的逆行感染将会引起全身感染的发生，加重患者的病情，增加护理难度，从而诱发压疮形成。

（五）各种护理用具的使用是诱发因素

随着尿失禁护理用具的不断开发和完善，各类产品层出不穷，包括各种类型的失禁尿垫、纸尿裤、尿片、接尿器、避孕套式尿袋、尿套等，但此类用物有共同的缺点，如透气性较差、吸水性有限等。长期应用此类物品，会使皮肤长期处于潮湿状态，皮肤表面也将出现缺氧情况，这些都严重削弱了皮肤的代谢能力和抵抗能力，皮肤会渐渐发红、软化，导致压疮形成。

（六）心理因素不容忽视

尿失禁不仅给病人造成生理上损害，更重要的是对患者心理、社会活动的影响。患者会感到自己很脏，身上有异味会被人歧视，自身身体形象的损害，有罪恶感，不能参加社交活动，有焦虑、尴尬和沮丧等负性心理。患者开始习惯卧床休息，或尽量无任何活动。这种状态下，长期的卧床由于力学因素的作用也容易引发压疮的发生。也有研究表明，负性心理可以抑制免疫系统功能，使细胞活性白介素-1 明显下降，因此延迟伤口愈合。患者一旦发生压疮，愈合的几率将很小。

二、尿失禁患者压疮的好发部位

（一）与体位有关的部位

常见于骶尾部发生压疮。

（二）与体位无关的部位

1. 尿道口周围皮肤压疮

尿失禁患者皮肤经常处于潮湿的环境中，特别是尿道口周围皮肤，会阴部（彩图 3-12-8-6 会阴部压疮）及腹股沟和大腿内侧（彩图 3-12-8-7 腹股沟和大腿内侧压疮）极易出现压疮。

2. 护理用具导致的压疮

（1）尿失禁的患者如长期应用尿片、尿裤等用具，皮肤长期在潮湿的环境中，发生用具与皮肤接触范围内大面积的发红，进一步发展为压疮（彩图 3-12-8-8 长期穿尿裤导致的大面积皮肤发红）。

（2）男性尿失禁患者为更好地引流尿液常使用塑料袋、避孕套式尿套等方法收集尿液，在固定尿袋时，如果在阴茎上勒扎过紧，或长期摩擦即会导致压疮（彩图 3-12-8-9 避孕套式尿套导致的压疮）。

（3）为男性患者行留置导尿和尿道口清洁消毒等操作时，由于要多次将包皮上提翻卷或操作后未能及时将包皮归位，会导致包皮水肿，加之尿管的长期压迫而易形成压疮（彩图 3-12-8-10 包皮水肿导致压疮）。

（4）长期留置尿管的患者，特别是应用气囊式导尿管，易在膀胱出口处形成压疮（彩图 3-12-8-11 女性气囊导尿管留置示意图）。而男性患者由于解剖结构的问题，还容易在常尿道耻骨前弯和耻骨下弯处形成压力，导致尿道内压疮（彩图 3-12-8-12 男性导尿管留置示意图）。

三、尿失禁患者压疮的预防

（一）积极治疗原发疾病

为了预防尿失禁患者压疮的出现，首要是治疗尿失禁。尿失禁的治疗主要原则是积极治疗原发病，改善症状，防止感染，保护肾功能。溢出性尿失禁以及尿急性尿失禁都是以祛除引起尿失禁的诱因和病因为主；应力性尿失禁轻度以行为治疗、药物治疗和电刺激理疗等方法治疗，中重度行吊带手术治疗；机能性尿失禁以间歇性导尿为佳，亦可外科手术治疗（尿流改道等）；完全性尿失禁可考虑人工尿道括约肌治疗。以下重点介绍一下行为治疗。

1. 膀胱再训练

其目的是消除患者的尿频、尿急症状，养成良

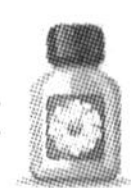

好排尿习惯。应用延迟技巧协助患者抑制尿意，尽量延长排尿间隔时间，以增加膀胱容量。同时，进行习惯训练，基于排尿规律，安排如厕时间，提醒患者定时排尿，可保持患者干爽，并应鼓励患者避免在安排时间以外排尿。对机能性失禁患者，及神智不清或行动不便患者，按时排尿是非常有用的技巧。

2. 骨盆底肌运动

大部分失禁患者是由于骨盆底肌肉松弛或萎缩造成的（图 3-12-8-13），骨盆底肌运动基于运动生理学原理，早于 1948 年，Arnold Kegel 医师即已提出此种方法，锻炼耻骨-尾骨肌肉群，以达到增加尿道阻力的目的。因此，骨盆底肌肉运动又称凯格尔运动（Kegel excercises）。其是轻至中度应力性尿失禁及尿急性尿失禁处理的第一线选择。

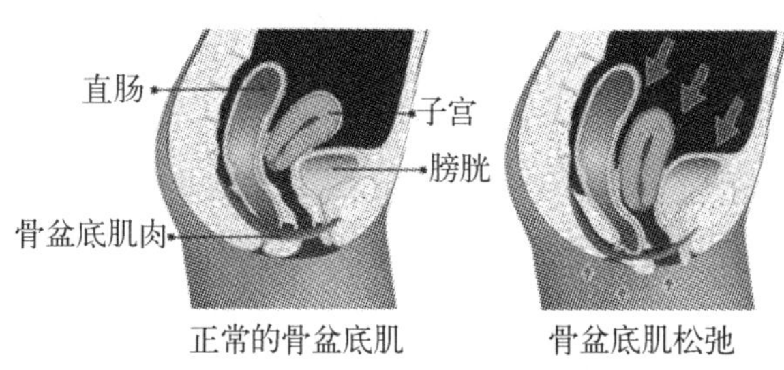

图 3-12-8-13 骨盆底肌肉松弛

骨盆底肌运动就是有意识、有节律地做骨盆底肌的收缩与放松运动。嘱患者平躺、双膝弯曲；收缩臀部的肌肉向上提肛；收紧尿道、阴道及肛门，此感觉如尿急，但是无法去厕所，需憋尿的动作；保持骨盆底肌肉收缩 3～5s，然后慢慢地放松，5～10s 后，重复收缩；连续做 15～30min；每日能进行多次。运动的全程，照常呼吸、保持身体其他部位的放松；可以用手触摸腹部，如果腹部有紧缩的现象，则运动的肌肉为错误（图 3-12-8-14）。骨盆底肌肉功能训练简单易行、无创无痛、效果好又没有副作用，非常值得推广。

（二）正确使用护理用具

合理选用专业的、高品质的尿失禁用品，有利于妥善处理外流尿液，预防尿路感染和皮肤损伤，改善患者社会形象，减轻心理负担，增进活力，显著改善患者的生活品质。

1. 尿失禁用品分类

（1）尿吸收用品：包括成人纸尿裤、成人纸尿片、成人纸尿垫、成人尿不湿和纯棉成人尿布等。

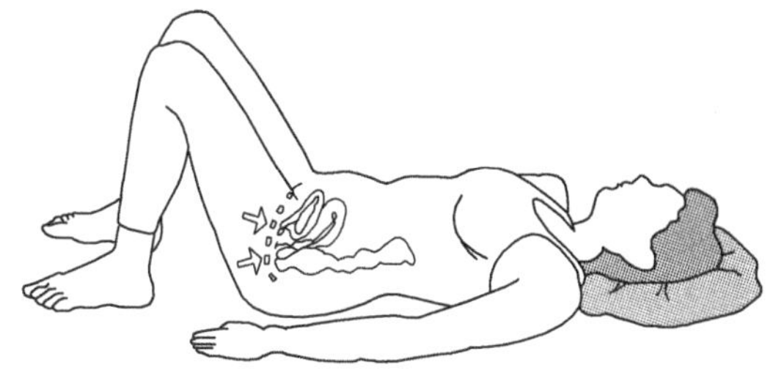

图 3-12-8-14 骨盆底肌肉运动

尿吸收用品又可分为一次性使用的纸类制品和可重复使用的纺织类制品两类。成人纸尿裤、成人纸尿片和成人纸尿垫为纸类制品，成人尿不湿和纯棉成人尿布为纺织类制品。纸类尿吸收用品可再细分为随身穿戴和卧床使用两类。成人纸尿裤和成人纸尿片属随身穿戴类，而成人纸尿垫属卧床使用类。

（2）尿接收用品：包括男用接尿器、女用接尿器、男用尿套尿袋系列、男用卧床接尿器和尿壶、女用便盆、尿壶等。尿接收用品又可分为随身穿戴类和卧床使用类。男用接尿器、女用接尿器和男用尿套尿袋系列为随身穿戴类，男用卧床接尿器和尿壶为卧床使用类。随身穿戴的尿接收用品可再细分为男用和女用两类。其中，男用类可进一步分成躯干固定式和排尿器官固定式。男用接尿器为躯干固定式，男用尿套为排尿器官固定式。

（3）尿引流用具：包括各种类型和型号的导尿管、引流袋。

2. 选择尿失禁用品应考虑的因素

（1）患者性别：男、女性患者因为其排尿生理结构的不同，对尿失禁用品的选择是存在明显差异的。女性患者更依赖于尿吸收用品，而对男性患者而言，尿接收用品是十分丰富而有效的。

（2）尿失禁症状类型和严重程度：不同的症状类型，对选用何种尿失禁用品有根本性的影响。男性持续性尿失禁比偶发性尿失禁，更易于接受尿套或接尿器。

对于纸类尿吸收用品，重要的选择依据就是尿失禁的严重程度。不同的严重程度，需要选择不同的品种、不同的吸液量规格。如成人纸尿片就有多种吸液量规格，适用于从很轻微的尿失禁到比较严重的尿失禁。

（3）男性患者排尿器官的萎缩情况：就男性患

者选择随身穿戴的尿接收用品而言，如果排尿器官萎缩较严重，则依靠排尿器官固定的男用尿套就不适用，而应选用躯干固定的接尿器。

(4)患者身体活动度和社会活动度：以男性患者选择随身穿戴的尿接收用品为例，如果患者在日常生活、工作中，主要是静卧或静坐，没有剧烈的身体动作，则选用尿套比较适宜，否则，躯干固定的接尿器要好些。

(5)患者感觉和认知能力：如因瘫痪或老年痴呆，出现感觉或认知能力的缺失，为避免延迟换尿布、尿垫而浸泡皮肤，可选用尿湿提醒报警器。

(6)患者身体形态尺寸：与服装类似，尿失禁用品一般是分规格型号的，患者胖瘦不同，某些关键的身体尺寸不同，应选不同的型号。

(7)使用的舒适程度：不同的尿失禁用品，使用性能可能差异较大。一般来说，成人纸尿裤比成人尿不湿更加干爽舒适；男用尿套比男用接尿器使用起来更加快捷方便；男用卧床接尿器，不仅对某些使用者而言比尿壶更为方便，而且其储尿容器置于地面而不是床上，避免了打翻尿壶污染床具的尴尬。

(8)季节气候的影响：炎热的夏季，厚重的成人纸尿裤容易诱发压疮，较为轻便的成人纸尿片就好一些。

(9)副作用：尿失禁用品在带来方便的同时，也对身体产生副作用。不同种类的产品，其副作用发生的部位、性状、严重程度可能是很不一样的。患者选择尿失禁用品，应扬己之长，避己之短，如果身体某些方面已有旧伤，则所选产品应避免旧伤的加重。各类尿失禁用品之间，具有一定程度的替代性。交替使用不同种类的产品，使几种不同的副作用交替出现，可以避免某一种副作用长期存在而加重的现象，有利于从总体上缓解副作用。

(10)家庭经济条件：家庭经济条件是影响尿失禁用品选用的重要制约因素。一次性使用的纸类尿吸收用品，使用费用较高。纺织类制品可以重复使用，性价比高。一般地同类产品中，国际品牌比国产品牌价格高，国内知名品牌比普通品牌价格高。

3. 尿吸收用品的正确使用

(1)尿吸收用品的使用：尿吸收用品是现今最为普遍也相对安全的用具(图 3-12-8-15)。使用纸尿裤不仅可以有效地处理尿失禁的问题，而且不会造成尿道及膀胱的损害，也不影响膀胱生理活动。在针对某些特定形态，家庭经济条件许可的患者，利用此法并结合常规如厕时间表，可以重建患者的排尿控制功能。但应注意做好皮肤护理，选用透气性好的失禁护垫、纸尿裤；纸尿裤穿着时注意松紧适宜，避免过紧造成局部受压；每次排尿后及时更换失禁护垫、纸尿裤，以避免尿液在局部皮肤的长时间刺激；每次更换纸尿裤时用温水清洗会阴和臀部，清洁、干燥，保持防止尿湿疹及压疮的发生(图 3-12-8-16)。

可抛弃型

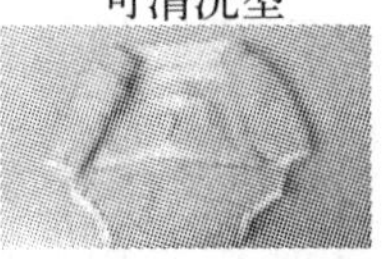

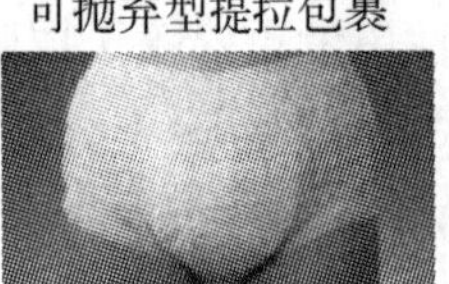

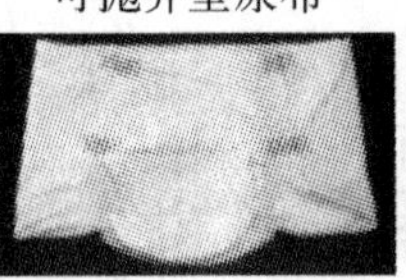

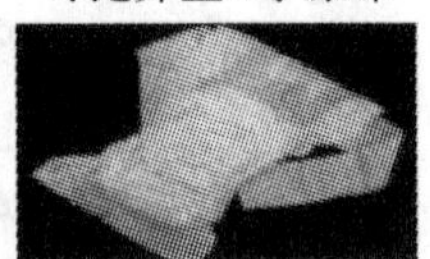

图 3-12-8-15 各种类型失禁护垫、纸尿裤

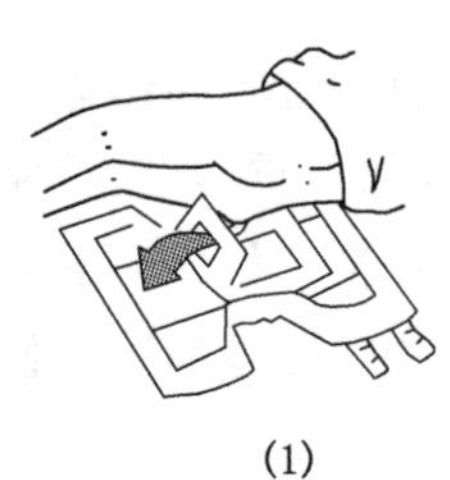

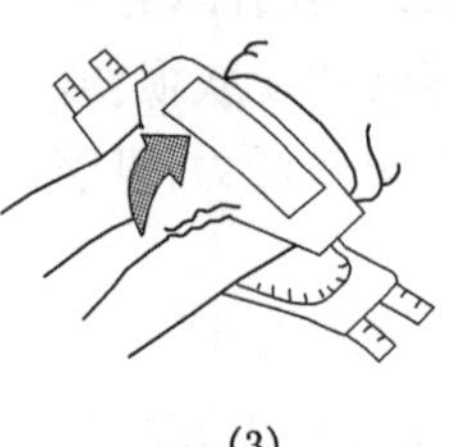

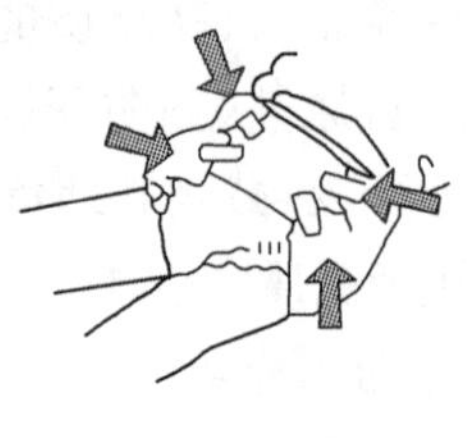

(1) (2) (3) (4)

图 3-12-8-16 成人纸尿裤与护垫并用的方法

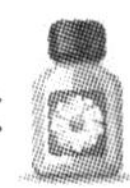

(2)高级透气接尿器的使用：本用具适用于老弱病残、骨折、瘫痪及卧床不起、不能自理的男女患者，解决了普通接尿器存在的生殖器糜烂、皮肤瘙痒感染、湿疹等问题。使用前要根据性别选择男用或女用接尿器(图 3-12-8-17)。使用方法为先用水和空气将尿袋冲开，防止尿袋粘连。再将腰带系在腰上，男患者把阴茎放入尿斗中或接尿斗紧贴女患者会阴正中，并把下面的两条纱带从两腿根部中间左右分开向上，与三角布上的两个短纱带连接在一起，最后打开尿袋上的排气开关，将尿袋挂在床边处，导尿管与尿袋连接起来即可使用。为防止使用过程中出现压疮，应注意 2 条纱带从两腿根部中间左右分开向上，与三角布上的两个短纱带连接在一起时注意松紧适宜，避免过紧造成局部受压；尿袋勿举过高，避免尿液倒流造成局部皮肤潮湿；每日清洗会阴部，保持局部皮肤清洁干燥；接尿器可重复使用，应勤清洗，清洗时水温不高于 30℃；定时检查尿斗完整性，破损后及时更换，防止尿液外漏造成的皮肤损害。

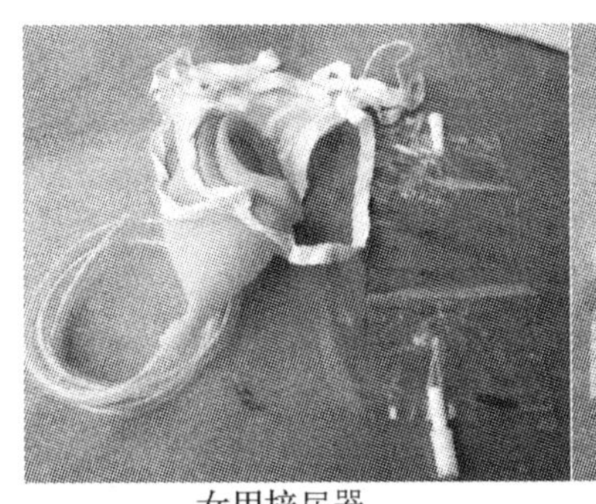

女用接尿器　　男用接尿器

图 3-12-8-17　高级透气接尿器

(3)避孕套式尿套使用：找寻适合使用的尺寸，避免因过紧造成局部组织的缺血，可参考厂商提供的量尺来测量适合的尿套尺寸；剃除阴茎底部及附近的毛发，以免在尿套黏贴不牢或拔除尿套时产生疼痛感；清洗阴茎和会阴部，并彻底擦干，应避免在阴茎上使用膏剂和糊剂以免影响尿套的黏着；沿着阴茎套入卷开尿套，应注意避免使包皮翻卷，在阴茎头部和尿套底部之间留有 2cm 的空隙，空隙不宜太大，以免尿套缠结；当尿套完全卷开时，将尿套固定黏贴紧密；应避免将尿套卷到阴茎的底部，因为这样可能会引起不适；但是老年人容易有阴茎内缩的情形，因此固定尿套时，最好固定于阴茎的底部，以免滑落。最后将尿套和尿袋连接起来。尿套使用最好 24h 更换一次，在更换尿套时，需用清水清洗阴茎及龟头处，并且等其自然风干时，再套上新的尿套。使用过程中，及时倾倒尿液，避免尿液反流而造成的阴茎局部潮湿。定时检查尿套、尿袋的完整性，发现漏尿现象应及时更换，以避免尿液外漏造成的皮肤损害(图 3-12-8-18)。

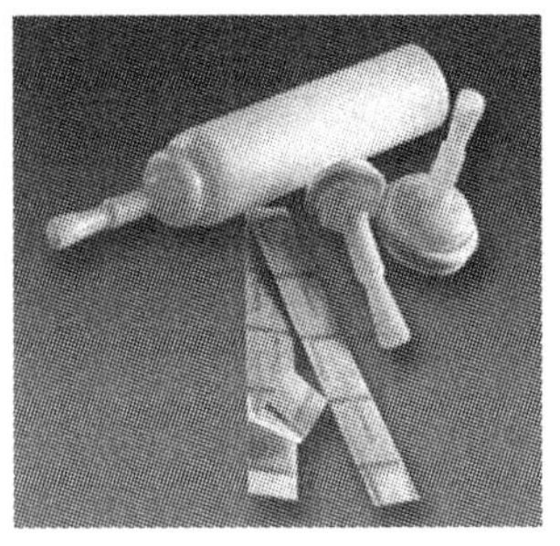

图 3-12-8-18　避孕套式尿套

(4)间歇导尿：间歇导尿是处理神经原膀胱排尿功能障碍的可行方案，亦是留置导尿管的短期替代。此步骤容许定时完全排空膀胱，使患者在 2 次导尿之间无须留置导尿管。这种做法不单可以防止尿路感染，更重要的是可以避免高压排尿的不良效果。间歇导尿可以由照顾者学习，以帮助衰弱或手部不灵活的患者(图 3-12-8-19)。

(5)留置导尿管：留置导尿管常被认为是控制排尿的最后一招。在顽固性的尿失禁中，导尿管可提供比较正常及有尊严的生活方式。特别是当其他方法无效，或患者身体太差而不宜接受失禁的治疗。目前多选用一次性双腔气囊导尿管和一次性密闭引流袋，有不易脱落的优点，但是易造成泌尿系感染，长期使用不利于锻炼膀胱的自动反射性排

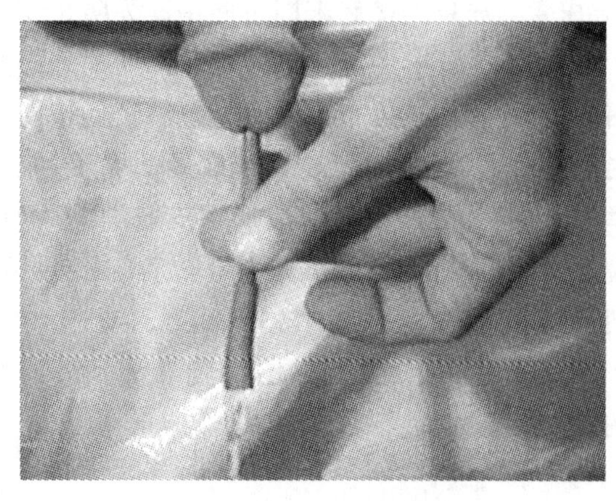

图 3-12-8-19 间歇导尿

尿功能。做好留置尿管护理的同时还要注意局部压疮的预防,应注意留置尿管期间部分患者可出现尿道口溢尿现象,应及时使用柔软毛巾将尿液沾干(勿使用擦拭的方法以降低对皮肤的摩擦),以减少潮湿环境对皮肤的损毁;妥善固定尿管,以减少因尿管活动而造成的对尿道口的摩擦(彩图 3-12-8-20 妥善固定尿管);尿道口出血的患者,应及时将尿管上已形成的血痂清除,以避免造成对尿道口的摩擦。

(三)保持局部清洁干燥,避免"擦"

对于尿失禁患者而言,潮湿是发生压疮的高危因素,因此保持局部清洁干燥至关重要,通常会使用清洗等方法。但是,对经常受压、潮湿或尿液浸渍的皮肤切忌擦洗。"擦"从字面上讲有摩、搓的意思,对抵抗力下降的皮肤进行摩、搓反而会加重其损伤。正确做法是用温水清洁皮肤后以柔软的毛巾吸干水分,而不能擦干。

四、尿失禁患者压疮告知的内容

尿失禁患者由于其本身病生理的改变,预防压疮最有效的方法是在可能情况下尽量避免或治疗尿失禁,以及防止或减少失禁的不良后果,防止皮肤持续处于潮湿环境中。

(一)预防尿失禁的发生从日常做起

1. 要有乐观、豁达的心情

以积极平和的心态,笑对生活和工作中的成功、失败、压力和烦恼,学会自己调节心境和情绪,预防尿失禁的发生。

2. 防止尿路感染

尿路感染是因细菌黏附在膀胱、肾脏或尿道壁然后繁殖。正常情况下,所有存在于尿路的细菌都会在排尿时被冲走。如无禁忌证,每天 1.5～2L 的水有助稀释尿液防止感染。养成大小便后由前往后擦手纸的习惯,避免尿道口感染。性生活前,夫妻先用温开水洗净外阴,性交后女方立即排空尿液,清洗外阴。若性交后发生尿痛、尿频,可服抗尿路感染药物 3～5d,在炎症初期快速治愈。

3. 预防便秘

便秘是最主要的尿失禁暂时成因之一,严重的便秘加剧失禁。建议改良饮食习惯,多食含纤维素丰富的食物,养成排便规律,防止因便秘而引起的腹压增高。

4. 加强体育锻炼,积极治疗各种慢性疾病

肺气肿、哮喘、支气管炎、肥胖、腹腔内巨大肿瘤等,都可引起腹压增高而导致尿失禁,应积极治疗这些慢性疾病,改善全身营养状况。同时要进行适当的体育锻炼和骨盆底肌群锻炼。最简便的方法是每天晨醒下床前和晚上就寝平卧后,各做 45～100 次紧缩肛门和上提肛门活动,可以明显改善尿失禁症状。

5. 女性要早期预防

妇女生小孩后要注意休息,不要过早负重和劳累,每天应坚持收缩肛门 5～10min。平时不要憋尿,还要注意减肥,如果有产伤要及时修复。研究证明,更年期绝经后的妇女继续保持有规律的性生活,能明显延缓卵巢合成雌激素功能的生理性退变,降低压力性尿失禁发生率,同时可防止其他老年性疾病,提高健康水平。

6. 早发现,早治疗

如果发现阴道有堵塞感,大小便或用力时有块状物突出外阴,阴道分泌物有异味或带血,排尿困难、不顺畅,尿频或失禁,腰酸、腹坠等症状,要及时就诊,防止盆腔器官脱垂。

(二)记录膀胱/排尿日记

膀胱/排尿日记是评估失禁程度的有用工具。日记记录 72h 期间饮料的分量及种类,排尿量,遗尿次数。记录为临床医师及病者显示尿失禁如何影响个人生活的卫生及社交,以及如何冲击其生活方式。日记应与其他尿控评估结果一并解读,以做诊断及护理计划,这是监察病情在建议治疗后进展

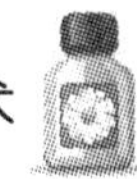

的一项重要工具。

第九节　大便失禁患者压疮的防护

大便失禁(fecal incontinence)是指肛管括约肌失去对粪便及气体排出的控制能力，属于排便功能紊乱的一种。如果对干的大便能随意控制，但对稀的大便及气体失去控制能力，成为不完全性失禁。如果肛门失去对干大便、稀大便和气体的控制能力，而导致有粪便黏液外流，使肛门潮湿、肛门瘙痒，则称为完全性失禁。按大便失禁的严重程度可分为三度：一度为粪便偶然污染内裤；二度为不能控制粪便漏出经常污染内裤，并伴有气体失禁；三度为完全失禁。

在住院的老年患者中，大便失禁的发病率为13%～46%，65岁以上老年人大便失禁的发生率为青年人的5倍。临床中大便失禁的患者如处理不妥会引起肛周皮肤红肿、疼痛、破溃，其发生压疮的风险较高，需要引起医护人员的足够重视。

一、大便失禁患者发生压疮的危险因素

（一）肛周皮肤屏障的破坏是压疮易发因素

粪便本身含有多种细菌，粪便刺激肛门周围皮肤致破溃，一旦出现破溃极易致感染发生，感染一旦发生，致病菌侵入人体血循环，并在体内生长繁殖或产生毒素而引起严重的全身性感染或中毒症状，出现脓毒血症和菌血症，死亡率较高，不仅给患者带来了极大的痛苦，而且也给护理工作带来了诸多困难。

1. 患者的认知水平低

患者的认知水平越低对排便的控制能力就越差，如痴呆症、意识障碍甚至昏迷的患者大便失禁的发生率高达96%。

2. 肛门括约肌松弛

老年人由于机体功能衰退，肛门括约肌松弛，容易发生大便失禁。还有意识障碍患者、肛肠手术后并发症均可出现肛门括约肌松弛，导致患者的大便不自主流出。

3. 腹泻或攻下治疗

胰腺炎攻下治疗、抗生素相关性腹泻、肠内营养并发腹泻，人为性的干扰导致排便次数增多。

（二）病情重、行动受限是诱发因素

病情危重、行动受限的患者会因自身重力的作用对骶尾部产生相对较大的压力，在皮肤屏障受到破坏的情况下更易发生压疮。如脊髓损伤后的截瘫患者，大便失禁的发生率约为33%，偏瘫的患者也易发生大便失禁。

二、大便失禁患者压疮的好发部位

1. 肛周及会阴部皮肤损伤

粪便对皮肤的刺激首先累及肛周及会阴部皮肤，使肛周及会阴部皮肤经常处于潮湿及代谢产物腐蚀的状态，出现皮肤浸渍损伤(彩图3-12-9-1　肛周及会阴部皮肤浸渍损伤)。其特点为伤口边缘模糊、不规则，多呈弥散性、镜面性、浅表性损伤。

2. 骶尾部发生压疮

患者平卧时如大便未及时清理会刺激骶尾部皮肤，易导致皮肤破溃、感染，且此体位骶尾部皮肤组织承受自身重量的压力较大，容易出现压疮(彩图3-12-9-2　骶尾部发生压疮)。

三、大便失禁患者压疮的预防

对于大便失禁的患者护理人员应足够的重视，采取正确的预防及处理措施，能有效保护肛门周围皮肤，防止压疮的发生。

（一）积极治疗原发病，恢复排便功能

为了预防大便失禁患者压疮的出现，首要是治疗原发病。对大便失禁的患者应仔细观察病情，找出其大便失禁的原因并及时治疗原发病。中枢性排便失禁的患者，除积极治疗原发病外，还应该帮助患者进行排便训练，以恢复排便功能。可以在早晨起床后，坐在马桶上一直到大便排出为止。掌握患者的排便时间和规律，定时给予便器，按时排便。指导患者进行盆底肌和肛门括约肌的锻炼：患者取立、坐或卧位，先慢慢收紧盆底肌肉，然后缓慢放松，试做排便运动。每次10s左右，连续10次为一组，每日进行5～10组。

（二）肛周皮肤的保护

1. 肛周皮肤的清洁

皮肤对机体的保护作用是很重要的，完整的皮肤有防止细菌侵入的作用，而皮肤表面的皮脂膜则

具有防止细菌繁殖和滋润皮肤防止皮肤损伤的作用。大便失禁患者反复清洗、擦拭不仅引起物理刺激，还擦去了皮肤上的皮脂膜，使皮肤失去了皮脂膜的滋润，致肛周皮肤损伤。因此，大便失禁患者皮肤清洁应用“冲洗、拍拭”代替“擦洗、擦拭”，以减少机械摩擦对皮肤的损伤，达到保护肛周皮肤的效果。每1～2h检查1次有无粪便排出，若有排便，先用柔软纸巾轻捏拭去表面粪便，然后用50ml注射器吸取温水“冲洗”肛周皮肤，使残余粪便脱落，再用软布轻轻“拍拭”，保持肛周皮肤清洁干燥。

2. 肛周皮肤保护措施

(1)皮肤完整时的保护措施：选用能够将皮肤与粪便分隔开的产品，避免或减轻粪便对肛周皮肤的刺激，如应用皮肤保护膜。皮肤保护膜是新型伤口护理用品，主要成分是聚乙烯甲基丙烯酸丁脂和异丙醇等，使用时在皮肤表面形成膜状保护层，可以起到保护皮肤免受化学刺激及粪便刺激的作用。使用前皮肤须清洁并擦干；用皮肤保护膜距离皮肤15～20cm喷洒，30s喷膜干后再喷一次，一般喷3～4层(彩图3-12-9-3　喷洒皮肤保护膜)。喷膜的次数视患者大便失禁程度和皮肤情况而定，一般每日2～6次，24h排便小于8次者，只需喷1次；24h排便8次以上，则须每8h喷1次。涂抹大腿间或臀部皱褶处，须将皱褶处拨开后涂抹，待干后放回；勿与乳液、乳霜、油药膏等一同使用。

(2)皮肤破损后的保护措施：此方法由造口治疗师临床摸索而成，俗称“防漏工程”。此方法通过应用粉状水胶体类敷料、皮肤保护膜、增强型半透明水胶体类敷料、透明型敷料保护肛门周围皮肤，使皮肤与粪便隔开，给予破溃的皮肤足够的修复时间。临床实践证明，粘贴水胶体敷料做局部皮肤的封闭保护，可有效保护局部皮肤。护肤粉由羧甲基纤维素钠(CMC)、瓜尔豆胶和黄原胶组成，有较强的吸湿作用，使肛周皮肤保持干爽，从而减轻潮湿对皮肤的刺激，减少皮肤溃疡的发生。具体实施方法分以下几步：

步骤	说　明
第一步	患者排便后，用不含油及酒精的柔软的湿纸巾清洁肛周皮肤至无便渍后，用生理盐水棉球擦拭皮肤，用干燥柔软的毛巾或纱布将皮肤拭干(彩图3-12-9-4　“防漏工程”第一步)
第二步	待皮肤完全干燥后应用粉状水胶体类敷料涂于肛周被浸渍的皮肤上，约10～20min，粉剂在肛周被浸渍皮肤表面形成凝胶保护创面(彩图3-12-9-5　“防漏工程”第二步)
第三步	用棉签将多余的粉剂去除后，用皮肤保护膜涂抹肛周皮肤，在肛周形成一层保护膜。 注意沿同一方向涂抹，避免往返涂擦(彩图3-12-9-6　“防漏工程”第三步)
第四步	根据需要保护的皮肤区域选择水胶体敷料的数量和大小，必要时可做剪裁；用无张力粘贴的方法，将水胶体敷料粘贴于患者的皮肤上。如果需使用多块水胶体敷料，敷料间应紧密衔接，但不互相覆盖以免形成压折痕(彩图3-12-9-7　“防漏工程”第四步)
第五步	在片状水胶体敷料边缘涂抹上防漏膏(因为防漏膏可使皱褶、瘢痕、凹陷皮肤平整，以防渗漏，从而保护皮肤避免受排泄物的刺激，延长片状水胶体敷料的粘贴时间)(彩图3-12-9-8　“防漏工程”第五步)
第六步	因水胶体敷料黏性欠佳、容易卷边，不易粘贴牢固，可采用黏性较好的半透明膜敷料回形贴于水胶体敷料周边，以防止水胶体敷料卷边而影响贴敷时间(彩图3-12-9-9　“防漏工程”第六步)
第七步	“防漏工程”的实施可避免大便对患者皮肤的反复刺激，在患者大便后，直接清洁水胶体敷料表面，以减少对皮肤的损害。如水胶体敷料在贴敷期间有部分掀起，可用剪刀剪去掀起部分，另剪取部分新敷料补贴，尽量减少全部去除的次数。如果需持续应用建议7d更换敷料1次(彩图3-12-9-10　“防漏工程”完成效果～彩图3-12-9-11　剪刀剪去掀起部分)

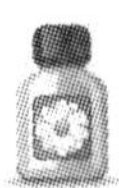

（三）粪便的收集

有效的粪便收集可以减少粪便对肛周皮肤的刺激，保护皮肤组织的屏障功能。

1. 不完全失禁或一度失禁，应用一次性尿垫缩小潮湿范围

潮湿来源于粪液时，潮湿的皮肤使微生物更易生长，皮肤更易受到压力和摩擦力的损伤。当患者排便失禁时，应垫柔软、吸水性好的成人纸尿裤或软布垫，减少失禁引起的皮肤潮湿。当皮肤潮湿无法控制时，可垫尿垫，一次性尿垫是用于大便失禁患者较早的一种用具，它可以缩小潮湿污染的范围，减轻皮肤的损害程度。

2. 完全失禁或二度失禁，应用肛管收集粪便

经肛管引流的方法，即将肛管末端润滑后轻轻自肛门插入15～20cm，过短易滑脱，将蝶形胶布底端固定在臀部（彩图3-12-9-12　应用肛管收集粪便），肛管末端接引流瓶并通大气，如遇少量大便自肛管周围溢出，可取一纱布围绕肛管固定在肛周皮肤上，定时更换纱布即可。使用此方法后，减少了的护理工作量，有助于降低压疮的发生率。

3. 完全失禁或三度失禁，应用造口袋收集粪便

选用一件式造口袋、造口皮肤保护粉、皮肤保护膜和冲洗瓶，以及生理盐水、棉球、纱布、剪刀、创口保护膜及透明敷料。黏贴方法为：

步骤	说　　明
第一步	用生理盐水棉球彻底清洗肛门及周围皮肤，以纱布拭干，不能用力擦拭，否则会引起潮红部位皮肤的皮损。如有破损，于皮损处涂以造口皮肤保护粉，皮肤溃烂处加用皮肤保护膜（彩图3-12-9-13　清洁皮肤）
第二步	于造口袋底板剪出中间孔，开口不宜剪得太大，孔径约超过肛门边缘1～2cm，并于造口袋底盘12点、3点、6点、9点方向剪开底盘边缘（彩图3-12-9-14　造口袋准备）
第三步	撕去底板粘贴纸，将造口袋中间孔对准肛门，用手指撑开肛周皱褶，把圆形底盘的粘贴面按4个方向由内向外按压粘贴，使之与肛周皮肤紧密接触，不留空隙，否则粪便会溢到袋外并易引起造口袋的脱落。如造口袋内大便达容积1/3时，用冲洗瓶冲洗。2～3d更换1次，如粘贴处有大便渗漏，则即时更换。如大便由稀变稠，大便次数减少，患者自主排便恢复，可停用造口袋（彩图3-12-9-15　粘贴造口袋～彩图3-12-9-16　造口袋粘贴完成效果）

（四）心理护理

对老年人、危重患者大便失禁的护理不是一个简单的卫生方面的考虑，当他们经历了排便功能丧失后，经常有意志消沉、抑郁、孤僻、害怕被发现，如不及时防治，则会使他们精神颓废，社会适应能力进一步退化。可嘱患者穿弹性紧身裤，以增加大便节制能力。护理人员对老年患者应采取启发、开导、疏通、宣泄等技术，通过观察、谈话，引导患者说出自己的痛苦、委屈及内心的不安，消除心里积郁，从而达到理想心态。同时，指导老年患者掌握合理膳食、正确用药；引导老年患者之间广泛交往，增进了解，开展病区内健康教育活动，组织集体小讲课。欧美国家设有患者鼓励团体，帮助患者克服羞怯心理。这样，能使患者倍感亲切和安慰，情绪变得乐观，积极配合治疗和护理。

（五）饮食护理

增加膳食中食物纤维的含量，如麦麸、玉米、燕麦、茭白、芹菜、苦瓜、水果等，食物纤维不会被机体吸收，但可增加粪便的体积，刺激肠蠕动，有助于恢复肠道功能，增强排便的规律性，有效地改善大便失禁状况。促使他们积极主动地配合治疗与护理。

潮湿是发生压疮的高危因素之一，大便失禁的患者发生压疮的风险较高，对于大便失禁的患者需要采取积极的预防措施及处理措施，保护肛门周围皮肤。及时、正确评估其存在的压疮高危因素，积极采取干预措施，上述干预的方法可因地制宜，根据临床实际条件进行选择，减少粪便对肛周皮肤的刺激，有效保护肛门周围皮肤，防止压疮的发生。

四、大便失禁患者压疮告知的内容

在实际生活中要根据患者的具体情况制定相应的护理措施。对于完全性失禁的患者要定时检查有无大便的排出，随时更换床上用品，保持床单位的清洁干燥，排便后用温水擦洗肛周及会阴部位，干燥后涂油保护皮肤，减少对皮肤的刺激。对于不完全性失禁的患者，在饮食方面，减少流食及产气的食物的摄入，白天尽量养成规律排便习惯。夜间减少水分的摄入，定时翻身，查看有无排便。再者，坚持适度的体育锻炼，增强局部和全身的抵抗力，促进血液循环和新陈代谢。

第十节　伤口大量渗出患者压疮的防护

手术或创伤后，伤口少量渗出是机体伤口愈合的正常反应，是伤口正常愈合的必经阶段，但因伤口大量渗出皮肤组织受渗液浸泡或蛋白酶作用于皮肤组织会导致局部表皮脱落，增加了组织对压力的易感性，易发生压疮。

一、伤口大量渗出患者发生压疮的危险因素

伤口渗液通常是因为组织过度破坏，形成水肿、脓肿或体液渗漏而造成的。患者因病情变化或术后并发症等各种原因出现伤口持续渗液的现象，如各种引流管周围渗液、引流管拔除后伤口继续渗液、各种腹壁瘘口渗液、切口裂开渗液等，过多的伤口渗液使皮肤经常暴露于潮湿环境中，易受到压力和摩擦力的损伤；且这些酸或碱性渗液对皮肤侵蚀性很强，持续刺激易导致局部皮肤红肿、糜烂及坏死，破坏皮肤的屏障功能，使微生物易于在此部位生长，增加了机体感染机会，同时增加了组织对压力的易感性，从而加快压疮发生或加重已发生压疮的程度。因此引流管周围、瘘口等渗液导致的皮肤保护问题不容忽视。

二、伤口大量渗出患者压疮的好发部位

易发生于引流管周围皮肤（彩图 3-12-10-1　引流管周围皮肤破损）。

三、伤口大量渗出患者压疮的预防

确认压疮危险部位，进行有针对性预防。保持皮肤完整，将渗液与皮肤组织有效隔离，避免渗液对皮肤组织的腐蚀；妥善固定伤口引流管，避免引流管压迫周围组织造成压疮。

根据伤口渗液量、皮肤完整性等选择不同种类的敷料保护皮肤，维持皮肤完整性。

1. 皮肤完整时的压疮预防措施

将皮肤保护膜喷涂于受伤口渗液浸渍的皮肤上，或将透明贴膜、片状水胶体敷料粘贴于皮肤表面，将皮肤与渗液有效隔离，避免渗液对皮肤的化学刺激，起到保护皮肤的作用。

2. 皮肤破溃后的压疮预防

因大量伤口渗液导致周围皮肤潮红、糜烂时，使用片状水胶体敷料或泡沫类敷料吸收引流管周围渗液，使引流管处皮肤保持干燥，使皮肤免受渗液刺激，为其创面愈合创造条件。

步骤	说　　明
第一步	评估引流管及其对局部的影响：导管有缝线与皮肤固定，管周有少量液体渗出，在无外固定情况下导管易于活动，导致对此部位组织的牵拉（彩图 3-12-10-2　第一步评估）
第二步	生理盐水清洗引流管周围组织及皮肤，去除渗出液对管周组织及皮肤的刺激（彩图 3-12-10-3　第二步清洁）
第三步	在引流管周围皮肤完整部位粘贴片状水胶体敷料保护局部皮肤，使此部位表皮组织免受渗液的刺激及受牵拉时活动度减小，为有效固定导管提创造条件（彩图 3-12-10-4　第三步皮肤保护）
第四步	用剪好的“Y”型开口的纱布妥善固定在导管上，将导管有效垫起，避免导管对管周组织的压迫，外用胶布粘贴固定纱布及导管，进一步限制导管受牵拉时的活动度。在“Y”型纱布外面使用完整纱布作为外敷料做妥善固定（彩图 3-12-10-5　第四步纱布固定）

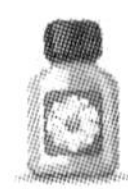

四、伤口大量渗出患者压疮告知的内容

在实际工作中要根据患者的具体情况制定相应的护理措施。引流液对皮肤的损伤明显，应早期评估，早期干预，尽量减少对患者皮肤的损害。

第十一节　心脏病患者压疮的防护

心脏疾病是常见疾病之一，轻者影响人的身体健康，重者往往危及生命。心脏病患者由于疾病本身病生理改变，患者的循环系统发生改变。导致机体局部血液循环差，易引发压疮。而心脏疾病患者活动相对受限，卧床时间可能相对较长也是压疮的好发因素之一。因此，心脏病患者在积极治疗原发病的同时，需适时做好皮肤保护，防止压疮的发生。

一、导致心脏病患者发生压疮的高危因素

（一）循环系统功能障碍是主要因素

心脏病患者多有循环系统功能障碍，心功能减退，毛细血管弹性减弱，心肌缺血缺氧进而影响外周血管血流，使外周血管的组织灌注和毛细血管血流减少，进一步减少皮肤组织的氧供，另外组织间隙水肿也会减少毛细血管血流，影响皮肤的氧供，使皮肤的完整性受到威胁，增加压疮的发生几率。

（二）体外循环是诱发因素

体外循环持续转流，破坏红细胞，致使红细胞携氧能力下降，组织微循环相对缺氧，代谢废物增加，同时局部缺血阻碍了组织间液和淋巴液的流动，代谢废物在受压区域堆积，导致液体流向组织间隙容易产生水肿。体外循环预冲大量液体，血液被稀释，血浆蛋白浓度下降，血浆胶体渗透压降低，液体向组织渗出，使皮肤表面容易产生水泡。体温每升高1℃，组织代谢需氧量增加10%。为了减少术中机体耗氧量，提高机体耐受力，体外循环开始前，都进行体表及血流降温，将温度降至中低温或深低温，使得组织微循环血液灌流量减少，受压区域血流供应减少；体外循环结束前，再进行体表及血流复温，造成缺血后再灌注，产生自由基及细胞损伤，温度升高合并高代谢状态加速了组织坏死的进展。同时，部分患者手术后期，由于手术应激、体外循环血液破坏而出现低热，加重受压区皮肤损伤。

（三）介入手术后的包扎固定是易发因素

随着心脏介入手术技术的成熟，介入手术已为越来越多的患者所接受，但介入手术仍存在较多的术后并发症，其中易被人忽视却在临床上较常见的是桡动脉及股动脉伤口周围皮肤撕脱破溃压迫所致的压疮。由于手术期间应用抗凝药，为防止穿刺点出血，伤口必须使用弹力绷带交叉加压包扎，弹力绷带的黏性与局部皮肤接触产生摩擦，绷带与皮肤的紧密粘贴容易产生剪切力，往往造成局部皮肤破损；黏贴的弹力绷带固定时间过长可致皮肤过敏、皮肤破损等；在长时间包扎后，经汗液的浸渍，弹力绷带在剥离时极易造成严重的皮肤损伤。而桡动脉压迫止血器止血易发生皮肤水泡，这与通过仿生压板对穿刺点皮肤的压力有关，过紧导致局部压力太大容易出现该并发症。如需要股动脉穿刺的患者行股动脉加压包扎后为避免股动脉出血需要卧床制动24h，长时间的活动受限也增加压疮的发生几率。

二、心脏病患者压疮的好发部位

1. 急性心肌梗死治疗期所致的压疮

急性心肌梗死患者在急性期需要卧床休息3～7d，限制活动，且多合并有糖尿病、高血压等疾病，再加上其自身病生理改变的因素，在急性期卧床期间极易发生压疮，好发于骶尾、足跟等部位（图3-12-11-1）。

2. 心功能不全患者治疗期间所致的压疮

心力衰竭心功能不全的患者急性期往往采取强迫体位，如端坐位、半卧位等，如症状得不到缓解，强迫体位时间过长，容易形成压疮。好发于骶尾部及两侧髋部，其次是足跟及踝部(图3-12-11-2)。

3. 手术所致压疮

心脏手术创伤大，手术时间长，术后需要加压包扎，被动卧位。

(1)心脏手术一般需要5～8h，且患者多合并其他慢性病，尤其以糖尿病、肥胖居多。同时，心脏手术患者为了显露视野，都垫高背部5～10cm，由于身体的重力着力点改变易引起枕部、背部、臀部等

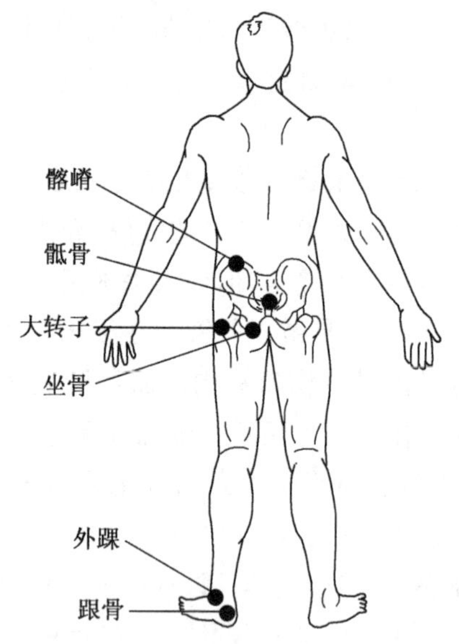

图 3-12-11-1 骶尾、足跟部位压疮示意图

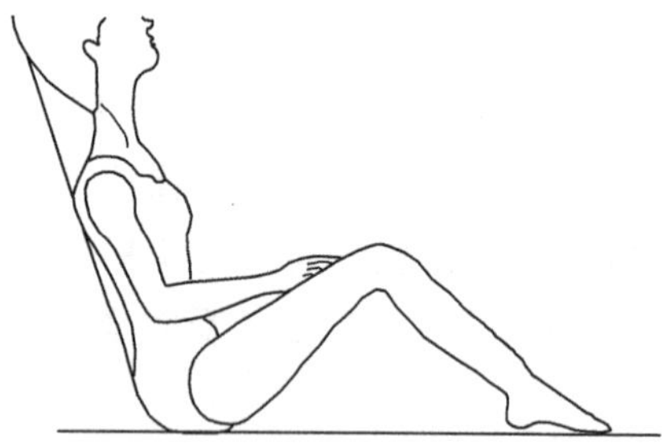

图 3-12-11-2 强迫卧位所致压疮

部位的压疮(图 3-12-11-3)。

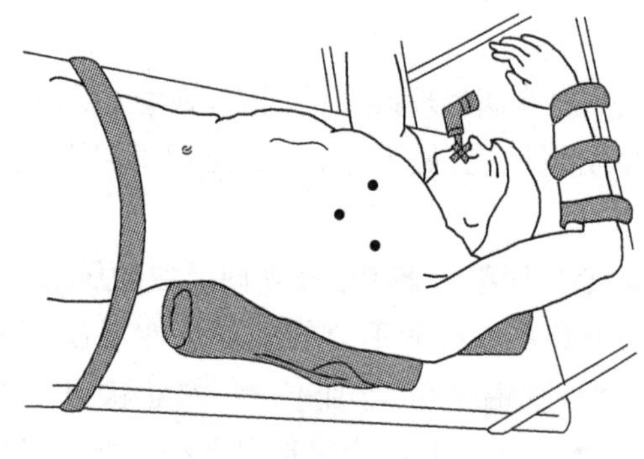

图 3-12-11-3 心脏手术患者体位

(2)患者行介入手术期间为防止血栓的形成需服用一段时间的抗凝药物，但术后为防止穿刺部位出血，将给予带黏性的弹力绷带加压包扎。与术后24h后才能撤去弹力绷带，在此过程中由于力学因素的作用极易在弹力绷带边缘产生"水泡"，形成压疮(彩图 3-12-11-4 股动脉弹力绷带导致的压疮)。

(3)心脏介入手术后放置桡动脉止血器，由于此止血器质地较硬与皮肤紧密接触，易在压迫区周围产生破溃(彩图 3-12-11-5 桡动脉止血器导致的压疮)。

三、心脏病患者压疮的预防

(一)心衰患者强迫体位压疮的预防

减轻局部压力是预防压疮最重要的措施，改变体位仍然是解除局部压迫的首选办法。对于心衰强迫体位的患者应给予抬臀减压或重量转移法改变体位，由于病情原因长时间被迫端坐位或半卧位的患者采取将患者轻轻扶住向左或向右侧轻靠，使用体位垫等措施帮助患者尽量暴露骶尾部皮肤，1h后将患者扶回原位更换体位垫。生活能部分自理的患者，床旁加床档，上垫软枕，尽量自己完成上述动作。另外，积极配合医生治疗原发病，增强心肌收缩力，减轻心肌耗氧，利尿减轻水肿，以缓解症状，改善压迫。

(二)介入手术后压疮的预防

现冠状动脉介入手术首选经桡动脉途径穿刺，如桡动脉条件欠佳穿刺失败则选用股动脉穿刺。对经桡动脉介入治疗后的患者多采用弹力带加压型止血器和弹力绷带加压包扎，股动脉伤口也采用弹力绷带包扎。

1. 弹力带加压型止血器使用方法

冠状动脉介入术后，由手术医生从消毒灭菌袋中取出并准备好弹力带，左手持止血器压迫板置于穿刺点上方，并用左手拇指轻轻固定压迫垫，右手缓缓拔出动脉鞘管，在鞘管退出皮肤的瞬间左手拇指用力按压压迫板，右手调节弹力带的松紧度，以无出血状态为准，合适后固定。弹力带加压型止血器的优点是透明直视穿刺部位，便于止血管理；准确点加压，不压迫尺动脉，减少并发症；操作简便，通过调节压力带控制压力大小；术后患者即可恢复腕部活动，减少患者不便(图 3-12-11-6)。但是其缺点是易发生皮肤水泡，这与通过仿生压板对穿刺点皮肤的压力有关，过紧导致局部压力太大容易出现该并发症。通常应记录"开始"和"终了"时间，加压开始 2h 后，将压力减半(实际操作时将弹力绷带约放松一半)，以后每 2h 将弹力带放松 1 次，根据出血情况在 2～6h 撤除止血器。

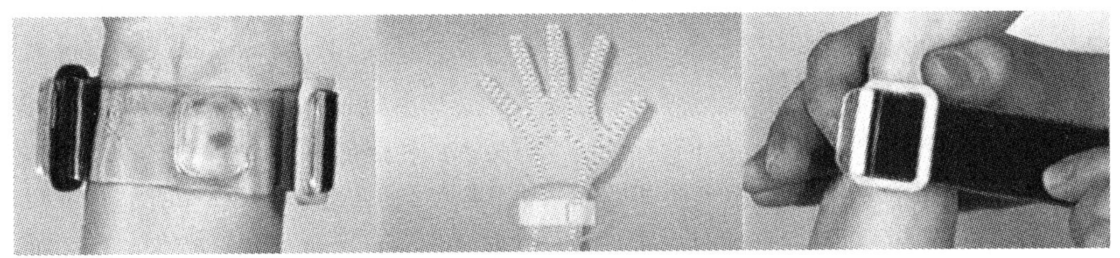

图 3-12-11-6　桡动脉止血器的应用

2. 桡动脉应用绷带加压包扎止血

用单块无菌纱布 3 折后覆盖穿刺点，以左手轻轻固定纱布块，右手缓缓拔出动脉鞘管，在鞘管退出皮肤的瞬间左手拇指用力压迫桡动脉穿刺点上方，右手用规格为 8.0cm×2.5cm 的弹力绷带缠绕 3 圈加压包扎，以无出血为准，包扎时间为 6h，观察手皮肤的颜色变化，若张力太高，可松半圈至一圈（图 3-12-11-7）。

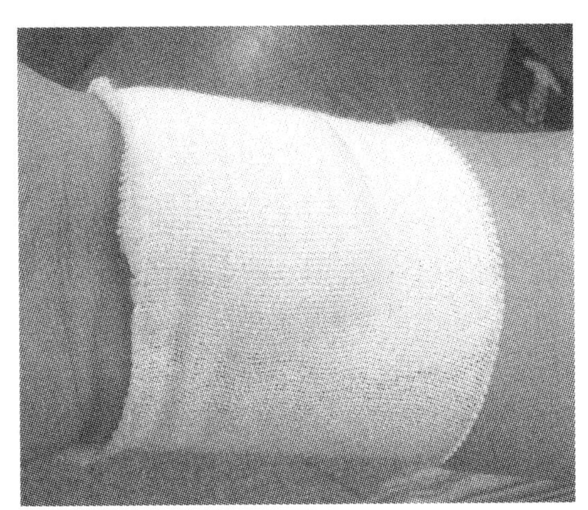

图 3-12-11-7　桡动脉应用绷带加压包扎

3. 股动脉应用弹力绷带加压包扎

行介入治疗后患者都应用抗凝药物，为防止大动脉和穿刺点出血，股动脉伤口常用规格为 10.0cm×2.5cm 的弹力绷带十字交叉加压包扎 24h，以保证穿刺局部不渗血。具体操作方法：术后 4h 拔出鞘管，操作者双手戴无菌手套，右手持鞘管远端，左手食指、中指和无名指在穿刺点上方5～10mm 处触诊鞘管及股动脉搏动，并在此处逐渐加压的同时右手拔出鞘管，拔出鞘管后用左手的食指和中指压迫股动脉穿此处，右手重叠于左手之上给予助力，一般在皮肤穿刺点的正上方 1.5～2cm 处，压迫 20～30min，如无出血，则在穿刺点上放置 7.0cm×7.0cm 的纱布折叠块覆盖穿刺点，再以其为中心覆盖 3 块～5 块无菌纱布，最后用一卷弹力绷带环绕大腿及腰部行“8”字形并保持局部垂直压迫受力加压包扎（彩图 3-12-11-8　股桡动脉应用绷带加压包扎），并用 1kg 沙袋压迫 8h，弹力绷带加压包扎 24h，并指导患者保持术侧肢体制动 24h，观察足背动脉搏动，双侧肢体皮肤颜色、温度及伤口有无渗血情况，卧床 24h 后可适当活动。术后 24h 内卧床休息，术侧肢体制动，由于活动受限，卧床期间骶尾及足跟部位容易发生压疮。故卧床期间除满足患者的生活需要还要协助患者轴线翻身，减少皮肤长期受压。另外股动脉周围大腿内侧皮肤细腻易受损，弹力绷带与皮肤紧贴 24h 后，拆除绷带时易出现皮肤破损。有文献报道，可采用术后 8h 更换弹力绷带的位置和方向，以减轻弹力绷带对皮肤的压迫导致压疮。介入手术伤口拆除绷带时，右手用松节油纱布轻按皮肤，可有效溶解绷带的胶膏，左手便能很容易轻轻撕开弹力绷带，并随时用松节油纱布擦拭胶布痕迹，既省力，又保护患者皮肤，以免撕拉时用力过度而造成皮肤撕脱及水泡。

4. 介入伤口换药

缓慢用碘消毒棉签边浸润边拆除，重新包扎弹力绷带改变原弹力绷带的位置和缠绕方向，但不改变压迫点，至可以拆除。更换绷带时换药操作应轻柔细致，避免或减少出血，调整敷料包扎松紧度，改善局部血液循环，防止因为局部血液循环不畅引起压疮。

5. 心脏手术中压疮的预防和护理及体外循环中的防范措施

心脏手术中由于体外循环的使用，心内操作更清晰，但是也要求手术医生操作熟练，尽量缩短体外循环时间，台上护士要熟练掌握手术步骤，针对每位主刀医生的手术习惯，迅速、准确、及时地传递器械，预先准备好各种缝线，与台下护士根据手术进程密切配合，在整个体外循环期间手术医生、台上台下护士、麻醉医生，还有体外循环器械师四方要充分沟通，密切配合，确保整个体外循环期间患者生命体征的平稳，使患者平稳地过渡到脱机状态。只有密切的配合、熟练的操作才能减轻患者的痛苦，缩短手术时间，保证手术的成功，减少患者皮肤的损伤。对手术时间大于 6h 的心脏手术，术前需在受压部位贴敷料保护，在易受压部位垫减压垫保护。体位摆放应避免拖、拉、推、拽等动作，以及对着力点和固定点的压迫。既要保证体位的稳固性，又不影响呼吸功能和循环系统，避免对软组织及神经的压迫和牵拉，充分显露手术野，以便于手术操作。

四、心脏病患者压疮告知的内容

(一)休息与活动

充分休息有助于心肺功能的恢复，减慢心率和减轻呼吸困难。急性发作期，为减少机体耗氧量，减轻心脏负担，需要卧床休息，取半卧位。因此，由于力学因素的作用患者很容易发生压疮，所以护士应告知患者绝对卧床休息的同时需要按时改变体位，给予患者翻身时，需要多人协作完成，避免用力拉拽。护士也应在易发生压疮的部位做好相应的防护措施，例如使用气垫床，垫好减压垫，重点部位贴好减压贴等。对久病卧床、水肿明显者应加强皮肤护理。避免腿部和踝部交叉受压；保持衣服宽大、柔软，帮助患者抬高下肢，适当帮助活动，促进静脉回流，预防压疮。

(二)皮肤护理

心脏病患者在急性发作期需给予合理氧疗，在此过程中注意对吸氧部位皮肤的保护，使用鼻塞吸氧的患者需要双鼻孔交替，防止压迫时间过长引起鼻腔皮肤的破溃；如果患者使用面罩吸氧，需要在鼻面部做好相应的预防措施，防止压疮的出现。卧床休息的患者也需要按时给予床上擦浴，保持皮肤清洁干燥，防止因皮肤潮湿引起的压疮；绝对卧床休息的患者需要保持床单位的清洁，避免床上出现皮屑、头发、异物等引起压疮。

心脏介入手术术后需放置桡动脉止血器，在此过程中为防止发生压疮可以预防性在易发部位贴好表面光滑的水胶体敷料，术后遵医嘱给以适当减压。经股动脉穿刺行介入手术的患者需要给予弹力绷带加压包扎，需告知患者不能自行撕开绷带，医务人员在撕揭时需要保护被黏贴的皮肤，避免用力猛撕扯，动作要轻柔，操作时需要一只手按压黏贴处皮肤一只手缓慢揭开绷带。移去弹力绷带后患者此处皮肤表面会发红，表皮会受到破坏，需告知患者不要用手抓挠，或用异物以及质地较硬的毛巾用力摩擦，防止皮肤完整性受到破坏后产生压疮。

第十二节　糖尿病患者压疮的防护

糖尿病患者由于微血管的病变和菌群平衡失调，在外力的作用下可诱发压疮的发生，是糖尿病严重并发症之一，也是糖尿病患者致残、致死的原因之一。

一、导致糖尿病患者发生压疮的高危因素

(一)微血管病变是根本因素

糖尿病的血管病变是常见的并发症之一，微血管病可造成滋养神经的毛细血管基底膜增厚、玻璃样变性，神经纤维肿胀、变性，以致萎缩、脱髓鞘的发生。许多学者对全身小血管，特别是视网膜和肾脏小血管的研究表明，微血管病变的严重程度与血糖升高的程度、病程的长短及临床严重程度并无直接关系，这被认为是多种因素共同作用的结果，只要是糖尿病患者都存在血管病变的危险因素。多数糖尿病患者的微小血管病变，造成皮肤血供减少，伴同血管疾病的真皮结缔组织受损和其他附属器受损。患者在相同力学因素作用下，糖尿病患者发生压疮几率远大于其他人群。

(二)表皮生化变化是始动因素

表皮的生化变化是糖尿病患者皮肤易发生多种感染的重要起因。长期高血糖不仅会使血中嗜中性粒细胞活动缓慢、吞噬力差、杀菌能力下降，还会降低机体形成抗体的能力，这就使得糖尿患者在皮肤发生破损时更易出现感染。而感染一旦发生，对于他们就有可能较快扩散和蔓延。糖尿病患者

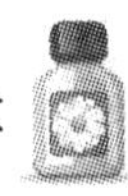

由于存在代谢紊乱，加上血糖高、排尿多，以及糖尿病对微血管及末梢神经的损害，他们的皮肤黏膜常处于慢性脱水、缺氧和营养不良的状态，比普通人体表皮肤更干燥、弹性减退、再生能力与抗感染的屏障作用均降低。有文献报道，糖尿病患者皮肤上的细菌数并不比正常人高；相反，有些细菌还明显减少，因而认为糖尿病患者易受细菌感染主要由于菌群平衡失调。减少糖尿病患者表皮生化变化，保证表皮完整性在预防压疮的发生方面显得尤为重要。

(三)易于感染是关键因素

糖尿病患者由于自身防御能力降低、代谢紊乱和机体各种功能的缺陷，对入侵微生物的各种反应都被抑制，包括中和毒素、吞噬功能、细胞内杀菌作用、血清调理素和细胞免疫作用，从而使患者极易感染。据文献报道糖尿病患者因皮肤受损引起感染近 100%，糖尿病合并的皮肤病变范围广，种类多，损害全身任何部位的皮肤，发生于糖尿病的各个时期。糖尿病患者易感染也是发生压疮的重要因素之一。

(四)长期用药是诱发因素

糖尿病部分患者需长期应用各种胰岛素皮下注射，多次反复使用会对患者造成皮肤完整性受损、疼痛、皮下硬结、肌肉萎缩等，还有部分降糖类药物可以引起的荨麻疹或泛发性轻度红斑等。糖尿病患者长期用药的不良反应是发生压疮的又一诱因。

二、糖尿病患者压疮的好发部位

(一)与体位有关的部位

详见重症患者压疮好发部位与体位相关的部位。

(二)与体位无关的部位

糖尿病患者由于多种因素的共同作用，发生皮肤表面完整性受损，患者在卧床或其他外力的作用下形成产生压疮。皮肤病变又可加重糖尿病的病情，导致十分严重的后果。当患者在某一部位发生皮肤增厚、粗糙、变硬、表面色素沉着等改变时应警惕这些与体位无关的部位可能更易发生压疮，尽早给予识别、干预，防止进一步发展成深度压疮。这些皮肤改变易发生在血液循环差的部位，如手指甲折叠处、足部、下肢远端等；以及在关节部位，如肘关节、膝关节等。

1. 微血管障碍所致的皮肤病变

(1)胫前的萎缩性色素沉着斑

呈现不规则圆形、卵圆形、境界清楚的浅表损害，数目不等，双侧不对称，无自觉症状。急性损害表现为表皮和真皮乳头水肿，红细胞渗出，轻度淋巴细胞组织细胞浸润。慢性损害表现为真皮上部毛细血管壁增厚，红细胞渗出或血黄素沉积，铁染色阳性，血管周围可有浆细胞浸润(彩图 3-12-12-1 胫前的萎缩性色素沉着斑)，受压后易形成压疮。

(2)浅表的血管丛红细胞渗出

形成多发性、棕红色小斑疹，逐渐形成棕、橙色斑片(彩图 3-12-12-2　浅表的血管丛红细胞渗出)，好发于小腿及踝部周围，始为单侧，病程进展可至双侧。多数无自觉症状，或稍痒。成年男性多见，病程慢性，有的可伴浅表静脉曲张，在力学的作用下易形成压疮。

(3)孤立的静脉支充血

发生率约 49%，主要表现在甲折叠处，这些患者在接受末梢血氧饱和度监测时，如指套长期套在同一手指，会对患者病损的皮肤产生压迫，导致压疮(彩图 3-12-12-3　孤立的静脉支充血)。

2. 表皮的生化变化所致的皮肤病变

(1)糖尿病水疱

水疱大多突然发生，形态酷似烧伤性水疱，疱壁菲薄，透明，边界清楚，周围无炎症性红晕，疱内有清亮的浆液，直径约 0.5～1cm。最大的水疱直径可达 3cm，但很少见。水疱的数目不等。主要见于四肢远端如足、踝、腕等部位，少数发生于胸腹部。发生率约 0.5%，极罕见，发生于 40～77 岁成人，多见于病程较长和伴肾病的男性(彩图 3-12-12-4　糖尿病水疱)，皮肤表面完整性受损表皮脱落，合并力学作用易形成压疮。

(2)类脂质渐进性坏死

本病 80%见于女性，发生率为 0.3%～1.6%，可发生于任何年龄，常见于 20～50 岁。好发于胫部，也可发生于股、踝及足部，约 15%的患者发生于下肢以外的部位，如手臂、躯干和头部。皮肤改变开始时为红色丘疹，最后形成境界清楚、不规则圆形或卵圆形、表面光滑、质地坚实的黄色斑块，边缘为紫红或淡红色，中央凹陷呈硫磺色，可有毛细血管扩张、色素斑点、鳞屑和结痂。部分病例在斑块处发生溃疡(彩图 3-12-12-5　类脂质渐进性坏死)。本病通常无自觉症状，出现溃疡时可有疼痛。在皮肤病损的基础上已合并发生深度压疮。

3. 药物的应用所致的皮肤病变

大疱性类天疱疮：磺脲类药物引起。损害对称发生，紧张透明的水疱常发生于正常或红斑性皮肤上，水疱可随病情发展出现血疱、糜烂、结痂，水疱成群发生时，类似疱疹样皮炎。大小自樱桃大到核桃大，最大 7cm(彩图 3-12-12-6　大疱性类天疱疮)。常见于颈部、腋窝、腹股沟、大腿内侧和上腹部。皮肤较为脆弱，摩擦力及任何外力作用下将形成大面积压疮。

三、糖尿病患者压疮的预防

(一)控制血糖是关键

1. 血糖控制的评估与检测

“2010 年糖尿病治疗指南”中提到血糖控制的评估主要依据自我血糖检测(SMBG)与糖化血红蛋白(AIC)。对于血糖监测，指南推荐个体化的血糖监测频率。接受每日多次胰岛素注射或采用胰岛素泵治疗的患者，应每天进行 3 次或更多的自我血糖检测。对于胰岛素注射次数较少或采用非胰岛素治疗或仅接受医学营养治疗的患者，自我血糖检测可对治疗的成功给予有益的指导。对于那些易发生无症状低血糖和/或频发低血糖的患者，动态血糖监测可作为自我血糖检测的一种补充。关于糖化血红蛋白(AIC)指南建议，对已治疗达标(血糖控制稳定)的患者应每年至少进行两次 AIC 检测。对于更改治疗方案或血糖控制尚未达标的患者应每季度进行一次 AIC 检测。当临床需要改变治疗方案时可适时检测 AIC，为临床决策提供参考。

2. 血糖控制的目标

有研究表明，空腹血糖水平要在 3.9～6.1mmoL/L 这个范围是正常的。而餐后 2h 血糖，应该是在 7.8mmoL/L 以下。术后患者血糖控制范围可相对宽泛，那么我们控制的目标就是尽量达到或是接近这样的水平。指南建议，从预防微血管和大血管并发症考虑，把非妊娠成人糖尿病患者 AIC 控制的总体目标定为＜7%是比较理性的选择。对于那些糖尿病病史较短，预期寿命较长的患者，在不发生严重低血糖或其他治疗副作用的情况下，可以建议将其 AIC 降低到比一般的 7%目标更低的水平也是理性的选择。相反，对于有严重低血糖病史、预期寿命有限、已经伴有微血管或大血管并发症、同时患有其他严重疾病及具有长期糖尿病病史的患者，但血糖仍难以达标者，不太严格的 AIC 控制目标似更加适合。

3. 血糖控制的意义

患者的血糖高，引起了皮肤含糖量增高，偏高的糖分是细菌的良好培养基，细菌迅速生长繁殖。高血糖可以降低机体的免疫功能，使得吞噬细胞的吞噬杀手功能下降，微生物在高糖环境下生长繁殖迅速，极易出现感染，导致皮肤完整性受损，出现破溃。众所周知，正常伤口愈合是复杂而有序的过程，包括炎症期、增殖期和塑形期 3 个阶段。然而近年来研究发现，糖尿病创伤早期，炎症细胞在伤口的趋化和聚集延迟，修复细胞的有丝分裂减弱，同时存在胶原和肉芽组织的生成不足。表皮厚度明显变薄，层次减少；局部炎症介质异常增多；出现“增而不殖”的现象。晚期出现皮肤真皮组织水肿，成纤维细胞胞浆及细胞突起减少，染色质致密团块，细胞增殖活性减弱。糖尿病这种在皮肤完整性受损前已有病理改变及在创伤早期炎症反应不足，随后各种因素造成的慢性持续性的炎症又阻碍了细胞外基质的沉积，从而造成了糖尿病患者皮肤损伤后难以愈合。所以严格控制血糖有利于机体免疫系统的建立和维护，降低感染的发生率，是预防糖尿病患者压疮的关键。

(二)做好基础护理是保障

糖尿病患者的皮肤抵抗力减弱，容易发生细菌、真菌感染，所以，糖尿病患者日常保护皮肤尤为重要，既贯穿于糖尿病的整个治疗过程，也贯彻于每日的生活之中。

1. 在住院期间，根据患者的病情由护士独立完成、或协助患者完成、或鼓励患者完成基础护理工作。晨晚间护理、擦浴时应注意观察皮肤情况，操作时要注意水温不宜高，毛巾宜柔软，以减少对皮肤的刺激。可适当应用性质温和的洗面奶、洗面皂以加强皮肤清洁，但注意不宜用力搓、擦皮肤。擦浴时会洗去皮肤表面的油脂，而这些油脂可以帮助

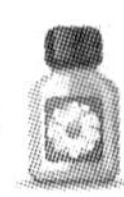

皮肤保持水分，所以每次洗澡后的润肤非常重要。糖尿病患者擦沐浴后应使用含有凡士林、硅油、羊毛脂等有较强保湿作用的护肤品，对于皮肤轻度瘙痒的患者，加强润肤，以避免皮肤里的水分过快蒸发而造成皮肤干燥瘙痒。局部瘙痒还可外用止痒药物，如复方樟脑洗剂、炉甘石洗剂等，严重广泛的瘙痒可内服抗组胺药物，如扑尔敏、苯海拉明等。强忍不用药是不可取的，搔抓破溃可能导致皮肤感染等严重后果。

2. 糖尿病患者的病号服宜宽松肥大，床单位要保证清洁干燥，住院期间配合使用防褥疮气垫床，以及按时协助患者翻身和局部减压等方式防止压疮的发生。

3. 勤给患者剪指甲，防止患者自己抓伤；搬动患者时动作轻柔，防止拉拽的发生，以及其他的因医源性引起的皮肤完整性的改变。

四、糖尿病患者压疮告知的内容

糖尿病患者由于皮肤的特殊性，在日常生活中皮肤的保护显得尤为重要。首先，糖尿病患者应当注意穿着宽松的纯棉衣物并且勤换衣服，穿旅游鞋、布鞋或软皮皮鞋。尽量不穿羊毛或化纤内衣，以免刺激皮肤而引起瘙痒。特别要注意下肢的保护，穿衣服和鞋袜不宜过紧。其次，注重皮肤的清洁，每日要洗脸、洗脚、清洗外阴。注意水温不宜高，毛巾宜柔软，以减少对皮肤的刺激。可适当应用性质温和的洗面奶、洗面皂以加强皮肤清洁，但注意不宜用力搓脸或擦脸。洗澡不宜过频，根据季节变化调整，比如夏季每周2～3次，冬季每周1～2次。水温不宜过高，每次洗澡时间不宜长。尤其注意避免用力搓洗，比如洗浴中心的搓背就不适合糖尿病患者。再者，坚持适度的体育锻炼，增强局部和全身的抵抗力，促进血液循环和新陈代谢。若有皮肤明显干燥、脱皮、颜色改变，以及皮肤有任何完整性受损的情况发生时都应警惕压疮的发生。

第十三节　烧伤患者压疮的防护

烧伤本身造成了皮肤完整性的破坏，患者长期卧床，同时由于局部组织的渗出、水肿、营养障碍、全身及局部抵抗力的降低、感染等因素，极易诱发压疮的发生。压疮一旦形成，愈合较困难，将加重患者的心理负担及经济负担，如合并感染可危及患者的生命。因此积极主动预防压疮的发生对于重症烧伤的患者具有重要意义。

一、导致烧伤患者发生压疮的高危因素

（一）皮肤完整性破坏是首要因素

皮肤是身体最大的器官。当皮肤的大部分甚至深部组织，遭到高热或其他原因烧伤时，皮肤部分或全部地丧失了其保持身体内环境稳定的功能。烧伤对皮肤的直接损毁，破坏了机体与外界环境之间的相对平衡，引起不同程度的全身性反应，患者将出现免疫功能降低等。烧伤后血管通透性增强，血浆内蛋白质丢失致组织间隙形成水肿；烧伤患者肢体活动受限，导致某一部位可能长期受压；烧伤患处渗出液使皮肤处于潮湿状态；烧伤患者的肢体活动度相对差等因素，均可导致皮肤完整性受损，引发压疮。

（二）营养不良是易发因素

烧伤后由于组织严重损伤，以及受剧烈应激反应时各种神经内分泌因素的影响，机体在糖、蛋白质、脂肪、维生素、微量元素代谢方面都发生一系列极为复杂的变化。一方面组织分解加剧，蛋白质大量流失，能量消耗增加，代谢率升高；另一方面机体恢复及创面修复时也需要大量营养物质。有研究表明：烧伤面积小于60%患者的静息能量消耗（REE）与烧伤面积成正比，烧伤面积大于60%患者REE与烧伤面积成反比，也就是中小面积烧伤早期的REE即有明显升高，而大面积烧伤REE的升高却较迟缓。全身营养不良和皮下脂肪减少、肌肉萎缩，抵抗力弱，受力后很容易破损，受压后缺血、缺氧情况也较正常皮肤严重。现代学者研究表明，营养不良可直接导致压疮的形成，而且营养的优劣也决定压疮的预后。

（三）微循环改变是特发因素

微循环是循环系统最小功能单位，是心血管系统与组织细胞直接接触的部分，能够进行营养物质与代谢产物之间的物质交换。微循环功能的正常是维持各器官生理功能的首要条件。然而，烧伤后局部微循环的改变导致全身循环的变化，患者的内环境随之发生变化，影响皮肤本身的新陈代谢，导

致皮肤的血供及营养供给障碍，皮下组织血流减少，增加受压部位的危险。当患者伴有低血压时更增加了压疮发生的风险。

二、烧伤患者压疮的好发部位

(一)与体位有关的部位

详见重症患者压疮好发部位与体位相关的部位。

(二)与体位无关的部位

烧伤患者由于皮肤完整性已受损、局部可有渗液、处于高代谢状态等特殊病情变化，决定了烧伤患者在一些特殊部位会发生压疮，尽管发生的几率较低，但是一旦发生势必会增加患者的感染几率，增加患者的痛苦，增加护理工作量，因此，必须引起护理人员的高度重视。

1. 创面包扎导致的压疮

烧伤患者非手术治疗方法之一是包扎，清创后先用一层油纱，然后用灭菌吸水的敷料包扎创面，使之与外界隔离，以保护创面。包扎创面长期受压，妨碍局部蒸发，敷料浸润，创面潮湿，易导致压疮的发生(彩图 3-12-13-1)。

2. 水肿导致的压疮

(1)阴囊水肿导致的压疮

男性患者因烧伤微循环改变，机体渗出多，导致全身多处肿胀，由于阴囊处皮肤松软，水肿表现比较明显。水肿的阴囊在潮湿等因素的作用下表面出现水泡，极易发生压疮(彩图 3-12-13-2　水肿的阴囊上发生的压疮)同时，水肿的阴囊对大腿内侧的皮肤构成压迫，使该处易发生压疮。

(2)会阴处的压疮

女患者水肿主要表现在大阴唇部位，此处皮肤肿胀后较薄，有液体渗出，进而形成压疮(彩图 3-12-13-3　肿胀的大阴唇已发生压疮)。

3. 机械通气导致的压疮

吸入性烧伤可影响患者的通气、换气、气体运输和组织换气的功能。患者需要机械通气来维持呼吸功能。

(1)气管插管造成压疮部分见“危重患者压疮防护”。

(2)颈部的压疮

气管切开术后固定气切套管的片带，由于长期压迫患者颈项皮肤，常可导致压疮的发生(彩图 3-12-13-4　气切套管固定带导致的压疮)。

三、烧伤患者压疮的预防

(一)保护未受损皮肤

严重烧伤患者由于创面存在大量变性坏死组织和富含蛋白的渗出液，体表生理防御屏障遭到破坏，全身免疫功能下降，广泛坏死组织的存在和外界、自身菌群的侵袭，有利于病原微生物的植入和侵犯。临床上要防止已损皮肤继发感染，扩散到其他地方，引起未受损的皮肤发生感染。烧伤患者本身存在机体功能障碍、营养不良、活动受限等均是压疮的易发因素，如果再并发感染将增加发生压疮的几率。所以烧伤患者合理保护未受损皮肤，防止已损皮肤继发感染在烧伤患者压疮的预防方面尤为重要。

(二)预防性应用抗生素

临床上应用抗生素的原则是需要有针对性的应用。但有文献报道，严重烧伤早期，尤其是伴有严重休克的患者，使用强有力的抗生素可以较好地控制在水肿回吸收期(感染的高峰期)发生全身感染的危险，同时并发症也将相对减少。应用抗生素时护士需要注意药物之间的配伍禁忌，并仔细阅读药品说明书，以确保抗生素应用的有效性。

(三)做好基础护理

1. 敷料包扎的护理

烧伤患者皮肤完整性受损，皮肤表面将出现大面积创面，根据烧伤的面积、深度、部位及污染或感染的情况选择创面的处理方式。创面给予敷料包扎是一种常见的非手术方式。其目的是减少创面感染，保证皮片生长良好，促进创面的愈合。其方法为首先清创后，先在创面上覆盖一层引流好，且不与此面粘连的敷料，例如凡士林纱布、脱脂干纱布等。然后放置厚度约 3～5cm 的脱脂纱布或棉垫，要给予均匀加压包扎。在此过程中，护士应注意观察患者末梢血液循环的状态，以便包扎完毕后能够比较。加压包扎要松紧适宜，不要影响肢体血液循环，或在躯干部位不要影响患者进食、呼吸等，但也不要太松，防止敷料松脱创面外露。创面包扎的范围要超过创缘 5cm，肢体包扎应从远端开始，伤肢远端即使没有烧伤也要包扎，以防止肢体远端

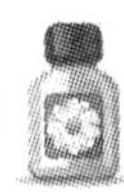

肿胀，但指(趾)一定要外露，以便观察血运。包扎好的创面要给予相应抬高以促进静脉与淋巴回流，减轻组织肿胀。根据液体渗出以及创面污染情况给予及时更换新的敷料。创面包扎后要注意敷料要求吸水性良好，包扎松紧适宜，不影响观察，包扎后要保持肢体功能位。烧伤患者皮肤较为脆弱，任何外力的作用都可能产生压疮，因此在创面包扎时必须定时观察患者指趾端血运，更换敷料时注意观察烧伤部位皮肤以及未受损皮肤的颜色变化和患者疼痛感变化。创面包扎后防止被子等物品增加患者的压力，要给予烧伤支架支起被子(图 3-12-13-5)，保护皮肤免受压力。

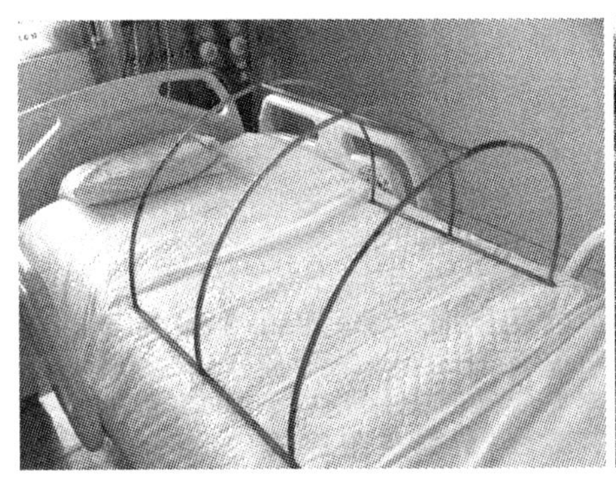
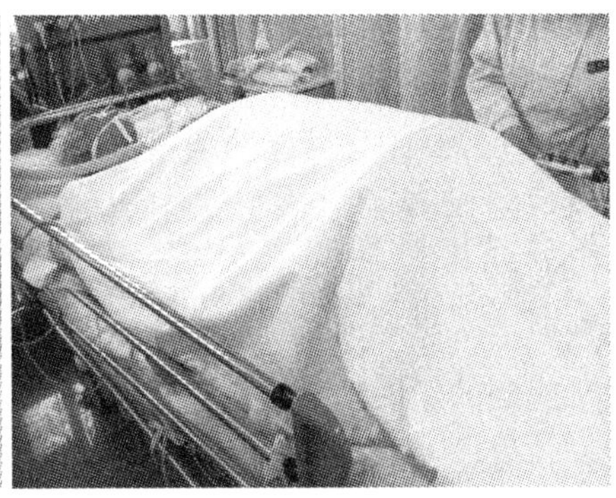

图 3-12-13-5　烧伤支架预防压疮

2. 阴囊水肿的护理

大面积烧伤的患者易合并阴囊水肿，阴囊水肿表现为阴囊肿大，多呈球状，可双侧不对称，皮肤变薄，局部皮肤肿胀透亮、发红，部分患者有中重度疼痛，水肿严重时可埋没阴茎。部分患者可出现皲裂或破溃，合并感染将加重病情。为预防水肿的阴囊出现压疮，首先，需要保持阴囊的清洁干燥，留置尿管，减少尿液对水肿皮肤的刺激；如阴囊渗液较多，可用消毒棉球及时、轻轻蘸干吸净渗液；也可用凡士林油纱间隔，外敷柔软、吸水性好的纱垫，并及时更换。其次，在更换卧位时防止阴囊受压，平卧位时将双下肢外展，充分暴露阴囊，可使用乳胶手套充气或充水后，包裹柔软的纱垫，放在阴囊下，托垫起阴囊，避免其在最低位；侧卧位时，在阴囊与大腿间隔以凡士林油纱，并用三角巾或其他软质物品托起阴囊，并注意调整托举高度与角度，以无下坠感、疼痛减轻为宜。再者，如阴囊已有创面，依据个体情况，在清创的基础上，可直接喷洒溃疡粉，或涂抹溃疡粉与氧化锌油 2∶1 配比的稠糊状药，或使用渗液吸收贴保护创面，并注意观察渗出液的情况，及时换药。最后，还包括脱水治疗、营养支持以及局部减压等方法的联合应用，以防止烧伤患者水肿阴囊发生压疮，或已发压疮进一步加重。

3. 人工气道护理

大面积烧伤病情危重患者、吸入性烧伤患者等都需要呼吸机辅助以维持正常的呼吸功能。要防止因使用呼吸机引发的烧伤患者的压疮。经口气管插管的患者需要对脸部皮肤进行保护，预防性贴好水胶体敷料(彩图 3-12-13-6　脸部预防性贴水胶体敷料)。经口气管插管时间不宜过长，如果时间较长需要在压迫部位垫起较为柔软的敷料，防止插管对舌、口唇的压迫产生压疮。给予气管切开的患者要防止固定带对脖子产生的压疮，预防性贴好水胶体敷料(彩图 3-12-13-7　颈部预防性贴水胶体敷料)或垫好相对柔软的棉垫用以保护皮肤，防止压疮的发生。气管切开侧垫凡士林油纱，然后外垫纱布类敷料，或使用渗液吸收贴吸收渗液、保护皮肤(彩图 3-12-13-8　渗液吸收贴保护气切伤口)。每天给予伤口换药，并注意切口颜色的变化，以防压疮的发生。

(四)其他

皮肤表面大面积受损的烧伤患者，要防止因长期被动卧位引发的压疮，根据患者的需要使用气垫床、翻身床；长期受压的重点部位需要预防性贴好水胶体敷料，或在床上垫好“体位垫”保护皮肤。

四、烧伤患者压疮告知的内容

(一)严格按时间更换体位

预防烧伤患者压疮的发生按时更换体位很重要。由于患者本身病情的需要以及剧烈的疼痛，在更换体位时就显得尤为的困难。一方面，临床护士需要克服困难，按时按要求给予患者更换体位，并注意保护完整皮肤。在更换体位时需要两名以上护士共同完成，搬动患者时动作轻柔，防止拉拽的发生。给予患者更换体位时要注意确保患者的安全，保护患者受损皮肤，如果没有特殊要求给予患者保持功能位，翻身后给予相应的保护。另一方面，要鼓励患者积极配合，主动参与实施翻身。如果使用翻身床改变体位，要注意翻身的角度，清醒患者取得患者同意，神志不清患者给予适当的保护性约束，防止坠床的发生。

（二）保护皮肤

烧伤患者由于疾病的发展趋势复杂，烧伤患者早期为体液渗出期，在这一时期毛细血管通透性增强，大量体液渗出至组织间隙，皮肤呈水肿状态。在这一时期要警惕水肿的皮肤出现破损、水泡等。要告知患者减少皮肤的刺激，保持未受损皮肤的清洁，注意水温不宜高，毛巾宜柔软，大面积烧伤患者应避免洗澡。创面修复期维护已结痂的表面尤为重要，结痂脱落后可能是细菌繁殖新的培养基，患者不能自行摘除结痂，要由医生完成。如果出现表面干痒的现象，及时通知医护人员给予相应的处理，防止因较硬的结痂压迫新生组织引起压疮。

（三）营养支持

由于烧伤后高分解代谢，创面大量丢失营养物质等原因，一般大面积烧伤的患者将伴有低蛋白血症。因而加强营养支持，鼓励患者进食高蛋白、高维生素、高热量的食物，不能经口进食的患者通过鼻饲给予肠内营养，以及静脉给予肠外营养以保证患者充分的营养，良好的营养状态可以预防压疮的发生。

第十四节　肥胖患者压疮的防护

肥胖是指人体脂肪的过量贮存，表现为脂肪细胞增多或细胞体积增大，即全身脂肪块增大，与其他组织失去正常比例的一种状态。肥胖症的诊断标准目前尚未统一，有人用肥胖指数法表示肥胖的程度，认为超过正常体重 10％为过重，＞20％为肥胖；有人用卡尺测量三角肌处皮褶厚度（正常 20～40mm），超过第 85 百分位为肥胖，第 95 百分位为高度肥胖。肥胖将给生活带来诸多不便，有研究表明，肥胖患者微血管病变和皮肤结构状态的病生理变化决定了肥胖患者发生压疮的几率也高于普通人群。因此肥胖患者压疮的防护尤为重要。

一、导致肥胖患者发生压疮的高危因素

（一）内皮功能的障碍是根本因素

血管内皮细胞是一个十分活跃的内分泌器官，具有多种重要的生物活性，对维持血管壁张力、血液的流动、管壁的炎症修复和血管的增生具有重要的作用，是功能活跃的代谢组织，因此，近年来对血管内皮细胞功能的研究受到关注。内皮功能障碍导致微血管病变，血流速度减慢，组织微循环发生变化，造成全身循环障碍。肥胖患者体重较重，产生压力较大，微循环障碍使血流速度减慢，加上外部作用力使血管受压扭曲或变形致血流受阻，所以在相同力学作用下肥胖患者更容易发生压疮。

（二）皮下脂肪组织的变化是易发因素

肥胖患者由于骨骼和肌肉或脂肪的体积增加过快，超过了皮肤的延长的速度，皮下毛囊周围油脂堆积，真皮的弹力纤维被拉断，皮下脂肪组织发生变化，从而形成部分表皮凹凸不平的隆起呈现花纹状改变。有研究表明，皮下脂肪组织的变化使皮肤抗压能力减弱，这样的皮下脂肪组织承受的压力将减小，在持续外力的作用下患者将更容易出现压疮。通常患者发生压疮最初并不表现为皮肤的改变，更多的时候是皮下脂肪组织先缺血坏死，然后才是外表皮肤颜色的变化，所以肥胖患者发生压疮时由内向外发展的可能性较大。

（三）体温的变化是诱发因素

人的体温是机体进行新陈代谢和正常生命活动的必要条件，人能够在环境温度变化的情况下，通过体内的体温调节机构来维持体温的相对衡定，而且能保持高于环境温度的体温，以适应环境温度的变化。这种变化是通过产热和散热两个过程的动态平衡来实现的。肥胖人的皮肤下有一层层散热的屏障（脂肪），脂肪中含水分少，血管也少，不容易传热，体内的热量散不出来。有研究表明，体温每升高 1℃代谢时氧耗氧增加 10％，肥胖患者本身散热差，体温相对偏高，代谢需要氧耗较多。但由于压力作用又导致组织缺血缺氧，所以体表散热较

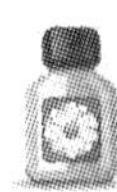

差也是肥胖患者发生压疮的又一因素。

二、肥胖患者压疮的好发部位

(一)与体位有关的部位

详见重症患者压疮好发部位与体位相关的部位。

(二)与体位无关的部位

肥胖患者由于体重重,自身形成的压力大,加之多种因素的共同作用,患者在相同的外力作用下更容易形成产生压疮。而肥胖患者一旦发生压疮由于其皮下脂肪层较厚,将很难愈合,会出现由内向外的变化过程。所以肥胖病人也是压疮的好发人群,应给与重视。

1. 皮下脂肪组织的变化引起皮肤改变

肥胖患者由于骨骼和肌肉或脂肪的体积增加过快,超过了皮肤延长的速度,真皮的弹力纤维被拉断(彩图 3-12-14-1　真皮的弹力纤维被拉断),皮下脂肪组织发生变化。从而形成部分表皮凹凸不平的隆起。皮肤的变化使患者在相同力学作用下压疮发生率增加。好发于皮下脂肪较厚的部位,如腰部(彩图 3-12-14-2　肥胖患者腰部皮肤变化)。

2. 内皮功能障碍引起皮肤的改变

内皮细胞受到损伤,血管壁能承受的压力减小,导致血管受压变形(彩图 3-12-14-3　浅表的血管变化),好发于大腿根部周围,在力学的作用下血液循环发生障碍,易形成压疮。

3. 其他

肥胖患者全身皮肤皱褶较多,很多患者皮下脂肪会出现带特殊部位的反折的显现,由于潮湿、压力,以及皮肤表面本身的变化等多种因素可造成压疮的形成(彩图 3-12-14-4　乳房下皮肤形成压疮),好发于乳房下部、腹部与大腿根部的皮肉接触、重叠和磨损处。

三、肥胖患者压疮的预防

(一)肥胖患者的识别

目前全世界都使用体重指数(BMI)来衡量一个人胖或不胖。计算的方法是:BMI=体重(公斤)÷身高(米)平方。BMI 在 18.5～24.9 时属正常范围,BMI>25 为超重,BMI>30 为肥胖。然而专家指出,这个体重标准是根据欧美白人为基准制定的,亚洲人体态基础较小,BMI 在 18.5～22.9 时为正常水平,BMI>23 为超重,BMI>30 为肥胖,这样,亚洲人的正常体重指数上限比欧美人要低 2 个指数。入院患者及时计算体重指数,评估肥胖程度,体重指数越大患者现有及潜在的健康问题越多,机体由于肥胖本身带来的病生理改变越严重,患者发生压疮的风险越高。因此,准确地识别肥胖患者是预防肥胖产生压疮的第一步。

(二)皮肤保护是重点

1. 按时更换体位

患者由于肥胖本身所带来的病生理变化,以及体重的增加等因素,造成活动的相对受限,而压疮发生的机制主要是由于机体某部位长期受压导致局部缺血缺氧,造成皮肤软组织的坏死。所以临床上协助、督促按时更换体位,鼓励患者多运动显得尤为重要。当肥胖患者合并其他重症疾病的时候压疮的发生率将增高,临床给予更换体位时需要多名医务人员协作完成,避免拖拉拽等情况的发生。必要时可以借助翻身器械协助改变体位,例如使用翻身床、移位王,以及借助床上用物等协助肥胖患者改变体位,防止因卧位压力引发压疮。

2. 做好基础护理

肥胖患者氧耗多,较普通人更容易出汗,更容易引起皮肤潮湿,日常护理尤为重要。肥胖患者皮肤皱褶处是压疮的易发部位,临床上可以清洁表皮后在皱褶根部外敷凡士林纱布,保持皮肤油性,防止皮肤皲裂后出现难愈合的压疮。部分肥胖患者清洁皮肤后需要在易发生潮湿的特殊部位给予外敷松花粉或爽身粉,以保持皮肤干燥,但是如果患者再次出现皮肤潮湿需要再次清洁后才能给予相应的预防措施,切忌不清洁后继续涂粉。

四、肥胖患者压疮告知的内容

随着人民生活水平的提高,饮食结构的改变,肥胖人数的不断增加。肥胖患者的健康指导呈现多元化的趋势。肥胖给患者在生活方面带来很多不便,肥胖也将诱发慢性病的发生,微血流速度减慢,微血管病变逐渐形成,发生全身循环障碍,皮下脂肪组织堆积,造成皮肤状态的改变。在相同条件作用下,肥胖患者更容易发生压疮。所以严格控制体重有利于机体循环系统的建立和维护,降低皮肤状态变化的发生率，可以有效地预防患者压疮的发生。肥胖患者体内脂肪堆积过多和(或)分布不均匀，是遗传因素和环境因素共同作用的结果。肥胖患者的特殊状态决定了患者皮下脂肪以及血管内皮细胞的变化。所以，肥胖患者预防压疮时告之患者控制体重尤为重要。首先，应当树立正确观念，即肥胖是可以预防和控制的，某些遗传因素也可以通过改变生活方式来抗衡。控制体重要有管理体重的概念，强调健康的生活理念，这种理念注重均衡饮食和合理运动的结合、行为方式的调整以及亲友的支持和鼓励作用、合理安排饮食。对于存在肥胖家族史、肥胖相关性疾病、膳食不平衡、体力活动少的高危人群给予选择性干预，应重点预防其肥胖程度进一步加重，预防出现与肥胖相关的并发症。其次，鼓励摄入低能量、低脂肪、适量蛋白质和碳水化合物，富含微量元素和维生素的膳食。特别要减少脂肪摄入量，增加蔬菜和水果在食物中的比例。在工作和休闲时间，有意识地多进行中、低强度的体力活动增加运动。再者，需要在日常生活中注意对皮肤的保护。保持皮肤清洁干燥，防止皮肤过度潮湿引发压疮。最后，肥胖患者应避免持续某一部位的受压，虽然肥胖患者皮下脂肪层较厚，但由于患者本身微循环的障碍，所以更容易发生压疮，肥胖患者应每 2h 更换体位 1 次，以减少局部皮肤持续受压。

参 考 文 献

[1] Paul JB, Keller A. Pressure ulcers in intensive care patients: A review of risks and prevention[J]. Intensive Care Med, 2002, 28: 1379～1388.

[2] Barratt E. Pressure sores: Putting risk calculators in their place[J]. Nursing times, 1987, 83: 65～70.

[3] Lapsley HM, Vogels R. Cost and prevention of pressure ulcers in an acute teaching hospital[J]. Int J Qual Health Care, 1996, 8: 61～66.

[4] Halfens RJ, Van Achterberg T, Bal RM. Validity and reliability of the Braden Scale and the influence of other risk factors: a multi2centre prospective study. Int J Nurs Stud, 2000, 37(4): 313～319.

[5] Gebhardt KS. Pressure ulcer research: where do we go from here? [J]. Br J Nurs, 2004, 13(19): 14～18.

[6] Defloor T. The risk of pressure sores: a conceptual scheme[J]. J Clin Nurs, 1999, 8(2): 206～216.

[7] Ek AC, Boman G. A descriptive study of pressure sores: the prevalence of pressure sores and the characteristics of patients[J]. J Adv Nurs, 1982, 7(1): 51～57.

[8] Cannon BC, Cannon JP. Management of pressure ulcers [J]. Am J Health Syst Pharm, 2004, 61(18): 1895～1905.

[9] Ribbe MW, Van Marum RJ. Decubitus: pathophysiology, clinical symptoms and susceptibility[J]. J Tissue Viability, 1993, 3(2): 42～47.

[10] Goldstein B, Sanders J. Skin response to repetitive mechanical st ress: a new experimental model in pig[J]. Arch Phys Med Rehabil, 1998, 79(3): 265～272.

[11] Holmes R, Macchiano K, J Han Giani SS, et al. Nutrition know2how combating pressure sores nut ritionally[J]. Am J Nurs, 1987, 87(10): 1303～1305.

[12] Mawson AR, Biundo JJ Jr, Neville P, et al. Risk factors for early occurring pressure ulcers following spinal cord injury [J]. Am J Phys Med, 1998, 67 (3): 123～127.

[13] Fife C, Otto G, Capsu to EG, et al. Incidence of pressure ulcers in a neurological intensive care unit[J]. Crit Care Med, 2001, 29(2): 283～290.

[14] 中华医学会重症医学分会．重症患者营养支持指导意见(2006)[J]. 中国实用外科杂志，2006，26(10)：721～732.

[15] Theaker C, et al. Risk factos for pressure sores in the critically ill[J]. Anaesthesia, 2000, 55(3): 4.

[16] 王欣然，韩斌如，尉俊铮．Braden 评分高风险重症患者的压疮危险因素分析[J]. 中华现代护理杂志，2010，16(1)：44～46.

[17] 毕红月，王欣然，韩斌如．ICU 压疮高危患者的预防[J]. 护理研究，2010，24(4)：1086～1088.

[18] Sundin BM, Hussein MA, Glasoler CS, et al. The role of allopurinol and deleroxamine in preventing pressure ulcers in pigs [J]. Plas ReconsLrsurg, 2000, 105: 1408～1421.

[19] Fisher AR, Wells G, Harrison MB. Factors associated with pressure ulcers in adults in acute care hospitals [J]. Holist Nurs Pract, 2004, 18(5): 242～253.

[20] 曾俊，任辉．实用手术室护理学[M]. 北京：北京科学

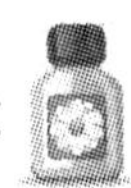

技术出版社,2007:1.

[21] 钱蒨健,周嫣．实用手术室护理[M]．上海:上海科学技术出版社,2005:10.

[22] 朱丹,周力．手术室护理学[M]．北京:人民卫生出版社,2008:1

[23] 廖冰野,韦南茉,等．预防术中压疮形成的方法研究进展．中国实用护理杂志,2006,5(22):72～74.

[24] Cuddigan J, Berlowitz DR, Ayello EA. Pressure ulcers in America: Prevalence, incidence, and implications for the future[J]. Adv Skin Wound Care, 2001, 14(4): 208～215.

[25] Schoonhoven L, Defloor T, Grypdonck MH. Incidence of preddure ulcers due to surgery[J]. Clin Nurs, 2002, 11(4): 479～487.

[26] Pryor WA, Squadrito GL. Yhe chemistry of preoxynitrite, a product from the reaction of nitric oxide with superoxide[J]. Am J Physiol, 1995, 268(5 Pt 1): L699～L722.

[27] Struck AT, Hogg N, Yhomas JP, et al. Nitric oxide compounds inhibit the toxicity low density lipoprotein to endothelial [J]. FEBS Lett, 1995, 361(2—3): 291～293.

[28] 郑一宁,吴欣娟,丁炎明．实用骨科护理及技术[M]．北京:科学出版社,267～276.

[29] 朱文芳,胡克,范湘鸿,等．30 例侧卧更换体位法预防压疮效果观察[J]．护理学杂志,2007,22(1):40～43,51～53.

[30] 蒋琪霞,刘云．成人压疮预测和预防实践指南．南京:东南大学出版社,2009:39,144～145.

[31] 刘芳,王玲．神经内科危重病历护理分析．北京:科学技术文献出版社,2010:63～64.

[32] 宿英英．神经系统危重症监护与治疗．北京:人民卫生出版社,2005:211～212.

[33] 王欣然,杨萍．危重病护理临床思维．北京:科学技术文献出版社,2010:165～166.

[34] Shahin ES, Dassen T, Halfens RJ. Pressure ulcer Prevalence and incidence in intensive care patients: a literature review. Nurs Crit Care, 2008, 13(2): 71～79.

[35] Duncun KD. Preventing Pressure ulcers: the goal is zero. Joint Commission Journal on quality of Patient Safety, 2007, 33(10): 605～610.

[36] Thomas PR. Prevention and treatment of pressure ulcers. JAM Med Dir Assoc, 2006, 7(1): 46～59.

[37] Epuap . Development of pressure ulcer prevention dinical guideline, 2008: 1～5.

[38] Langemo Piwne, Baranoski Shuron. Key Joints on curing for pressure ulcers in home care. Home Health Care Nurse, 2003, 21(5): 309～315.

[39] Holmes R, Macchiano K, J Hangiani SS, et al. Nutrition know-how: Combating pressure sores nutritionally [J]. Am J Nurs, 1987, 87: 1301～1303.

[40] US Department of Health and Human Services. Pressure ulcers in adults: Prediction and prevention[M]. Rockville, Maryland: AHCPR Publication, 1992: 13～35.

[41] Bergstrom N. Using a research-based assessment scale in clinical practice[J]. Nurs Clin North Am, 1995, 30(3): 539～540.

[42] Bergstrom N, Braden BJ. Predictive validity of the Braden scale among Black and White subjects[J]. Nurs Res, 2002, 51(6): 398～403.

[43] Pang SM, Wong TK. Predicting pressure sore risk with the Norton, Braden, and Waterlow scales in a Hong Kong rehabilitation hospital[J]. Nurs Res, 1998, 47(3): 147～153.

[44] Ayello EA, Braden BJ. How and why to do pressure ulcer risk assessment[J]. Adv Skin Wound Care, 2002, 15(3): 125～131.

[45] Harrison MB, Wells G, Fisher A, et al. Practice guidelines for the prediction and prevention of pressure ulcers: Evaluating the evidence[J]. Appl Nurs Res, 1996, 9(1): 9～17.

[46] Demuth PJ, Bergstron N. A clinical trial of the Braden scale for predicting pressure sore risk[J]. Nurs Clin North Am, 1987, 22(2): 417～428.

[47] Wardman C, Norton V, Waterlow J. A tool for assessing pressure sore risks[J]. Nurs Times, 1991, 87(13): 74～78.

[48] Hiser B, Rochette J, Philbin S, et al. Imp lementing a pressure ulcer prevention program and enhancing the role of the CWOCN: impact on outcomes[J]. Ostomy-Wound, Manage, 2006, 52(2): 48～59.

[49] Byrne D W, Salaberg C A. Major risk factors for pressure ulcer in the spinal cord disabled。Spinal Cord, 1996, 34: 255.

[50] Salaberg CA, Byrne DW, Cayten CG, et al. A new pressure ulcer risk assessment scale for individuals with spinal cord injury. Am J Phys Med Rehabial, 1996, 75: 96.

[51] Waterlow J. The history and use of the waterlow card

explation of the background and development of the waterlow card and outlines its current use in all areas of care[J]. Nurs Times, 1998, 98(2): 7.

[52] Scott JR, Gibran NS, Engrave LH, et al. Incidence and characteristics of hospitalized patients with pressure ulcers: State of Washington, 1987 to 2000. Plast Reconstr Surg, 2006, 117(2): 630～634.

[53] Srinivasaiah N, Dugdall H, Barrett S, et al. A point prevalence survey of wounds in northeast England. J Wound Care, 2007, 16(10): 413～416, 418～419.

[54] 蔡新中, 等. 最新伤口护理学. 北京: 人民军医出版社, 2008.

[55] Shukla VK, Shkula D, Singh A, et al. Risk assessment for pressure ulcer: a hospital-based study. J Wound Ostomy Continence Nurs, 2008, 35(4): 407～411.

[56] Baumgarten M, Margolis DJ, Localio AR, et al. Extrinsic risk factors for pressure ulcers early in the hospital stay: a nested case-control study. J Gerontol A Biol Sci Med Sci, 2008, 63(4): 408～413.

[57] 吴阶平, 等. 泌尿外科. 济南: 山东科学技术出版社, 2001: 844.

[58] Moller LA, lose G, Joigensen T. Risk factors for lower urinary tract symptoms in women 40 to 60 years of age [J]. Obslet Gynecol, 2000, 96: 226～451.

[59] Schrelle JF, Adamson GM, Cruise PA, et al. Skin disorders and moisture in incontinent nursing home residents: intervention implilcations[J]. J Am Geriatr Soc, 1997, 45(10): 1182～1188.

[60] Raul AL. compendium of Urologic Drugs[J]. Drugs Fut, 2003, 28(4): 386～395.

[61] Harrington C, Zagari MJ, Corea J, et al. A cost analysis of diabeti lower-extremityulcers[J]. Diabetes Care, 2000, 23: 1333～1338.

[62] Hogan P, Dall T, Nikolov P, American Diabetes Association. Economic costs ofdiabetes in the US in 2002 [J]. Diabetes Care, 2003, 26: 917～932.

[63] Gordois A, Scuffham P, Shearer A, Oglesby A, Tobian JA. The health care cost ofperipheral neuropathy for people with diabetes in the US[J]. Diabet Care, 2003, 26: 1790～1795.

[64] Shearer A, Scuffham P, Gordois A, Oglesby A. Predicted costs and outcomes fromreduced vibration detection in people with diabetes in the US[J]. Diabetes Care, 2003, 26: 2305～2310.

[65] Breitbart Arnold S, Laster Jordan, Parrett Brian, et al. Accelerated diabetic wound healing using cultured dermal fibroblasts retrovivally transduced with the platelet-derived growth factor B gene[J]. Plastic Surgery, 2003, 54(4): 409～414.

[66] Goova MT, Li J, Kislinger T, et al. Blockade of receptor for advanced glycation end-products restores effective wound healing in diabetic mice[J]. Am J Pathol, 2001, 159: 513～525.

[67] Marilena Chinali Komesu, Marcelo Benetti Tange, Kemli Raquel Buttons, et al. Effects of acute diabetes on rat cutaneous wound healing[J]. Pathophysiology, 2004, (11): 63～67.

[68] Houwing R, Overgoor M, Kon M, et al. Pressure-in-duced skin lesions in pigs: reperfusion injury and the effects of vitamin E[J]. J Wound Care, 2000, 9(1): 36～40.

[69] Klein J, Perwitz N, Kraus D, et al. Adipose tissue as source and target for novel therapies. Trends Endocrinol Metab, 2006, 17(1): 26～32.

[70] Akinci G, Akinci B, Cosknn S, et al. Evaluation of-markers of inflammation, insulin resistance and endothelial dysfunction in children at risk for overweight. Hormones-(Athens), 2008, 7(2): 156～162.

第十三章　压疮护理病例分析

第一节　压疮风险评估与预防病例分析

一、病例1

（一）病例介绍

患者女性，70岁，因急性胰腺炎收入ICU，给予禁食、胃肠减压，心电监护、气管切开呼吸机支持、经锁骨下静脉输液治疗、胃管灌入中药大承气（导泻）等治疗，留置有胆囊穿刺引流管、尿管，双手给予约束带约束；血清白蛋白为26.7g/L（正常为35～55g/L），全身水肿明显，皮肤张力高。既往有脑梗塞病史，表情淡漠，偶有皱眉等痛苦表情，沟通障碍，活动能力差，不能自主变换体位，大便失禁，每次翻身均有稀便流出。请根据患者情况制定压疮预防计划。

（二）压疮预防策略

明确患者发生压疮的危险程度、危险因素、危险部位，向患者及家属进行有效告知，采取针对性预防压疮措施。

1. 根据此患者具体情况使用Braden压疮风险预测量表进行压疮风险评估

项目	具体描述	评分
感觉	当接受到疼痛刺激时，只能以呻吟或躁动不安表示；全身有1/2以上的体表无法知觉到不适或疼痛刺激	2
潮湿	皮肤几乎一直处于潮湿状态，每次移动患者时，患者的皮肤都是潮湿的	1
活动	活动范围限制在床上	1
移动	偶尔能轻微的调整身体或肢体位置，无法凭自己的能力做经常或大幅度调整	2
营养	无论个案是否接受静脉营养补充，持续以下任意情况5d以上：禁食或进食清流质饮食	1
剪切力和摩擦力	须中度到极大的协助，才能移动身体，且无法将身体完全抬起，在床单上不滑动。卧床或坐轮椅上，时常会向下滑动，须极大协助，痉挛或躁动不安，使个案皮表几乎持续受到摩擦	1
此患者总分为8分，处于压疮极度危险状态		

2. 确认压疮危险程度、危险因素、危险部位

（1）确认压疮危险程度

根据Braden量表进行压疮风险评估，此患者评分为8分，处于压疮极度危险状态。

（2）危险因素

①感觉功能障碍：患者既往有脑梗死病史，表情淡漠，不能及时感受到受压部位的疼痛和不舒适感，没有主观变换体位的意识及要求。

②活动及自主移动能力障碍：因病情危重及保护性约束治疗，患者不能通过自主变换体位来减轻局部受压情况。

③潮湿：因导泻治疗致使患者排便增多，且不受控制。

④营养：患者患急性胰腺炎，需禁食治疗，不能

接受肠内营养治疗。

⑤摩擦力和剪切力：患者感觉和活动功能障碍，使用便器及变换体位均存在摩擦力和剪切力的隐患。

(3)危险部位

①仰卧位时身体自身重力的主要支撑点枕部、肩胛部、骶尾部、足跟部等均承受较大压力。

②与治疗措施有关的危险部位：固定气管切开插管的固定带过紧可对颈部皮肤造成压迫；心电监护导连线、锁骨下静脉导管、胆囊穿刺引流管、尿管等管路固定和外置部分对相关局部组织（双侧上肢、下肢、胸部、腹部、髋部等）造成压迫；血压计袖带对上臂皮肤的压迫；保护性约束治疗措施易造成约束带对患者腕部皮肤组织的压迫等。

③骶尾部及会阴部皮肤持续受大便刺激，易导致皮肤破溃而增加此处对压力的易感性。

④频繁使用便器使骶尾部皮肤存在着摩擦力的隐患；协助患者变换体位易造成骶尾部、足部产生剪切力。

3. 根据评估结果制订压疮预防措施

(1)医护人员根据压疮风险评估结果确定对此患者压疮预防的重视程度

①此患者处于压疮极度危险状态，需要启动风险预警体系，进行上报和使用红色预警标识。

②护理部接到上报表及时安排专科护士访视患者，制订压疮预防措施，指导主管护士进行预防措施的实施。

③压疮风险评估需要动态进行，每个班次均需及时进行评分，及时查看、班班交接重点部位皮肤情况。

(2)将患者压疮风险评估情况向相关人员进行有效告知

①向患者告知，取得其对压疮预防措施的理解和配合。此患者处于压疮极度危险状态，护理人员要向患者本人进行适当告知和解释，让其理解护士所给予的各种预防压疮的保护措施，使患者配合变换体位、皮肤保护等措施的实施。

②医护人员共同向家属告知，取得家属对压疮防护工作的理解和支持。此患者在ICU接受治疗、病情危重，护理人员向主管医生提出患者压疮极度危险的证据，与医生一起将此情况及时向家属进行告知。先由医生向患者家属告知病情、治疗情况及压疮极度危险的事实，为护理告知工作做好铺垫，增加护理人员告知的说服力和可信度，再由护理人员将压疮的主要防护措施及效果告知家属。

③有效的告知降低了护理工作的风险。因患者为急性胰腺炎、高龄，病情危重、复杂，且目前医疗技术的局限性，虽然医护人员已尽全力，但患者病情仍然恶化并且不可避免的出现压疮。及时有效地告知可使患者家属事先对患者发生压疮的危险程度及医护人员积极采取的预防措施有所了解，对患者出现难以避免性压疮能够理解和接受。在这个层面上风险被医生、护士、家属共同分担，降低了护理人员的护理风险。

(3)根据患者具体危险因素和危险部位制定预防措施

①保护受大便刺激的肛周皮肤，特别要注意一定在患者皮肤出现破损前做好皮肤的保护工作，因一旦皮肤破溃，处理起来将会非常被动且难度大增，应早期应用“防漏工程”（详见第十二章第九节）。

②及时有效收集大便，可使用肛管引流大便或在肛门处粘贴造口袋收集大便。

③局部减压，每1～2h变换体位，缓解局部组织受压情况。在枕部，骶尾部、足跟等身体承重部位使用减压垫缓冲患者自身重力对组织产生的压力，可使用自制水球、硅胶垫、海绵垫等。枕部皮肤被头发覆盖，不易观察，查看时要仔细。

④保护易受压力、摩擦力和剪切力作用的骨突出部位皮肤完整。肩胛部、肘部、骶尾部、髋部、膝部、足跟部、内外踝等部位皮肤，均给予粘贴对皮肤无刺激且有吸收少量渗液功能的片状水胶体敷料进行保护，可减小患者变换体位时对这些部位皮肤的摩擦，避免皮肤破损。

⑤有意识的保护与治疗措施有关的危险部位，气管切开插管固定带接触的颈部、腕部保护性约束处皮肤提前垫好自制的纱布垫或贴好片状水胶体敷料，缓解摩擦和压迫的刺激。另外，患者全身水肿明显，皮肤组织脆弱，轻微受压即可出现明显压痕，且不易恢复。所以在导连线、引流导管和身体皮肤组织接触的部位要特别注意，及时检查其是否被压在身下或身体各部位组织之间。

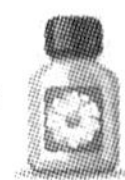

(三)小结

1. 此患者处于压疮极度危险状态,必须向家属进行告知。

2. 医护人员要高度重视,预防难免性压疮的发生。

3. 预防措施重点是局部减压,尤其是夜班要特别注意此项措施的落实。

4. 预防措施难点是皮肤完整性的保护,大便失禁导致皮肤破溃后护理难度大大增加,同时增加压疮风险。

5. 重视与治疗措施有关的压疮危险因素,有提前预防的意识。

二、病例 2

(一)病例介绍

患者女性,54 岁,急性胰腺炎收入普外 ICU,给予禁食、胃肠减压,气管切开呼吸机支持、胃管灌入大承气(导泻)等治疗,无意识,不能活动,大便失禁,每次翻身均有稀便排出,臀部皮肤如图所示(彩图 3-13-1-1　病例 2 图示)。请制定压疮预防计划。

(二)压疮预防策略

1. 使用 Braden 量表进行压疮风险评估

项目	具体描述	评分
感觉	接受到疼痛刺激时,个案无法做出呻吟、退缩或抓握的反应(也可能是由于使用镇定药物或意识改变);绝大部分体表无法感知到疼痛刺激	1
潮湿	皮肤几乎一直处于潮湿状态,每次移动个案时,个案的皮肤都是潮湿的	1
活动	活动范围限制在床上	1
移动	无法凭自己的能力,对身体或肢体位置做调整,即使是轻微的调整	1
营养	无论个案是否接受静脉营养补充,持续以下任意情况 5d 以上:禁食或进食清流质饮食	1
剪切力和摩擦力	须中度到极大的协助,才能移动身体,且无法将身体完全抬起,在床单上不滑动。卧床或坐轮椅上,时常会向下滑动,须极大协助,痉挛或躁动不安,使个案皮表几乎持续受到摩擦	1
此患者总分为 6 分,处于压疮极度危险状态		

2. 确认压疮危险程度、危险因素、危险部位

此患者目前比较突出的问题是已发生臀部皮肤红肿破溃,皮肤的屏障保护作用受到破坏,进一步增加了发生压疮的危险,护理难度大大增加,基本属于难免性压疮。

3. 压疮预防措施

(1)首要解决的问题是臀部皮肤的处理

患者因治疗需要,大便排出较多,且为稀便、失禁状态,致使臀部皮肤持续处于不断流出的大便的刺激下,如不能及时保护此部位皮肤组织,皮肤破溃情况会快速进展,尤其是骶尾部皮肤也处于大便刺激范围,也已出现破溃,更易受压发生压疮。在此需要指出的是,患者目前臀部皮肤的情况不属于压疮,因为导致皮肤红肿破溃的原因不是压力而是大便的刺激造成的。

处理原则是尽量将皮肤与大便分隔开,保持皮肤的清洁,使用促进破溃创面愈合的药物或敷料保护、治疗创面。方法选择可参考“第十二章　第九节　三、大便失禁患者压疮的预防”中“防漏工程”操作;也可因地制宜、就地取材,选择适合的敷料进行处理。

(2)其余措施同“病例 1”中预防措施。

(三)小结

此病例进一步提示我们,对患者压疮的预防要有很强的预见性,充分发挥工作的主动性,要有相关知识的学习和实践经验的积累。尽量在问题出现之前进行护理干预,例如此患者在出现大便失禁后,护士及时给予有效的臀部皮肤的保护,就可以避免皮肤破溃的发生,那么护士的压疮预防工作的难度就相对降低了。

三、病例 3

(一)病例介绍

患者女性,70 岁,因 3d 前无明显诱因出现呼吸困难,尚可平卧,伴有腰背部阵发性胀痛,有排气排便,无明显尿量减少;1d 前出现呼吸困难加重,不能平卧来我院就诊。患者既往有高血压病史8年，糖尿病病史8年，肾功能不全病史6个月。诊断为高血压心脏病(高血压3级)、急性左心功能不全、慢性肾功能不全(尿毒症期)、肾性贫血、糖尿病肾病(2型糖尿病)、双侧肺炎伴胸腔积液、低蛋白血症。

患者入院后给予特级护理、心电监护、持续吸氧、输液抗炎、平喘、祛痰、利尿、改善心脏供血，控制血压、血糖等治疗，患者喘息、呼吸困难好转。其后患者出现血肌酐进行性升高，伴有尿量进行性下降，喘息加重，出现全身重度水肿。患者频繁恶心呕吐，进食差，睡眠尚可。患者神志清楚，端坐位不能平卧，全身皮肤粘膜完整，无皮疹及压疮。

此患者压疮风险评估初评时未将全身重度水肿因素与Braden量表结合起来分析，判断为压疮中度危险状态，给予使用气垫床，协助变换体位等预防措施。1d后患者左、右臀裂处分别出现压红伴1cm×1cm、1cm×2cm水泡，为Ⅱ期压疮。

(二)压疮预防策略

1. 重新对患者进行全面评估

项目	具体描述	评分
感觉	对言语指令有反应，对不适与疼痛刺激的知觉能力正常	4
潮湿	皮肤通常是干燥的，依常规更换床单即可	4
活动	活动范围限制在床上	1
移动	偶尔能轻微的调整身体或肢体位置，无法凭自己的能力做经常或大幅度调整	2
营养	很少吃完送来的正餐，一般说来只能吃完送过来的1/2，偶尔食用液体营养补充品，每天吃三份蛋白质(肉或豆、奶制品)；所摄取的液态食物或管灌未达到理想需要量	2
剪切力和摩擦力	须中度到极大的协助，才能移动身体，且无法将身体完全抬起，在床单上不滑动。卧床或坐轮椅上，时常会向下滑动，须极大协助，痉挛或躁动不安，使个案皮表几乎持续受到摩擦	1
此患者总分为14分，处于压疮中度危险状态		

2. 确认压疮危险程度、危险因素、危险部位

(1)确认压疮危险程度、危险因素

通过使用Braden量表进行压疮风险评估，此患者处于压疮中度危险状态，护理人员也给予相应预防压疮的措施，但患者仍于1d后出现压疮。分析原因，对患者压疮危险因素考虑不全面，此患者合并有全身重度水肿，皮肤变薄、组织张力高，致使皮肤自身的耐受力大大下降，即水肿增加了皮肤对压力的敏感性。但水肿未被包含在Braden量表的危险因素中，所以使用此量表并不能完全客观的体现出患者发生压疮的危险程度，致使对其危险程度评估不准确，医护人员重视程度不够和压疮预防措施针对性不强。通过对患者全面的评估，此患者压疮的危险程度应增加至处于压疮高度危险状态。这一点必须引起重视，采取相应预防措施，否则患者会在所评分的中度危险状态发生压疮，使护理人员的工作处于比较被动的地位。

(2)危险部位

患者喘息严重不能平卧，大部分时间是端坐卧位，增加了骶尾部皮肤组织的压力和剪切力，骶尾部是最易发生压疮的部位。各种治疗性的管路、监测设备(如血氧饱和度监测指套、血压监测袖带等)都会对其所接触的皮肤组织造成压迫，患者全身重度水肿，皮肤变薄、张力大，对压力的敏感性增加，这些部位如护理不到位容易发生压疮。

3. 根据危险因素和危险部位制订压疮预防措施

(1)除使用气垫床以外，对骶尾部等易受压部位的皮肤粘贴对皮肤无刺激的透明敷料，保护皮肤，最大限度避免皮肤组织收到的摩擦力。

(2)在易受压部位加用自制水球等减压设施缓冲骶尾部组织所受到的压力。

(3)特别强调患者端坐卧位产生的剪切力对组织的破坏作用，此患者在使用气垫床和协助尽量缩短采用此体位的时间，适当调整床头的角度。

(4)重点关注治疗性管路和监测设备与皮肤接触的部位，如及时解开血压监测的袖带、1h将血氧饱和度监测指套更换手指等。

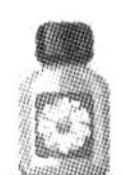

（三）小结

1. Braden 量表并不是适合所有患者的压疮风险评估表，进行压疮风险评估时要考虑到患者的整体情况。对于本例患者皮肤重度水肿这一危险因素并未列入 Braden 量表的评分条目中，在实际评估操作时要考虑到这一点，综合评价患者压疮风险程度，做出准确判断。

2. 做好压疮预防工作的前提是护理人员要熟知压疮发生的危险因素，认真学习各评估量表的特点和适用范围及使用要求，在此基础上做好患者的压疮预防工作。

四、病例 4

（一）病例介绍

患者男性，76 岁，因右下肢发凉麻木半年加重一个月入院。以下肢动脉硬化闭塞症、右股浅动脉重度狭窄、陈旧脑梗、左侧肢体偏瘫收住院。动脉造影示双下肢动脉硬化闭塞症，右股浅动脉远端重度狭窄，左腘动脉闭塞。在局麻下行经右股动脉顺行穿刺右股浅动脉球囊扩张支架成形术，术毕带右股动脉鞘管回 ICU（彩图 3-13-1-2　病例 4 图示），患者神清，精神弱，患肢制动，紧张、易出汗，穿刺部位给予弹力绷带加压包扎，无渗血及血肿，右下肢皮温暖，色泽正常，右足动脉搏动可触及。术后查 HB 95g/L，白蛋白 29.72g/L，前蛋白 69mol/L，体重 50 公斤，进流食 50ml/餐，右侧患肢制动。既往患糖尿病 10 年、脑梗 3 年。

（二）压疮预防策略

1. 重新对患者进行全面评估

使用 Braden 量表进行压疮风险评估：

①患者行经右股动脉顺行穿刺右股浅动脉球囊扩张支架成形术，术后至拔鞘后 8h，患肢制动，因治疗需要患者基本处于被动体位。通过使用 Braden 量表进行压疮风险评估，此患者处于压疮高度危险状态。处于压疮高度危险状态，护理人员需高度重视。为预防穿刺部位出血，患者右侧下肢需制动，大部分时间处于平卧状态。危险因素主要集中在活动、移动、营养、剪切力方面，危险部位为骶尾部、足跟、内外踝。

项目	具体描述	评分
感觉	对言语指令有反应，对不适与疼痛刺激的知觉能力正常	4
潮湿	大约每天须更换床单两次	3
活动	活动范围限制在床上	1
移动	偶尔能轻微地调整身体或肢体位置，无法凭自己的能力做经常或大幅度调整	2
营养	从未吃完送来的正餐，很少吃超过送来的 1/3，水分摄取差，未食用液体营养补充品，如太空饮食，每天吃两份或以下蛋白质（肉、蛋、奶制品等）	1
剪切力和摩擦力	须中度到极大的协助，才能移动身体，且无法将身体完全抬起，在床单上不滑动。卧床或坐轮椅上，时常会向下滑动，须极大协助，痉挛或躁动不安，使个案皮表几乎持续受到摩擦	1
此患者总分为 12 分，处于压疮高度危险状态		

②拔鞘后 8～24h，患者可在床上活动，此时需对患者压疮分析进行重新评估。通过使用 Braden 量表进行压疮风险评估，此患者处于压疮中度危险状态。此段时间患者可在床上适当活动，危险因素减少，集中在活动、营养、剪切力方面，危险部位为骶尾部。但是患者拔鞘后穿刺部位给予弹力绷带加压包扎，需关注被包扎固定部位所受的压力和剪切力对组织的影响，如髋骨、被绷带包扎覆盖的皮肤。

项目	具体描述	评分
感觉	对言语指令有反应，对不适与疼痛刺激的知觉能力正常	4
潮湿	大约每天须更换床单两次	3
活动	活动范围限制在床上	1

续表

项目	具体描述	评分
移动	时常能凭自己的能力小幅度地自由调整身体或肢体位置	3
营养	从未吃完送来的正餐，很少吃超过送来的1/3，水分摄取差，未食用液体营养补充品，如太空饮食，每天吃两份或以下蛋白质(肉、蛋、奶制品等)	1
剪切力和摩擦力	不能有效移动，或只需些许协助，在移动过程中，皮肤可能在床单、椅子、约束带等设备上出现一些的滑动。大多数时候，能在床或椅子上维持相当好的姿势，但偶尔会滑下来	2
此患者总分为14分，处于压疮中度危险状态		

2. 压疮预防措施

(1)健康教育

协助并教会患者1～2h变换体位，缓解骶尾部受压情况；右足部做适当活动，避免受压时间过长。

(2)危险部位皮肤保护

在骶尾部、足跟、内外踝粘贴保护性敷料避免对皮肤直接产生的剪切力和摩擦力。

(3)避免治疗措施导致压疮

拔鞘后加压包扎的穿刺部位皮肤可预先粘贴保护性敷料予以保；在骨突出部位(髋骨)加用质地较薄且柔软的减压垫，可以缓冲绷带本身对皮肤组织造成的压迫。

(三)小结

1. 动态评估，及时获得可靠的结果

患者住院期间，在病情、治疗措施变化或手术等情况下，压疮危险因素会发生变化，需要医护人员及时进行压疮风险评估，获得准确可靠地评价结果来指导预防措施。

2. 培养对治疗措施所带来的压疮隐患的预见性

护理人员要对患者全面评估，很多治疗措施与皮肤组织密切相关，可能会对相应组织产生压迫、刺激等影响，这一点很容易被医护人员忽视，往往到患者发生压疮时才发现，处理起来较为被动。早期对患者相应部位采取保护性措施来预防压疮的发生，可以避免患者发生与治疗措施有关的压疮，减轻患者痛苦和减少不必要的麻烦。

第二节　Ⅰ期、Ⅱ期压疮处理病例分析

一、病例1

(一)病例介绍

患者女性，89岁，因急性肠梗阻、高血压、糖尿病在全麻下行横结肠造瘘后，术后患者生命体征尚平稳，感觉、运动功能逐渐恢复，但应答反应弱、自主呼吸力量不足迟迟不能拔除气管插管。术后第一天晨交班时患者感觉、运动功能正常，全身皮肤状况良好，10:00护士为患者做护理时发现，其右足跟部出现3cm×5cm的水疱。发生压疮后护士积极查找原因，发现患者右侧肢体运动障碍，立即通知医生，经检查确诊患者术后脑血管意外，给予积极治疗的同时，护士采用保护疱皮的水疱处理方法及减压护理措施，2周后患者右足跟部压疮得以愈合。

(二)压疮预防及处理

1. 及时上报

(1)按照压疮管理要求及时进行压疮不良事件逐级上报。

(2)护理部对上报资料进行资料整理留存。

(3)组护士长组织护士进行讨论分析后给予处理。

2. 继续进行压疮风险评估，确认患者压疮危险程度、危险因素和危险部位

(1)此患者虽已出现压疮，但压疮的发生不局限于某个部位，只要患者处于压疮危险中就有可能在其他部位继续发生压疮，所以在患者发生压疮后及时进行压疮风险评估对预防患者再次发生压疮非常重要。

项目	具体描述	评分
感觉	接受到疼痛刺激时，个案无法做出呻吟、退缩或抓握的反应（也可能是由于使用镇定药物或意识改变）；绝大部分体表无法感知到疼痛刺激	1
潮湿	皮肤通常是干燥的，依常规更换床单即可	4
活动	活动范围限制在床上	1
移动	无法凭自己的能力，对身体或肢体位置做调整，即使是轻微的调整	1
营养	无论个案是否接受静脉营养补充，持续以下任意情况 5d 以上：禁食或进食清流质饮食	1
剪切力和摩擦力	须中度到极大的协助，才能移动身体，且无法将身体完全抬起，在床单上不滑动。卧床或坐轮椅上，时常会向下滑动，须极大协助，痉挛或躁动不安，使个案皮表几乎持续受到摩擦	1
此患者总分为 9 分，处于压疮极度危险状态		

(2)通过使用 Braden 量表进行压疮风险评估确认患者压疮危险程度

通过使用 Braden 量表进行压疮风险评估，此患者处于压疮极度危险状态。

(3)根据评估结果确认压疮危险因素

危险因素为感觉、活动、移动、营养、剪切力和摩擦力；治疗、护理措施（气管插管固定、盖被子对脚趾的压迫）等。

(4)根据评估结果确认压疮危险部位

危险部位为身体与床面接触的骨突出部位（枕部、肩胛部、骶尾部、足跟、内外踝）；气管插管固定对颈部皮肤组织的压迫、患者盖被子时对脚趾的压迫等，如重视不够均有可能发生压疮。

3. 进行有针对性的压疮预防

(1)此患者处于压疮极度危险期，需启动压疮风险预警，进行上报，寻求专科人员的帮助。

(2)及时告知医生和患者家属，取得理解和支持。

(3)对危险部位采取预防措施

每小时变换体位、保护性敷料保护皮肤、应用减压设备（气垫床、自制减压球、凝胶垫等）、足部盖被架空避免对脚趾压迫等。

4. 足跟部位压疮处理

(1)处理原则

保护疱皮，预防局部感染。患者病情重、营养状况差、水疱较大且位于最易产生摩擦力的足跟部位，组织愈合能力较差，如祛除疱皮会使创面暴露难愈合，且伤口疼痛、易于感染，所以不宜祛除疱皮。而保护疱皮的水疱处理方法可在维持原有皮肤生理的状况下，有助于促进压疮的愈合。

(2)具体方法，详见第十章第二节。

(三)小结

1. 压疮并非是独立的临床表现，它和患者的病情变化紧密相关，在我们做好压疮预防工作的基础上，透过压疮的临床表现，希望能观察、发现更深层次的临床问题，及时采取积极措施，减少患者的痛苦。

2. 患者发生压疮后仍需继续进行压疮风险评估，有效预防其他部位发生压疮。

二、病例 2

(一)病例介绍

患者女性，20 岁，因突发午睡后颈部、背部疼痛，四肢瘫，呼吸困难 3d，急诊以“脊髓病变”收入神内 ICU。患者既往身体健康，入院后患者神志清楚，查体四肢肌力 0 级，可疑肩部以下温痛觉消失，带有鼻饲管、气管插管、尿管，口角不断有唾液流出（彩图 3-13-2-1 病例 2 图示）。入院时皮肤在前臂内侧 1.5cm×1.5cm Ⅱ期压疮（可见 0.5cm 水疱突起未破）；左肋缘 1.5cm×1.5cm Ⅱ期压疮；右臀部 5cm×7cm 皮肤组织黑紫色，但未破溃；骶尾部 1cm×2cm Ⅰ期压疮。经过对压疮进行评估、预防、治疗，3 周后原带入压疮好转，其余皮肤未出现新压疮。

(二)压疮预防及处理

1. 及时上报

(1)按照压疮管理要求及时进行院外带入压疮

不良事件逐级上报。

（2）护理部对上报资料进行资料整理留存。

（3）护理部根据上报情况给予压疮处理建议和技术指导。

2. 继续进行压疮风险评估，确认患者压疮危险程度、危险因素和危险部位

（1）通过使用 Braden 量表进行压疮风险评估确认患者压疮危险程度

项目	具体描述	评分
感觉	接受到疼痛刺激时，个案无法做出呻吟、退缩或抓握的反应（也可能是由于使用镇定药物或意识改变）；绝大部分体表无法感知到疼痛刺激	1
潮湿	皮肤几乎一直处于潮湿状态，每次移动患者时，患者的皮肤都是潮湿的	1
活动	活动范围限制在床上	1
移动	无法凭自己的能力，对身体或肢体位置做调整，即使是轻微的调整	1
营养	无论个案是否接受静脉营养补充，持续以下任意情况 5d 以上：禁食或进食清流质饮食	1
剪切力和摩擦力	须中度到极大的协助，才能移动身体，且无法将身体完全抬起，在床单上不滑动。卧床或坐轮椅上，时常会向下滑动，须极大协助，痉挛或躁动不安，使个案皮表几乎持续受到摩擦	1
此患者总分为 6 分，处于压疮极度危险状态		

通过使用 Braden 量表进行压疮风险评估，此患者处于压疮极度危险状态。

（2）根据评估结果确认压疮危险因素

危险因素为感觉、潮湿、活动、移动、营养、剪切力和摩擦力；治疗、护理措施（鼻饲管、气管插管、尿管固定）等。

（3）根据评估结果确认压疮危险部位

危险部位为身体与床面接触的骨突出部位，尤其是肩部以下部位（温痛觉消失）；右侧耳后部位（唾液浸渍）、治疗管路压迫等。

3. 进行有针对性的压疮预防

（1）启动压疮风险预警，进行上报，寻求专科人员的帮助。

（2）将患者再次发生压疮的风险告知医生和患者家属，取得理解和支持。

（3）对危险部位采取预防措施，为患者进行基础护理时注意水温，防烫伤导致皮肤破溃；右侧耳后部位给予保护，保持清洁干燥；其余参考病例 1 预防措施。

4. 院外带入压疮处理

此患者Ⅰ、Ⅱ期压疮均使用保护性敷料（最好选择透明敷料，便于观察）给予局部皮肤保护。水疱较小，不予穿刺抽吸处理，保持皮肤完整性，待其自行吸收。患者右臀部 5cm×7cm 表面皮肤组织黑紫色，不属于Ⅰ期压疮，但又没有水疱和破溃，难以判断组织损伤的深度，临床分期判断为“可疑深部组织坏死”。右臀部 5cm×7cm 皮肤组织异常处应保护皮肤组织的完整性，局部减压，为便于对此部位的动态观察及保护，选用对皮肤组织无刺激、有吸收少量渗液功能的片状水胶体敷料，粘贴在此部位保护皮肤组织免受摩擦力破坏，保护该部位皮肤的完整性。及时为患者变换体位，此部位持续受压时间要少于 1h，同时在此部位使用减压垫（海绵或水垫）缓冲压力。

（三）小结

1. 院外带入压疮引发的思考

（1）询问家属，了解就诊前情况

家属讲述该患者在某二级医院急诊室时，约 24h 身体处于平卧位；家属精神紧张且只关注病情，家属在陪护期间不敢搬动患者，未给予过体位改变。

（2）留给我们的思考

急诊室的护理人员同样需要掌握压疮防护的相关知识，并告知患者家属如何去操作。

2. 重视可疑深度坏死阶段的压疮处理

对于可疑深度坏死阶段的压疮，如不考虑已发生深部组织液化感染，尽量不要采取手术切开干预。在减压治疗同时要尽量保护皮肤组织的完整性，动态观察组织变化情况，谨慎采取治疗措施。

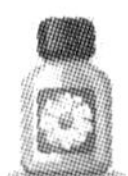

三、病例 3

（一）病例介绍

患者男性，69 岁，因自发性蛛网膜下腔出血，颅内动脉瘤，多发压疮收入院（彩图 3-13-2-2　病例 3 图示）。患者处于昏迷状态，体温 38.6～39.8℃，出汗较多，主要营养供给为瑞先 1000ml 瓶（肠内营养）及 TPN（肠外营养）支持。主要生化指标：白蛋白 33.54～36.68g/L，前白蛋白 79～141mg/L。患者既往有海鲜过敏史，皮肤敏感。

（二）压疮预防及处理

1. 及时上报（同病例 2 中相关内容）。

2. 继续进行压疮风险评估，确认患者压疮危险程度、危险因素和危险部位

（1）通过使用 Braden 量表进行压疮风险评估确认患者压疮危险程度

项目	具体描述	评分
感觉	接受到疼痛刺激时，个案无法做出呻吟、退缩或抓握的反应（也可能是由于使用镇定药物或意识改变）；绝大部分体表无法感知到疼痛刺激	1
潮湿	皮肤几乎一直处于潮湿状态，每次移动个案时，个案的皮肤都是潮湿的	1
活动	活动范围限制在床上	1
移动	无法凭自己的能力对身体或肢体位置做调整，即使是轻微的调整	1
营养	一般能吃完每餐的 1/2 以上，每日吃四餐含肉或奶制品的食物，偶尔拒绝吃一餐，或管饲或肠外营养	3
剪切力和摩擦力	须中度到极大的协助，才能移动身体，且无法将身体完全抬起，在床单上不滑动。卧床或坐轮椅上，时常会向下滑动，须极大协助，痉挛或躁动不安，使个案皮表几乎持续受到摩擦	1
此患者总分为 8 分，处于压疮极度危险状态		

通过使用 Braden 量表进行压疮风险评估，此患者处于压疮极度危险状态。

（2）根据评估结果确认压疮危险因素

危险因素为感觉、潮湿、活动、移动、剪切力和摩擦力；治疗、护理措施（监护仪器、鼻饲管、尿管固定）等。

（3）根据评估结果确认压疮危险部位

危险部位为枕部、肩胛部位、髋骨、骶尾部、足跟、内外踝、脚趾等；治疗、护理措施（血压监测袖带对上臂压迫、电极片对胸部皮肤粘贴、血氧饱和度监测指套对手指压迫、鼻饲管固定对鼻部压迫、尿管对尿道出口处组织压迫）等。

3. 进行有针对性的压疮预防（同病例 2 中相关内容）。

4. 院外带入压疮处理

（1）右髋部Ⅰ期压疮处理

患者右髋部Ⅰ期压疮选择透明敷料给予局部皮肤保护，避免对此部位产生摩擦力，且便于观察（选用片状水胶体敷料）；尽量缩短此部位受压时间。同时注意此患者皮肤敏感，敷料选择时要选用对皮肤刺激性小的敷料，可先在正常皮肤部位（如前臂内侧）使用小面积敷料粘贴，如无过敏再于患处使用。

（2）左髋部Ⅱ期压疮处理

此部位表皮已缺失，创面暴露，渗出较多，选用含水胶体的油纱类敷料保护创面、促进创面愈合，同时选用吸收渗液能力强的海绵类敷料做外敷料，对敷料进行固定保护，如敷料未被渗液完全浸透可不用更换。此患者 1 周后打开敷料时创面已愈合。

（3）枕部表面皮肤组织黑紫色部分压疮分期为可疑深部组织坏死

处理原则同病例 2 中相关内容。但此患者病变部位为枕部，有头发覆盖，观察时要特别仔细，同时粘贴敷料有困难，可暂不粘贴敷料，但要严格执行此部位的减压措施。

（三）小结

1. 考虑衣物对患者皮肤的影响

处于昏迷状态的患者，感知觉障碍，衣服皱褶及穿着不当均会造成相应部位皮肤受损。此患者左髋部Ⅱ期压疮与患者裤子腰带部位（松紧带）对

皮肤的压迫被忽视有关，所以护理患者进行压疮预防时要考虑到这一点。

2. 重视敏感性皮肤患者的敷料选择

对于敏感性皮肤的患者在选择敷料时，要先在正常皮肤部位做敷料敏感测试，避免敷料选择不当造成皮肤过敏给患者带来新的伤害。

3. 重视枕部皮肤组织的观察

枕部皮肤组织因有头发覆盖为护理观察带来一定影响，尤其是女性患者头发将头部皮肤完全覆盖，不易观察。而枕部又是仰卧位患者压疮好发部位，对此部位压疮预防及观察非常重要，护理人员要提高对此部位的重视程度。

第三节 深度压疮处理病例分析

一、病例 1

(一)病例介绍

男性患者，68 岁，急性小肠坏死全麻下行小肠切除术，手术时间为 5h，术后骶尾部皮肤有约 5cm×6cm 颜色暗红，触之较周围皮肤硬，加强翻身缓解局部受压情况。

5d 后患者高热，体温 38～40.2℃，骶尾部皮肤组织张力高，表皮破溃，周围组织红肿，触之有波动感，考虑深部组织已发生坏死、液化。遂行局部切开清创引流术，流出带有大量坏死组织的褐色浓稠液体，伴有恶臭，手术探查组织内部有多个脓腔，相邻脓腔之间不相通，予以多点脓腔切开清创引流术(彩图 3-13-3-1 病例 1 图示)。

术后患者骶尾部有多处伤口，创面予以敷料填充及保护，伤口渗出较多，及时换药。但患者大便次数多，且为稀便，污染伤口，敷料选择的受限使伤口保护难度较大。

患者病情始终较为危重，营养状况差，伤口愈合困难；25d 后因病情恶化死亡。

(二)病例分析及启示

1. 急诊手术患者术中压疮预防非常重要

此患者因急性小肠坏死在全麻下行小肠切除术，患者当时病情危重，情况紧急，手术过程中处于压疮极度危险状态，需要进行危险部位的压疮预防干预。这一点在实际工作中是极其容易被忽视的，原因是患者病情危重的情况下，医务人员对患者的关注点集中在病情抢救上。但是如果压疮的预防干预措施不到位，就会导致患者出现难以避免的压疮，为患者的术后治疗和护理带来极大的困难。

2. 患者局部组织出现不可逆的损伤后必须强化减压及组织保护措施

此患者术后骶尾部皮肤有约 5cm×6cm 颜色暗红，已提示该部位出现不可逆的损伤。而后发展为深部组织坏死、液化，使患者在病情危重状态下接受清创手术成为迫不得已的治疗措施，使患者的治疗及护理难上加难，面临更大挑战。

结合其病情考虑，最主要的是采取措施避免此部位继续受压，使组织坏死范围局限、坏死速度减慢，最大限度降低压疮的严重程度。同时做好皮肤保护，尽量保持组织的完整性，避免皮肤破溃而增加感染机会。

3. 清创引流术后伤口创面的保护至关重要

清创引流术后患者大便次数多，污染伤口，加重感染程度，与病情相互影响，形成恶性循环。在此阶段伤口创面的保护工作难度大增。此时避免伤口被大便污染需要使伤口保持密闭状态，但感染伤口不适合使用密闭敷料，这两点形成敷料选择的矛盾。在这种情况下可选择含银离子的抗菌敷料加以保护；如果没有抗菌敷料，建议将以上两点权衡考虑，分析哪一点更重要，很显然此患者避免伤口被大便污染更为重要，所以要及早使用吸收能力强的敷料和密闭敷料保护伤口创面，避免大便污染导致感染加重。

4. 清创引流术后局部减压依然重要

患者发生压疮的治疗前提是局部有效减压。此患者清创引流术后依然需要继续采取减压措施，否则不仅伤口部位血运障碍难以愈合，伤口周围组织受压后会继续增大压疮范围或发生新的压疮，这些都会加重患者病情，形成恶性循环。

二、病例 2

(一)病例介绍

患者男性，56 岁，主诉患糖尿病 10 余年，未接受过正规治疗，未按时监测血糖。近期由于穿新皮鞋不慎将右足外踝磨破，在中医医院治疗，使用中药膏剂涂抹于患处，20 余天不见好转，面积逐渐增

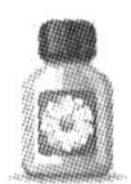

大且创面发黑，给予换药治疗。当时测餐后血糖13.2mmol/L。

（二）压疮伤口处理

1. 评估伤口

右足外踝压疮（创面黑痂不能判断伤口分期），测量伤口为7.5cm×6cm大小，创面100%黑色坏死组织，无渗出液，伤口周围皮肤发红，色素沉着，但无皮温增高等明显感染迹象。

2. 伤口处理（彩图3-13-3-2　病例2图示）

（1）首次换药

根据伤口情况和患者意愿，采用自溶性清创方法。先用0.9%氯化钠溶液棉球消毒擦拭创面及周边皮肤，然后用无菌纱布擦干创面及周边皮肤，由于黑痂较厚，用无菌手术刀片在黑痂上做划痕，选用水凝胶作为内敷料涂抹于创面上，外层用水胶体敷料密闭伤口，7d后换药。叮嘱患者马上到内分泌科就诊，正规治疗糖尿病，监测并控制血糖，告诉患者如果伤口出现红肿面积增大、疼痛现象提前来院就诊换药。

（2）1周后换药

揭开敷料，测量创面大小为7.5cm×6cm，基底100%黄色组织，少量黄色渗出，无臭味，周边皮肤稍浸渍。征得患者同意后，创面实施外科清创，先用0.9%氯化钠溶液棉球消毒擦拭创面及周边皮肤，用无菌剪刀剪除坏死组织，然后用无菌纱布擦干创面及周边皮肤，继续用水凝胶作为内敷料涂抹于创面上，用皮肤保护膜涂抹在周边皮肤上，待干后，外层用水胶体敷料密闭伤口，7d换药。

（3）2周后换药

创面大小为7cm×5.5cm，75%红色组织，25%黄色组织，中等量渗出液，无臭味，周边皮肤稍浸渍。先用0.9%氯化钠溶液棉球消毒擦拭创面及周边皮肤，然后用无菌纱布擦干创面及周边皮肤，选用亲水纤维银作为内敷料覆盖于创面，将皮肤保护膜涂抹在周边皮肤上，待干后，外层用水胶体敷料密闭伤口，7d换药。

（4）3周后换药

创面大小为6cm×5cm，，100%红色组织，中等量渗出液，无臭味，周边皮肤色素沉着。先用0.9%氯化钠溶液棉球消毒擦拭创面及周边皮肤，然后用无菌纱布擦干创面及周边皮肤，选用亲水纤维银作为内敷料覆盖于创面，外层用水胶体敷料密闭伤口，7d换药。

（5）4周后换药

创面大小为5cm×4.5cm，100%红色组织，中等量渗出液，无臭味，周边皮肤色素沉着。先用0.9%氯化钠溶液棉球消毒擦拭创面及周边皮肤，然后用无菌纱布擦干创面及周边皮肤，继续选用亲水纤维银作为内敷料覆盖于创面，外层用水胶体敷料密闭伤口，7d后换药。

（6）5周后换药

创面大小为5cm×4cm，基底100%红色组织，近12点处有一个潜行1.5cm深，可触及骨面，拍X线片证实无骨髓炎，少量渗出液，无臭味，伤口周边皮肤瘢痕、色素沉着。用0.9%氯化钠溶液棉球消毒擦拭创面及周边皮肤，然后用无菌纱布擦干创面及周边皮肤，用无菌注射器抽取水凝胶注入创面潜行内，外层用泡沫敷料覆盖伤口，7d换药。

（7）8周后伤口情况

右足外踝压疮伤口愈合。

（三）小结

1. 重视糖尿病患者具有伤口易感染、不易愈合的特点

糖尿病患者的皮肤组织长期处于高糖环境下，微血管基底膜增厚，导致炎症细胞大量黏附于血管壁，从而减弱了局部组织的抗感染能力；局部血液供应减少及静脉血管回流功能下降，导致局部组织缺血缺氧，引起糖尿病创面的低氧分压。以上因素致使糖尿病患者具有伤口易感染、不易愈合的特点。

2. 糖尿病患者预防局部组织受压的重要性

因为糖尿病患者具有伤口易感染、不易愈合的特点，所以对于患者来说采取积极有效的预防措施非常重要。尤其是糖尿病患者的常见并发症周围神经病变导致肢端感觉迟钝，因此是压疮发生的高危人群。此患者因对压疮预防知识缺乏，致使穿鞋不当造成足部压迫性损伤。所以护理人员要向患者进行压疮预防知识的宣教，使患者有预防危险部位压疮的意识和掌握相关技能。

3. 糖尿病患者出现组织损伤后要及时接受正确有效地治疗，促进伤口愈合

糖尿病患者出现组织损伤的处理原则是保护

创面，预防感染，促进伤口愈合。而此患者出现足部压疮后已经提示足部出现了难以愈合的伤口，在伤口处理措施的选择上没有遵循正确的治疗原则，没有为伤口提供促进愈合的条件和预防伤口感染的措施，导致伤口进一步加重且发生感染。所以糖尿病患者出现组织损伤后要及时寻求伤口专科人员的帮助，接受正确有效的治疗。

三、病例 3

（一）病例介绍

患者女性，68 岁，糖尿病 20 余年，间歇性服用降糖药，血糖控制不理想，右足底胼胝多年，8d 前由于穿薄底鞋被硬物咯伤，未给以治疗，继而右足底出现红肿，故我院外科门诊治疗。查体：右足底胼胝红肿，皮肤温度高，触摸时有波动感，测空腹末梢血糖 18mmol/L。诊断为右足底压疮合并感染，给予切开引流术。

（二）伤口处理过程

1. 评估伤口

右足底胼胝处 3cm×3cm 大小红肿，波动感，感染形成脓肿，为右足底压疮合并感染。

2. 伤口处理（彩图 3-13-3-3　病例 3 图示）

（1）患者于局麻下行感染切开引流术

常规消毒，用 2%利多卡因局部麻醉，行脓肿切开引流术，打开腔隙确保引流通畅，用 3%的双氧水清洗脓腔，再用 0.9%氯化钠溶液棉球清洗切口及周边皮肤，然后用无菌纱布擦干切口及周边皮肤。填塞碘伏纱条止血，脂质水胶体敷料引流，外层用纱布垫覆盖，24h 后换药，并嘱患者立即到内分泌科就诊，接受正规治疗，监测并控制好血糖。

（2）24h 后换药

打开外层敷料，取出上次填塞的引流条，创面 100%红色组织，中等渗出液，伤口周边组织红肿明显，用 3%双氧水及 0.9%氯化钠冲洗伤口及周边皮肤，用干纱布擦干伤口及周边皮肤，将水凝胶涂抹在纳米晶体银敷料表面并填塞在伤口内，同时填塞脂质水胶体敷料引流，外层覆盖无菌纱布，绷带包扎固定，3d 换药。

（3）5d 后换药

创面 75%红色组织，25%黄色组织，中等渗出液，组织红肿明显减轻，用 0.9%氯化钠清洗伤口及周边皮肤，将水凝胶涂抹在纳米晶体银敷料表面并填塞在伤口内，外层覆盖无菌纱布，绷带包扎固定，3d 换药。

（4）2 周后换药

创面 100%红色组织，少量渗出液，周边组织无红肿，继续用 0.9%氯化钠清洗伤口及周边皮肤，亲水纤维银敷料填塞伤口，外层覆盖水胶体敷料，5～7d 换药。

（5）5 周后伤口情况

伤口基本愈合。

（三）小结

此患者与病例 2 患者情况有相似之处，均由于患者对糖尿病的特点及日常生活中需注意事项不了解导致压疮的发生。尤其是患者对压疮防护知识的缺乏未及时接受正确的治疗，导致压疮加重，伤口愈合延期，所以对于患有糖尿病的患者进行相关知识的宣教很重要，使患者能够主动学习相关知识，将保健知识与自己的日常生活联系起来，做到预防到位、诊治及时、最大限度减低病变带来的危害。

四、病例 4

（一）病例介绍

患者男性，68 岁，由于不小心摔伤导致右肩关节骨折，行半肩人工关节置换术，术后发热，肺部感染，肺积水，行气管插管，卧床 2 个月后右足背出现压疮，给予伤口换药处理。

（二）伤口处理过程

1. 评估伤口

患者创面有大量坏死组织覆盖，难以判断深度，创面 6.0cm×5.5cm 大小，100%黑色坏死组织，无渗出液，周边皮肤稍红，为右足难以判断深度的压疮。

2. 伤口处理（彩图 3-13-3-4　病例 4 图示）

（1）首次换药

先用 0.9%氯化钠溶液棉球擦拭创面及周边皮肤，然后用无菌纱布擦干创面及周边皮肤，右足背压疮创面有黑色坏死组织，选用水凝胶作为内敷料涂抹于创面上，外层用水胶体敷料密闭伤口，5～7d 换药。

（2）5d 后换药

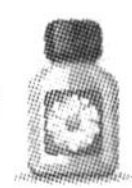

右足背Ⅲ期压疮，创面上的黑色坏死组织已被溶解掉，创面6.0cm×5.5cm大小，<25%红色组织，>75%黄色组织，中等黄色渗出液，周边皮肤无红肿。先用0.9%氯化钠溶液棉球消毒擦拭创面及周边皮肤，然后用无菌纱布擦干创面及周边皮肤，选用亲水纤维银作为内敷料覆盖于创面上，外层用水胶体敷料密闭伤口。7d后换药。

(3)2周后换药

右足背Ⅲ期压疮，创面6.0cm×5.0cm大小，25%红色组织，75%黄色组织，中等黄色渗出液，周边皮肤无红肿。先用0.9%氯化钠溶液棉球擦拭创面及周边皮肤，然后用无菌纱布擦干创面及周边皮肤，选用亲水纤维银作为内敷料覆盖于创面上，外层用水胶体敷料密闭伤口。7d后换药。

(4)3周后换药

右足背Ⅲ期压疮，创面6.0cm×5.0cm大小，>50%红色组织，<50%黄色组织，中等黄色渗出液，周边皮肤无红肿。先用0.9%氯化钠溶液棉球擦拭创面及周边皮肤，然后用无菌纱布擦干创面及周边皮肤，继续选用亲水纤维银作为内敷料覆盖于创面上，外层用水胶体敷料密闭伤口。7d后换药。

(三)小结

1. 重视对长期卧床患者及其家属进行压疮预防的健康教育

长期卧床患者是压疮发生的高危人群，需要向患者及家属进行压疮防护知识的健康教育，使他们具有较强的防护意识，采取有效措施进行压疮预防。

此患者出现压疮主要是由于患者及其家属不具有压疮防护意识，不了解压疮危险因素，导致在患者卧床期间忽视了对身体压疮危险部位的保护，且发生压疮的部位是足背部，没有在早期及时发现，发现时已较严重，为右足难以判断深度的压疮。此患者卧床期间如能重视压疮危险部位的皮肤情况，进行积极预防，这种类型的压疮是可以避免的，属于可避免性压疮。

2. 把握抗菌敷料(银离子敷料)的使用时机可有效促进伤口愈合

对于已感染或可疑感染的伤口，如渗出液较多可考虑使用抗菌敷料(银离子敷料)，在有效吸收渗液的同时使银离子持续有效的释放到伤口中发挥抗菌作用。此病例的成功治疗证实了这一点。

五、病例5

(一)病例介绍

患者女性，28岁，行剖腹产术，术后中午回到病房，由于恐惧伤口疼痛，不敢翻身，采取平卧体位，次日晨发现双足跟出现水疱，于8点请门诊换药室换药。

(二)压疮处理过程

1. 评估伤口

双足跟水疱均为Ⅱ期压疮，左足跟水疱5.5cm×5cm大小，疱液饱满，水疱边缘4～6点处疱皮已破损，水疱75%颜色呈黑暗色即组织缺血性表现；右足跟水疱4cm×4cm大小，疱液饱满，水疱100%颜色呈黑暗色即组织缺血性表现，水疱周边皮肤暗红色。

2. 伤口处理(彩图3-13-3-5　病例5左足图示～彩图3-13-3-6　病例5右足图示)

(1)首次换药

通过评估伤口，考虑到双足跟压疮水疱较大，疱内液体较多，难以自行吸收，而且左足跟水疱疱皮已破损，创面已开放，伤口已经存在污染，故行水疱清创术。选用0.5%碘伏消毒水疱及周边皮肤两遍，用无菌剪刀沿疱皮边缘剪除疱皮，可见大量泡内液体流出，再用0.9%氯化钠溶液清洗伤口，无菌纱布沾干伤口及周边皮肤上的液体，最后用较厚的水胶体片状敷料覆盖伤口，以便吸收创面的渗出液。5～7d或敷料湿透后换药。

(2)患者出院后治疗

患者4d后出院，患者家属考虑到患者刚刚产后，由于家距离较远，所以出院后未到我院换药，只是请家附近的社区医院给予伤口治疗，医院采用纱布类敷料干性换药，约10d后伤口未见好转，又来到我院门诊换药室换药。

(3)2周后换药

左足跟压疮(创面有大量坏死组织覆盖，难以判断深度的压疮)，创面6.0cm×6.0cm大小，<25%红色组织，<25%黄色组织，>50%黑色坏死组织，中等黄色渗出液，周边皮肤无红肿，部分皮肤稍浸渍；右足跟Ⅲ期压疮，创面4.0cm×4.0cm大小，50%红色组织，50%浅黑色组织，中等黄色渗出液，周边皮肤无红肿，稍有浸渍。先用0.9%氯化钠溶液棉球消毒擦拭创面及周边皮肤，然后用无菌纱布擦干创面及周边皮肤，由于创面有黑、黄色坏死组织，选用水凝胶作为内敷料涂抹于创面上，周边皮肤涂皮肤保护膜保护，外层用水胶体敷料密闭伤口，5～7d后换药。

(4)3周后换药

可见左足跟压疮(创面有坏死组织覆盖，难以判断深度的压疮)，创面6.0cm×6.0cm大小，＞25%红色组织，＞25%黄色组织，＜50%黑色坏死组织，中等黄色渗出液，周边皮肤无红肿，皮肤稍浸渍。右足跟Ⅲ期压疮，创面3.5cm×4cm大小，75%红色组织，25%黄色组织，中等黄色渗出液，周边皮肤无红肿，有浸渍。先用0.9%氯化钠溶液棉球消毒擦拭创面及周边皮肤，然后用无菌纱布擦干创面及周边皮肤，左足跟压疮由于创面仍有黑、黄色坏死组织，继续选用水凝胶作为内敷料涂抹于创面上，周边皮肤涂皮肤保护膜保护，外层用水胶体敷料密闭伤口。右足跟压疮选用亲水纤维银作为内敷料覆盖于创面，周边皮肤涂皮肤保护膜保护，外层用水胶体敷料密闭伤口，5～7d后换药。

(5)4周后换药

可见左足跟压疮(创面有坏死组织覆盖，难以判断深度的压疮)，创面5.5cm×5.5cm大小，＞25%红色组织，50%黄色组织，＜25%浅黑色坏死组织，中等黄色渗出液，周边皮肤无红肿，皮肤稍浸渍；右足跟Ⅲ期压疮，创面3.5cm×4cm大小，100%红色组织，中等黄色渗出液，周边皮肤无红肿，稍有浸渍。先用0.9%氯化钠溶液棉球消毒擦拭创面及周边皮肤，然后用无菌纱布擦干创面及周边皮肤，左足跟压疮创面仍有黑、黄色坏死组织，继续选用水凝胶作为内敷料涂抹于创面上，周边皮肤涂皮肤保护膜保护，外层用水胶体敷料密闭伤口；右足跟压疮继续选用亲水纤维银作为内敷料覆盖于创面，周边皮肤涂皮肤保护膜保护，外层用水胶体敷料密闭伤口，5～7d后换药。

(6)5周后换药

左足跟压疮(创面有坏死组织覆盖，难以判断深度的压疮)，创面5.5cm×5.5cm大小，＞25%红色组织，50%黄色组织，＜25%浅黑色坏死组织，中等黄色渗出液，周边皮肤无红肿，皮肤稍浸渍；右足跟Ⅲ期压疮，创面2cm×2.5cm大小，100%红色组织，少量黄色渗出液，周边皮肤无红肿。先用0.9%氯化钠溶液棉球消毒擦拭创面及周边皮肤，然后用无菌纱布擦干创面及周边皮肤，左足跟压疮创面仍有黑、黄色坏死组织，用无菌手术刀片在坏死组织上做“十”字划痕，再用水凝胶作为内敷料涂抹于创面上，周边皮肤涂皮肤保护膜保护，外层用水胶体敷料密闭伤口。右足跟压疮直接选用水胶体敷料覆盖密闭伤口，7d后换药。

(7)6周后换药

左足跟Ⅲ期压疮，创面5cm×5cm大小，＞50%红色组织，＜50%黄色组织，中等黄色渗出液，周边皮肤无红肿，皮肤稍浸渍；右足跟Ⅲ期压疮创面痊愈。先用0.9%氯化钠溶液棉球消毒擦拭创面及周边皮肤，然后用无菌纱布擦干创面及周边皮肤，左足跟压疮选用亲水纤维银作为内敷料覆盖于创面上，周边皮肤涂皮肤保护膜保护，外层用水胶体敷料密闭伤口。7d后换药。

(三)小结

1. Ⅱ期压疮(水疱)处理方案的选择

对于Ⅱ期压疮(水疱)的处理要结合患者具体情况综合考虑，此患者为缺乏压疮防护知识导致而预防不当出现的意外压疮，患者一般状况好，无影响伤口愈合的相关因素，组织愈合能力正常，所以在处理水疱时采取积极清除疱皮、保护创面的措施，促进伤口尽快愈合。

但对于患者病情危重或伴有其他影响伤口愈合的疾病时(如糖尿病、营养不良、组织水肿等)，处理水疱的措施就要相对保守。因疱皮祛除后组织愈合能力差，创面很难愈合而发展为慢性伤口，增加伤口感染的机会而加重病情，所以对于此类患者要及时抽取水疱内液体，尽量保护疱皮的完整性，选择外敷料对疱皮加以保护。

2. 保证治疗方案顺利进行非常重要

对于患者来说，保持治疗的连续性非常重要。此患者Ⅱ期压疮(水疱)处理初期为专业人员综合考虑患者情况之后采取干预措施，但出院后更换治疗单位而改变了治疗方案，治疗原则由依据湿润愈合理论转为传统(干性透气)治疗理论，伤口愈合环境发生变化，致使患者压疮伤口未愈合且程度加

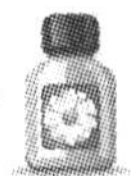

重，发展为Ⅲ期压疮，使治疗变复杂，伤口愈合时间延长，患者承受更大痛苦。

六、病例 6

（一）病例介绍

患者男性，82 岁，因双下肢静息痛半年来院就诊，诊断为动脉硬化闭塞收入院，患者 HR 120～170 次/min，BP 80～95/50～60mmHg，Sat 75%，R 33 次/min，急行气管插管，给予呼吸机辅助呼吸，并应用血管活性药、镇静药等，医嘱禁翻身，入院时患者 Braden 评分 9 分。

（二）伤口处理过程

1. 评估伤口

骶尾皮肤 15cm×15cm 深紫色，且表皮已与皮下组织分离。

2. 伤口处理（彩图 3-13-3-7　病例 6 图示）

给予增强型透明贴（片状水胶体敷料）保护皮肤，严格执行及落实减压措施。1d 后敷料部分变白，打开敷料，深紫色皮肤 15cm×15cm，0.9%氯化钠溶液清洗患处，位于 8 点部位表皮破溃，中央发白部位 3cm×3cm 浸渍明显，有渗出；无皮下波动感。尽量保护其余部位表皮完整，给予皮肤保护膜深紫色皮肤保护周围完好皮肤，银离子敷料保护创面及整个深紫色皮肤组织，外用 3M 透明贴膜加以固定。3d 后患者骶尾部皮肤破溃部位面积无明显增大，伤口未感染。患者因病情危重死亡。

（三）小结

由于目前治疗及护理技术水平的限制，病情危重患者出现的可疑深度坏死的压疮有时是难以避免的。但是对于此类患者的压疮处理要特别慎重，结合其病情进行处理措施的选择。

此患者因病情危重，在进行压疮处理时要考虑到患者疾病本身的转归，组织一旦发生不可逆损伤将很难愈合，所以在处理过程中要尽量保护皮肤组织完整，避免破溃增加感染机会；同时要加强减压措施的落实力度，避免损伤进一步加重或范围增大。

第十四章　压疮防护的健康教育

健康教育的实质是一种干预，它提供人们改变行为所必需的知识、技术和服务，使人们在面临疾病预防、治疗、康复等各个层面的健康问题时，有能力作出行为的抉择，因此，健康教育是架起卫生知识和行为之间沟壑的桥梁。从压疮预防和治疗的角度看，压疮属于慢性难愈性伤口，且发生原因主要与压力有关，有效的压疮防治不单单取决于医护人员的技术水平，更为关键的是患者本人和照顾人员对相关知识的学习，理解医护人员采取的各项防治措施，积极主动的参与配合。所以，树立健康信念模式、传播健康教育方法，是压疮防治工作不可忽视的关键。

第一节　健康教育基本知识

一、健康教育概述

（一）健康教育相关概念

1. 健康教育概念

随着人们对行为生活方式与健康关系认识的不断加深，相关领域的学科都在探讨如何有效地改变人们的行为生活方式以增进健康。早期的研究大多以心理行为学理论为依据研究人们的健康相关行为的形成与改变，比较侧重于从个体层面探索健康相关行为形成和改变的原因，进而强调知识、理念、态度、能力等个体因素在行为改变中的作用。正如我们所知，“教育”对于增加健康知识、树立健康观念、提升个体采纳健康行为的能力发挥着重要的作用，并且“教育”更注重使“受教育对象”产生内化的过程。因此，在此基础上提出的健康教育的概念突出了教育对于改变行为的价值以及个体在改变行为方面的自愿性。

健康教育是有计划、有组织、有系统的社会和教育活动，通过信息传播和行为干预帮助个人和群体掌握卫生保健知识、树立健康观念、自觉采纳有利于健康行为和生活方式的教育活动与过程。其目的是消除或减轻影响健康的危险因素，预防疾病，促进健康和提高生活质量。

2. 健康教育发展概况

现代健康教育形成于20世纪初，其最初的形式是欧美国家在中小学校开设卫生教育课程。经过一个世纪的发展，健康教育已成为卫生保健事业的组成部分，并已延伸到学校、医院、社区、工矿企业、特定疾病和特定人群健康教育等多个领域。

我国2009年出台的《中共中央、国务院关于深化医药卫生体制改革的意见》和《国务院关于印发医药卫生体制改革近期重点实施方案的通知》已经明确健康教育是公共卫生服务的重要内容，卫生部、国家人口和计划生育委员会下发的《关于促进基本公共卫生服务逐步均等化的意见》将健康教育列为国家基本公共卫生服务项目之一，并进一步提供了公共卫生服务中健康教育的规范，从政策层面保障了健康教育在全国范围的全面推进，揭开了中国健康教育发展史的新纪元。

（二）护理健康教育

护理健康教育是健康教育的分支，是以护士为实施主体，针对患者或健康群体所开展的具有护理特色的健康教育活动。这是护理工作的重要内容，也是护理学科不断发展、完善和进步的重要标志。

在我国，医院和其他医疗保健机构对患者开展健康教育从20世纪70年代末期就已经开始，然而，以护士为主体的护理健康教育长期以来一直是

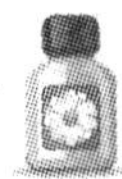

个空白。20世纪90年代起，我国护理学界不断加强与国际的学术交流，不断接受国际上先进的护理理念。1997年5月，中华护理学会邀请美国罗马林达大学健康教育专家来华讲学，首次将护理健康教育的概念引入我国。此后各地不断地进行实践与探讨，短短十几年时间，我国护理健康教育的理论与实践领域的迅速发展，确立了护士在医院健康教育中的地位和作用。

（三）健康相关行为改变的模式

1."知信行"模式（knowledge, attitude, belief, practice）

是改变人类健康相关行为的模式之一，它将人类行为的改变分为获取知识，产生信念及形成行为三个连续过程，即知识——信念——行为。知（知识和学习）是基础，信（信念和态度）是动力，行（促进健康行为）是目标。以压疮为例，健康教育工作者通过多种方法和途径把压疮风险、压疮引发的疾病以及与压疮有关的死亡数字等知识传授给群众；群众接受知识，通过思考，加强了保护自己和他人健康的责任，形成信念；在信念支配下，逐步建立起有效的预防压疮的健康行为模式。

2. 健康信念模式

健康信念模式是用社会心理学方法解释健康相关行为的重要理论模式。它以心理学为基础，由刺激理论和认知理论综合而成。健康信念模式在产生促进健康行为的实践中遵循以下步骤：首先，充分让人们对他们目前的行为方式感到害怕（知觉到威胁和严重性）；其次，让人们坚信一旦改变不良行为会得到非常有价值的后果（知觉到效益）；同时清醒地认识到行为改变中可能出现的困难（知觉到障碍）；最后，使人们感到有信心、有能力通过努力改变不良行为。但是，要使人们从接受转化到改变行为是一个非常复杂的过程：信息传播→觉察信息→引起兴趣→感到需要→认真思考→相信信息→产生动机→尝试行为态度坚决→动力定型→行为确立。其中关键的主要有两个步骤：信念的确立和态度的改变。知、信、行三者间不存在因果关系，但必须有必然性。在信念确立以后，如果没有坚决转变态度的前提，实现行为转变的目标照样会招致失败。所以，在实践中要使40%的人发生行为转变，就要有60%的人持积极的态度参与改变行为实践，这样就要有80%的人相信这种实践对其健康是有益的，要到达这个目标就要使90%以上的人具有改变这种行为所必须具备的知识。

二、健康教育的目的及意义

（一）健康教育的目的

通过卫生保健知识的宣传教育使人们形成良好的健康观和健康习惯，达到改善、维持和促进个体及社会的健康状况。即通过健康教育手段普及医药科学知识，教育和引导群众破除迷信，摒弃陋习，积极参加全民健康活动，促进合理营养，养成良好卫生习惯和文明的生活方式，培养健康的心理素质，提高健康水平。

（二）护理健康教育的意义

为满足患者及其家属的健康需求开展患者健康教育是护理健康教育的最重要、最基础的工作内容，也是体现现代护理学理念和发展的一个重要的实践领域，开展患者健康教育有着重要的社会意义。

1. 健康教育是医疗护理服务的组成部分

通过积极地健康教育，可促使患者及其家属建立对医护人员的信任，可提高他们对医嘱的遵从性，主动配合治疗，促进康复，提高医疗护理质量。满足患者的心理需求，消除患者及家属的不良心理反应，帮助他们建立战胜病魔的信心，学会自我心理保健的方法。指导患者及其家属学习和掌握有关的知识和技能，提高自我保健能力的有效易行的非药物治疗手段。

2. 健康教育是密切医患关系、促进医院精神文明建设的纽带

结合护理工作开展健康教育，有助于护理人员强化服务意识、文明服务语言、规范服务行为。在向患者和群众传播卫生知识的同时，也带给他们关心和温暖增强患者对护理人员的信赖感和安全感。通过健康教育，除使患者了解并同意所给予的医疗护理措施外，还让其了解可能的副作用或风险，具有减少医疗纠纷的潜在功能。

3. 健康教育是"把时间还给护士、把护士还给患者"的桥梁

开展健康教育使护士能深入到病房中去，用丰富的护理知识满足患者的健康信息需求，赢得患者及其家属的信任和理解，提高了护士在患者心目中的地位。并促使护士加强学习，提高自身的专业水平和工作能力，使护士的自身价值也得到了体现。

三、健康教育方式

（一）个别指导

个别指导是根据学习者已有的知识和经验，通过谈话、提问和咨询等面对面交流的方式解决个体化问题的过程。从广泛意义上讲，个别指导普遍适用于社会、医院、学校等不同场所的健康教育。是最常用的一种教育方法。

1. 应用谈话法进行个别指导

谈话要按计划进行，在谈话前要对谈话对象和谈话内容有充分的了解，并在谈话过程中注意提问的技巧，启发对方积极地参与谈话，最后恰当地结束谈话。

2. 应用咨询法进行个别指导

咨询是指对他人提出的有关疾病、保健及生活中的各种疑问进行解答，帮助其避免或消除不良心理、社会、行为因素的影响，做出健康行为决策，以增进身心健康的过程。

（二）团体指导

团体指导是以小群体为对象开展健康教育的一种方法。相互依赖和情感支持，是人的基本社会需要。常见的团体指导形式包括组织小组活动、专题讲座、组织病友座谈会等，多年来被广泛地应用在医院健康教育、社区健康教育工作中。

1. 用小组活动法进行团体指导

在健康教育工作中，小组活动是一种非正规的参与性学习过程。在这一过程中，小组成员是积极能动的参与者，他们通过集体讨论来反映和确定健康问题和教育需要，来共同参与行动计划。

2. 用专题讲座法进行团体指导

专题讲座是健康教育者运用语言系统连贯地向教育对象传授知识的过程，具有内容系统、时间集中、参与活动人数较多、相对易于组织等特点。

3. 演示与练习

演示与练习是进行操作技能训练的一种教学方法。是提高教育对象的自我护理和家庭护理能力的基本方法。演示又称示范，是配合授课内容，把实物、模型、标本等直观教具展示给教育对象，或给教育对象做示范性实验。练习，则是在演示的基础上，指导教育对象按照要求和操作步骤，实践这一正确操作的过程。

四、健康教育实施及评价

（一）健康教育的实施

健康教育是一个有计划进行的过程，一般要经过发现问题，评估教育需求→分析问题原因，做出教育诊断→设定目标，制定教育计划→实施及评价的全过程；评价结果再次反映到分析问题、制定目标中去，修改后再次实施指导，完成一个动力性的循环过程。根据教育计划实施教育活动，是健康教育程序中最重要的一个环节，这是一个相互交流、相互作用的过程。掌握健康教育基本技巧将发挥至关重要的作用。

1. 实施健康教育时的注意事项

(1)详尽了解情况，正确诊断并有效地执行计划。

(2)与学习者建立融洽的相互关系。

(3)教育活动必须围绕教育目标进行。

(4)按照教育程序的步骤进行教育活动。

(5)善于思考，及时总结经验，修订不恰当的计划和措施。

2. 影响健康教育实施的因素

(1)教育者影响因素：教育者的健康教育意识、专业知识和技能、沟通技巧及人际关系方面。

(2)学习者影响因素：学习者的健康状况、学习动机、学习方式及反馈方面。

(3)环境因素：包括教育的手段，学习的气氛等，是影响学习效率的重要因素。

3. 健康教育实施的原则

(1)满足优先需要的原则；

(2)因人施教，循序渐进的原则；

(3)实用性与参与性原则；

(4)直观性与科普化原则；

(5)分期教育原则；

(6)激励原则。

（二）健康教育的评价

评价是批判性思维在健康教育程序中的具体应用，通过评价既要肯定有效的教育计划，又要对无效的教育计划加以改进和完善。

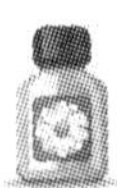

1. 评价分类

(1)对教育过程的评价：评价是否按计划实施健康教育，教育目标是否准确，方法、内容是否适用，它是对教育活动过程的质量控制。

(2)对学习者的评价：评价其学习的效果，即在知、信、行方面的变化及其变化的程度。

(3)对施教者的评价：评价实施健康教育的方法是否恰当，指导是否到位。

2. 评价方法

(1)观察法：主要用于对行为改变情况的测评。包括直接观察法和间接观察法。直接观察法是利用人的感觉来观察，了解真实的行为，是一种较为复杂的行为测试法。间接观察法即借助可供观察参考的资料进行的观察，比较客观，准确。

(2)提问法：主要用于对相关知识掌握程度的测评。提问应使用封闭式或开放式提问方式，避免使用偏向式提问方式。提问法不仅能弥补健康教育实施中的漏洞，还能及时获得评价的第一手资料，提高教育效率。

第二节　针对患者的压疮防护健康教育

压疮是卧床和老年患者的一个灾难性合并症。在全球不同的健康保健机构，压疮都是一个主要问题，压疮一旦发生，会持续地影响患者的健康状况、生活质量以及健康保健资源和医疗费用。以往在压疮预防工作中多以加强护士的护理评估、护理措施、护理评价为主，然而在临床工作中虽然护理工作及措施已经很完善，仍然不能完全避免压疮的发生，其原因之一是患者及家属缺乏主动预防压疮的意识和方法。有研究表明通过教育项目可使压疮的发生率由23.2%降至4.7%。因此，对压疮高危患者及家属适时进行压疮健康教育是预防和降低压疮发生的必要途径。

一、压疮防护健康教育存在的问题

健康教育是护理人员和护理对象共同参与的互交式活动，在护理活动中发挥着越来越重要的作用。但压疮预防工作中仍存在以下问题：对于老年及长期卧床的患者，压疮的发生是一种常见的并发症，严重影响患者的生活质量；尽管护理人员对预防压疮总结出了大量护理措施，但实际效果并不理想，尤其是长期卧床的患者压疮发生率仍然很高；患者缺乏对压疮的整体认识，尤其缺乏对压疮形成原因的了解，而且依赖性强，不知道预防压疮的方法。

二、压疮防护健康教育的目的

开展全面的健康教育对帮助患者平安地度过危险期，提高治疗的依从性，减少压疮等并发症的发生起到关键作用。其目的在于通过针对性互动式健康教育，使患者了解压疮，深知其危害，掌握预防的方法，增强了主动预防压疮及参与意识，使护理质量得到保证；护理工作中适时利用健康教育不仅可提高患者的治疗、护理疗效，促进并发症的预防，也可提高患者的医疗卫生保健知识和自我照顾能力，使患者的生活质量有所提高；健康教育是护士工作的重要一部分，护理人员通过健康教育宣传、普及护理知识，提高患者对疾病治疗、护理工作的理解；同时在治疗、护理工作中护理人员依据不同的疾病制定相应的健康教育内容，不断提高自身的业务素质。

三、患者防护健康教育的内容

护士应全面评估患者的危险因素，就压疮发生的原因，好发部位，如何自我评估皮肤情况，预防措施等方面进行全面的健康指导。

(一)介绍压疮的相关知识

1. 压疮危险因素

压疮是多因素相互作用的结果。外源性因素产生于软组织上的机械力，包括压力、剪切力及摩擦力；内源性因素决定于软组织对机械力的敏感性，包括营养不良、贫血、大小便失禁及感染等。内因起主导作用，任何能自主翻身的人，无论采取什么样的体位，局部长期受压或感到不适时都会有意或无意的变换体位和姿势，但当患者因某种因素如活动性减弱、肌肉力量变弱或因疾病需要被迫过长时间的限制运动等，而不能自我调整，致使患者呈被迫体位或制动体位时，加之外部压力和/或剪切力、摩擦力、潮湿等某些外因长期共存时，即可引起局部急性缺血性损伤而发生压疮。

2. 压疮的分期及表现

在对患者的健康宣教中，向患者讲解压疮的分期及表现，重点强调Ⅰ期压疮的预防，及治疗Ⅱ期的压疮的早期治疗；对好发部位，强调除常见骨突部外，任何可与接触面长时间接触的部位均可发生；对形成原因，强调压、挤、尿、汗渍为主要原因，拖、拉、推为诱发原因；对压疮的危害，强调压疮是一种可引起全身感染，甚至使原疾病加重而危及生命的危险并发症，并且治疗时间长、费用高、患者痛苦；同时强调要采取主动的、力所能及的预防方法，可以避免或减少压疮的发生。

（二）讲解压疮的预防措施

引起压疮的主要原因是力学因素。首先评估患者心理状态及接受程度，其次评估患者的体重、肢体活动能力以及可配合程度，根据评估结果制订翻身方法及时间。教会患者床上移动、起坐的方法，指导患者翻身更换体位时应用力学原理，避免拖、拉、拽、推，因为这些动作都可以增加剪切力和摩擦力，以提高患者自我照顾的能力。教育患者建立良好的卫生习惯，勤擦拭身体，特别注意受压部位的皮肤，保持皮肤清洁干燥，勤换衣服。防止皮肤干燥可使用润滑剂如润肤露，以维护皮肤的正常生理功能。让患者穿棉质内衣以利吸汗和增加舒适。大小便失禁及出汗可使皮肤潮湿并浸渍床单以致摩擦力和剪切力增加而诱发压疮，因此，对大小便失禁的患者，给予勤洗勤换，保持皮肤清洁、干燥和光滑，保持床铺的清洁、干燥和平整。

因患者的病情使翻身受限、身体不能倾斜或必须采用制动体位时，指导患者使用气垫、水垫、海绵垫和/或减压贴、透明贴等，这样可以使皮肤压力的改变或摩擦力的减小而减少受压部位的剪切力，从而达到改善局部供血供氧，但应注意，不要使用低充气垫、因其压迫阻碍了骨突部的血液循环。不要用任何“圈状”用具减压，比如使用气垫圈，会使局部血循环受阻，造成静脉充血与水肿，同时妨碍汗液蒸发而刺激皮肤，从而使气垫圈受压处皮肤发生压疮。指导患者不要按摩发红的部位或发红的周边部位。

（三）宣教营养相关知识

营养不良会使皮肤失去活力和减少皮肤弹性，也属引起压疮的重要危险因素之一。在与患者交流过程中，要评估患者营养状况，了解患者口味，指导调配饮食，必要时请营养师制订食谱，以满足营养结构。根据患者的身体状况和疾病情况选择适合的食物，一般遵循以下原则，即每天的食谱必须包括五谷、肉类、奶类和纤维素；避免偏食，菜谱的编排宜多变化；多选高纤维食物，如蔬菜、豆类、全糠五谷等；应以清淡口味为主，过浓、过甜或过咸皆不适宜；避免食物添加剂及腌制品；避免肥腻及脂肪量大的食物；烹调应以快煮方式，使食物的营养容易消失，煎、炸则脂肪含量高。

（四）宣传戒烟

吸烟是发生压疮的重要危险因素，吸香烟一支1h后，香烟的尼古丁会抑制血液循环，使其最少减少50%的组织血供，因此，应教育患者戒烟，以减少压疮的发生。

（五）注重心理疏导

在患病初期加强患者的心理干预，了解患者思想动态，帮助患者解除恐惧、焦虑、紧张不安等心理问题，使患者能接受现时的身体及生活改变，保持心理健康。注意倾听患者的主诉，随时给予心理支持，使患者情绪稳定，让患者了解压疮虽然危害性大，但大多数压疮是可以通过合适的预防和护理措施避免的，不论使用哪种方法，都应注意首先给患者做认真细致的思想工作，根据患者文化素质、宗教信仰、接受能力、病情变化，给予教育。使患者知道为什么必须这样做，怎样才能做好，建立良好的护患关系，取信于患者是提高患者配合护士实施压疮防护行为的关键之一，也就对预防和减少压疮的发生起到了关键的作用。

例如癌症晚期患者，求生欲强烈者可能不愿承认现状，对治疗护理很挑剔；消极悲观者可能感到生命的限度不愿花钱更不配合治疗护理，这两种心态给压疮的预防护理都带来一定的难度，再加上癌症晚期患者本身营养状况差，皮肤弹性及抵抗力减弱，引发压疮的几率增高，因此，对癌症晚期压疮高危患者及家属适时进行压疮健康教育及心理护理是预防和降低压疮发生的必要途径。

四、压疮防护健康教育的方法

在压疮的健康教育过程中，护士通过患者入院时的资料收集，根据压疮危险评估表，判断患者属

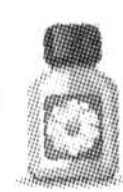

于那种危险程度，综合患者疾病及身体状况，制定具体的健康教育内容，同时根据病情的动态变化，及时调整和完善健康教育的内容。根据教育对象不同的年龄、性别、文化程度对压疮知识的需求，采取口头宣教、讲解示范、发放健康教育小册子、座谈会辅导等不同的方式方法进行。可以单一方式也可多种方式相结合，鼓励患者积极参与护理活动，解释护理要求，及时给予鼓励，建立正确的健康观。

（一）个案教育

从入院时即对患者皮肤及病情进行评估，有针对性地进行相关知识宣教。采用最受患者欢迎的，效果最好的"一对一"教育。针对不同问题的患者采取个体化教育方式，边为患者做操作，边进行教育指导，给患方做好细致的心理护理，同时给患者讲解如何减少剪切力和发生压疮各种危险因素，对预防或减少压疮的发生很关键。尽管这种教育方式所需人力与时间较多，但护患之间可最直接具体的接受信息和反馈信息，护士可掌握患者对健康教育的动态反应，及时采取相应指导，以保证健康教育后患者的自我护理能力有显著提高，使预防压疮护理更具可行性。如患者移动力障碍，可针对患者进行定时更换体位和被动活动的教育；患者营养不良，可制定加强营养的健康教育。

（二）互动式健康宣教

1. 预防压疮的口诀

摆好体位垫好垫，按时翻身换位垫，肌肉关节多活动，主动配合是关键。

(1)摆好体位垫好垫：即摆放正确舒适的仰、侧、坐位，骨突处垫好减压垫(小水垫、海绵垫、气垫等)。

(2)按时翻身换体垫：每1～2h翻身更换体位，垫好减压垫，并检查原受压部位，及时做好皮肤的清洁卫生及护理。

(3)肌肉关节多活动：关节置功能位并主动及被动活动肌肉关节，以促进局部血液循环及降低骨隆突部位皮肤受到的压强。

(4)主动配合是关键：要求患者按口诀要点适时更换体位，主动掌握方法及时间，积极配合护士或家人更换体位。

2. 图片展示法

用图片展示什么是压疮、压疮的好发部位及Ⅰ～Ⅳ期压疮的表现、对身体的危害及预防压疮口诀，对患者采取一对一或集中学习等方式讲解、示范，使患者学会预防压疮操。通过护士的宣教，患者了解了压疮的危害；通过学习预防压疮口诀，患者增强了预防压疮的主动性，主动更换体位，并能互相交流预防方法；对护士的定时翻身给予主动的配合。患者知道压疮的危害及在术后伤口疼痛时愿接受护士协助翻身。

3. 制作预防压疮健康教育手册及光盘

将互动式宣教内容在手册中以图、文形式表现，在光盘中以图、文、动画形式表达，使更多的患者、家属、健康人加强对压疮的了解，掌握行之有效的预防方法，真正有效地预防压疮的发生。

(1)预防压疮健康教育手册内容设计：由于全面的压疮教育应包括压疮的病因和病理、危险因素、分期、个体化的皮肤护理、特殊床垫和减压产品的选择等内容，因此手册内容有压疮的概念、压疮的危害、压疮易患者、压疮易发生部位、时间、压疮发生的原因及分期简介、预防压疮的方法及口诀(配以文字及图片)。

(2)压疮健康教育手册式样选择：以16开纸大小正反面打印，排版以竖条形平均三个模块为主，三折式折叠成长方形小册子，便于使用及携带。以预防压疮手册为蓝本规范培训护理人员，达到熟练掌握手册内容；正确评估患者不同疾病时压疮易发部位。利用患者住院第1周的时间，选择适宜的健康教育时机，采取针对性措施，实施个性化健康教育并做好记录。至出院前评价患者对压疮的认识程度，了解其对预防压疮的自护方法掌握情况及使用预防压疮健康教育手册情况。

手册用词精简，配以图片，通俗易懂，患者乐于接受，彩色压疮分期图片给人以视觉警示作用，便于护士对压疮的分期判断，引起患者对压疮所产生危害的高度重视；预防压疮口诀要点示范图片，操作性强，重点突出，起到了很好的动作示范作用。可供患者传阅使用，也便于将其带回家，对家庭及社区患者的压疮预防工作均有指导意义，是预防压疮工作较好的健康教育资料，在临床中使用受到护士、患者及家属的好评。

（三）全程式健康教育

在开展住院期间的压疮防治健康教育的同时，

着重对出院时评估为压疮好发的人群,进行全程式的随访指导,达到防止压疮发生,提高生活质量,减轻家庭、社会负担的目的。

1. 患者入院至出院后6个月内进行全程式的健康教育

患者住院期间随时进行,患者出院后半个月、1个月、3个月、6个月分期进行。在住院期间护士直接床边具体指导,患者出院后床位责任护士对压疮发生高度危险者定期上门随访指导,对压疮发生中度危险者进行定期的压疮防治电话健康教育随访指导,必要时上门指导。对压疮患者及高危人群,建立护理人员与患者家庭之间的联系,可提高患者预防压疮的知识与技能,增强患者预防压疮的信心。出院后的随访指导工作均由患者原责任护士利用业余时间完成,体现了崇高的社会使命感。通过开展全程式健康教育,护士的工作自患者入院后延伸至社区,增强了社会责任感,密切了护患关系。

2. 结合其他健康教育方式

在临床护理工作中,还可以运用其他切合实际的健康教育方式,如在病区设置宣传栏、将预防压疮的内容拍摄成VCD进行影视教育、应用预防压疮健康教育单等。使更多的患者对压疮有所了解,掌握行之有效的预防方法,真正有效地预防压疮的发生。对压疮预防护理技能护士应首先示范,辅导患者模仿训练,护士加以纠正指导,直到正确掌握为止。

五、压疮防护健康教育的注意事项

通过开展健康教育,护士深入浅出的讲解及具体指导,患者能逐渐全面掌握压疮防治知识,对护理人员的信任度明显提高,遵护行为充分建立,树立了"预防胜于治疗"的健康意识。使患者从以往的盲从配合变为了主动参与,切实落实了各项预防措施,对加强护患沟通,提高患者的生活质量都非常有益。在对患者开展健康教育的过程中应注意以下几点:健康教育是有计划,有系统的教育过程,护理人员应运用护理程序通过对不同患者的评估,针对患者病情,制定个体化的健康教育方案;根据患者情况,选择合适的时间及场所对患者进行健康教育,使患者易于接受和配合;了解患者的实际情况、文化背景,选择其易于接受的方式进行健康教育,对年龄偏大,文化程度低和语言不通的患者,可选择个别辅导的教育方式,讲解时力求通俗易懂,反复多讲;在进行皮肤护理时边操作边告诉患者所作操作的目的、方法,使患者体会到护理人员的手法和力度;编写通俗易懂、易记、易学习、易掌握的健康教育手册、健康教育处方、卡片随时随地进行宣传讲解,以指导患者采取正确的方法面对治疗和护理;健康教育计划实施后,要对患者进行评价,从和患者的交谈以及患者的自身行为中,了解护理人员对患者所进行的压疮健康教育是否被掌握和接受,效果如何,对未掌握的患者要重新评估,制定新的计划和措施;健康教育的目的是帮助患者正确理解疾病的治疗护理,以取得患者的配合,临床护理工作还是要靠护士完成;健康教育是护士工作的重要组成部分,护理人员应不断提高自身的业务素质,开展业务学习,加强沟通技巧,学会通过健康教育宣传、普及护理知识,提高患者对疾病治疗、护理的理解。

第三节 针对照顾者的压疮防护健康教育

照顾者与护理人员共同组成患者的护理小组,实施对照顾着的培训及健康教育,能对患者压疮的康复起到至关重要的作用。既往预防压疮的方法主要是以加强护理人员的评估能力及预防措施为主,缺乏对照顾者及其照顾者进行系统的相关知识的宣教、指导,使照顾者对压疮没有足够的认识,没有有效的预防方法,没有良好的遵医行为。随着年龄的增长和疾患者群的不同,如糖尿病、晚期癌症、瘫痪等,一旦局部组织长期受压,压疮随即发生。教育的目的是提高照顾者对压疮的重视和关注。掌握正确的皮肤护理方法、翻身技巧、大小便处理、肛周及会阴部皮肤的保护、减压工具的使用等。

一、对照顾者实施健康教育的意义

虽然压疮是一个护理质量问题,但其整体的预防和处理需要嵌入到护理专业实践中去,与护理质量的改进、科研和教育具有很大的关联。其核心是教育人们树立健康意识、促使人们改变不健康的行为生活方式,养成良好的行为,以降低或消除影响

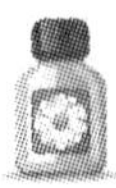

健康的危险因素。通过健康教育，能帮助人们了解哪些行为是影响健康的，并能自觉地选择有益于健康的行为方式。

（一）增强参与意识

护士可与患者和照顾者一起对发生压疮的可能性做出共同的评估，了解皮肤护理与压疮的关系，以及压疮的发生、发展和治疗护理的一般知识，让患者与照顾者变被动为主动。

（二）纠正错误观念

在有些照顾者思想上还坚信“胖人不易发生压疮”、“能下床活动的患者就不可能出现压疮”“按摩已发红的受压部位有助于预防压疮”、“局部垫圈状保护垫”等，这些都是既往错误的理论，但仍有些照顾者不了解。这些错误的做法和理念只有通过健康教育才能普及健康知识，促进健康。

二、对照顾者实施健康教育的方法

（一）照顾者接受教育的途径

根据照顾者的文化水平、接受程度、理解能力采取集中宣教和床边指导将结合的方式。对于住院患者采用健康小讲课与责任护士的一对一指导相结合。对于门诊或社区患者，即参与卫生机构组织的健康讲座与家庭门诊相结合。

（二）健康教育的实施

1. 初步评估

了解照顾者对患者的关心程度，对疾病的认知及态度，对医疗费用的承受能力。

2. 做好与照顾者的沟通

责任护士主动接近患者照顾者，耐心解答其提出的问题，及时了解患者照顾者的心理活动，与其建立相互信任的关系；鼓励照顾者经常探视，给予患者情感支持，使患者能感受到家人的照顾，满足其被重视的需要；指导照顾者鼓励患者进行力所能及的日常生活自理活动，提高患者生活自理能力，减少对他人的依赖。

3. 给照顾者讲解相关疾病的知识

包括疾病的现状，各项术前检查的目的，检验的注意事项，所用药物的名称和作用，术前准备的内容，手术可能结果及预后，术后饮食，各种管道的护理，练习床上大小便的方法，示范有效咳嗽、咳痰、深呼吸、带管翻身、功能锻炼的方法，并发症的预防，出院前指导与定期复查的时间和方法，继续治疗及用药方法和注意事项，出院后随访的时间及方法。

4. 健康教育的方法

责任护士根据照顾者年龄、文化程度采取同病例讲解与个别讲解相结合的方法，以面授为主。结合患者住院期间的日常生活情况和面临的问题进行实例分析，并要求照顾者将知识和技术运用到日常护理中。每次讲解后让照顾者复述教育内容，不能记住的重复讲解，直到照顾者准确说出健康教育的内容；每天 1 次，每次不少于 30min，每次均由照顾者签字，表示已听过该项目内容。

同时，设计一些浅显易懂的预防压疮的宣传手册发放给压疮高发人群的照顾者，如每种骨折功能锻炼的方法制作成卡片分发给患者照顾者，并要求照顾者按时辅导患者锻炼。医疗机构、病区还应定时组织压疮科普讲座，给予照顾者掌握知识的平台。

5. 对陪护公司员工的教育与培训

陪护公司的压疮培训可由压疮小组负责授课和指导。特别强调不能使用气圈、灯烤、按摩等不恰当的方法，要特别培训会阴部及全身皮肤的护理和保护方法、翻身技巧、大小便处理方法、轮椅活动的注意事项、减压贴的正确使用方法等。

（三）定期效果评价

医疗机构、病区应建立随访登记表及电话咨询专线，压疮患者出院第 1 个月，每周电话随访 1 次，以后每月随访 1 次。通过健康教育，照顾者增强了主动性，并愿意与医务人员互相交流预防压疮的方法，而照顾者这种有意识的配合，可以加速患者康复的进程。

参考文献

[1] 常春．健康教育与健康促进[M]．北京：北京大学医学出版社，2010：1～13.

[2] 米光明，王彦．护理健康教育学[M]．北京：人民军医出版社，2007：81～85.

[3] 成静,程英串,杨靖华,等. 癌症晚期压疮高危病人及家属的健康教育[J]. 护理研究,2007,3(21):806~807.

[4] 罗辑. 互动式预防压疮健康教育方式探讨与效果[J]. 中国康复理论实践,2006,2(12):146~147.

[5] 吴慈亲. 加强骨科卧床病人的健康教育预防压疮的发生[J]. 管理与教育,2009,30:111.

[6] 李敬平,张丽会,安国英. 神经内科病房应用健康教育单预防压疮的体会[J]. 临床误诊误治,2010,5(23):499.

[7] 李文静. 神经内科病员压疮预防的健康教育[J]. 西南军医,2009,5(11):1013~1014.

[8] 罗辑,刘敏,车小艳,等. 预防压疮手册在骨科预防压疮健康教育中的应用[J]. 华夏医学,2009,2(22):375~376.

[9] Gould,Dinah,Goldstone,Len. Examining the validity of pressure ulcer risk assessment scales: a replication study. International Journal of nursing Studies,2004,41(3):331~339.

[10] Schoonhoven L,Grobbee DE,Donders AR,et al. Prediction of perssure ulcer development in hospitalized patients: a tool for risk assessment. Qual Saf Health Care,2006,15(1):65~79.

[11] 中国实用护理杂志 2007 年 7 月 1 日。第 23 卷。第 7 期。上旬版(Chin J Prac Nurs,July 1st 2007,Vol. 23,No. 7A.

[12] 谢小燕,刘雪琴,李漓. 应用 Braden 量表评估压疮危险因素. 中华护理杂志,2004,39(12):941~942.

第十五章　社区压疮预防及护理

随着医疗改革的深入，医疗资源配备渐趋合理。“小病在社区，大病去医院，康复回社区”模式已渐为人们所接受。这样既能缓解大医院的就诊压力，又能减轻市民的经济负担，还能避免医疗资源的浪费，因此社区康复期患者逐渐增多。患者回到社区后绝大多数住在家里，不可能24h有专业护理人员照看，其中卧床患者压疮的预防及护理工作更为重要。有调查显示长期卧床者50%以上不是死于其原发病，而是死于压疮导致的严重感染。压疮已成为原发疾病背后的隐形杀手，必须日夜防范。但是在家庭条件下，防治压疮比较困难，关键在于社区护理者指导、协助患者和家属做好预防工作。

第一节　社区护理学概述

社区护理学是综合应用护理学和公共卫生学的理论与技术，以社区为基础、以人群为对象、以服务为中心，将医疗、预防、保健、康复、健康教育等融于护理学中，并以促进和维护社区人群健康为最终目的，提供连续性的、动态的和综合的护理专业服务。社区护理工作要求社区护士具有综合知识结构和多种技术能力。社区护士既是临床护理者和个案护理者，又是能够向社区、群体和家庭提供一体化护理服务的初级卫生管理者。

一、社区护理的基本概念

（一）社区护理的定义

社区护理（community health nursing）一词源于英文，也可称为社区卫生护理或社区保健护理。目前，我国多采用美国护理协会关于社区护理的定义。即：“社区护理是将公共卫生学及护理学理论相结合，用以促进和维护社区人群健康的一门综合学科。社区护理以健康为中心，以社区人群为对象，以促进和维护社区人群健康为目标”。

（二）社区护理服务的主要内容

根据社区卫生服务的“六位一体”内容，社区护士将配合社区的全科医师等其他专业人员重点开展以下五个方面的社区护理服务。

1. 社区保健护理

社区护士将针对社区居民的特点和需求，特别是针对妇女、儿童、老年人，提供相应的保健护理服务，如计划免疫、围产期和围绝经期保健、老年保健等护理服务，以减少各种健康问题的发生，促进健康。

2. 社区慢性疾病、传染病、精神病病人的护理和管理

社区护士将对居家的慢性疾病、传染病和精神病病人提供的医疗护理和管理服务，同时指导其家属、照顾者正确地护理和照顾病人、并做好相应的消毒、隔离和保护易感人群的工作，以在控制疾病的基础上，促进健康的恢复。

3. 社区康复护理

社区护士将向社区的残疾人群提供相应的康复护理服务，以帮助他们尽可能减少残障程度，参与社会生活，重返社会。

4. 社区急、重症病人的急救与转诊服务

社区护士将向社区的急、重症病人提供院前救护和转诊服务，以确保他们被及时、平安地送至相应的医疗机构。

5. 社区临终护理

社区护士将向居家的临终病人提供临终护理服务，以减轻临终病人的身心痛苦，维护其尊严，改善其生活质量，使临终病人能平静、舒适地度过人生的最后阶段，同时为临终病人的家属提供心理、精神支持。

（三）社区护理的特点

1. 社区护理是护理领域的一个分支

作为一门在综合学科，社区护理在将护理学和公共卫生学基本理论和知识有机结合的基础上，拓展、丰富了护理学内涵，从而延伸了护理学的领域。

2. 以人群健康为中心

社区护理以社区人群为服务对象，以促进和维护人群健康为主要目标。

3. 社区护士具有高度的自主性

在社区护理过程中，社区护士往往独自深入家庭进行各种护理，故要求社区护士具备较强的独立工作能力和高度的自主性。

4. 社区护士必须和其他相关人员密切合作

社区护士在工作中不仅仅要与社区其他医疗、卫生、保健人员密切合作、鼓励社区卫生服务对象的参与，还要与社区居民、社区管理人员等相关人员密切配合。

（四）社区护理的发展过程

社区护理起源于西方国家，追溯其发展过程，可划分为四个主要阶段，即：家庭护理阶段、地段护理阶段、公共卫生护理阶段和社区卫生护理阶段（见表3-15-1-1）。

表 3-15-1-1　社区护理的发展过程

阶段	护理对象	护理类型	护理内容
家庭护理	贫困病人	以个体为导向	医疗护理
地段护理	贫困病人	以个体为导向	医疗护理
公共卫生护理	有需求的民众	以家庭为导向	医疗护理及预防保健
社区护理	社区居民	以人群为导向	健康促进及疾病预防

1. 家庭护理（home care nursing）阶段

早在19世纪中期以前，由于卫生服务资源的匮乏、医疗水平的局限及护理专业的空白，多数病人均在家中休养，由家庭主妇看护、照顾。在这些家庭主妇中，绝大多数既没有文化，也没有受过任何看护训练，她们只能给予病人一些基本的生活照顾。然而正是这种简单、基础的家庭护理为早期护理和社区护理的诞生奠定了基础。

2. 地段护理（district nursing）阶段

地段护理源于英国。早在1959年，英国利物浦（Liverpool）的企业家若斯蓬（William Rathbone）先生因其患病的妻子在家得到一位护士的精心护理，而深感地段护理之重要并致力于地段护理的发展。于是，在19世纪中期到19世纪末期的50年间，英国、美国为了使贫病交加人群能享受到基本的护理服务，从而改善贫困人群健康状况，陆续开设了地段护理服务。地段护理在英、美两国主要侧重于对居家贫困病人的护理，包括指导家属对病人进行护理。从事地段护理的人员多数为志愿者，少数为护士。

3. 公共卫生护理（public health nursing）阶段

公共卫生护理源于美国。早在1893年，美国护士伍德（Lillian Wald）女士在纽约亨利街区（Henry Street）开设了地段护理。随着其服务对象和服务内容的逐步拓宽，伍德女士称之为公共卫生护理。公共卫生护理将地段护理的服务对象由贫困病人，扩大至地段居民；将服务内容由单纯的医疗护理，扩展至预防保健服务。在从事公共卫生护士中，绝大多数为公共卫生护士，少数为志愿者。

4. 社区护理（community health nursing）阶段

进入20世纪70年代后，世界各国越来越多的护士以社区为范围，以健康促进、疾病防治为目标，提供医疗护理和公共卫生护理服务。于是，从70年代中期开始，美国护理协会将这种融医疗护理和公共卫生护理为一体服务称之为社区护理，将从事社区护理的人员称之为社区护士。1978年，世界卫生组织给予肯定并加以补充，要求社区护理成为社区居民“可接近的、可接受的、可负担得起的”卫生服务。从此社区护理以不同的方式在世界各国迅速地发展起来，社区护士的队伍也在世界各国从质量和数量上逐步地壮大起来。

二、国外社区护理简介

（一）美国社区护理

作为社区护理的起源地，美国社区护理服务开展时间较长，社区护理服务体系也较完善。

美国政府统一规划、设立了社区卫生服务中心和社区家庭护理服务中心，两个中心共同向居民提

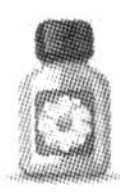

供社区护理服务。社区公共卫生服务中心主要面向社区儿童、妇女和老年人，向他们提供预防保健性卫生服务；社区家庭护理服务中心主要面向社区的居家病人，包括慢性疾病病人、疾病恢复期病人和临终病人等，向他们提供基本医疗护理服务并对照顾者给予指导。

在美国，从事社区护理服务的护士均为注册护士，他们必须具备本科以上的学历，具有较强的决策、合作和管理能力，并至少有3～5年的临床护理经验。随着医疗技术的提高，社区护士越来越多地参与二、三级医疗保健服务，社区护士队伍中具有硕士学历以上的人数比例逐渐增加。

（二）英国社区护理服务

作为现代护理先驱南丁格尔的故乡，英国也是社区卫生服务的起源地之一，社区卫生服务在英国卫生系统中处于重要地位，对维护居民健康发挥着积极的作用。20世纪80年代，英国卫生事业进行了全面改革，医疗保健的重点从二级医疗转入社区医疗保健，从疾病治疗为主转入健康促进和维护为主的模式，从而加速了社区卫生服务的发展。

目前，英联邦的社区卫生服务主要由三部分组成，即：教区护理、保健访视和学校护理。教区护理是英联邦社区护理中的最主要服务形式，其主要护理服务内容包括家庭护理、术后护理、保健护理等；保健访视主要是通过对婴幼儿和老年人的家庭访视，提供预防保健服务，并进行健康教育；学校护理则面向在校教育对象，向他们提供健康检查、健康教育等服务。

在英国，社区卫生服务主要由社区护士承担，他们均为毕业于正规护士学校并经过1年社区护理培训的注册护士。

（三）澳大利亚社区卫生服务

澳大利亚拥有770万平方公里的陆地面积，却只约有2000万人口。为了缓解由于地广人稀所导致居民就医不便的问题，澳大利亚建立了非常完善和先进的社区卫生服务机构，社区卫生服务体系已形成一个覆盖全国人口的、充满活力的服务网络。

澳大利亚政府统一规划、设立了社区卫生服务中心，向全体居民提供社区卫生服务。每个社区卫生服务中心管辖2万～15万名居民，承担了公立医院、私人诊所以外的社会性、区域性公共卫生服务。社区卫生服务中心向辖区居民提供基本医疗、健康咨询、护理等社区支持和健康促进服务，如提供全免费的全科医疗服务、承担病人出院后的基本医疗和护理服务、定期举办健康教育讲座、开展老年人医疗保健服务等。

澳大利亚的社区卫生服务中心独立于政府，为非营利性机构。工作人员包括医生、护士和社会工作者等。目前，从事社区卫生服务的工作人员达20万余人，约占全国医疗卫生技术人员总数的35%。

（四）德国社区护理服务

社区护理服务在德国发展较迅速、完善。在德国，政府、宗教和慈善机构开设了一些社区护理站以提供社区护理服务，一般每7个护理站由一个总部管理，各州护理技术检测协会定期对护理站进行考核和验收。

社区护理服务的主要对象为老年人、儿童、慢性疾病病人、术后恢复期病人和残疾人等。社区护理服务内容以预防、保健和康复护理服务为主。

目前，从事社区护理服务的护士人数已约占德国护士总人数的50%。社区护士均为注册护士，并具有5年以上丰富的临床经验。

（五）日本社区护理服务

社区护理在日本可分为两个领域，即：以个人、家庭、特定集团、社区为服务试点的公共卫生护理和以家庭为服务试点的居家护理，公共卫生护理和居家护理协同发挥预防、保健、健康教育、康复、诊疗处置和生活护理作用。公共卫生护理服务由各都、道、府、县所属的保健所和保健所所辖的保健中心提供，其主要服务内容包括：地区健康问题的诊断、儿童虐待的预防、成人习惯病的预防、精神障碍者的支援、老年人和残疾人的外出支援等；居家护理服务由访问护理站提供，主要内容包括：诊疗处置、病情观察、用药管理、康复护理、生活护理及指导等。

三、社区护理职责和社区护士应具备的能力

健康关系到个体的幸福、家庭的和睦、社会的和谐、民族的强盛。作为社区卫生服务的主要工作人员、社区护理服务的提供者，社区护士肩负着促进和维护社区居民健康的责任和不断完善社区护

理服务、推进社区卫生服务发展的重任。

（一）社区护士长职责

1. 在健康管理部主任的领导下，组织和管理社区卫生服务中心、站的护理工作。

2. 制定社区护理工作计划，组织实施，并督促检查，按期总结汇报。

3. 组织护士对辖区居民和病人开展常见病、多发病、慢性病的护理服务；向居民提供急诊和院前急救护理；提供出诊、家庭护理服务。

4. 组织护士参与辖区居民健康档案的建立，并对辖区居民进行健康管理。

5. 监督社区护理工作制度、护理常规、技术操作规程、质量控制标准及医院感染管理规范的执行，对存在的问题给予指导和协调，促进护理质量的提高。

6. 组织护士学习、运用国内外社区护理的先进经验，开展科研工作，及时总结经验，妥善安排进修、实习人员的培训工作。

7. 组织护士的业务训练和技术考核，协助绩效管理部完成科内护士岗位考核，评估工作，提出升、调、奖、惩意见。

8. 完成上级领导交办的其他指令性任务。

（二）社区护士职责

1. 在护士长领导下开展社区护理工作，参与社区卫生服务健康管理团队，对社区居民实行健康责任制管理。

2. 开展社区居民健康教育，指导社区居民科学健身。参与社区康复、精神卫生、慢性病防治、传染病预防与控制、提供生殖保健等服务。

3. 遵医嘱完成各项护理、治疗、换药等工作。观察候诊病人的病情变化，对病情较重的病人应提前安排诊治或转诊，并做好护理记录。

4. 负责环境、器械、物品的消毒工作，做好医疗废弃物的集中回收、处置，避免交叉感染。

5. 负责候诊病人的健康宣传教育工作，发放健康教育处方。听取病人的意见，不断提高护理服务质量。

6. 协助完成社区卫生服务信息资料的收集、整理、统计、分析与上报。

7. 完成护士长交办的其他各项工作。

（三）社区护士的角色

1. 照顾者

社区护士将以照顾者的角色服务于社区居民，向社区居民提供各种照顾，包括生活照顾及医疗照顾。

2. 教导者

教育与指导将贯穿于社区护理服务的始终。因此，社区护士将以教导者的角色向社区居民提供各种教育、指导服务，包括病人教育、健康人群教育、病人家属的指导。

3. 咨询者

社区护士还将以咨询者的角色向社区居民提供有关卫生保健及疾病防治咨询服务，解答居民的疑问和难题，成为社区居民的健康顾问。

4. 管理者

社区护士根据社区的具体情况及居民的需求，设计、组织各种有益于健康促进和健康维护的活动。

5. 协调者

社区护理服务的特点之一是鼓励各类相关人员的参与。因此，社区护士将协调社区内各类人群的关系，包括社区卫生服务机构内各类卫生服务人员的关系、卫生服务人员与居民或社区管理者的关系等。

6. 研究者

社区护士不仅要向社区居民提供各种卫生保健服务，同时还要注意观察、探讨、研究与护理及社区护理相关的问题，为护理学科的发展及社区护理的不断完善提供依据。

第二节　压疮的社区预防及护理

近10年来，国内外对压疮的防护有了长足的进步，但是，发病率并没有下降的趋势，压疮至今仍然是社区护理学领域中的一个难题。据统计，居家长期卧床患者，如高位截瘫、卒中、昏迷、各种慢性疾病的终末期，压疮发生率可以高达50%。这些资料数据表明，社区压疮发生率远高于医院，不仅降低了患者的生活质量，而且巨大的消耗医疗资源。

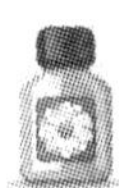

一、社区压疮高发的危险因素

（一）人员因素

1. 患者疾病因素

有些患有慢性疾病的患者，如糖尿病、血液病、肿瘤等。骨折后的患者，以及因脑中风、脑外伤而造成偏瘫的患者，在经过医院的一段时间的治疗后就可以回到家中进行康复期治疗了。这些患者由于大部分都不能起床活动，只能卧床休息，因此使身体的重量长期压迫某处组织，使该处的皮肤，皮下组织长期得不到动脉血液的供给，而导致组织缺血、肿胀、破溃、坏死等一系列变化，发生压疮。所以，对久病卧床不起的患者，特别是老人，就应该特别注意压疮问题。

2. 老龄化因素

随着年龄的增高，压疮的发生危险也越来越大。而我国已经进入了老龄化社会，慢性病患者不断增多，老年人是一个脆弱的人群，常常多种疾病缠身，皮肤弹性下降，皮下脂肪萎缩，导致了皮肤更容易受到损伤。同时，伴随着年龄的增长，认知感觉能力也存在不同程度的衰退，而认知功能的损害是发生压疮的一个重要因素。所以，导致了压疮的发生率增加。

3. 社区护理人员预见性不足、宣教不当

健康宣教是给患者提供自我保健知识的教育活动，也是对预见的不安全隐患采取防范对策的一种手段。目前从事社区护理工作的护士以中专学历为主，大部分原只是局限在一个科室或专业，当进行社区护理后，内、外、妇、儿、五官、肿瘤等各类患者都能遇上，如果知识局限，压疮护理专业知识缺乏，压疮护理经验不足，临床思维片面，未能及时发现各种疾病所隐藏的压疮风险隐患。势必会导致护士宣教不当或预见性不足、忽视压疮的宣教。

4. 照顾者知识缺乏

在社区，尤其是家庭中，家属及其陪护是主要的照顾者和社区支持来源，对于患者的康复起着至关重要的作用。而压疮的发生和逐步的发展与患者的照顾者所掌握的医疗和护理知识有着密切的关系。在家庭中，发生的压疮大部分原因是照顾者缺乏压疮防护的相关知识，以及预防和护理压疮的相关技能，防范意识相对较差，重视程度不够所造成的。

（二）社会因素

我国社区护理和家庭护理的资源相对不足，服务水平虽然有了长足的发展，却依然不能满足社区和家庭全方位的需求。大多数患者都是由家属和保姆来照顾，亲属对于患者的护理仅仅是生活上的照顾和感情上的付出，其照顾能力和效果不可能达到及时防范和处理压疮的全面要求，所以，在一定程度上造成患者在家中发生压疮的比例增高。

二、社区压疮的高危人群

（一）心脑血管的后遗症

患者在家庭中长期卧床，这类的患者存在着运动的障碍，营养的失调和排泄的障碍，而这些问题，都可以导致压疮的高发。

（二）疾病终末期的患者

对于一些临终的患者，在基础病和并发症的基础上，经常会出现过度的消瘦，增加压疮发生的危险性。

（三）认知障碍的患者

常常存在感觉和认知的障碍，这类患者，经常会出现冻伤、烫伤等，加剧皮肤受损的危险性。

三、社区压疮护理概述

（一）社区压疮护理的目的

对慢性病患者及生活不能自理的患者提供安全的支持环境；提高患者的自主能力，机体的功能及生活质量；尽可能稳定或延缓慢性病的进展；防止压疮的发生及恶化，并在发生及恶化时为患者提供及时的诊断及护理。

（二）社区压疮护理的意义

社区压疮护理是连续性综合健康照护的一部分，在个人及家庭居住的场所提供压疮防范服务，以增进、维护、恢复健康，减少压疮这一并发症的发生，或将压疮的影响减至最小。其意义在于符合慢性病的特点，适合对慢性病患者的护理；在患者熟悉的社会心理环境中，增加患者自我管理能力和照护者的护理能力；减轻因压疮住院治疗所造成的经济负担，减少家人的奔波；缩短住院的天数，提高医院床位的周转率；提高医疗护理服务的连续性。

（三）社区压疮护理程序

社区压疮护理程序包括护理评估、护理诊断、护理计划、护理实施内容、护理评价。

1. 护理评估

一般要在患者开始社区护理时开始，在实施护理的过程中不断地完善，依据评估结果及患者的病情变化，拟订或修改护理计划，指导患者自我护理。护理评估的内容包括病史、临床表现及治疗情况、体检及有关的实验室检查结果、日常生活情况及心理社会史、家庭环境、社会经济状况、资源情况、患者及其照护者对疾病及压疮护理的认知情况等。

2. 护理诊断

护理诊断是对服务对象生命历程中所遇到的生理、精神心理、社会文化等方面，并能用护理手段解决的问题的陈述。压疮护理诊断的内容既要考虑个人情况也要考虑家庭及社区的资源。护理诊断陈述方法包括健康问题、病因、症状或体征三部分。

3. 护理计划

护理计划是对护理服务对象所存在的问题、护理目标及护士所要采取的护理措施的一种书面说明，护理计划包括决定护理活动的先后次序、设立护理目标、选择护理措施三个部分。护理目标常分为远期目标和近期目标两种。远期护理目标是对某一护理诊断患者所能达到的最佳护理效果的描述，是一系列分阶段的近期目标的最终结果，近期护理目标是针对某一护理诊断，患者分阶段所能达到的目标，是一系列具体护理活动而引起的患者行为的具体改变。所设立的护理目标必须是可测量的。

4. 护理实施

压疮护理实施的重点内容是预防及减少压疮的发生和恶化，维持机体或器官的功能，促使患者保持正常生活及社会功能，比如为了防止压疮发生应注意 2h 翻身 1 次。

5. 护理评价

是对患者进行随访并评价其接受社区压疮护理的效果。评价内容包括主观资料和客观资料。属于主观资料的如主诉、患者的自理能力和日常生活能力等，属于客观资料的如一般情况、生命体征、实验室资料及患者的行为等。

四、社区压疮防护要点

（一）认识病因，自觉防治

社区压疮的防护关键是患者自己要认识为什么会发生压疮，为什么要防压。只有充分认识了，才能自觉地、主动地去预防。因为压疮防护过程中，患者的意志是否坚强十分重要。如长期卧床的患者，为了防压要经常地翻身，或强迫自己活动起来，会感到很麻烦，甚至是痛苦，如果没有坚强的意志，是很难强制自己做到防压的。而要让患者树立坚强意志，就要首先让患者认识病因，懂得道理。作为社区护士要耐心地、经常地向患者以及家属讲清这方面道理，进行防压宣传教育。调动患者和家属的积极性进行压疮的防治。

如果患者不慎患了压疮，就要及时上医院换药治疗，或者遵照换药原则，在家里应用无菌技术以及各种药物进行换药，以促进压疮的早日康复。

（二）皮肤清洁，环境适宜

1. 保持皮肤清洁和干燥

每日用温水清洗皮肤一次，使局部皮肤血液运输能得到改善；防止污物刺激皮肤，如有大小便污染时，必须立即进行清洗和更换尿垫；清洗时勿用刺激性大的碱性肥皂，可用弱酸性的沐浴露，采用冲淋的方法，勿泡澡或用力搓洗。

2. 保持皮肤的柔润度

清洗后皮肤可使用不堵毛孔的润肤露涂抹预防干燥，保持皮肤有较好的柔润度，可以抵御摩擦力和压力所伤。清洁的皮肤上勿用粉剂（如爽身粉），因遇汗液后容易变成泥浆，会堵塞毛孔，影响皮肤呼吸。特别是大小便失禁者，在其会阴部使用油性液体或膏体保护，但不易使用粉剂。肛周最容易因潮湿而发生压疮，可以先用清水洗净肛门，再用家里的吹风机，远距离吹干肛门。

3. 保持良好环境和舒适衣着

室内要定期开窗换气，以保持适当的温度和湿度。床上的温度也应该注意不要太冷或者太热，特别要预防热水袋的烫伤。床铺要保持清洁、干燥，平整无碎屑，被服污染要及时更换。每日更换内衣，一旦潮湿立即更换，宜选择棉质柔软宽松的内衣，吸汗但不刺激皮肤。

（三）定期翻身，有效减压

1. 有效的翻身方法

指导家属或陪护鼓励和帮助患者经常翻身，一般应当 2h 给患者翻一次身，夜间有条件的可翻 2～3 次。翻身前操作者要先取下手表，指甲要剪

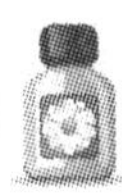

短，避免擦伤患者的皮肤。翻身时一只手将褥子往下压，另一只手顺着空隙伸到患者臀下，然后再将另一只手伸进臀下，将患者轻轻抬起，先翻臀部，后翻上身，翻身时避免推、拖、拉等动作，防止擦伤皮肤。翻身后要观察受压部位的皮肤颜色、压痕、有无皮肤损伤。翻身后将床单、被褥、衣服整理好，做到平整、干燥和清洁。

2. 有效的减压措施

长期卧床者需使用交替式充气床垫可延长翻身间隔时间，每4h翻身一次。或使用4～5cm厚的海绵床垫每2h翻身一次。坐轮椅者需加4～5cm厚的海绵垫，每15min抬起身体一次。对于关节突出部位可加各种规格的凉液垫，利用垫内液体的波动，减轻局部的压力，并定时更换。但是禁用气圈或环状点，因为环状垫不能有效减压可能造成新的受压。使用便器时，应选择无破损便器，抬起患者腰骶部，不要强塞硬拉，必要时在便器边缘垫上布垫，以防擦伤皮肤。

3. 有效的防压训练

防压训练是截瘫患者康复训练的重要内容，就是通过训练，形成一种有规律的运动或是动作，达到防止压迫的目的。卧床者要定时翻身，可按仰卧、侧卧、俯卧、再转向另一侧仰卧顺序进行翻身。腰椎截瘫患者通过训练要做到自己翻身。部分胸椎截瘫患者要训练到借助床上辅助器（吊环、拉手等）自行翻身。腰椎截瘫患者坐位时要每隔30min用手撑椅子靠手，使臀部悬空3～5次。要学会在一种体位时活动身体，如转动头、活动手臂和腿、用手撑在床上使上身稍稍抬起等，因为身体做小范围活动也可以减少皮肤的压力。不全瘫可行走患者，不可连续站立，不可连续走长路，还要通过使用轮椅、拐杖来减少走路时间，减少足底的压力。

4. 有效的减压宣教

压疮的发生虽有诸多因素，感染、污染、潮湿、营养等，但最主要的是持续压迫和不能及时地解除压迫，这已为世界各国学者公认。但在临床实际中，对这一病因的宣传强调却不够，这一简单的道理还没有被人们充分认识，因此要反复宣传、强调防压问题。

5. 有效的早期运动

压疮患者治疗的终极目标是康复，能够站立行走，至少能坐起来。在压疮治疗中有一句话："如果患者能站起来，压疮愈合的希望立刻大大增加。"这句话充分说明在压疮治疗中，运动的作用非常重要。因此，只要患者病情允许，要积极地鼓励患者，尽早地坐起来和尽早地站起来。如果患者不能自己动，那么家属或者陪护就要给他被动运动，给他拉手、扩胸等。至于患者"坐"的姿势，尽量采取"骑跨坐"的姿势，即患者面向椅子的靠背，两腿分开，跨坐在椅子上。这样，长久以来受压的骶尾部和大腿外侧的大转子部就不会再受到外界的压力，有利于压疮愈合和康复，为下一步站起来做好铺垫。

（四）天天检查，早期发现

1. 建立的防压感觉代偿功能

感觉代偿就是用其他健全器官全部或部分地代替丧失的功能。感觉功能具有自动保护机制，疼痛作用可防止皮肤过度压迫而坏死，这一过程是通过神经快速反射来完成的，是自觉的保护行动。脊髓伤病的患者虽存在感觉障碍，过度受压出现坏死危险的信号无法传递到大脑，大脑也无法自动及时发出指令去解除压迫，失去了及时自动解压功能，但患者可以通过大脑思维、眼看、手动来代替已丧失的自动解压功能。就是大脑经常在想"不能再压了，再压会坏死，身子要动一动"，"这椅子太硬，我不能久坐，要加块垫子……"；眼睛经常查看受压部位是否发红、有水疱；手经常去摸摸局部是否发硬，皮温是否升高；依靠手臂运动活动，移动体位等，这就是运用大脑、眼、手建立的防压感觉代偿功能。

2. 养成天天检查的习惯

压疮出现是有一个过程的，开始时是皮下浅表组织受损，出现发红等异常状况，如果是感觉障碍者就无法及时发现，这就要天天检查，用眼去发现早期问题。检查方法可用镜子查看骶部、坐骨结节部、大粗隆部、足底等部位皮肤颜色有无异常，皮温是否正常。若发现皮肤发红、发白、皮温升高、皮肤发硬等情况，立即解压治疗，很快就能好转，这就防止了压疮的发生。这里要强调一下，早期发现很快能控制、治愈，解压休息几天就好了，而一旦溃破就会很麻烦。因此有感觉障碍的患者一定要认识早期发现、早期治疗的重要性，做到天天检查，养成习惯。如果坚持做到天天检查，就能做到预防压疮的发生。

3. 发现水疱，立刻就诊

由于皮肤真皮层比较坚韧，往往是皮下脂肪已经坏死，肌肉组织已经开始腐烂，皮肤仍然可以完好，只是出现轻微的水疱、红斑等症状。这就是所谓的“烂苹果理论”。一个看似完好的苹果，只有表皮有一部分颜色发暗，但是一旦切开来，苹果内部大面积腐烂。压疮也有着相似的原理。患者的压疮创口看似很小，但是内部腐烂出的空洞已经很大。所以，长期卧床的患者，一旦出现水疱，或者按压后皮肤颜色长时间不能恢复等症状，就表明皮下组织已经受损，需要及时治疗。尤其是臀、大转子、背、腰等长期受压的部位。

第三节　社区压疮护理的完善与发展

一、社区压疮护理的变革举措

（一）建立社区卫生服务站，提高其服务水平

加强社区护理服务是降低社区压疮的重要措施，积极完善社区护理和卫生服务体系，建立社区护理服务和医院护理服务的服务网络，建立以社区护士为主的社区护理服务技术队伍，加强对社区护理的培训是社区护理工作顺利开展的关键。社区护理在应对压疮方面，可以从以下几个方面入手进行工作。

1. 对压疮高危患者进行筛查，建立高危者档案

在有条件的社区卫生服务站(中心)，可以派人对压疮高危人群进行筛查，发现家庭中有哪些因素导致患者压疮的发生，然后逐一加以纠正。同时，建立压疮高危患者档案，记录相关的危险因素，进行统一管理。对已经发生压疮的患者，视压疮的严重情况，给予适当的处理；对尚未发生压疮的患者，针对危险因素，进行预防和干预。

2. 提高照顾者的压疮防护水平

护理知识缺乏、护理措施不当是社区患者并发压疮的常见原因，压疮患者的家庭中由无专业护理知识的家属和陪护照顾的占 75%。因此提高照顾者的压疮防护水平是降低院外压疮的重要措施。患者住院期间，医院病房护士利用工休座谈会、录像、手册、示范与讲解等方式，对住院患者及陪护开展多种形式的健康教育活动，特别是针对具有压疮高危险因素又需要回家继续康复治疗的患者，给予重点预防护理指导，使患者、家属、照护者了解压疮易发因素，提高其自护能力。当患者回到社区，社区护士在自己学习、进修的基础上，通过入户指导、健康教育讲座、压疮互助小组、建立网络平台、设立护士邮箱等多种教育途径，传播压疮防护知识，对压疮高危患者的照顾者进行培训，使其掌握压疮发生的一些常见原因，在家庭环境中预防压疮和初步的处理技术，患者和家属随时可上网查询压疮相关知识，或发送邮件到护士邮箱，由各社区压疮护士解答。紧急情况下可打电话，白天由社区压疮专业护士亲自到患者家中解决，晚上则电话指导，形成社区压疮专业小组，护士与患者之间互动，做到早评估、早预防。同时，社区护士还要做好定期随访，无论是压疮高危者的评估和筛查，还是照顾者的培训，都不是一蹴而就的工作，它需要社区护理工作人员持续的关注和努力，因此，需要定期的随访。

（二）实施家庭护理，减少压疮发生

社区护士和家庭照顾者，在掌握压疮基本知识和技能的基础上，形成合作关系，从高危人群和危险因素入手，系统的进行压疮的预防和管理。国内也已经有很多研究证实了这种“家庭干预”，取得了预防压疮的良好效果，对于减少压疮的发生有显著的作用。家庭干预的中心环境是帮助家属了解压疮形成的主要原因和影响因素，指导家属学习掌握预防压疮的基本方法，给予家属技术指导和心理支持。

二、加强社区护士压疮相关知识的培训

（一）规范准入管理制度，提高护士综合素质

我国社区护理起步较晚，且各地区发展不平衡。社区护理教育以毕业后护理教育为主，主要通过护理学会短期培训和大学的成人教育等形式来进行。在目前从事社区护理服务的人员结构中，有相当一部分人不是护理专业人员，或未经过社区护理专项培训，这在一定程度上影响社区压疮护理质量，增加压疮风险隐患。因此应根据卫生部关于社区管理的指导意见，严把准入关。从事社区护士的基本条件为具有国家护士执业资格并经注册，须通过地(市)以上卫生行政部门规定的社区护士岗位培训。独立从事家庭访视护理工作的社区护士还应具有在医疗机构从事临床护理工作 5 年以上的

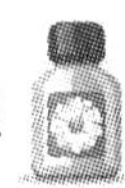

工作经历。同时，要进一步完善护理人员培训基地，对已在岗人员应加强在职提高、转型培训和继续教育，培养创造性思维和独立解决问题的能力。

（二）推广循证护理，更新知识避免误区

1. 误区一——勤按摩

以为按摩骨突处可以促进血液循环，实际是加速局部耗氧和组织坏死。

2. 误区二——使用碱性肥皂彻底擦洗皮肤

以为皮肤越干燥越有利于预防压疮，实际是祛除了有利的皮肤保护层。

3. 误区三——使用粉剂保持皮肤干燥

以为爽身粉可以预防压疮，实际是堵塞毛孔不利于皮肤呼吸和健康。

4. 误区四——使用气圈

以为可以预防压疮，实际是增加了新的受压点。

5. 误区五——伤口局部用药

以为应用药物可以促进爽口愈合，实际是干扰组织修复过程，阻碍压疮愈合。常见的错误用药有：伤口上涂抹各种药膏，如烧伤膏、眼药膏等；涂抹各种药粉，如云南白药、民间偏方等；使用抗生素，以为可以抗感染，实际是增加了耐药菌株的机会。

6. 误区六——暴露伤口使其结痂

以为结痂即是愈合，实际是痂下有伤口，导致痂下积液感染。

7. 误区七——使用烤灯

以为可以促进愈合，实际是增加局部氧耗，应用不当反而不利于愈合。

8. 误区八——只看局部不看全身

以为局部使用好的药物就能促进愈合，实际是压疮治疗是一个系统工程，需要综合调理、整体干预。

参考文献

[1] Edlich RF, Winters KL, Woodard CR, et al. Pressureulcer prevention. J Long Term Eff Med Implants, 2004, 14(4): 285～304.

[2] Barratt E. Pressure scores: Putting calculators in their place. Nursing Times. 1987, 18: 67～70.

[3] Winter GD. Formation of t he scab and t he rate of epit helisation ofsuperficial wounds in t he skin of the young domesticpig[J]. J Wound Care, 1995, 4(8): 366～367.

[4] 李伟．压疮护理新进展[J]．护士进修杂志，2002，17(1)：20.

[5] 黄峰．压疮护理的新进展[J]．国外医学·护理学分册，1995，14(5)：195～197.

[6] 蔡宝珠．压疮预防策略[J]．国外医学·护理学分册，1998，17(6)：272.

[7] 缪东初．中药在压疮治疗上的临床应用[J]．中国临床研究，2010，4：325

[8] Perez ED(英)．预防和治疗压力性溃疡的最新观点．国外医学·护理学分册，1993，12(6)：2731.

[9] 葛兆霞．压疮护理的研究进展[J]．实用临床医药杂志(护理版)，2006，2(2)：80～82.

[10] 王翠茹．压疮的临床护理进展[J]．天津护理，2006，14(1)：58～59.

[11] 朱桂芳，李小娟．百多邦软膏外敷治疗Ⅱ期压疮13例临床疗效观察[J]．国外护理学杂志，2006，25(1)：29.

[12] 宁晓荣．湿性愈合疗法治疗及预防压疮的效果与护理[J]．全科护理，2010，4(4)：993.

[13] 唐玉磊．压疮护理新进展[J]．中国老年保健医学，2007，5(4)：143～144.

[14] 王翠茹．压疮的临床护理进展[J]．天津护理，2006，14(1)：58～59.

[15] 欧阳春丽．湿性愈合治疗压疮的观察[J]．右江民族医学院学报，2007，3：440～441

[16] 白姣姣，冯秀卿．老年人压疮护理及治疗进展[J]．现代护理，2002，8(10)：780.

[17] 魏先，龚敏，殷梅妹，等．预防截瘫患者发生压疮的护理[J]．中华护理杂志，2001，36(10)：784～785.

[18] 王静．预防压疮用具的研究进展[J]．解放军护理杂志，2003，20(8)：44.

[19] 张传莲，董云．1例抗磷脂抗体综合征合并多处压疮患者的护理[J]．中华护理杂志，2006，41(4)：322～323.

[20] 丁言文．护理学基础[M]．北京：人民卫生出版社，2003：120～121.

[21] 蒙金兰，覃彩团．康复新治疗压疮的效果观察及护理体会[J]．现代医药卫生，2006，22(3)：427～428.

[22] 徐淑云．压疮14例护理体会[J]．齐鲁护理杂志，2006，12(4)：641.

[23] 张先云，黄会玲．脑血管意外患者压疮的预防及护理[J]．淮海医药，2006，24(1)：62～63.

[24] 王加梅，李燕，董华蕾．压疮护理新进展[J]．中国康复理论与实践，2010，3(3)：239.

第四篇　压疮护理管理

第十六章　压疮护理的质量管理

第一节　护理质量管理评价指标

一、质量概述

(一)质量与医疗服务质量的概念

质量(quality)是质量管理中一个最基本、最重要的概念。质量是指产品的服务和优劣程度。质量的特性包括客观规定性(有预定标准);规律性;可比较性;可计量性;行业性;创新性;主体性。

就医院而言,质量可以理解为是医院的医疗服务产品、行为与过程,满足医院顾客的要求、相关法律法规的要求以及医院组织自身要求的能力与结果;它不仅涵盖诊疗护理质量的内容,还强调患者的满意度、医疗工作效率、医疗技术经济效果(投入—产出的关系)以及医疗的连续性和系统性,又称医疗服务质量。

(二)护理质量

不同人从不同的角度对护理质量(nursing quality)的理解不同。从患者的角度来看,患者通常根据护理服务的便利性和对护理服务的期望来定义;护理服务提供者则根据护理过程和结果来定义;管理者则把没有投诉及成本效益作为护理质量;科研者则根据护理服务的结构、过程、结果来评价护理质量;也有人认为,护理质量就是指护理人员提供给患者的服务质量及护理人员本身表现出来的专业形象是否有其特性;2002 年美国护理学术中心将护理质量定义为护理服务的优良程度。

综上所述,护理质量是指护理人员为患者提供护理技术服务和基础服务的效果及满足患者对护理服务一切合理需要特性的总和,是在护理过程中形成的客观表现,直接反应了护理工作的职业特色和工作内涵。

护理服务质量取决于护理设施、护理技能、护理人员与服务对象之间的行为关系。可以用以下公式来表示:护理质量=实际护理服务质量-服务对象的期望值。

二、护理质量管理

(一)质量管理概述

质量管理是通过质量策划、质量控制、质量保证和质量改进,实施质量管理职能的全部活动,即确定和达到质量标准所必需的全部职能和活动。其中包括确定质量方针、目标和职责,建立完善的质量体系,制定所有产品、过程和服务方面的质量保证及质量控制的组织和实施。

根据质量管理的定义可以把护理质量管理理解为医院护理管理者制定护理质量管理方针、质量管理目标和职责,并通过质量策划、质量控制等手段使之适应并实现质量保证、质量改进和质量促进,确保护理服务达到规范要求和使患者满意的所有活动。即护理质量管理是根据护理工作的特点,应用质量管理的方法和工具,一切从患者出发,进行护理工作环节和结果管理的过程。

(二)医疗护理质量管理的发展

医疗界的质量管理是伴随着其他行业的质量管理的发展而发展的,从早期的医疗质量保证(quality assurance,QA)管理方法发展到现在的全面质量管理方法。

1. 医疗质量保证

1972 年美国在公共卫生法中要求医院本身成立医疗保证与医疗评估部门,自我控制医疗质量,而美国医疗机构评审联合会也在20世纪70年代后期将质量保证列为医院评价的项目，这就是医疗质量保证的起源。质量保证是指绩效的评核及维持，而护理质量保证是一项正式的活动或项目，其目的是评估提高一个有组织的医疗机构或健康机构的护理质量。

2. 全面质量管理和持续质量改进

进入21世纪，世界各国医院质量管理的发展非常快，从医疗质量保证向全面质量管理发展，医院的质量管理从狭义的医疗质量管理延伸为广义的医疗质量管理。广义的医疗质量，不仅涵盖诊疗质量的内容，还强调患者的满意度、医疗工作效率、医疗技术的经济效果以及医疗服务的连续性和系统性，也称为医院服务质量。

除了全面质量管理以外，美国医疗机构评审联合会也提出了持续质量改进（continuous quality improvement，CQI）的概念，主要侧重过程、系统的不断改进和互动，从不断地改善作业流程中增加患者满意度，这可以说是全面质量管理的核心思想，它代表着不断进取、改进、完善以及不满足现状，精益求精的创新精神。由此可见，持续质量改进与医疗质量保证两种医疗质量管理方法，其管理理念不同，考虑问题的出发点就不同，管理的效应也就不同。

目前，世界上一些国家的医院开始使用ISO9000族标准建立质量管理体系并实施质量控制，提高国际或国内质量体系认证，使医院质量管理实现国际标准化，自1998年以来，我国各级各类医院中通过ISO9000族质量管理体系认证的医院已有300余所。

医院推行ISO9000族质量管理体系，其目的是建立有责、有序、高效、系统的质量管理体系。提高员工的质量管理意识，不断地获取并应用先进的管理思想和管理方法，使医院的经营管理得以持续地发展和提升，获得较好的社会和经济效益，即“内强素质，保平安；外塑形象，创品牌”；做到持续发展。

（三）护理质量管理

1. 概念

护理质量管理（nursing quality management）是以医院护理系统各级人员全员参与，其他有关部门与相关人员密切配合为基础，建立完善的质量管理体系，以系统论为指导思想，一切从顾客出发、从病人的整体需要出发，有效控制护理质量的全过程和各影响因素，最经济地保证和提高护理质量的科学管理方法。

2. 护理质量管理的特点

（1）护理质量管理的广泛性和综合性。

（2）护理质量管理的协同性与独立性。

（3）护理质量管理的程序性和连续性。

（4）护理质量管理的科学性与文化性。

3. 护理质量管理的原则

（1）以患者为中心的原则

患者是医院医疗护理技术服务的中心，患者是否满意是护理质量管理的最终目标，以患者为中心的整体护理模式的应用使护士从思维方式到工作方法都有了科学的、主动的和创造性的变化，护理质量管理要指导和不断促进这种变化。

（2）预防为主的原则

护理质量管理必需检查预防为主，对护理质量产生、形成和实现的全过程的各个环节都充分重视，防患于未然。

（3）事实和数据化原则

事实和数据是判断质量和认识质量形成的规律的重要依据，也是质量管理科学性的体现。护理质量管理必须按照护理工作的规律和医院的实际情况展开工作，坚持以客观事实和数据为依据。

（4）质量标准化的原则

质量标准化是护理质量管理工作的基础，建立健全护理质量管理制度和法规，使护理人员在服务过程中有章可循、有据可依至关重要。

（5）以人为本的原则

人是管理的第一要素。各级护理管理和临床护理人员的工作状态和行为直接影响着护理质量。

（6）持续改进的原则

质量改进是质量管理的灵魂。要满足护理服务对象日益增长的不断变化的需求，必须遵循持续质量改进原则。

三、护理质量评价

（一）护理质量评价的目的

1. 可以衡量工作计划是否完成，衡量工作进展和达到的水平。

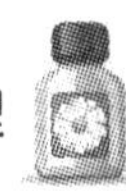

2. 根据提供护理服务的数量、质量，评价护理工作满足患者的程度、未满足的原因及其影响的因素，为管理者提高护理质量提供参考。

3. 通过评价工作结果，可以肯定成绩，找出缺点和不足，并指出今后的努力方向。也可通过比较，选择最佳方案，如选用新技术、新方法等。

4. 可检查护理人员工作中实际缺少的知识和技能，为护士继续教育提供方向和内容。

（二）护理质量评价的组织

医院护理指挥系统即护理部主任—科护士长—护士长的三级行政管理系统，也是医院的护理质量控制系统。

（三）护理质量评价的指标

1. 相关概念

指标及指标体系是管理科学的产物，也是进行质量管理最基本、最重要的手段。护理质量管理指标对医院护理工作起着关键的指导作用。

护理质量标准的形式根据使用的范围分为：护理技术操作质量标准、护理文件书写标准、临床护理质量标准、护理管理质量标准。我国按管理流程将护理质量标准分为要素质量、环节质量和终末质量，每个环节都有具体的评价指标。

2. 要素质量评价

要素质量是构成护理工作的基本要素，主要着眼于评价执行护理工作的基本条件。评价内容包括：

（1）护理人员

包括护理人员的数量及质量。护理人员数量是指护理人员的配置应能满足临床护理工作的需求，护士与床位比在病区应达到 0.4∶1，在监护室应达到 2.5～3∶1。护理人员的质量要求主要包括：①按照《护士管理办法》规定，执行护理人员职业资格准入管理；②护理人员知识结构与梯队合理；③护理人员应参加定期的业务培训和考核。

（2）环境

即病区建筑结构是否安全合理；病区物理环境，如空气质量、卫生条件、室内温湿度等；病区设施，如传呼系统等是否齐全。

（3）仪器设备、药品、物品

要求仪器设备有维护检查制度，并时刻处于工作状态；药品全、无过期；物质齐备、充足等。

（4）规章制度

医院审评标准要求“医院各部门应建立健全质量管理与改进的相关制度”。这里的“规章制度”是广义的规章制度，它们是护理人员从事临床护理活动的准则和标准，应该包括：各级各类人员岗位职责；各种工作的规章制度；护理质量的考核评估标准；各种疾病护理常规；各项护理技术操作规程；护理质量关键过程流程；突发意外事件（如停电）处理预案等。

（5）时间

时间与质量的相关内容是指护理服务对象能得到方便、及时的护理服务。时间管理的另一层意义在于合理排班，有效的利用人力资源。

3. 环节质量评价

环节质量评价是指护理服务过程中各个环节的质量，又称为过程质量。目前国内医院进行护理环节质量评价最常用的指标主要包括以下两类：

（1）患者的护理质量指标

如基础护理合格率、特级与一级护理合格率、各项护理标准的实施情况等。

（2）护理环境和人员管理指标

如病区管理合格率、消毒隔离管理合格率、陪护率、护理表格书写合格率等。

4. 终末质量评价

终末质量是指患者所得到的护理效果的质量，它的好坏，直接取决于要素质量和环节质量。护理终末质量管理主要以数据为依据综合评价护理服务效果的优劣，它包括患者对护理服务的满意率、一级护理合格率、压疮发生率、差错发生率等等。护理终末质量是评价护理质量的重要内容。

四、压疮管理在护理质量管理中的重要性

压疮问题一直是护理工作中面临的难题，压疮的发生不仅严重影响病人的生存质量，而且延长病人住院日，增加医疗护理费用，加重经济负担，所以压疮的发生率是评价护理质量的重要指标之一，有效地防治压疮是临床护理工作中不可缺少的重要组成部分。卫生部在等级医院评审和质量年检查中已将压疮作为衡量护理的评价标准之一，将发生压疮视为未提供标准护理行为的证据。因此加强

压疮管理是现代护理管理者的重要内容。

以往护理部在对压疮管理上只重视制度制定、检查和落实，而忽视了高危人群的筛选、上报登记、专科护士的培养等。一方面使部分高危压疮患者未被重视，预防措施不到位，而发展成压疮；另一方面缺乏专业护士，压疮处理不当，延长了愈合时间。新的分级分期护理管理模式的应用使高危压疮患者均及早得到评估、上报，护理部可重点预防，组织专业会诊，及时采取措施，预防潜在压疮发生，达到压疮高危患者上报率增高，而实际发生率显著降低的效果。

通过完善的院内、科室压疮3级质量管理，为压疮预防程序化、专业化、标准化、具体化、可操作化管理奠定了良好的基础。在保障患者安全、降低或避免压疮的发生，提高带入压疮的治愈率，减轻患者痛苦及患者家庭经济负担等方面获得了良好的效果。并通过医患之间的有效沟通，使患者的满意度得到提高，对构建和谐医患关系起到促进作用。

第二节 压疮护理管理体系的介绍

一、医院护理管理体系与职能

（一）医院护理管理体系介绍

卫生部对医院组织及其指挥系统的设置，做了如下规定：

1. 护理部(或总护士长)

县和县以上医院设护理部，实行院长领导下的护理部主任负责制。要求300张床位以上的大医院积极创造条件，配备专职的护理副院长，并兼任护理部主任，另设副主任1名，助理2～3名。

护理部主任和总护士长应参加院办公会和科主任会议，负责全院护理人员培训、院内调配、考核、奖惩等。护士的调出调入、晋升、提及任免等，护理部有建议权。为加强护理科研管理工作，护理部主任参加医院学术委员会，委员会下设学术组或科研组，其任务是为护理业务技术提供咨询，评议护理科研成果。

2. 科护士长

根据医院床位的设置和工作任务的需要而设立科护士长，其管辖范围一般在2～3个以上的基层护理单元。科护士长在护理部主任的领导和相应科室主任的业务指导下全面负责本片区的护理管理。

3. 护士长

护士长是医院基层护理单元（如各个病区、门诊、急诊、手术室、供应室、产房、婴儿室、ICU等）护理工作的直接管理者，各护理单元的护理管理实行护士长负责制。

（二）护理管理体系的职能

1. 护理部的职能

护理部是医院的职能部门，在院长或护理副院长的领导下，负责组织和管理全院的护理工作。它与医务、行政、教学、科研、后勤管理等部门并列，相互配合，共同完成医疗、护理、预防、教学、科研等工作。护理部在医院管理和完成上述任务中起着举足轻重的作用。护理管理要以质量管理为核心、以技术管理为重点、以组织管理为更保证，护理部要对占全院职工1/3以上的护理人员进行统一管理，通过制订各种护理技术操作规程和疾病护理常规，确定各项护理质量标准，建立完备的工作制度和规范，以及计划、培训各级护理人员等措施，来保证各项任务的完成，并不断提高护理质量。具体职能：

(1)领导全院护理人员认真学习，提高政治、业务水平。

(2)根据全院工作计划的总要求，拟定全院护理工作计划并组织实施，定期检查总结。

(3)督促全院护理人员遵循各项规章制度以及医院护理技术常规，认真执行医嘱，正确填写各项护理记录。

(4)组织全院护理人员的业务技术训练，定期进行业务技术考核和技术操作演示，指导实习护士的临床实习，开展科学研究，不断提高护理质量。

(5)调配院内护理人员，合理实用护理人力资源。

(6)深入科室，参加部分实践工作，了解护理人员的思想动态和服务态度。

(7)检查各科室对医疗器械、急救用品及毒、麻、剧毒药品和仪器设备的管理工作。

(8)关心护理人员的工作、学习和生活，积极帮

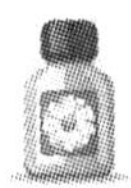

助解决各种困难。

2. 科护士长的职能

(1)在护理部主任的领导下,负责组织全科护理人员的业务学习,培养护理人员认真执行各项规章制度及技术操作规程。

(2)根据全院的病区管理质量标准,结合科内具体任务,制定全科的护理工作计划并组织实施。

(3)组织全科护士进行护理查房、会诊,并有计划地参加本科的病区护理查房。

(4)深入病区,参加晨会交接班及工休会议;检查护理计划的实施、危重患者的护理情况。

(5)加强自身学习,对复杂的新业务、新技术应亲自参加实践和进行指导。

(6)制定护理新技术项目及科研课题。

(7)负责督促护士长认真落实工作计划,总结工作经验。

(8)督促护士长组织安排好带教工作。

(9)每半年对全科护理工作小结一次,年终总结时布置下一年工作计划,并及时向护理部汇报。

3. 护士长职能

(1)根据护理部及科内的工作计划,在科护士长的直接领导及科主任的指导下进行工作,制定本病区具体计划,并付诸实施。

(2)负责组织本病区护理人员的业务学习,制订学习计划,结合本病区工作性质进行培训、考试,定期进行护理查房,积极开展新业务、新技术及护理科研,做好带教工作。

(3)督促护理人员认真执行各项护理常规及技术操作规程,严格执行各项规章制度,预防事故发生。

(4)参加定期医嘱大查房,了解各班次工作情况。

(5)随同科主任或主治医师查房,并参加疑难病症的分析和讨论,亲自参加危重患者的抢救和复杂的技术操作。

(6)负责病区护理人员的分工和排班工作。

(7)负责领取本病区的药品、仪器、器械、办公用品、被服等物品,定期检查及时补充,确保病区工作运作正常。

(8)深入了解每个患者的心里状态,定期召开工休人员座谈会,从中听取患者对医院各方面的意见和建议,以便进行管理的不足之处,提高工作的质量。

(9)督促检查卫生员做好清洁卫生及消毒隔离工作。

(10)做好每一个护理人员的思想工作,关心护理人员的工作、生活情况,创建一个团结奋进的集体,发挥每个人的积极性。

二、医院压疮护理管理体系

(一)医院压疮护理管理体系介绍

新近研究指出,压疮发生是护理敏感的指标,护理部主任、护士长、临床护士必须联合起来共同为处于压疮危险的患者采取预防护理,预防压疮发生并促进已经发生的皮肤破溃的患者伤口愈合。

根据此目标,成立的压疮伤口护理质量管理控制小组包括如下三级构架:

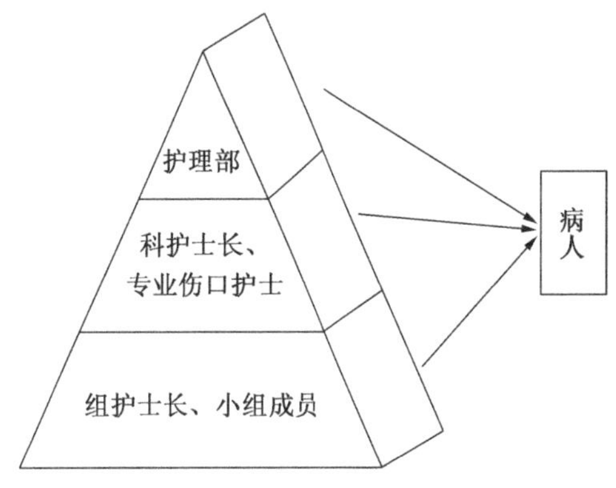

(二)医院压疮伤口质量管理控制小组的职能和管理方法

护理部在压疮伤口质量管理控制小组中的职能和管理方法:

(1)领导全体压疮质量控制小组人员认真学习,提高业务水平,提高压疮伤口护理水平和质量。

(2)拟定压疮伤口质量管理控制小组的工作目标、工作计划并组织实施、定期检查总结。

(3)制定医院压疮伤口护理技术常规,督促全体小组人员和全员护理人员遵守常规。

(4)组织压疮伤口质量管理控制小组定期进行业务技术训练,定期进行业务技术考核和技术操作演示,鼓励小组人员进行科学研究,不断提高压疮伤口的护理质量。

(5)合理使用专科护理人才,合理进行人力资源分配。

(6)深入科室,参加压疮伤口护理的实践工作,了解护理人员对压床伤口的护理质量。

(7)检查各科室对压疮伤口护理质量的管理工作。

(8)关心压疮伤口质量管理控制小组内组员的工作、学习和生活。

第三节 压疮护理管理体系的建立

完善组织构建,建立压疮管理质控体系成立伤口护理小组,全面组织实施全院的压疮管理工作。分别制定各级人员工作职责,建立压疮管理制度,细化压疮管理流程。

一、压疮高危人群的筛查

建立压疮高危患者筛查和压疮预报制度,及时地识别压疮高危人群,并采取积极有效的措施,可以预防及控制压疮。Braden 评估表被普遍认为是较理想的压疮危险因素评估量表,使用该量表能够容易和准确地预测压疮发生的危险性。我院要求责任护士在患者入院 2h 内,使用 Braden 评估表进行压疮高危人群筛查。

二、压疮定期评估

轻度危险者每周评分 1 次,中度危险者每 3d 评分 1 次,高度危险者每天评分 1 次,遇有病情变化及时评估。对于 Braden 评分 12 分的高危患者,要求填写院内压疮预报表,上报伤口护理小组,伤口护理小组核心成员督促、指导各项预防措施的落实。

三、建立压疮上报和难免性压疮申报鉴定制度

院内发生的压疮实行上报制度。压疮一旦发生,所在病区应立即填写压疮上报表,全面进行压疮患者全身及局部评估,陈述压疮发生的原因和申报难免性压疮的理由,24h 内上报伤口护理小组,由伤口护理小组相关人员查看患者,评价患者入院以来压疮危险因素评估、压疮预防措施是否到位,压疮预报是否及时,目前的处理措施是否得当。同时,结合患者的病情及全身状况,鉴定压疮的性质(难免性、非难免性)。经伤口护理小组鉴定,如为难免性压疮,不予追究责任;如为非难免性压疮,作为理不良事件上报护理部,并与病区质控成绩挂钩。院外带入的压疮应给予积极处理,如因处理不当导致压疮加重或引发护患纠纷,将追究相关人员的责任,并与科室质控成绩挂钩。

四、建立压疮会诊制度和会诊流程

建立护理会诊制度,制定会诊人员的工作职责、划分管辖片区、制订护理会诊单,并全院推广使用。院内发生或院外带入的压疮病例,如需会诊,由病区填写护理会诊单送交伤口护理小组分管人员处,会诊人员 24h 内床边查看患者,急会诊 10min 到位,提出会诊处理意见,并指导实施。

特殊复杂疑难病例由 ET 组织伤口护理小组全体核心成员进行大会诊和疑难病例讨论,必要时邀请外科医生、营养学专家等相关人员参加。疑难病例由 ET 师负责全程处理。

五、制定压疮预防和各期压疮处理指南

在压疮预防、处理的每个环节均制定了操作流程,使临床护士在压疮处理的每一个环节均能做到有章可循。

六、严格落实培训计划,提高全体护士压疮防治水平

临床护士是压疮的报告者和压疮护理的实施者,加强对她们的培训和教育是压疮管理成败的关键因素。

第四节 压疮护理管理体系的运行

一、压疮登记报告制度与流程的建立

护理部制定皮肤压疮登记报告制度,实施压疮报告流程(图 4-16-4-1)。

1. 报告制度规定

(1)发现皮肤压疮,院内或院外带入,均要及时

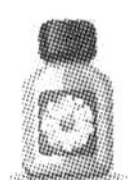

登记上报；

(2)认真填写皮肤压疮登记表一式二份，其中一份 24h 内交到护理部，由护理部派人到病区核查，另一份留病区观察记录；

(3)填写皮肤压疮登记表应客观、真实、准确。压疮来源属院外带入的，应在发生期栏中注明院外带入，并请患者或其家属签字。根据患者病情、皮肤等状况进行评估，确属难免压疮，应在备注栏中详细注明，告知患者及家属并请其签字。积极采取措施进行治疗与护理，密切观察皮肤变化，及时准确记录；

(4)申报难免压疮的标准为：以强迫体位(如重要脏器功能衰竭、生命体征不稳定等因病情需要严格限制翻身)为基本条件，伴有 5 项危险因素(高龄＞70 岁；白蛋白＜30g/L；极度消瘦；高度水肿；大小便失禁)中的一项或几项；

(5)当患者出院或死亡后，将登记表填写完整存档，并电话报告护理部患者预后和转归的情况；

(6)隐瞒不报一经发现，按规定扣除病区的质控成绩。

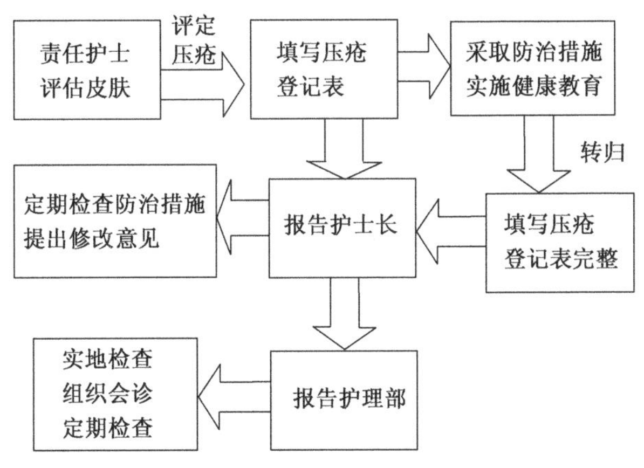

图 4-16-4-1　压疮报告流程

2. 压疮登记表的设计

(1)皮肤压疮登记表包括患者的基本信息、压疮来源、发生日期、患者皮肤情况、护理措施、责任护士、护士长签名及患者或家属签字等内容；

(2)院外带入压疮，应在表格中的患者皮肤情况档里详细描述患者的皮肤情况，包括部位、程度、范围；

(3)属难免压疮，在备注栏中详细说明患者的自身条件，发生难免压疮的原因；

(4)将所采取的护理措施详细记录在相应表格中；

(5)当患者压疮愈合或出院后，转归栏中注明愈合、出院、转科或死亡情况，将皮肤状况填写在预后栏中。

3. 压疮三级监控体系的成立

(1)责任护士的监控

责任护士对新入院患者进行全面评估，内容包括原发病情况、意识状况、合并症等；对院前带入压疮的患者，还须评估伤口局部状况，了解伤口部位、大小、深度、有无窦道或腔洞，创面颜色、气味，渗出液性质、量，有无肉芽组织及生长情况，创面有无感染等。对存在难免压疮高危因素的患者，参照压疮危险因素评估量表对患者发生压疮的危险因素做定性、定量的综合分析。我院使用 Braden 压疮评分表进行评估，评估后存在难免压疮或带入压疮时，责任护士填写皮肤压疮登记表，并报告护士长。根据难免压疮或带入压疮所处的状态，制定防治计划，采取护理措施，并实施健康教育。

(2)护士长的监控

护士长在全面了解病区每位护理人员处理和防治压疮的经验和能力的基础上，对全体护士进行相关制度的培训和考核，强化压疮的防范意识。通过早晚交接班检查落实床单位是否清洁、平整，全身皮肤是否清洁、完好，局部伤口的创面进展情况，有无扩大或缩小，有无渗出。定期检查执行防治措施是否安全有效，如气垫床充气的饱和度、是否按时翻身、卧位是否正确等。查看翻身记录、护理记录，提出修改意见。对有一定护理难度的患者，征求科护士长和护理部的意见，必要时申请护理会诊。

(3)护理部的监控

护理部建立皮肤压疮登记报告制度，设计科学合理的压疮登记表，规定严格的报告流程，制订压疮质量控制标准和压疮常规性护理措施，成立护理质量控制小组，对压疮的护理情况进行全程监控，不断改进护理措施。通过定时和不定时进行监督，检查各项制度是否落实，记录是否标准，处理是否得当。对疑难护理的压疮，召集各科护理专家共同分析原因，提出整改意见。护理部要重视提高护士的风险防范意识和能力，通过组织全院护理人员学习法律法规和操作规程，组织以护士长为中心的学习小组学习压疮相关知识，每个护理单元发放难免压疮评估表并组织学习，使每名护士都充分掌握压疮的危险因素及评估方法，并能实施针对性的护理措施。

二、首都医科大学宣武医院压疮质量控制小组运作模式

首都医科大学宣武医院成立了压疮质量控制小组，建立压疮三级监控组织，制订了职责、制度、流程。建立组织结构：护理部指定1名专职人员为压疮小组组长，组员由管理压疮经验丰富的病区护士长组成，实行了压疮护理小组、护士长、责任护士组成的压疮三级监控组织。制订了压疮护理小组工作职责、压疮护理小组会诊访视制度和工作流程、难免压疮申报审核制度，设计了压疮评估监控单等，使皮肤护理工作从患者入院时的评估、住院过程中的预防，到护理效果的观察、记录，均达到规范的要求。

三、首都医科大学宣武医院压疮质控体系

(一)三级上报及处理

三级：护理部（质控组：主任、科护士长、专科护士、协作医生）

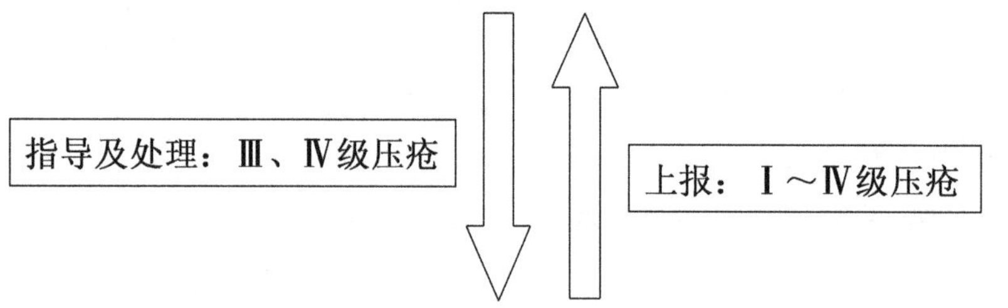

二级：科护士长（科内质控小组：护士长、护理骨干、医生）

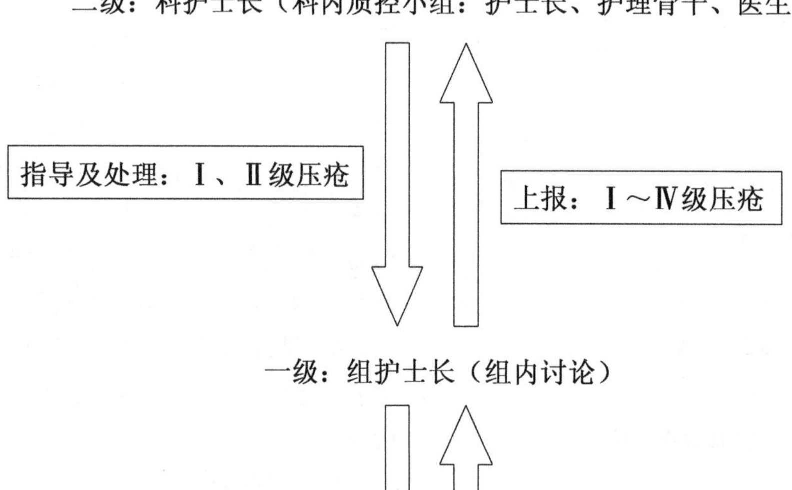

一级：组护士长（组内讨论）

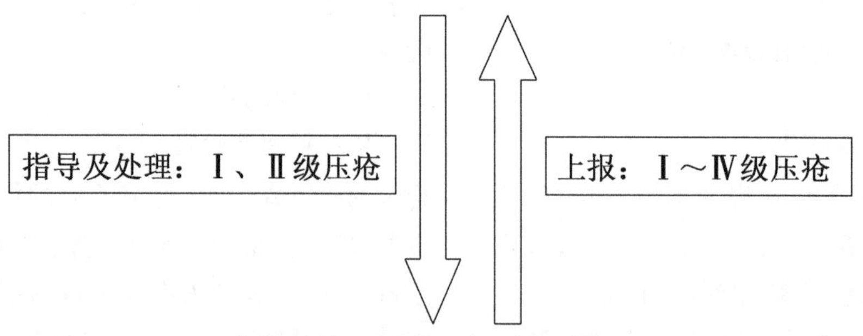

主管护士（评估、记录、上报、处理）

（二）压疮上报表（表 4-16-4-1　院内压疮报告单～表 4-16-4-2　院外压疮报告单）

表 4-16-4-1　院内压疮报告单

护理单元________　　报告时间________年________月________日________时　　报告人________

压疮发生的时间地点 发现时间________年________月________日________时 发生压疮时为入院/术后第________天　本次住院第________次发生压疮 发生地点：□ICU　□普通病房　□手术室　□急诊流水　□急诊留观　□介入中心
患者资料 姓名________　性别________　年龄________　病案号________　诊断________ 患者类别：□急诊就诊　□手术中　□住院患者 患者护理级别：□特级护理　□一级护理　□二级护理　□三级护理
患者压疮风险评估 发生压疮前最低 Braden 风险评估为________分 发生压疮前最近一次 Braden 风险评估为________分　发现压疮时 Braden 风险评估为________分
压疮发生前的预防措施（可多选） □无　□翻身　□气垫床　□防压疮垫　□自制减压球　□减压敷料　□其他________
压疮发生后采取的措施（可多选） □换药　□气垫床　□减压措施　□防压疮垫　□自制减压球　□定时翻身　□其他________
压疮程度 □Ⅰ°　皮肤完整但发红 □Ⅱ°　疼痛、水疱、破皮或小浅坑 □Ⅲ°　有不规则形状的深凹，伤口基部与伤口边缘连接处可能有潜行凹洞，可有坏死组织及渗液，但伤基部基本无痛感 □Ⅳ°　肌肉或骨头暴露，可由坏死组织，潜行深洞瘘管、渗出液 □不可分期的压疮 □可疑深部组织损伤 损伤的具体说明（部位、面积、创面情况）________
原因分析（可多选） 体位　□主动体位　□被动体位　□被迫体位　□医嘱制动（单选） 病情因素　□急症　□危重症　□重度水肿　□持续血糖升高________g/L　□白蛋白________g/L　□体温 38.5℃以上持续________天（可多选） 措施因素　□措施落实不到位　□患者评估不当　□沟通不足　□加压包扎　□固定过紧　□石膏压迫　□血压表袖带压迫　□其他________（可多选） 患者精神状态　□正常　□躁动　□精神异常　□痴呆（单选） 意识状态　□清楚　□嗜睡　□浅昏迷　□深昏迷（单选） 发生压疮时最相关的因素　□病情　□患者　□护士　□陪护
事件等级　□1 级　□2 级　□3 级　□4 级　□5 级　□6 级
□不可避免　□可避免：原因________　改进措施________
事件陈述 改进措施

表 4-16-4-2 院外压疮报告单

日期	病区	姓名	性别	年龄	病案号	院外压疮情况(数量、大小、部位、分期)

第五节 压疮质量管理效果评价

一、护理质量管理的评价方法

(一)垂直控制与横向控制相结合的方法

护理部主任对科护士长、科护士长对护士长、护士长对护士,自上而下层层把关,环环控制,即为垂直控制。如逐级进行定期或不定期的检查、考核。护理部坚持日夜查岗制度,节假日查房制度,各类质量检查制度等;科护士长负责所属科内病区护士长的护理质量及病区管理质量控制;护士长负责对每个护理人员工作质量控制,把好查对关、交接关、特殊检查诊疗关等。由于护理工作质量受人际之间、部门之间、科室之间的协调关系等诸多因素的制约,横向关系因素的质量控制如医护之间的质量控制、病区与药房、化验室等医技部门和后勤部门的质量控制,均对护理质量控制有较大的影响,所以只有做到垂直质量控制与横向质量控制机密结合,才能使质量控制完善而有效。

(二)预防性控制与反馈控制相结合的方法

预防性控制又称事先控制、前馈控制,是面向未来的控制,是防止发生问题的控制,是管理人员在差错发生之前即对可能发生的差错采取措施进行纠正。如有计划地进行各层次护理人员的业务培训,制定消毒隔离措施等,均为预防性质量控制。

反馈控制又称回顾性质量控制。这类控制主要是分析工作的执行结果,并与控制标准相比较,针对已经能够出现或即将出现的问题,分析其原因和对未来的可能影响,及时纠正,防止同类问题再度发生。例如护理质量控制中的压疮发生率等。反馈控制有一个不断提高的过程,它把重点放在执行结果的考评上,目的在于避免已经发生的不良后果继续发展,或防止再度发生。

二、压疮质量管理的效果评价

(一)确保了重点环节的质量控制

传统的质量管理模式重视终末质量,现代质量的特点是重视环节质量,把质量问题消除在萌芽状态。对于压疮的护理更是如此。压疮质量控制小组定期召开分析会,要求组内成员根据压疮护理情况,寻找问题,包括:对于病人出现压疮风险的评估与探讨;对于病人的具体护理方法介绍与改进等等。尤其重视对于“疏漏环节”的分析和改进。对已发生的压疮,分析原因并且制定整改措施,是压疮护理质量管理由护士的被动监控变为积极主动的参与。

(二)确保了压疮发生高危病人的护理质量

压疮发生高危病人是指急危重、长期卧床、营养不良、特殊治疗病人等。对急危重病人,安排压疮护理质量小组成员或专科护士监护,首先正确的判读病人的护理问题,实施有效的护理措施。压疮护理质量控制小组的上级组织不定时检查,确保了护理措施的落实情况。

(三)提高护士的工作责任感

在日常护理工作中,压疮质控小组对一些不合理的流程经护士长同意后,进行适当调整,制定了《压疮日常护理工作流程指南》,定期组织的学习交流活动为临床所有护理人员提供了一个学习、交流的平台,提升了护士的职业形象,发挥了护士的潜能,提升了护理人员的整体素质。

(四)满足了护士的职业成就感

在平时对于压疮护理的质量控制中,护士主动参与的意识明显增强,组员发现问题,会查找原因,分析症结所在,及时汇报、处理。而且对于压疮伤口的专业护理为护士提供了一次展示自我的舞台和施展才华的机会,使得对于伤口专业感兴趣的护士极大的提升了自身的工作积极性,与此同时,带动身边的护理同仁一起提高对于压疮伤口的专业

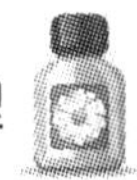

护理，对于压疮护理的质量明显提高。

(五)提升了护理服务品质和病人的满意度

压疮护理质量控制小组结合各自病区的工作特点，给予患有不同疾病的病人特色的压疮护理方法，使护士做到了主动的与关心病人的生活，了解病人的病情，并能给予并人和家属生活基础护理上的帮助。

通过加强在职教育培训的力度，将护士的沟通能力与压疮专业护理技术都有所提升，促使护士在护理实践中重视自我修养，自学地进行学习和锻炼。提升了护理人员在病人和家属心目中的形象和满意度。

三、压疮质量管理的效果评价的意义

(一)压疮护理质量管理小组的实施，确保了病人的安全

护理质量管理师护理管理的核心，护理质量评价是质量管理的关键环节，是护理管理的重要依据，不仅是衡量护理工作优劣的准则，也是指导护士工作的指标。对于压疮的护理质量，不仅直接关系到病人的健康和利益，也直接关系到病区和科室的护理质量，甚至整个医院的护理质量。小组负责人根据压疮质量控制的情况汇报，经常召开组会，对存在的问题进行讨论和评价，强化了对于压疮预防的风险意识，提高了对于压疮伤口护理的重视程度，加强了对于压疮护理工作的责任心。

(二)压疮护理质量管理小组的实施，规范了护理管理制度

护理规章制度，是护理质量的保证，对护理人员具有一定的约束力。小组负责人不定期的抽查小组成员对于压疮护理工作的落实情况，质控小组成员不定期的检查、规范临床护理人员压疮护理工作的落实情况，逐级地检查规范护理人员的业务技术，规范了护理管理制度。

(三)压疮护理质量管理小组的实施，使病人得到实惠

从质控小组成员到专科护士，再到病区内普通的临床护理人员，都通过压疮护理质量的控制重视了对于压疮的护理，提高了对于病人的压疮护理防范意识和护理水平，使病人得到了切身的实惠。

(四)压疮护理质量管理小组的实施，有效地提高了护理质量

对专科护士的培养和对临床护理人员的培训，压疮护理质量管理小组重点监督指导，使得所有护理人员提高了对压疮护理技能，有效地提高了护理质量。

第六节　专科护士培养

随着医学科学和诊疗技术的飞速发展，护理工作的职责范围与功能已经远远超过了传统领域。为使护理工作能够与现代日益发展的诊疗技术同步提高，并充分发挥护理人员的专业技术水平和能力，迫切需要培养高素质的专业护理人才。卫生部在《2005 年中国护理事业发展纲要(2005—2010 年)》明确要求：要分步骤在重点临床专科护理领域开展专科护士培训。借鉴国外经验，结合我国实际情况，建立和发展专科护士培训制度，无疑是提高护理专业技术水平和促进护理专业发展的重要策略和方向。

一、专科护士的发展

专科护士(clinical nurse specialist，CNS or nurse specialist)国内有的译为临床护理专家，是指在护理的某一专科或疾病领域内，具有较高水平的理论知识和实践技能，有丰富临床经验的高级护理人才。

(一)国外专科护士的发展

美国早在 1910 年就提出培养在临床某一专科或专病领域具有较高理论水平和实践技能的高级专科护理人才。20 世纪 20 年代在美国产生了一个名叫 Clinical nurse Specialist(简称 CNS)的新护理专业名称，即译为临床护理专家。与此同时产生的还有一个新的事物——开业护士，即护士像医生一样，领取执照单独离开医院开展护理业务。从 1954 年开始，在不断提高临床护理质量和护士专业技术的形势驱动下，美国专科护士的培养逐渐定位硕士以上水平的教育。1958 年有了第一位硕士学位的精神病学临床护理专家。至 20 世纪 60 年代，美国对护理家的要求是不但具有专业技能，还需懂得行为学，而且已扩展到临床的许多专业，包括 ICU 护理、急救护理、糖尿病护理、瘘口护理、癌症护理、感

染控制等领域，其目的是为临床培养高质量的专科护士，提高临床护理水平。到目前为止，美国已经在200多个专科领域培养了10万余名专科护士，这些高素质的护理人才在医疗机构、社区保健、家庭护理以及护理科研等方面发挥着非常重要的作用。英国在20世纪60年代也开始实施专科护士培养制度，但与美国所不同的是专科护士的培训并非全部定位于硕士学历教育，而是根据专科特点，设置包括理论、实践、研究等方面在内的专科教育课程进行培训。

美国护理学会指出专科护士的职能包括临床、教育咨询及研究几方面内容。专科护士具体的角色职能内涵包括：一是护理专家，能应用丰富扎实的专科知识和娴熟的业务技能为患者和社会群体提供高水平的专门化和专业化护理；二是顾问，组织护理查房与护理会诊，指导特殊仪器的使用和专科操作，为护理人员提供最完善、最有效的临床路径，解决临床疑难护理问题，提高护理质量；三是教育者，为患者、家属和护士提供相关的专科知识；四是研究者，开展本专科领域的护理研究，并将研究成果应用于本专业，改变理论和实践脱节现象。

日本1987年开始对专科护士进行分类和探讨。20世纪初，为应对社会需求的护理工作的变化，日本护理协会开始调研专科护士制度。1996—1997年制定了专科护士资格认证制度。对专科护士有较为明确的定义，即在某个特定的护理领域内熟练掌握护理技术及专业知识的人员，对患者及其家属以及某一群体，通过熟练的护理技术提供高水平的护理实践服务，并在护理实践工作中，对其他护理人员给予指导和接受咨询。并指出专科护士要在临床护理工作中发挥3个职能，即护理实践、临床指导、提供咨询服务。日本护理协会对专科护士的资格要求为具有临床工作5年，专科领域工作3年，硕士研究生毕业，在某一特定护理专科领域，具有卓越能力，并通过日本护理学会CNS资格考试而被认定合格的护士。迄今为止，日本已有1200多名专科护士在14个护理专科领域广泛开展工作。

目前国外已经在极其广泛的领域确定了专科护士的培养和利用，包括专业静脉治疗护理、手术专科护理、麻醉护理、精神科护理、肿瘤护理与癌痛控制护理、骨科护理、腹膜透析护理、艾滋病护理、糖尿病护理、造口护理（包括造口、切口及失禁护理）、急救护理、感染控制、心脏康复、损伤护理、临终关怀、儿科护理、老年护理及器官捐赠者护理等。

（二）我国专科护士的发展

在我国，高级护理实践的发展还处于起步阶段。香港自1992年开发了21个专科护理领域。台湾专科护士的认证也是在2001年刚刚起步。在大陆，20世纪80年代末至90年代初，有护理专家提出在专护理领域培养专科护士的观点。2000年浙江邵逸夫医院借鉴美国罗马琳达医学中心的管理经验，先在国内设立了高级临床专科护士角色，培养了糖尿病专科护士和伤口、造口专科护士，迈出了高级护理实践的第一步。2001年中华护理会、中山大学护理学院、香港大学专业进修学院和香港造瘘治疗师学会联合开办了中国内地第一所造口治疗师学校。2005年2月，广东省卫生厅委托南方医科大学、香港理工大学联合进行研究生课程专科护士培训试点工作。这个项目结合我国的国情，参考国内外的经验，开设了糖尿病、老年病、医院感染控制和重症监护四个专科的培训。通过各方面共同努力，我国的专科护士培养制度从无到有，从限于ICU、糖尿病等领域扩展到较宽的临床实践范围，专科护士对提高护理专业技术水平所发挥的作用定会愈加显著。

二、伤口专科护士

（一）伤口专业护士的定义

伤口专科护士是指在各种急慢性伤口护理领域内，具有较高水平的理论知识和实践技能，有丰富临床经验的高级护理人才。

（二）国外伤口专科护士的培训现状

1988年，在Health Management Publications（现在更名为HMP Communications）的发动下，召开了第一年度的高级伤口护理论坛（Symposium on Advanced Wound Care，SAWC），成为了全球第一个发起伤口护理教育的组织。而在1991年，英国成立了全球第一个伤口护理研究性的协会——伤口愈合研究协会（Wound Healing Research Unite，WHRU），推动了伤口护理的进一步发展。目前，在欧洲、加拿大、美国、澳大利亚的伤口护理教育发展

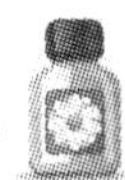

比较成熟，其中欧洲有23个国家成立了国家伤口护理组织以促进伤口护理教育。而亚洲的伤口护理发展比较落后，仅有土耳其成立了国家伤口护理组织。

WHRU的教育活动涉足范围广泛，包括国家学术组织、国际会议、本地学校学习、药厂短期培训(3～5d)。WHRU的培训对象包括初级外科医生、护士、伤口愈合/组织修复硕士研究生以及相关领域代表。WHRU的教育形式多样，包括网络教学、远程教育、学校教育以及短期培训。欧洲伤口管理协会(European Wound Management Association，EWMA)的教育理念是创建、推行跨学科的灵活的伤口管理教育体制，并研究各种伤口的流行病学、病理学、诊断学、预防以及伤口管理方法。加拿大伤口护理协会(Canadian Association of Wound Care，CAWC)的教育理念是提供基于循证的专业伤口管理教育，研究有效的公众伤口管理预防方法、政策，以提高伤口护理的专业理论知识、临床技能，改善公众的生活质量。美国高级伤口护理协会(Association for the Advancement of Wound Care，AAWC)的教育理念是基于多学科的思维，致力于提升学员的伤口护理临床决策能力，而非单纯的理论知识，并且不断的进行自我更新以保持其教育质量与世界最先进的伤口护理技术、伤口国际指南、伤口研究、伤口护理产品相适应的水平。此外，国际慢性伤口委员会(ICW)经过讨论，在26个国家机构成员的参与下从2008年1～6月开始执行慢性伤口的国际专家标准，该标准最终在2009年2月协议成立，从而为国际伤口治疗师的认证奠定了基础。

(三)专科护士培训

1. 办学理念

随着我国人民生活水平的不断提高，人们对生存质量有了新的要求，国内关于造口专科护理人员还比较少，而目前内地造口治疗师的培训机构相对于广大有需求的护理人员更是显得少之又少，为了更多的培养具有较高专业水平的造口专业护理人员，缩小与发达国家同行的差距，使我国的护理事业能够尽早与国际接轨，更好地服务于患者，在2004年即国内第一所造口治疗师学校(中山大学造口治疗师学校)之后，北京大学第一医院在香港造瘘师学会的协助下，成立了北京大学医学部造口治疗师学校，成为国内第二所具有办学资质的专门培养造口治疗师的学校。

2. 入学条件与要求

造口治疗师的培训准入制度非常严格。首先个人申请、医院推荐，学校根据报名提交的情况采取择优录取的方式。入学要求：执业护士，护师以上职称，大专以上学历，5年以上工作经验，从事关于造口、伤口、失禁护理及对相关专业有兴趣的护理工作者优先。

3. 教学目标

此课程的目的是为相关的工作领域培养未来的造口治疗师，帮助学员获得该专业的先进理念和专科知识，提高其在评估、实施及评价造口、伤口及失禁问题上的知识及技巧，从而给予患者全面的护理。此外，提高学员独立处理问题的能力以及将综合科研的原则运用于设计和实行护理计划。通过该课程后，要求学员能够达到以下要求：

(1)评估及满足那些将有或已有造口、失禁问题或伤口患者的需要。

(2)分析造口护理的原则及相关的生理及心理状况。

(3)运用基本辅导技巧给予患者及其家人心理上的支持。

(4)提高患者及其家人对预防有关造口、伤口或失禁等并发症的警觉性。

(5)综合科研的原则与设计，实施护理计划。

(6)体现造口护理专科护士的专业护理。

(7)促进患者与医护人员的相互合作，以维持患者最佳的健康状态。

(8)表现其对护理实践及专业行为的负责性。

4. 课程设置

造口治疗师的课程设置都是严格根据WCET(World Council of Enterostomal Therapists)教学大纲按要求制定，并定期经WCET审核。审核包括教师资质、教学质量，学生学习质量。整个课程涵盖了理论知识与临床实践两个方面。整个学习过程历时3个月。其中6周理论课，6周临床实习。理论课程包括四部分：

(1)理论课课程设置

①造口护理　掌握外科、泌尿外科造口的类

型、术前定位、术前及术后护理，消化道及泌尿系相关的解剖、生理，造口疾病相关的内外科治疗和放化疗，造口管理(结肠灌洗)，先天性小儿疾病及造口手术，造口并发症的预防和护理，造口患者及家人的心理支持等。

②伤口护理　掌握伤口的基础理论，包括皮肤的生理解剖、伤口愈合的病理生理学、影响伤口愈合的全身及局部因素、伤口愈合的营养、湿性伤口愈合的理念、伤口评估及分类；伤口各论包括压疮的评估、预防及处理，糖尿病足的护理，感染性伤口的护理，瘘管、创伤及肿瘤伤口的处理，植皮与皮瓣的护理，失禁患者的皮肤护理，外科清创等。

③失禁护理　掌握大小便失禁的生理解剖、大小便失禁的诊断步骤、尿失禁患者的评估与药物治疗、尿失禁患者的外科处理、失禁患者的用品等。

④专业发展　包括沟通技巧、怎样进行临床教学、护理科研统计、怎样进行学术写作、在临床中造口治疗师怎样进行管理及开展工作等。

(2)临床实践课课程设置

临床实践部分包括临床观察、指导学习及学员实际操作。学员应能在临床实习中运用所学之专业知识及技巧应用在患者的护理上。为了保证实习质量，学员的实习基地必须安排在不同的综合性医院及肿瘤专科医院实习，学员每周在各医院中轮转1次，以保证每个学员能够轮转更多的教学医院，看到更多的病例。带教老师必须具有造口治疗师文凭认证，每个有资质的老师只能带教2名学员。通过实习，要求学员必须达到以下要求：

①结肠造口、回肠造口、泌尿造口、小儿造口手术前后患者的评估、心理辅导及护理，术前造口定位，各种造口用品的应用。

②熟练掌握肠造口并发症的处理。

③掌握结肠造口灌洗的操作。熟悉造口栓的应用、泌尿造口尿液收集、引流管的护理。

④了解肠镜、膀胱镜的检查。

⑤了解造口手术过程。

⑥熟练掌握各种慢性伤口(如压疮、糖尿病足部溃疡、静脉血管性溃疡、动脉血管性溃疡、瘘管、肿瘤伤口、术后非一期愈合伤口)的评估、治疗及护理。

⑦熟练掌握各种伤口湿性愈合敷料的应用。

⑧了解减压物品的作用。

⑨熟练掌握压力性尿失禁、急迫性尿失禁、充盈性尿失禁、功能性尿失禁、老年性尿失禁和大便失禁的评估及护理。熟练掌握尿失禁的皮肤护理，间歇性导尿和膀胱功能训练的方法，熟悉尿失禁辅助器材的应用。

⑩熟练掌握大便失禁患者的皮肤护理。

5. 考核方法与标准

从课程考试成绩、临床实习表现、演讲能力、教学课件制作的水平综合进行考核。要求理论课出勤率达到90%，临床实习出勤率达到100%才可结业。

(1)理论考核：理论考试内容包括造口护理、伤口护理、失禁护理三部分，满分100分，70分及格，不及格需要补考。理论考核除了理论课所学内容外，还包括病例分析题。将不同造口并发症以及各种伤口以相片的形式放在试卷上，学员通过自己看图分析，写出相关问题。而失禁方面还需要看尿动力学图，然后进行分析，回答相关问题。

(2)实践考核：实习期间需要完成个案研究和临床护理方案各一份，除此之外需要将个案及临床护理方案的内容制作成PPT进行演讲，满分100分，80分及格，如不合格，需要补考。

(3)制作一份产品收集簿：关于造口、伤口、失禁产品的学习课是穿插在授课课程中。主要掌握不同品牌产品的性能、作用机制、类型，应用于造口、伤口、失禁方面的注意事项。品牌非常多，商品各不相同，学员需要将所有相关产品进行分类，固定在册子内，并注明名称、性能、优缺点及使用注意事项等，如不符合要求需要重新制作。

(4)产品考核：产品考试时，每位学员会拿到一份产品册，产品册中分别包括造口、伤口、失禁产品若干，每位学员需要将每个产品的名称、性能、优缺点及使用注意事项逐一写清楚，80分及格，不及格需要补考。

(5)操作考核：每位学员在最后一周实习时，带教老师会选择一个病例，伤口或造口不限。评估每位学员在处理病例时怎样进行观察与评估，护理措施是否得当，对患者的态度是否热情、耐心、不偏私等，健康教育内容是否全面等。要求学员能够达到“B”程度。

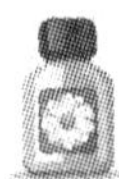

6. 培训成绩

北京大学医学部造口治疗师学校于2004—2010年共计举办5期，培养了68名造口治疗师。她们回到自己的医院都不同程度的开展了相应的工作，有的开设了造口门诊，有的开设了伤口门诊，有的开展了全院会诊工作，有的已经把造口术前定位普及到了全院的造口患者，受到了用人单位的好评，也让相关患者享受到优质的专业服务。

第七节　压疮质量管理中的问题及改进建议

虽然压疮护理质量管理在卫生管理部门乃至各级医院都已经得到了重视，但也仍存在着一些需要改进的问题。

一、压疮质量管理过程中的问题

(一)惩罚性压疮上报制度，瞒报、漏报现象屡见不鲜

压疮患病率是衡量护理质量的一个指标，也是衡量患者安全的一个重要指标。美国从1989年起每两年就进行一次全国性压疮患病率的普查。由于拥有全面、准确的数据，为压疮管理提供了基准资料，为压疮管理目标的制定及管理改进措施效果评价提供了方向，还可进行各种医疗护理机构的数据对比。其他一些国家如英国、德国、加拿大等也进行了类似的调查。但是，在我国，卫生管理部门将压疮发生视为未提供符合标准的护理行为的依据，一旦发生院内压疮，即被视为护理人员的过失，以差错报表的形式上报护理部，护理部核实后对当事人给予惩罚。基于这种惩罚性的压疮护理管理机制，护理人员在患者发生压疮后不敢公开研讨，甚至为了减轻责任，出现故意隐瞒不报的情况。更有一些医院甚至在管理上要求压疮指标实行“零缺陷”，即不允许发生院内压疮，这给护理工作带来了巨大挑战，为了保证“零缺陷”，这些医院故意轻视压疮的护理管理与监管，医院故意瞒报、漏报，造成压疮不能得到有效地控制。

(二)压疮护理管理流程繁琐，监管控制环节头重脚轻

当前，大部分医院建立了压疮护理管理制度，开展压疮护理质量控制。但是，在一些医院却也存在着压疮风险管理流程过于繁琐，呈现出“头重脚轻”的现象，即重管理监控、轻临床执行。最常见的管理体系为压疮三级质量监控体系。但是有的医院在未经深入学习理解的基础上，盲目照搬执行，造成仅在初始阶段压疮管理的目标是明确、完整的，但是在具体执行环节，历经临床护士进行压疮评估，向上逐级汇报，再从上向下核实循环至护士床旁执行等流程，复杂的压疮管理程序导致了重要信息被衰减，目标效应也被逐渐减弱，从而失去了压疮管理的真正意义，未能有效地降低压疮的发生率。

(三)临床护理人员主动参与压疮管理意识不强

随着护理专业的发展，对护理工作的要求也随之提高，要求护理人员不仅能有发现问题、迅速分析判断、及时解决问题的能力，还必须具备基础的管理能力；如对压疮的危险评估、压疮伤口的专业护理等。但是在护理质量监督和评价过程中，我们发现有部分护理人员仅限于完成日常工作，涉及压疮护理管理事宜大多忽视或等待护士长布置，对于压疮的主动参与和自我管理的意识有所缺乏，由此导致压疮护理质量管理改进不明显。

(四)护理人员压疮综合护理的能力存在差距

压疮护理工作具有一定的特殊性，要求护理人员必须掌握一些跨专业、跨学科的综合护理知识，熟练的伤口护理操作技能，具备敏锐的观察力和预见力。但是由于每个医院的护理人员接受专业教育程度各有不同，自身对知识的接受能力也因人而异，后天的努力和护士低年资等因素的影响，造成了压疮综合护理的能力良莠不齐。比如压疮护理的健康宣教，由于护理人员自身知识的缺乏，易成为临床护理工作中的盲点，被一些护理工作者忽视，造成压疮的护理不能做到防患于未然。

二、压疮质量管理的改进建议

随着护理水平的全面提升，护理管理者在压疮质量管理方面的脚步从未停歇，如何消除护理过程中风险隐患、降低护理风险系数，有效降低压疮发生率，构建一个能够保障医院护理安全的管理结构体系，是护理管理者的首要任务。因此，压疮护理

质量管理的改进显得尤为重要。

（一）完善压疮护理质量管理制度，简化流程，明确目的

护理管理者现已意识到建立系统的压疮护理监控管理制度，可以提供工作准则，规范护理人员临床护理操作，成为保证安全、高质量护理的前提。但是过于繁琐的监管流程反而会造成信息衰减，导致最终上报的内容与真实情况出现偏差，临床压疮护理没有得到有效地监管。因此，应完善并细化压疮管理制度，确立各管理人员职能及角色定位；同时，简化压疮管理流程，优化护理人力资源，可以大大地提高护理工作效率，提升临床护理人员对压疮预防的预警能力和识别水平，加强护理管理者对压疮护理管理的系统性和针对性。如此改进，即可在具体制度与流程的指导下，将临床压疮的预防与监管变为护士的常规工作，全面降低压疮的发生率。

（二）建立完善的压疮会诊制度和会诊流程

成立伤口护理小组，充分发挥国际造口治疗师（ET）的作用，全面开展压疮护理。从临床遴选经验丰富的护士长和护士组成护理小组，并制定工作职责。建立护理会诊制度，分配会诊人员的管辖病区，制订护理会诊单。如果院外带入或院内发生的压疮需要会诊，则有病区护士填写护理会诊单递交到伤口护理小组负责人，会诊人员须按照会诊制度要求，完成压疮病例的床边会诊，提出处理意见并指导实施，且对全程治疗进行跟踪给予会诊意见。病区护士也必须严格按照会诊意见落实压疮病例的处理。如遇特殊复杂疑难病例，需伤口护理小组进行大会诊，必要时请营养科等相关科室人员参与会诊。

（三）转变管理理念，全面推行非惩罚性压疮管理制度

过去的护理管理模式多倾向于注重护士的个人表现，往往将惩罚作为主要的管理手段，常常造成压疮发生后护士为了减轻责任，故意隐瞒不报的现象。早期的压疮发生率均为临床护理人员报告的压疮数据，可能会因惩罚性的管理制度而造成临床上报的压疮例数不一定等于压疮实际发生的情况，使得压疮发生情况和管理效果缺乏科学依据。因此，如何消除压疮高患病率与低上报率的反差现象，获取有效数据，提供系统管理，成为压疮管理成为护理质量管理中最为重视的问题之一。

现在，护理管理者逐渐开始转变观念，认为并非全部压疮都是可以预防的。提出“难免性压疮”的概念，并制定了预报制度、流程管理制度、风险管理制度等，对压疮的发生进行系统性分析，提高压疮上报率的同时降低压疮发生率。但是惩罚性的管理措施仍然会影响临床护理人员的工作积极性，不愿按规定上报，从而造成漏报的现象仍有存在。全面推行非惩罚性压疮管理制度，并结合难免性压疮的标准，在强化临床护理人员责任感的同时调动工作热情、积极参与和配合护理管理工作，将压疮护理管理由终末质量管理全程质量控制。

（四）全面开展临床压疮护理培训

临床护理人员是压疮病例的报告者，也使压疮护理的实施者，加强对临床护理人员的教育与培训是压疮护理管理的关键因素。因此，在完善压疮护理质量管理制度和流程的同时，也应加强临床护理人员压疮专业知识及技能方面的培训。如果给予护理人员提供准确、及时的压疮治疗及预防知识，会为压疮发生率的降低做出巨大的贡献。

对患者及家属进行针对性健康教育是临床护理人员的工作职责之一，因此护士也承担着对患者及家属进行预防压疮健康教育的重要工作，这也对临床护士掌握压疮相关预防知识并实施预防管理提出了更高的要求。

由伤口护理小组制定临床护士压疮护理培训计划，定期安排理论授课、操作技能培训，并给予会诊过程中现场指导。培训结束进行理论、操作技能考核和个案病例汇报。同时，邀请临床营养科、皮肤科等相关科室医生讲课，全面提高临床护士压疮护理水平。护士的角色由被动的执行医嘱逐渐转变为与医生一起主动为病人提供科学、有效的治疗与护理，参与到患者的治疗当中去，也提高了护理人员的工作热情。

参考文献

[1] Heeler EC. The effect of the clinical nurse specialiston patient outcomes[J]. Cri Care Nurse Clii North Amer, 1999,11(2):269～270.

[2] Morrisou JD. Evolutiou of the perioperative clinical nurse specialist role[J]. AORN Journa, 2000, 72(6): 227～232.

[3] 宋丽华,王永梅,周银铃,等. 临床护理专家的培养及发展近况[J]. 中华护理杂志,2005,40(7):542.

[4] 胡爱玲,张美芬. 我国造口治疗师的课程设置简介. 护理研究,2007,12(21):3371～3372.

[5] 田丽. 韩国伤口造口失禁培训课程介绍及启示. 中华护理杂志,2007,7(42):610～612.

第十七章 压疮的研究

第一节 压疮防治网络资源的利用

互联网上信息资源丰富，数字资源正在成为学术研究领域最重要的资源类型，各学科前沿及其发展的最新知识信息和学术动态以最快的速度在网络传播，这些资源为护理人员认识和了解压疮提供了方便。虽然临床护理实践领域的论文数量在迅速增加，但论文质量参差不齐，所以护理人员应掌握一定的循证护理知识来有效运用这些网络资源。

一、循证护理简介

作为一种指导临床决策和思维的理念以及科学的决策程序和工作方法，循证护理已在许多国家得到应用。1992 年英国成立 Cochrane 中心，并于 1993 年成立世界 Cochrane 中心协作网，正式提出“循证实践”的概念。1996 年英国 York 大学成立了全球第一个“循证护理中心”。1998 年，加拿大和英国共同创刊了《循证护理》杂志。其他著名的循证护理中心包括加拿大 McMaster 大学循证护理中心，澳大利亚 Joanna Briggs 循证护理国际合作中心(JBI)，美国 Minnesota 大学循证护理中心、Texaes 大学健康科学中心的循证护理学术中心(ACE)等。随着人们对循证护理(Evidence—Based Nursing，EBN)研究的深入，循证护理给政府、护理学科、患者以及护士带来益处，引起了护理人员的重视。

在国内，1996 年李幼平教授创办了中国循证医学 Cochrane 中心，把循证医学的思想传入我国，同时也带动了循证护理的发展。循证护理(Evidence-based Nursing，EBN)即遵循证据进行的护理，是护理人员在计划其护理活动过程中，审慎地、明确地、明智地应用最佳科学证据，并使之与熟练的临床知识和经验相结合，参照患者的愿望，在某一特定领域作出符合患者需求的护理决策的过程。临床循证护理决策模式包括：基于临床经验的知识技能、患者的需要、最佳的研究证据以及可利用和获取的资源。提示护理工作人员在实践中不能单凭个人的临床经验或片面的理论知识处理问题，而要遵循科学的原则和依据，以最科学的方法制订完整的护理方案，为患者提供有效的护理服务。

二、循证护理素质

循证护理核心强调任何决策都需建立在相关证据的基础之上，保证护理决策的科学性、有效性，并达到持续改进护理质量的目的。实施者必须具备提出问题、证据检索、批判性评价、系统综述、证据应用及评估等一系列知识与技能；还必须具备循证护理实践基本素质，即包括循证知识、循证技能、循证态度、循证行为及相关的科研设计、统计分析、医学英语、临床流行病学等知识。

素质是以人的先天禀赋为基础，在环境和教育的影响下形成和发展起来的较为稳定、较为内在、较为基本的能长期发挥作用的基本品质结构及其质量水平，包括人的思想、知识，能力、身体和心理品质等。“知信行理论”指出行为改变是目标，为达到行为改变，必须有“知”，即知识和学习作为基础，同时还要有“信”，即正确的信念和积极的态度作为动力。根据“知信行理论”及循证护理的内涵，国内外学者对循证护理素质进行了研究及论述，包括循证护理知识、技能、态度及行为。

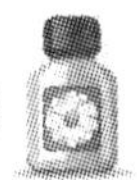

（一）循证护理知识

循证护理强调的是运用现有最佳证据，是以问题作为科研的切入口，即要求护士具备科研能力，能将实践问题转化为理论问题；同时应学会研究和评价循证护理知识的精华部分“证据”，即要求护士利用流行病统计学知识评价、选择证据及通过英语知识作为纽带获取现今最新、最好的“证据”作为临床决策依据。医学英语作为连接医学专业技术与沟通表达信息的纽带，是实现我国医学护理界学术研究与世界医学护理学术研究接轨的桥梁，也是直接影响学习国际循证护理先进经验及医疗护理技术方法学的重要因素，护士必需具备很强的英语阅读能力，才能达到循证护理实践所要求的“现今最新、最好的证据”。

（二）循证护理技能

具备优秀的循证护理技能是对循证护理素质在本质上的提升。护理人员必须具备相关的循证技能，才能在正确的思维方法指导下，发现问题，寻找实证，进而应用最佳的方式解决问题。这就要求护理人员必须具有选择信息源的能力、评估检索到的信息的能力、高效利用信息解决问题的能力、善于发现问题及临床的解决及决策能力。主要体现在能熟练地使用文献和检索工具，利用护理数据库和互联网查询护理学研究结果，正确评价护理专业文献，查找相关研究以解决临床实践中遇到的问题等。

（三）循证护理态度

循证护理态度是指对循证护理的认知情感和循证护理的行为倾向，包括对循证实践的价值取向、接受程度等。对循证护理的正确认识和积极的态度是进行循证实践的始动剂，只有认识到循证护理的积极作用，护理人员学习和实践循证护理才会成为一种自觉的行为。

（四）循证护理行为

一定的行为倾向才是真正去接触循证护理、开展实践的前提。护理工作人员应当养成主动和定期涉猎文献的习惯，并能更好地结合自己的专业知识，在实践中应用自己获取的有益科研成果解决临床实践问题，主要体现在如何获取循证实践相关证据或指南和解决实践问题的行为。主要体现在准确的思维方法指导下发现“问题”，进行科研，找到“实证”及应用“实证”的依据。

循证护理素质是循证护理的核心素质，是一种综合能力的体现，也是培养循证思维的基础。

三、循证护理方法

循证护理实践可分为五步：①将实践中不能确定的因素转化为可回答的问题；②系统地查找可获得的最好研究证据；③评价证据的可信性、临床关联性和实用性；④在实践中应用证据；⑤评价使用结果。

为保证循证实践过程中证据科学、有效，至关重要的环节是对文献检索中查询到的相关研究结论、专家意见及论断进行质量评价和筛选，该过程即文献质量的严格评价。文献质量评价是循证实践的关键，但是该过程比较繁琐费时，临床一线的护理人员往往不可能花费大量时间与精力去检索及评价证据质量。根据 Cochrane 循证中心和 JBI 循证护理中心的方法论要求：如果在检索证据过程中，找到了初步判断有价值的结论，应明确文献的类型。如果是研究论文，应进一步明确研究设计，然后根据循证实践中心的文献质量评价标准对研究设计的科学性，研究结果的有效性进行质量评价，包括研究设计是否严谨，研究对象是否具有代表性，观察结果是否真实，资料的收集与整理是否客观，统计分析方法是否正确等。如果文献属于案例报道或专家建议，应对资料来源的可靠性、分析的合理性和逻辑性及结论的临床意义进行分析评价。因此，应该陈述检索到的文献的基本情况，指出所采用的文献质量评价的标准，并用表格的形式列出文献质量评价的结果。

四、证据分级标准与推荐强度

循证医学的证据（evidence）是指以患者为研究对象的各种临床研究（包括防治措施、诊断、病因、预后、经济学研究与评价等）所得到的结果和结论。所谓证据强度，也称为论证强度，是指研究结果的真实性和可推广应用性。在对证据的评价中，需要对研究设计的严谨性、方法学的可靠性、研究特征以及结果的可应用性方面来加以判断。证据的推荐强度（strength of recommendation）是指通过对证据的分级和评价，研究者对应用其结果的可行性提出的推荐性意见。1986 年，加拿大定期体检特别工作组（Canadian Task Force on the Periodic Health Examination，CTFPHE）成员 David Sackett 首次对Ⅰ级证据的 RCT 定义了质量标准，且将证据质量与推荐强度的等级一一对应，即高质量证据推荐强度也高。该标准简洁明了，适于指导临床工作。1986 年 David Sackett 证据分级及推荐强度（表 4-17-1-1）。

1992 年，美国卫生保健政策研究所（Agency for Health Care Policy and Research，AHCPR 现更名为 Agency for Healthcare Research and Quality，AHRQ）制定的临床实践指南，将随机对照试验的 Meta 分析作为最高级别的证据，并向全国推广（表 4-17-1-2）。

表 4-17-1-1　1986 年 David Sackett 证据分级及推荐强度

证据级别	定　义	推荐强度	定　义
Ⅰ	有确定结果的大样本 RCT（Ⅰ、Ⅱ型错误都较低）	A	至少一项Ⅰ级试验支持
Ⅱ	结果不确定的小样本 RCT（Ⅰ、Ⅱ型错误都较高）	B	至少一项Ⅱ级试验支持
Ⅲ	非随机的同期对照试验 C 只有Ⅲ、Ⅳ、Ⅴ级证据支持	C	只有Ⅲ、Ⅳ、Ⅴ级证据支持
Ⅳ	非随机的历史对照试验		
Ⅴ	无对照的系列病例报道		

表 4-17-1-2　AHCPR 证据分级及推荐强度

证据级别	定　义	推荐强度	定义
Ⅰa	随机对照试验的 Meta 分析	A	Ⅰa
Ⅰb	至少 1 项随机对照试验		Ⅰb
Ⅱa	至少 1 项设计良好的非随机对照试验	B	Ⅱa
Ⅱb	至少 1 项设计良好的准实验性研究		Ⅱb
Ⅲ	设计良好的非实验性研究，如对照研究、相关性研究和病例研究		Ⅲ
Ⅳ	专家委员会报告、权威意见或临床经验	C	Ⅳ

2000 年，针对现存证据分级与推荐意见标准的不足，包括 WHO 在内的 19 个国家和国际组织共同成立的 GRADE 工作组，由 67 名临床指南专家、循证医学专家、各权威标准的主要制定者及证据研究者通力协作，循证制定出国际统一的证据质量分级和推荐强度标准，于 2004 年正式推出（见表 4-17-1-3～表 4-17-1-4）。该标准代表了当前对研究证据进行分类分级的国际最高水平，意义和影响重大。包括 WHO 和 Cochrane 协作网在内的 28 个国际组织、协会已采纳 GRADE 标准，成为证据发展史上的里程碑。

表 4-17-1-3　2004 年 GRADE 证据等级

推荐强度	具体描述
高	未来研究几乎不可能改变现有疗效评价结果的可信度
中	未来研究可能对现有疗效评估有重要影响，可能改变评价结果的可信度
低	未来研究很有可能对现有疗效评估有重要影响，改变评估结果可信度的可能性较大
极低	任何疗效的评估都很不确定

表 4-17-1-4　2004 年 GRADE 推荐强度

推荐强度	具体描述
强	明确显示干预措施利大于弊或弊大于利
弱	利弊不确定或无论质量高低的证据均显示利弊相当

2004 年 3 月，中国循证医学中心李幼平等首次在专科医师分类研究中引入证据分级的理念，借鉴循证医学有效性证据分类分级的成功经验，探索对管理、教育等非医非药的研究证据进行分级。于 2006 年将政府及相关机构报告列为仅次于系统评价、卫生技术评估、Meta-analysis 的证据，并根据研究目的分类（见表 4-17-1-5）。

表 4-17-1-5　2006 年中国循证医学中心的证据分级

证据级别	定　义
A	系统评价，HTA，Meta-analysis
B	政府及相关机构报告
C	有确切研究方法的文献
D	综述
E	专家意见

随着循证医学影响的不断扩大，证据分类分级和推荐意见强度必将不断因需要而产生，因新的使用而发展。

五、压疮循证护理实践

目前循证实践领域推荐的做法是直接查询经过严格评鉴的与成熟的循证资源，如公开发表的系统评价论文，临床实践指南或最佳实践报道。这些资源都是经过循证实践机构的专业人员进行严格筛选与评价后形成的。此类资源清晰地标注了证据的来源，并根据 Cochrane 中心构建的证据分级标准与推荐意见，对证据的有效性与推荐意见进行说明，供临床专业人员使用。如发表在《中华护理杂志》上的“最佳实践系列——压疮的预防、压疮的处置”，即为经过循证机构评鉴、综合后形成的循证资源。

（一）国外压疮防治组织

为了达成统一的标准，增加可比性，国外由压疮治疗、护理和研究方面的专业人员组成的压疮预防治疗指导的权威机构，主要有美国国家压疮指导委员会（National Pressure Ulcer Advisory Panel 简称 NPUAP）和欧洲压疮指导委员会（European Pressure Ulcer Advisory Panel 简称 EPUAP）等组织。对临床上压疮的流行病学调查、临床处理路径、患者、医护人员的教育进行指导并发行相关的宣教材料，组织临床进行研究，定期总结和公布新的研究成果，对临床起到了良好的指导作用。

（二）国内循证中心

国内两家循证中心（1999 年华西医科大学、2003 年复旦大学护理学院分别成立）致力于推广循证护理实践，进行证据转化、证据传播、证据应用，推动了我国循证护理实践的发展。

（三）其他相关网络资源

1. 通过 www 资源分类系统

利用 www 浏览工具和各种搜索引擎查询网上信息是目前最常用的方式。可根据学科分类、字顺等方式查询，也可直接键入自由词或主题词进行主题检索。写入关键词时，有关压疮的关键词都要检索，否则会漏掉信息。有关压疮的关键词中文有：“压疮、褥疮、压力性溃疡”等，英文有：“pressure ulcer，pressure ulcers，bed sores，pressure sores，decubitus”等。也可直接从数据库中查阅压疮相关问题。最常用的是清华大学设计的 CNKI 中国期刊网。中国期刊网是中国学术期刊电子杂志社编辑出版的以《中国学术期刊（光盘版）》全文数据库为核心的数据库，目前已经发展成为“CNKI 数字图书馆”。收录资源包括期刊、博硕士论文、会议论文、报纸等学术与专业资料。医疗界的关于压疮的最新进展及相关研究结果均能在其中查阅浏览。

（1）国外的搜索引擎及相关信息

①NPUAP 和 EPUAP 分别由专业人士、企业公司、政府中介机构协作建立了致力于预防压疮的网站，网址分别为 http://www.npuap.org/和 http://www.epuap.org/网站提供最新的压疮信息和一般的压疮预防和处理的信息，如压疮相关表格及其使用、常见问题解答、压疮研究基金的信息等。

②美国国家压疮基金会（National Decubitus Foundation）网址是 http://www.decubitus.org。网站可提供伤口护理相关文章的文摘、有关产品的公司介绍、大学教育、虚拟医院、医疗和护理玩忽职

守的法律规定，此外还有一个信息留言板，可以交流信息。美国国家压疮基金会提供的相关链接有：NPUAP、欧洲组织修复协会(European Tissue Repair Society)、卫生保健研究和品质控制属(Agency for Heahhcare Research and Quality)等。网址为欧洲组织修复协会(http://64.33.115.36/)、卫生保健研究和品质控制属(http://www.ahrq.gov/)。

③Medical Matrix 是一种由概念驱动的免费全文智能检索工具，现由美国 Medical Matrix LLC 主持，是目前最重要的医学专业搜索引擎。它是一个可免费进入的 Internet 临床医学数据库，提供了关键词搜索和分类目录搜索，网址是 http://www.medmatrix.org/。分类目录搜索是它的主要特色，按各种医学信息分为专业(Specialties)、疾病种类(Diseases)、临床实践(Clinical Practice)、文献(Literature)、教育(Education)、健康和职业(Healthcare and Professionals)、医学计算机等 8 大类。每一大类下再根据内容的性质分为新闻(News)、全文和多媒体(Full Text/Multi-Media)、摘要(Abstracts)、参考书(Textbooks)、主要网址(Major Sites/Home Pages)、操作手册(Procedures)、实用指南(Practice Guidelines/FAQS)、病例(Cases)、影像学和病理切片(Images、Path/Clinical)、患者教育(Patient Education)、教育资源(Educational Materials)等亚类。在此数据库中可检索到压疮的相关网站及文献。

(2)国内的搜索引擎及相关信息

主要提供居家护理中压疮的预防及护理信息。提供压疮中文信息的站点有：三九健康网(http://www.999.com.cn/)、中华护理学会(http://cnabx.com.cn/)、护理园地(http://www.nurser.org)等。

2. 通过远程登录

此种方式用户必须有主机认可的用户名和口令。如全文数据库 ProQuest Medical Library 医学期刊收录的护理杂志、国内的全文数据库如清华大学开发的中国期刊网收录的护理文献等均可找到压疮的相关信息。使用时键入关键词，就可找到压疮相关信息。关键词包括有“褥疮、压疮、压力性溃疡”。

压疮预防与管理是一项持续的、可不断完善的系统与服务，随着对压疮研究的深入，会有更多资源利用高速更新的网络提供更多的压疮知识共享，护理人员需要对这些信息进行辨证分析后再借鉴使用。

第二节 我国压疮临床研究方向及趋势

一直以来，压疮的防治是困扰临床医务人员的难题。随着临床研究的不断深入，研究者及临床医务人员愈发意识到早期干预是预防压疮发展的关键。因此，护理工作者必须对组织损伤的早期表现、压疮发生机制和形成原因有深刻认识，才能有效的避免、正确的评估和科学的治疗临床压疮。

一、发展临床实验研究

对于压疮病因的研究实可追溯到 16 世纪末。1593 年，研究者 Fabricus 就提出神经阻断和失去血供是引起组织损伤的主要原因。而从 20 世纪 40 年代开始就进行了有关压疮的动物实验研究。1961 年，研究者 Kosiak 制作了第一个压疮动物模型，在此基础上后续的研究者们开始利用不断优化的实验装置和技术方案配和各种动物模型，逐步探索，对压疮的形成机制和干预措施进行了多方面的实验研究，并获得了许多意义重大的理论突破。一系列的实验结果为更深入的认识压疮提供了科学的实证，使临床对压疮的治疗从“经验治疗”过渡到“科学治疗”的阶段。

而在我国，针对压疮的实验动物研究尚处于起步阶段，未得到广泛的开展。但是，随着我国的医疗护理水平的不断提升，医务工作者们逐渐意识到通过建立压疮实验动物模型对掌握压疮形成机制具有重要科学依据。因此，近年来，国内相关的报道也逐渐有了增多的趋势。建立合适的压疮动物模型、开展深入的实验动物研究，已成为我国现阶段实验研究的发展方向，进而为我过压疮临床研究打下良好的实验基础。

二、建立临床风险评估体系

长久以来，我国将压疮预防的重点放在加强护

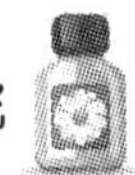

理管理上。经过长期地临床护理观察与实践，研究者们发现，积极评估患者情况才是预防压疮关键的一步，即在患者入院时就做出有效压疮风险预测与评估，并实时监测。有研究显示，护理工作的重点应该在于及时识别风险因素。据文献报道有100多个风险因素与普通住院患者压疮发生相关，因此，对压疮的风险因素进行充分的认识，更加准确地对压疮的危险性进行预测，是临床预防压疮的重要环节，贯穿压疮预防护理的始终。

应用压疮危险因素评估量表（risk assessment scale，RAS）评估病人情况在我国已被广泛重视和推广。对住院患者发生压疮的危险因素作做定性、定量的分析后，筛选易发生压疮的高危患者，以便实行重点预防，完成有效护理干预。现阶段，在临床上获得认可且常用的压疮危险因素评估工具有Braden评分量表、Norton评分量表、Andersen危险指标计分法、Waterlow压疮危险度评估卡、Cubbin和Jackson评分量表等。其中，Braden评估量表被认为是较理想的压疮危险因素评估量表（RAS），其敏感性和特异性相对较为平衡，目前已在世界上多数医疗机构中广泛应用。但是，护理工作者希望通过进一步的研究，制定出针对不同类别患者的压疮风险评估量表，如重症患者、老年患者、手术患者等，在良好的信度和效度基础上，既有较高的敏感性又有突出风险评估的特异性。

如今，作为临床压疮护理管理的关键，愈来愈多的护理管理者意识到“压疮风险评估”这一理念的重要意义。创建完善的压疮风险评估体系，准确评估、重点预防，也成为当前临床护理人员有效避免和减少院内压疮发生的临床护理研究方向和趋势。

第三节　常用压疮实验动物模型

压疮实验研究的根本目的是要解决人类压疮的预防与治疗问题，建立有效、完善的压疮实验动物模型已成为压疮实验研究的重要组成部分。

一、压疮动物实验的概述

以动物作为科学研究的对象已有几千年的历史，但实验动物学作为一门独立的学科是近半个多世纪才建立起来的。概括地说，所谓实验动物学，就是指使用优质的实验动物和精确的实验方法，通过动物实验以获得反应并具有可重复性的科学。实验动物学在生命科学研究中具有重要作用，因为生命科学研究中有四个因素是必不可少的，即AEIR。A是指Animal（动物）；E是指Equipment（设备）；I是指Information（信息）；R是指Reagent（试剂）。实验动物位居首位，可以说，近代生命科学的每一项重大成果都要涉及动物实验。

压疮的研究也同样要以动物实验为理论依据，要想实施早期干预以预防压疮的发生、发展，就必须对组织损伤的早期表现和压疮发生的机制有深刻的认识，这就需要通过建立合适的压疮动物模型进行相关的科学研究。经过不断地研究与发展，压疮的实验动物模型研究有了很大的发展，并在此基础上对压疮的形成机制和干预措施进行了多方面的实验研究，取得了很多有意义的理论突破，从而有效地指导压疮临床护理工作的不断改进与提高。

二、压疮模型的动物选择

（一）实验动物的选择条件

尽量选用与人体结构、功能、代谢及疾病特征相似的动物；尽量选用标准化的动物（即遗传背景明确，具有已知菌丛和模型性状显著且稳定的动物）；尽量选用解剖、生理特点符合实验目的要求的动物；尽量选择和充分利用不同种系实验动物存在的某些特殊反应；尽量选用对刺激敏感、反应明显的动物；尽量选用结构功能简单又能反映研究指标的动物。

（二）压疮模型的常用动物

根据现有报道，用于压疮动物实验研究的动物有大鼠、小鼠、猪（包括小型猪）、猴、狗、绵羊和兔。

1. 鼠

较为常见的实验动物模型多来自于小鼠、大鼠，如健康雄性远交群（Sprague-Dawley，SD）大鼠。选择鼠类制作压疮模型在最早期的实验中就有报道，在新近的一些研究中仍然是以鼠类作为造模的首选。主要原因是鼠类的软组织尤其是皮肤组织与人类相似，其损伤和愈合机制与人类相似，且其成本较低、方法简便、成模较快，易于控制与干预、取材检测方便，可以广泛的用于压疮形成、预防和治疗的大规模研究。但是在压疮形成的复杂性上仍与人有着显著的区别。

2. 猪

猪的皮肤结构与人相似，因此猪是较理想的压疮动物模型。有研究者曾计划利用成年、无毛的Yucatan小型猪与人类皮肤结构、功能、生化和免疫学等方面更相近的特点进行压疮实验，而且认为对成年和老年猪进行研究更为重要。但小型猪用于压疮研究的不利方面是价格比其他动物高、体型大，操作相对困难。

3. 兔和狗

由于兔和狗的皮肤松弛，缺乏皮下组织，与人的皮肤在解剖和生理上有较大的差别，研究结果限制了在临床中的实际应用。

到目前为止，压疮的实验动物模型尚无统一标准，报道中各种实验动物模型都有其优势与不足，哪种动物模型能够最佳地模拟人类压疮成为基础和临床医务研究者长期探讨的问题。不同种的动物或同种不同种系的动物对实验的反应不一致，究竟何种动物合适应通过实验来进行比较。

三、压疮实验动物模型的建立

使用动物模型是现代生物医学研究中一个极其重要的实验方法和手段。若建立理想的压疮动物模型，就需要对与压疮发生发展过程相关的基本生物学过程有深入的了解。经过不断的探索与研究，逐渐形成了以下几种常见的压疮实验动物模型。

（一）压疮实验动物模型的成模标准

1. 压疮成模的判断标准

以肉眼观察和组织学观察为主，压疮形成后动物皮肤局部出现红肿糜烂，有渗液或渗血，可伴有坏死、感染和明显的痛感表现。取组织活检镜下观察多发现慢性炎症性表现。

2. 其他常见判断压疮成模的指标

局部皮肤血流受损，图像分析组织中某些特定的细胞因子表达异常（如血管内皮生长因子等），局部氧分压减小，血清C-反应蛋白升高，渗出液肿瘤坏死因子升高，血白细胞计数增高等。

（二）常见损伤模型

1. 缺血损伤模型

缺血损伤的压疮模型发展历史较长，早期研究多通过形成局部皮肤组织缺血的方法制作压疮模型。

早在1930年，研究者就通过显微注射研究毛细血管压力，得出毛细血管床的压力为22mmHg（1mmHg＝0.133kPa），当外加压力超过局部组织毛细血管的压力（12～32mmHg）时即可诱导溃疡形成，当压力在50mmHg左右时所形成的溃疡模型效果最佳。但是，早期的研究方法相对简单，大多选用小鼠、大鼠作为实验动物，施压的部位多位于鼠下肢股骨转子和胫前区，该法成模率高，形成的压疮模型相对稳定。

随后，又有研究者选用先天性糖尿病小鼠（C57BLKS/J-db/db），9周龄，每天对其股骨大转子部位持续施压（500g/cm^2）10h，持续2d，小鼠受压部位即可出现明显的溃疡。其另一项研究中，采用SD大鼠模型在股骨大转子和胫骨前区施加13.3kPa的压强，每天加压6h，共4d。4d后可肉眼观察到在加压部位有明显充血；组织学观察表明加压2d在大转子部位即可见皮肤组织损伤，而肌肉细胞的变性则在胫骨前区被发现，其他的组织学表现例如肌肉细胞坏死与凋亡等也在4d后出现。

为了使实验更加精准，研究者还自行设计特殊装置，将280g左右的SD大鼠麻醉后放置于由弹簧、硬质塑料的触头（直径20mm）等部分组成的装置中。此装置可提供稳定持续的可测量的压力，对右后肢的股薄肌部位进行压迫，该部位有相对较大的接触面积且皮下组织非常浅薄。根据分组分别施加86mmHg、262mmHg、525mmHg的压力，分别持续2h、4h、6h，成功获得了大鼠的压疮模型，造模完成后处死大鼠并取股薄肌进行肌肉的应激反应在压疮中形成的可能影响。还在后来的研究中运用核磁共振技术，对压疮的发病中肌肉损伤的定位和量化进行了细致的研究。

在国内，缺血损伤压疮模型的报道并不多，就目前已经报道的实验动物模型大多是在国外相关报道的基础上简化而成。研究者选用Wistar大鼠，体重200～240g，经麻醉后固定于简易加压装置上，通过倒置于木板上的铁钉对大鼠靠近膝关节近大腿处皮肤组织施加约9.33kPa的压强，分别施压1h、2h、3h，结果显示随着压迫时间的延长，可以使皮肤软组织产生缺血、缺氧、坏死的变化，肌肉及脂

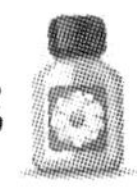

肪组织比表皮对压力更敏感，压迫 3h 组的 90%大鼠皮肤局部出现中重度组织损害。

2. 缺血-再灌注损伤模型

近年来，对于多器官的缺血再灌注损伤有了更深一步的认识，多项研究表明，缺血-再灌注损伤是慢性皮肤损伤的主要诱因，如压疮、糖尿病溃疡等。缺血-再灌注循环损伤已被认为是最重要的致病因素之一。

(1)体外采用磁铁间歇性施加压力

目前，此类模型中最常应用的方法为在鼠类背部皮下埋置铁片，体外采用磁铁间歇性施加压力，从而形成组织的缺血-再灌注损伤。这种方法成模时间短、组织损伤明显、技术也较易掌握，可广泛用于压疮的发生机制和防治措施研究。

一项研究采用 BALB/c 小鼠，经麻醉后受试部位皮肤置于两片圆形磁铁(直径 12mm、厚 5mm、重 2.4g、磁力 1000 高斯)之间，通过磁力挤压皮肤形成 5mm 的“皮肤桥”，在两片磁铁之间形成约 50mmHg 的压力，建立了一种简单非侵入式的接近临床的小鼠压疮模型。实验发现，经过 3 个 12h 的缺血-再灌注循环已形成压疮。动物对此过程耐受良好，损伤后 10d 病变最为严重。所有模型鼠均可观察到明显的全层皮肤受损。另一项研究选用的是 SD 大鼠，采取了类似的埋置铁片加外用磁铁施压的方法，尝试了多种缺血-再灌注周期，其中每次缺血(压迫)2h，再灌注半小时，共 5 个循环，持续 2～5d 均可形成压疮模型。

在国内，亦有研究制作缺血-再灌注压疮动物实验模型，选用 Wistar 大鼠，200g 左右，麻醉后在大鼠背部正中线做一个深至筋膜的切口，钝性分离，将磁片(直径 13mm、厚 2mm、表面磁通量达 1500 高斯)植入大鼠左前肢或右前肢的皮下，大鼠背部后端正中线的部位为第二切口，将磁片植入后肢与前端磁片相应的对侧位置。每只大鼠在任意一个植入磁片对应的皮肤外直接添加外源磁片，另一个植入磁片外不加外源磁片作为对照。外源磁片与体内移植磁片相互产生吸引，从而对皮肤产生压力，造成局部皮肤组织缺血，每次缺血 2h 后，再将外源磁片拿下，让局部血流恢复 30min，如此为缺血-再灌注的一个循环。每只大鼠每日进行 3 个连续的循环，连续进行 4d。判断溃疡的标准为皮肤变黑、变硬、针刺不出血。结果 4d 后没有大鼠死亡，均出现溃疡。

(2)运用计算机技术控制压力

随着电子科技领域的飞速发展，运用计算机技术在控制制作实验动物模型方面也逐渐开展起来，一位研究者选择体重 150～350g 的 Fuzzy 大鼠进行实验，麻醉后将动物固定于特别设计的由计算机控制的表面压力传递装置上，该装置可设置缺血与再灌注的时间程序，装置自主工作在 145mmHg 的压力下，连续进行 5 个每次 6h 的压力程序，90%以上的大鼠形成了压疮。日本科学家选择日本白兔作为实验动物，其耳垂的皮肤软组织结构与人类非常相似，实验中通过由计算机控制的压力装置对兔耳垂直径 10mm 的圆形范围皮肤施加 300mmHg 的压力，采用多种缺血再灌注方式都可稳定形成Ⅲ度以上的压疮。此方法的造模稳定性高，但对实验装置也要求严格，且造模成本高，不利于大样本研究的开展。

3. 其他损伤模型

国内有报道采用大鼠背部皮肤手术划伤后在局部创口接种金黄色葡萄球菌形成感染也可形成压疮。虽然这种动物模型可以形成接近人压疮的临床表现，但是从病因学以及压疮发生机制的角度来看该法不适宜压疮的实验研究。

四、压疮模型的研究方向

压疮一直以来是行动受限或长期卧床者的主要健康问题之一，并且其发生率已作为临床护理质量的评价指标之一。压疮的形成是一个长期而又复杂的过程，了解其形成机制、如何进行更好的预防与治疗是基础医学与临床研究中不变的热点与焦点。若以患者为研究对象，其实验性研究不能有效地开展，因此获得的实验信息就会匮乏且不全面。采用实验动物为研究模型，不仅可以有效的模拟临床环境，还可以人为地掌控多种影响因素，使创造出的压疮模型接近临床，使其得出的研究结果，从压疮的病理生理形成机制到预防治疗措施更加全面而精确。

经过长期的研究，我们对压疮形成的相关因素已经有了大量的认识，但是对于正常组织如何发展为压疮的关键点尚未得到系统阐述。因此，创新实验动物模型、贴近临床,进一步研究压疮形成的病理生理机制尤为重要。如何使实验过程更加贴近临床,为临床护理改进提供确实可靠的指导依据,这就需要研究者在设计实验、选择动物模型时必须以临床为基础,选用接近临床实际情况的动物模型进行研究,使实验结果更具价值。

压疮动物实验模型从无到有、从简单到精细,随着科学技术的不断提高,辅助手段的不断完善,压疮动物实验模型会更加准确地反映组织的多层次损伤和修复的复杂过程,推进压疮基础研究的不断深入,为压疮的预防与治疗提供科学实证。

参 考 文 献

[1] Ingersoll GL. Eveidence-based nursing: what it is and what it isn't[J]. Nurs Outlook,2000,48(4):151～152.

[2] Dicenso A,Cullum N,Ciliska D. Implementing evidence-based nursing: some misconceptions. Evidence Based Nursing,1998,1:38～40.

[3] 刘晓华,张晋昕,成守珍. 护理人员循证护理实践基本素质现况调查. 中华护理杂志,2010,45(9):831～834.

[4] 胡雁. 正确认识循证护理推动护理实践发展. 中华护理杂志,2005,40(9):714. 717.

[5] 胡雁,李晓玲. 循证护理的理论与实践[M]. 上海:复旦大学出版社,2007:68～69. 190～197.

[6] 王珏. 康复工程基础——辅助技术[M]. 西安:西安交通大学出版社,2008:217～218.

[7] Kosiak M. Etiology of decubitus ulcers[J]. Arch Phys Med Rehabil,1961,42(1):19～29.

[8] 燕群美. 压疮动物模型的研究进展[J]. 护理研究,2009,23(9):2261～2264.

[9] 谢小燕,刘雪琴. 压疮的动物实验研究进展[J]. 解放军护理杂志,2004,21(8):52～53.

[10] 苏春燕. ICU病人压疮危险因素及其评估工具[J]. 护理研究,2005,19(9A):1695～1696.

[11] 董晓江,吕巧芸. 压疮防治新进展[J]. 护理研究,2010,24(6):1516～1518.

[12] 段征征,刘义兰. ICU患者压疮研究进展[J]. 护理学杂志,2010,25(17):88～90.

[13] 徐喆阳,谢浩. 压疮的危险因素评估及预防研究概况[J]. 当代医学,2010,16(9):26.

[14] 曹顺华,余小萍. 多种压疮评估工具对老年患者临床应用的研究进展[J]. 解放军护理杂志,2006,23(8):42～43.

[15] 廖林英,韦素惠. 压疮危险因素预测管理的研究进展[J]. 护理实践与研究,2009,6(5):96～97.

[16] Sundin BM,Hussein MA,Glasofer S,et al. The role of allopurinol and deferoxamine in preventing pressure ulcers in pigs[J]. Plast Reconstr Surg,2000,105(4):1408～1421.

[17] Goldstein B,Sanders J. Skin response to repetitive mechanical stress: a new experimental model in pig[J]. Arch Phys Med Rehabil,1998,79(3):265～272.

[18] Gunther RA,Clark M. The effect of a dynamic pressure-redistributing bed support surface upon systemic lymph flow and composition[J]. J Tissue Viability,2000,10(3):10～15.

[19] Salcido R,Popescu A,Ahn C. Animal models in pressure ulcer research[J]. J Spinal Cord Med,2007,30(2):107～116.

[20] 施新猷. 现代医学实验动物学[M]. 北京:人民军医出版社,2000:26～30.

[21] Kwan MP,Tam EW,Lo SC,et al. The time effect of pressure on tissue viability: Investigation using an experimental rat model[J]. Exp Bio Med,2007,232(4):481～487.

[22] Gefen A. Bioengineering models of deep tissue injury[J]. Adv Skin Wound Care,2008,21(1):30～36.

[23] Linder-Ganz E,Gefen A. Mechanical compression-induced pressure sores in rat hindlimb: Muscle stiffness, histology, and computational models[J]. J Appl Physiol,2004,96(6):2034～2049.

[24] Bosboom EM,Bouten CV,Oomens CW,et al. Quantification and localisation of damage in rat muscles after controlled loading: A new approach to study the aetiology of pressure sores[J]. Med Eng Phys,2001,23(3):195～200.

[25] 何华英,杜峻,王素芳,等. 压疮危险因素预测及预防护理研究进展[J]. 护士进修杂志,2005,20(9):803～805.

[26] Stadler I,Zhang RY,Oskoui P,et al. Development of a simple, noninvasive, clinically relevant model of pressure ulcers in the mouse[J]. J Invest Surg,2004,17(4):221～227.

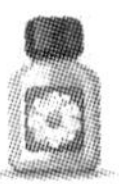

[27] Peirce SM, Skalak TC, Rodeheaver GT. Ischemia-reperfusion injury in chronic pressure ulcer formation: A skin model in the rat [J]. Wound Repair Regen, 2000, 8(1): 68～76.

[28] Niitsuma J, Yano H, Togawa T. Experimental study of decubitus ulcer formation in the rabbit ear lobe[J]. J Rehabil Res Dev, 2003, 40(1): 67～73.

[29] 葛良鹏，魏泓．大鼠糖尿病溃疡动物模型的初步研究[J]. 中国实验动物学报，2005，13(2)：88～90.

[30] Daniel RK, Priest DL, Wheatley DC. Etiologic factors in pressure sores: An experimental model[J]. Arch Phys Med Rehabil, 1981, 62(10): 492～498.

[31] 陈淑琴．临床压疮持续质量改进与监控[J]. 护理研究，2008，22(4)：1096～1097.

[32] 王妤，陈伟菊，周佩如，等．压疮管理流程的建立与应用[J]. 护理管理杂志，2007，7(2)：47～48.

[33] 韩文萍，李慧波，文喆卿，等．压疮小组对压疮全程监控及建立奖惩机制[J]. 家庭护士，2008，6(9B)：2416～2417.

[34] 胡宏鸯，冯金娥，叶志弘．皮肤管理和压疮监控系统的建立和应用[J]. 中华护理杂志，2006，41(2)：175～177.

[35] Sandra BB, Jan D. NDNQI Pressure Ulcer Prevalence Study[EB/OL].(2006—2008). http://www.nursingquality.org/NDNQIPressureUlcerTraining/module3/protocol13.as-px.

[36] 刘莉．建立压疮管理制度和流程，提高基础护理质量[J]. 临床护理杂志，2010，9(5)：62～63.

[37] 赵光红，刘义兰，董英莉，等．实施压疮患病率调查持续改进压疮管理[J]. 护理学杂志，2009，24(13)：59～62.

[38] 欧晓英，刘敏，黄艳．临床压疮风险管理存在的护理缺陷与对策[J]. 西部医学，2010，22(10)：1960～1961.

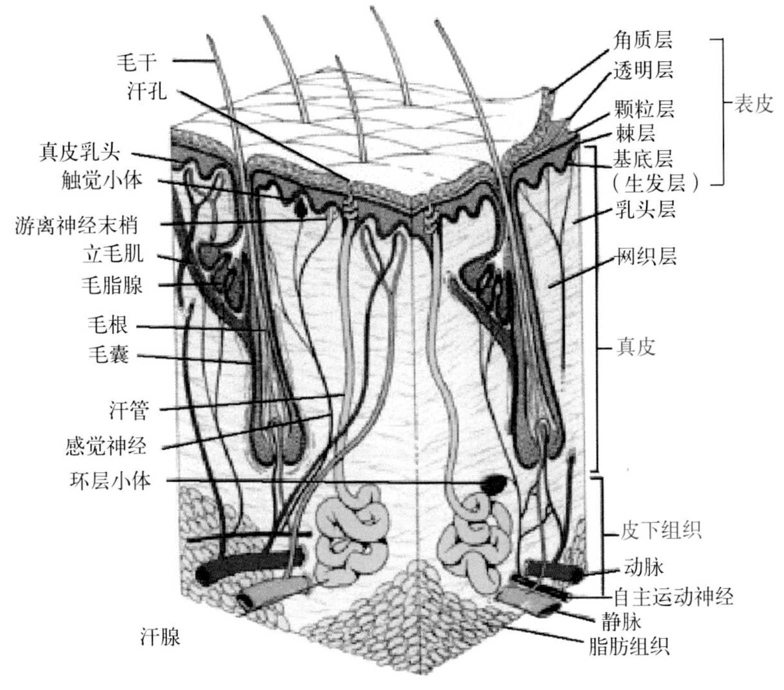

彩图 1-2-1-1

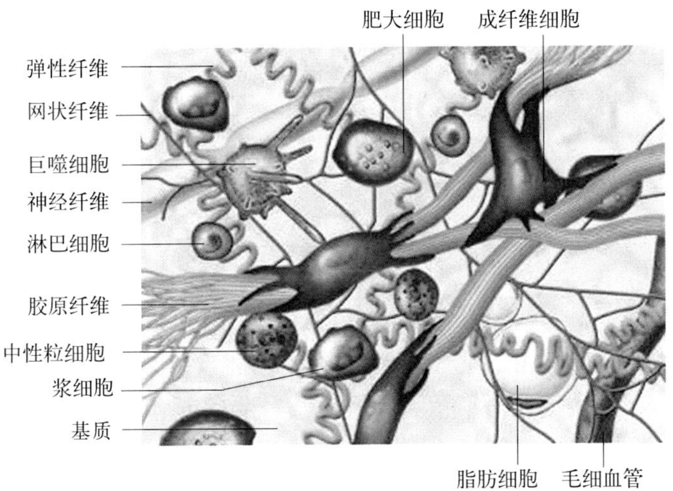

彩图 1-2-1-3

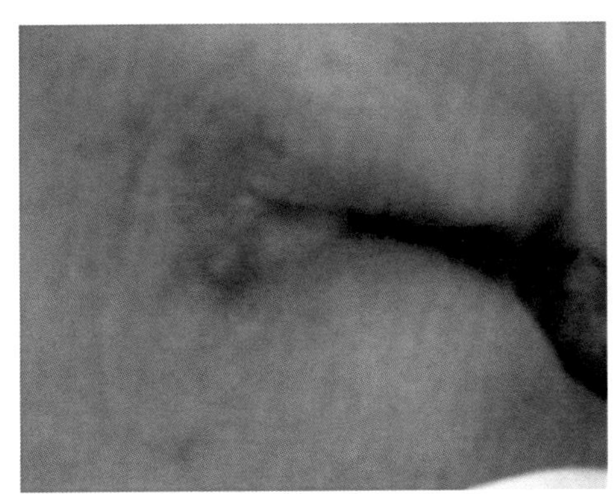

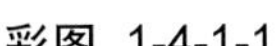

彩图 1-4-1-1

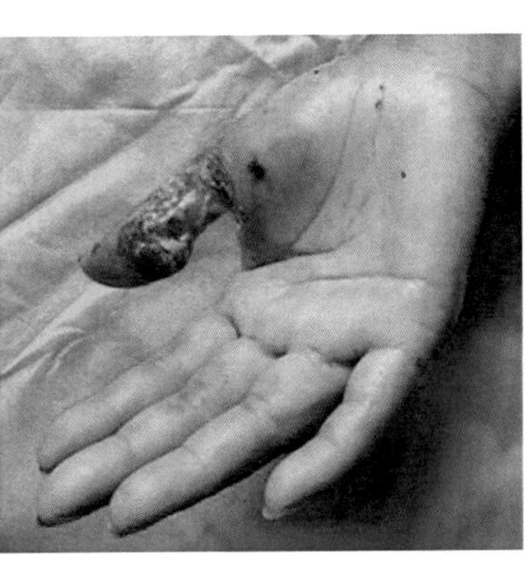

彩图 1-4-1-2

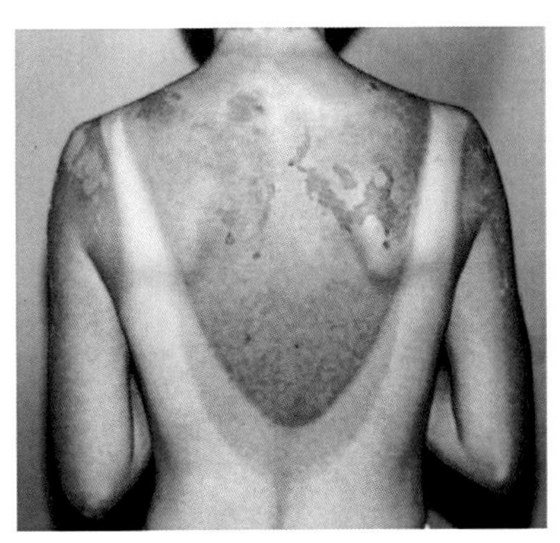

彩图 1-4-1-3

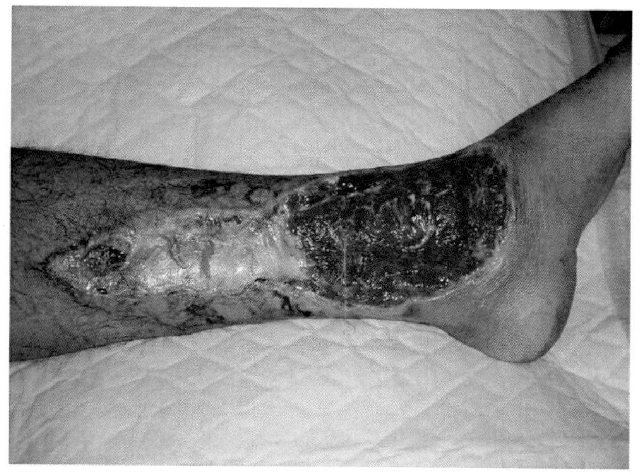

彩图 1-4-1-4

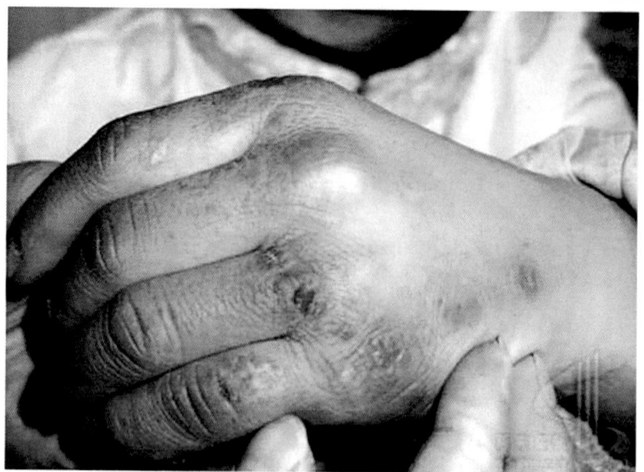

彩图 1-4-1-5

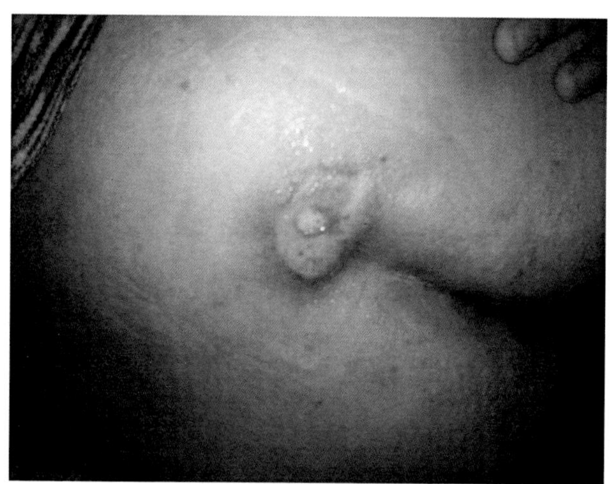

彩图 1-4-1-6

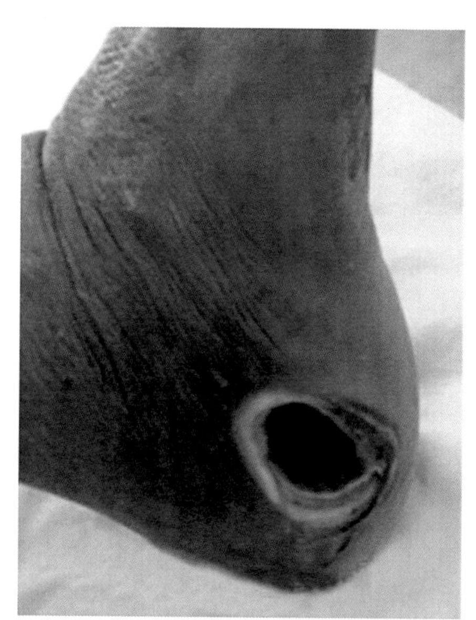

彩图 1-4-1-7

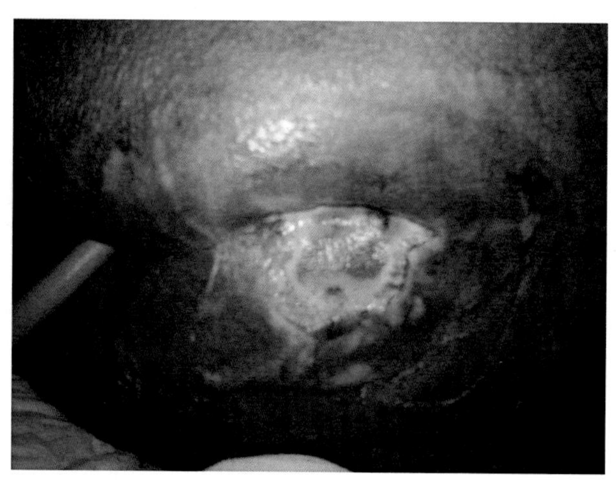

彩图 1-4-1-8

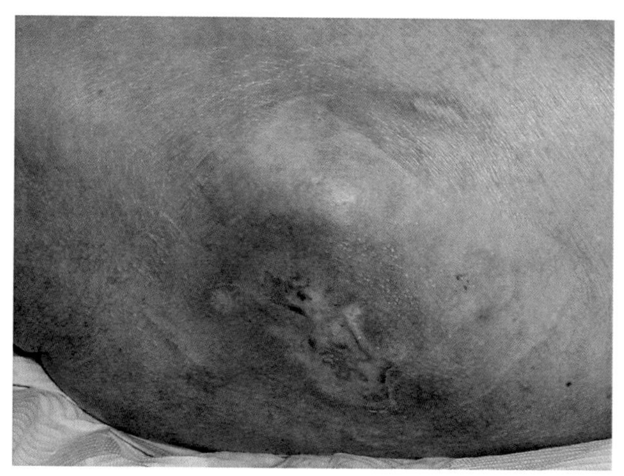

彩图 1-4-1-9

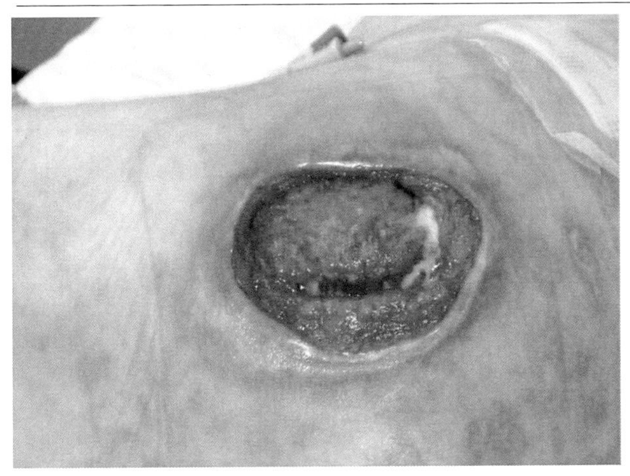

彩图 1-4-1-10

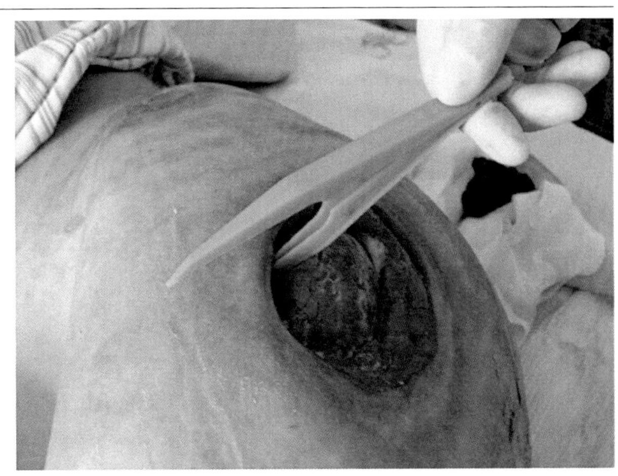

彩图 1-4-1-11

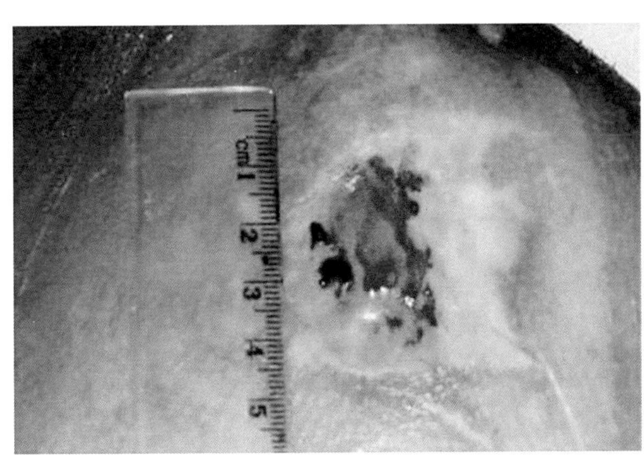

彩图 1-4-1-12

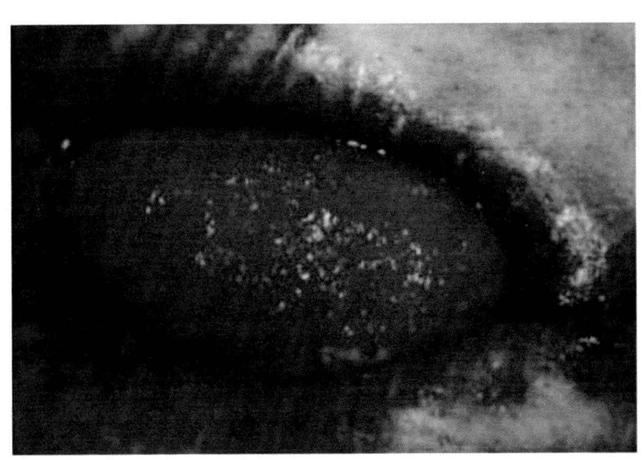

彩图 1-4-1-13

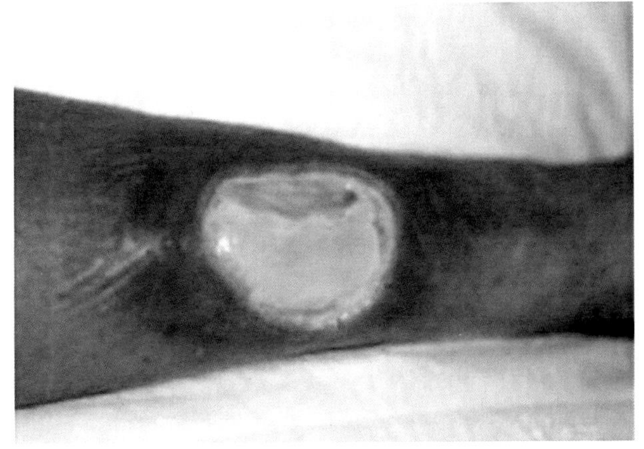

彩图 1-4-1-14

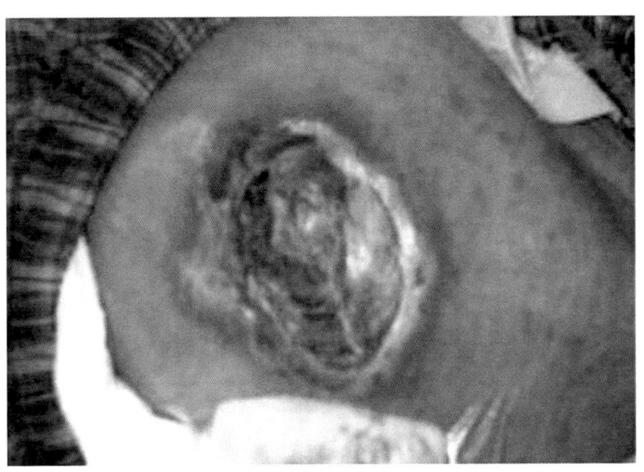

彩图 1-4-1-15

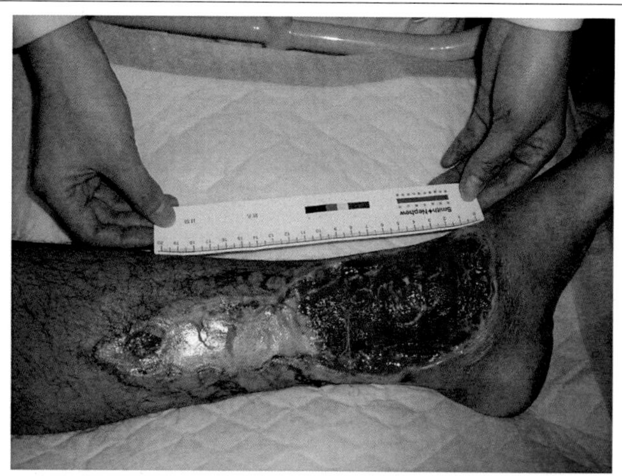

彩图 1-4-1-16

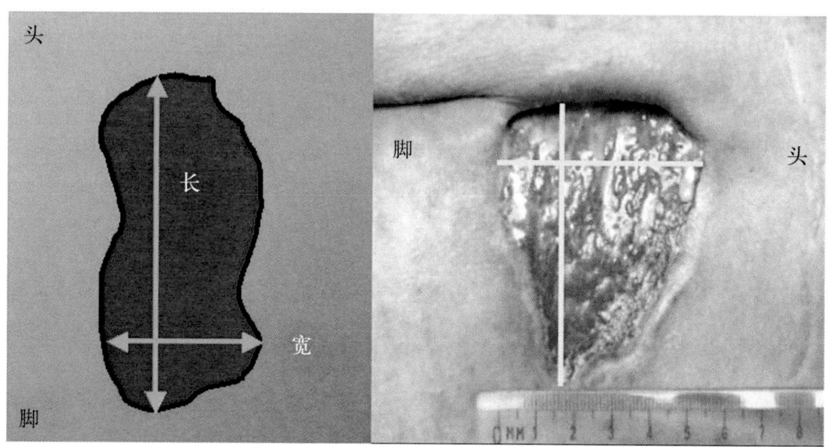

彩图 1-4-2-3

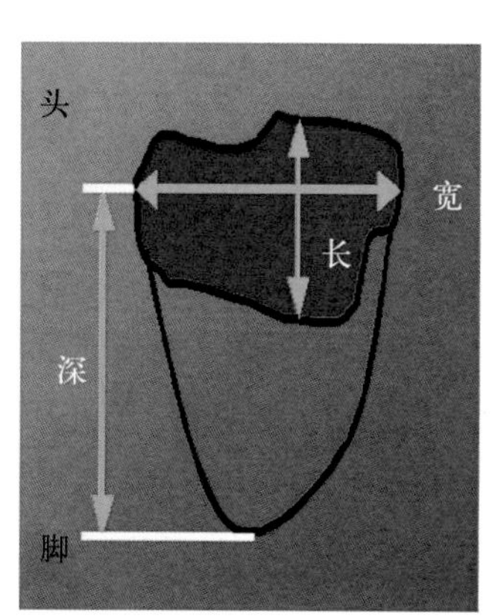

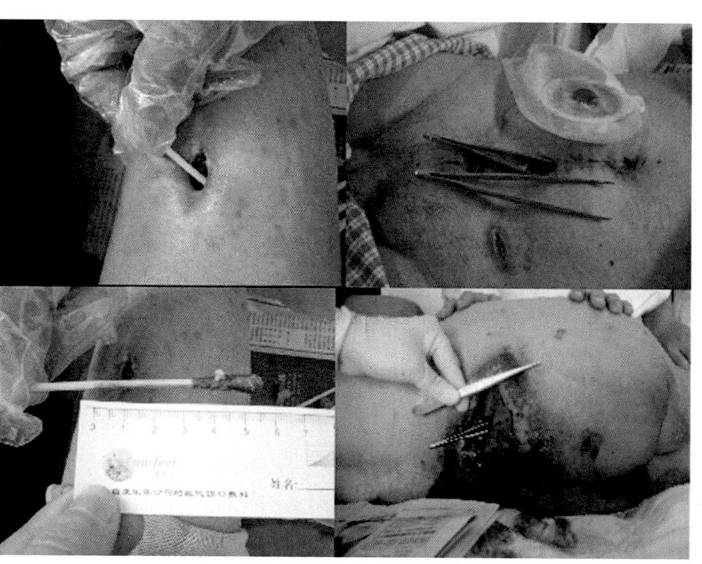

彩图 1-4-2-5

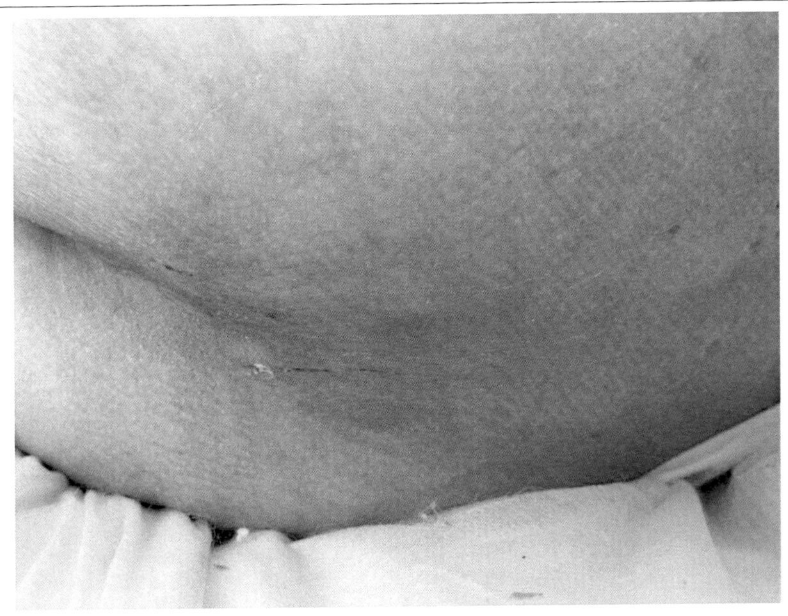

彩图 1-4-3-1

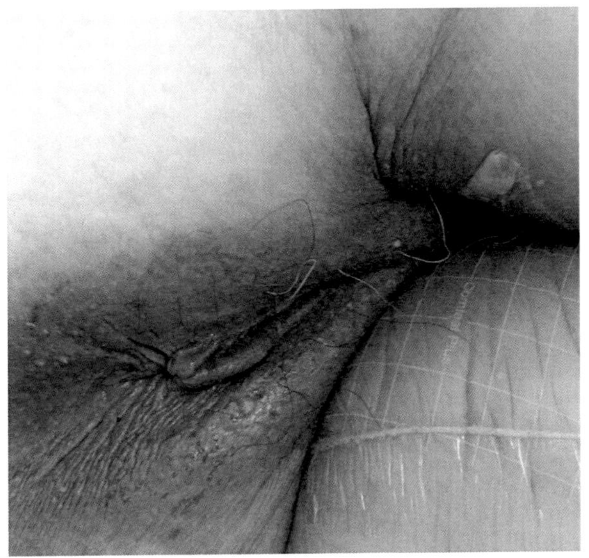

彩图 1-4-3-2

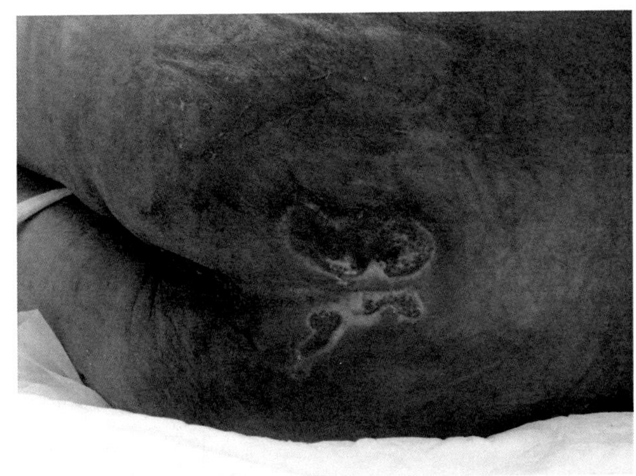

彩图 1-4-3-3

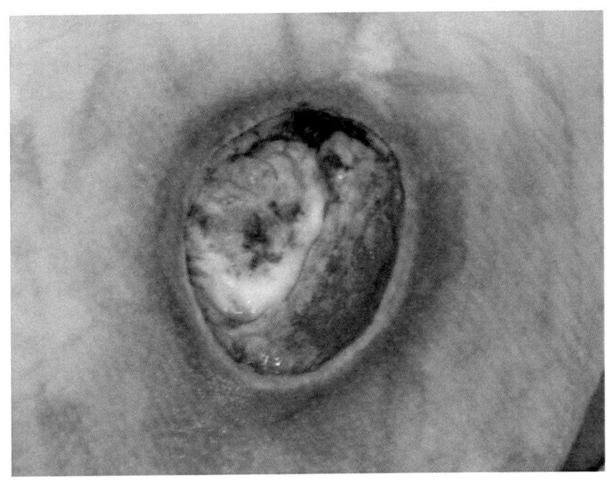

彩图 1-4-3-4

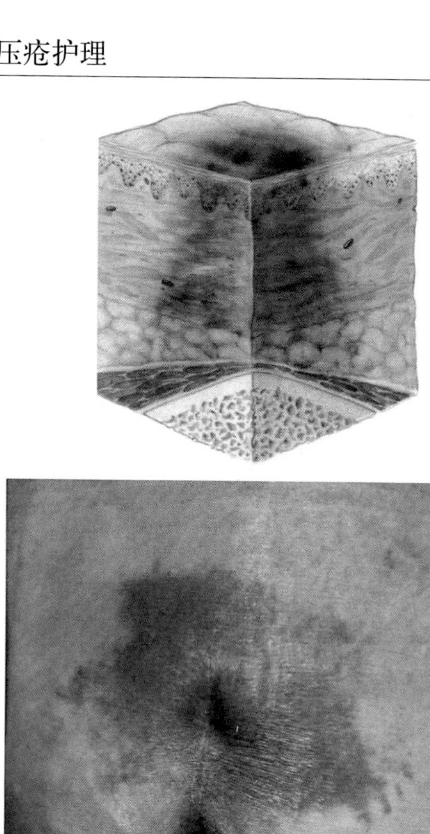

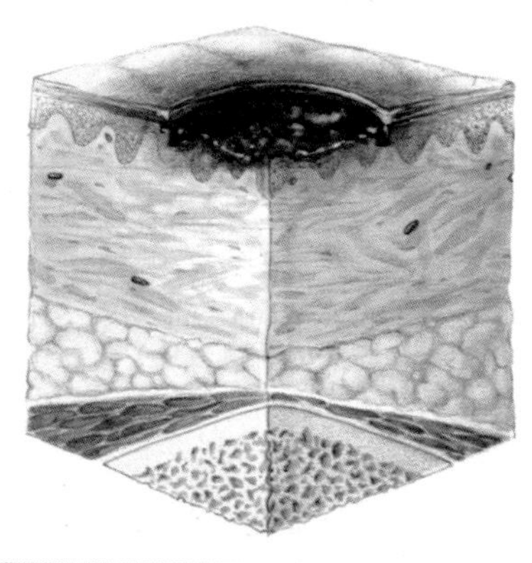

彩图 1-4-3-9

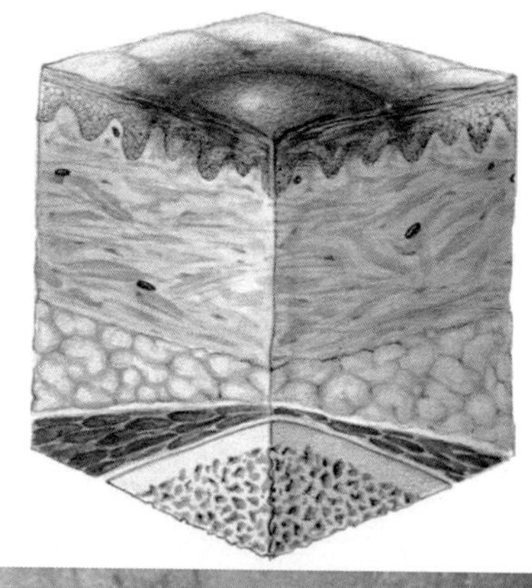

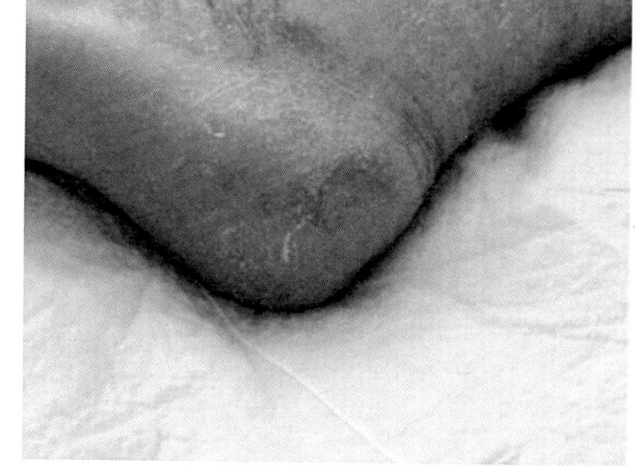

彩图 1-4-3-10

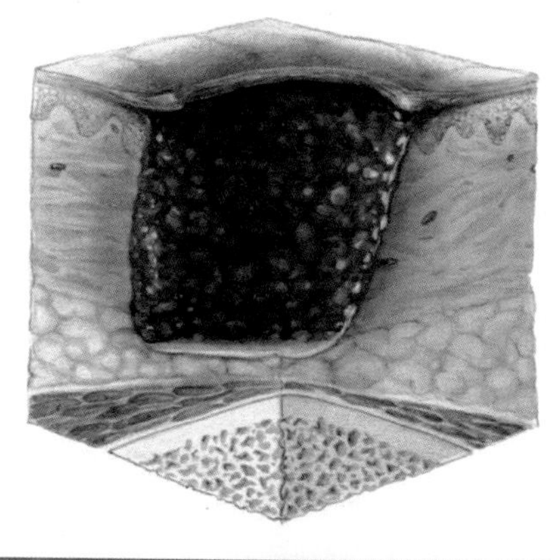

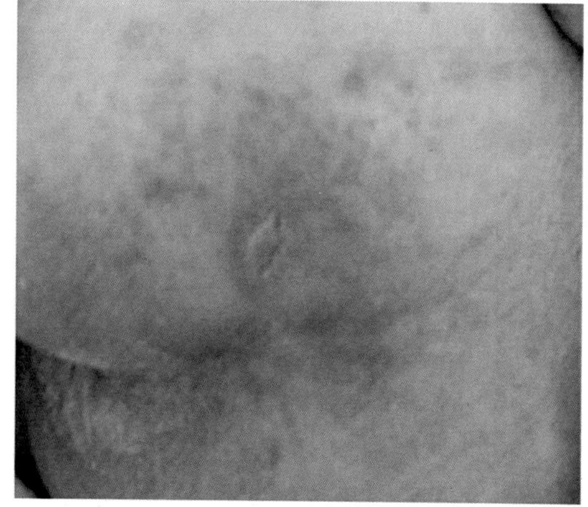

彩图 1-4-3-11

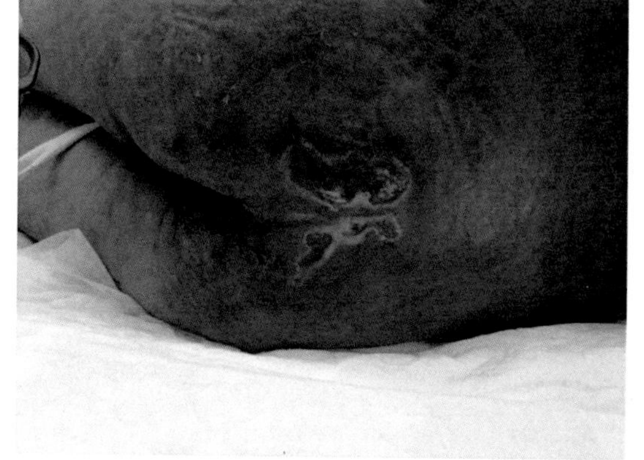

彩图 1-4-3-12

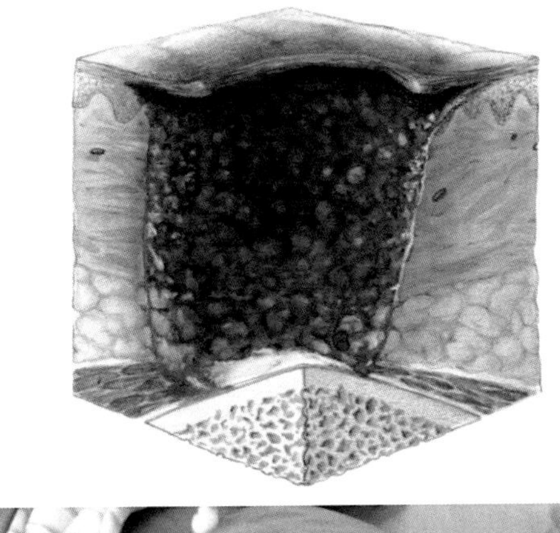

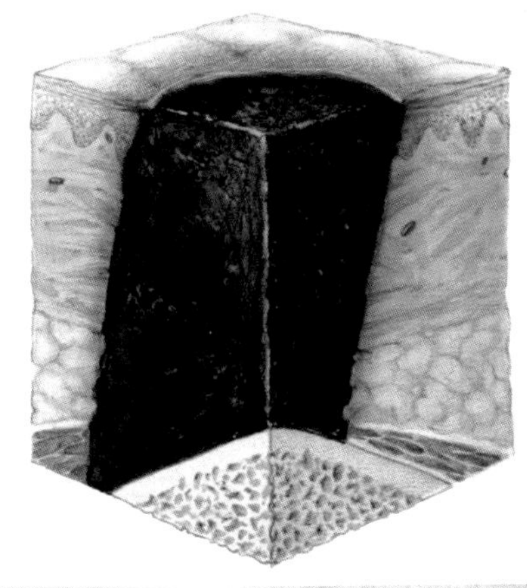

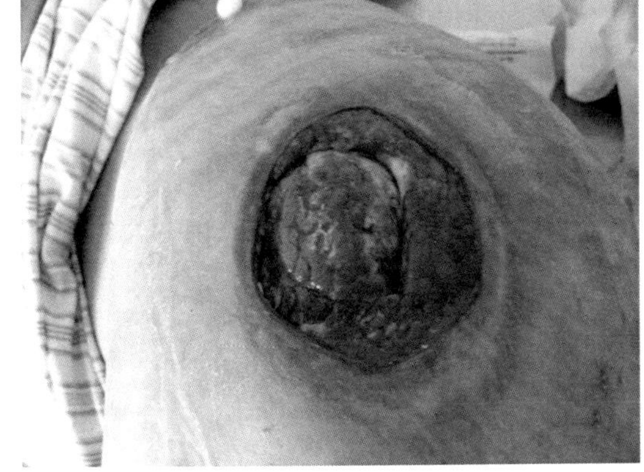

彩图 1-4-3-13

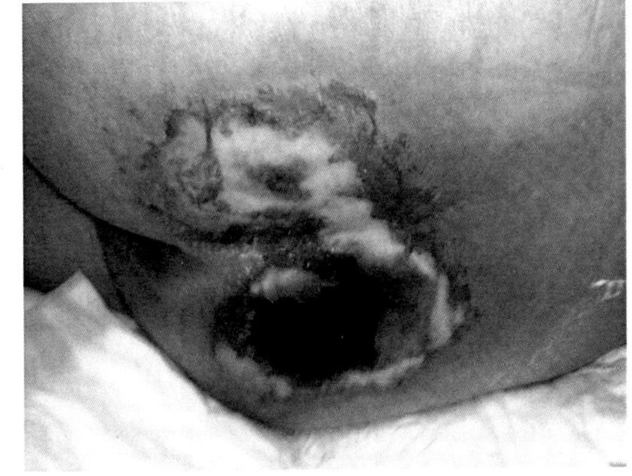

彩图 1-4-3-14

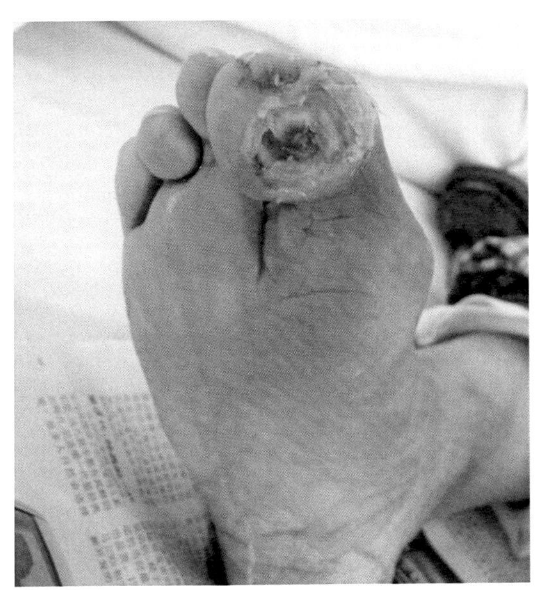

彩图 1-4-4-1

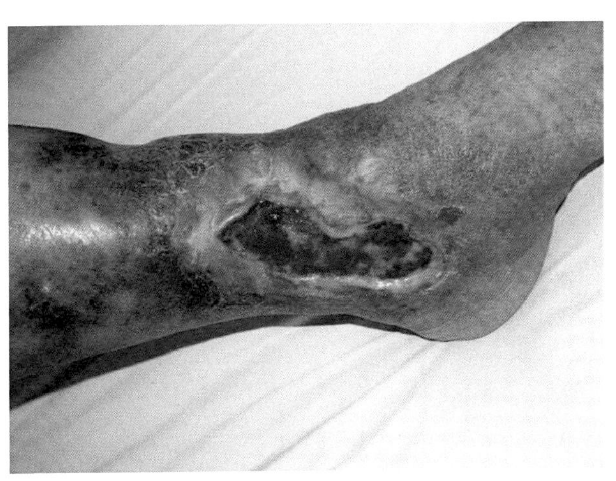

彩图 1-4-4-2

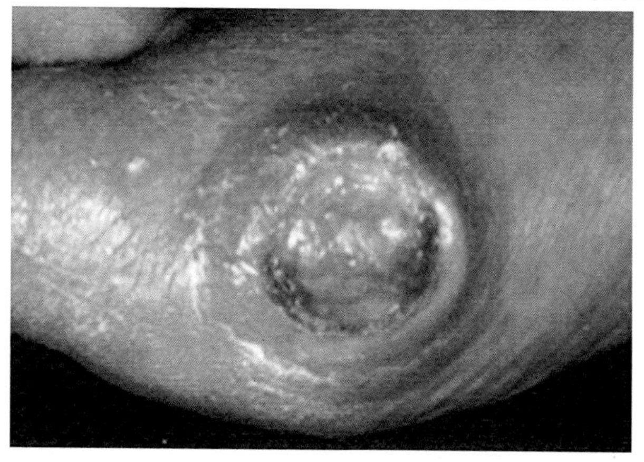

彩图 1-4-4-3

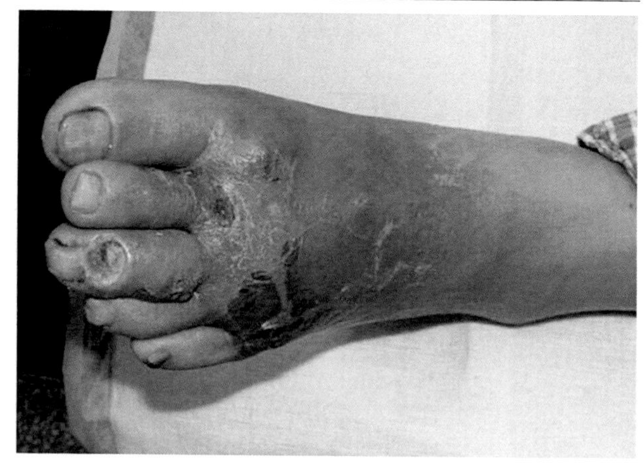

彩图 1-4-4-4

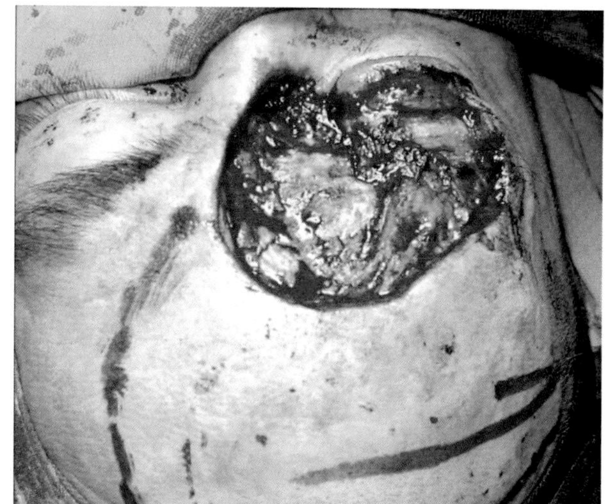

彩图 1-4-4-5

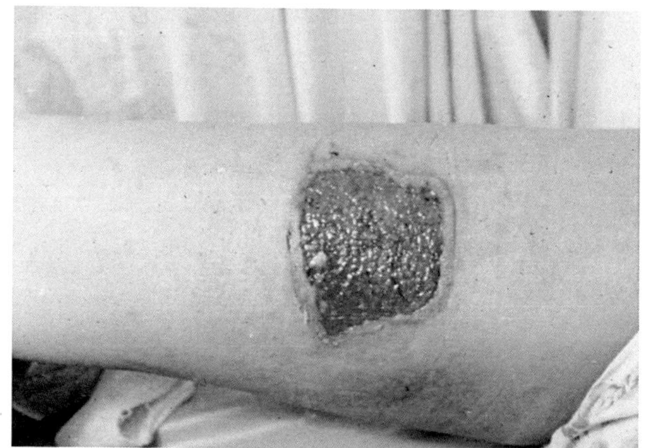

彩图 1-5-1-3

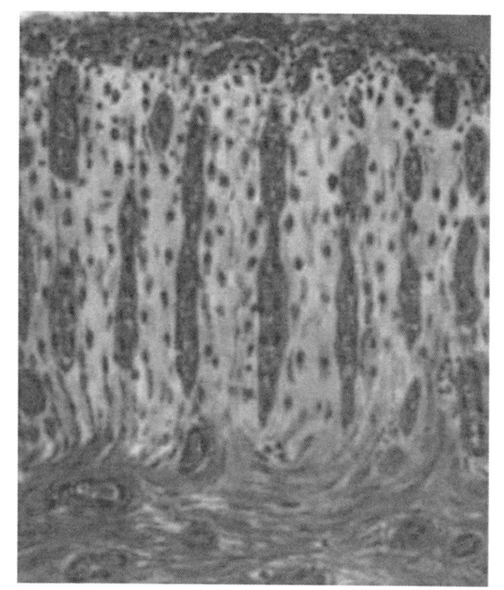

彩图 1-5-1-4

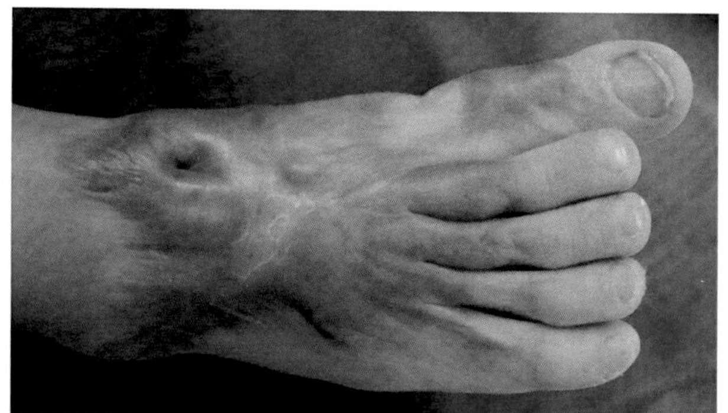

彩图 1-5-1-5

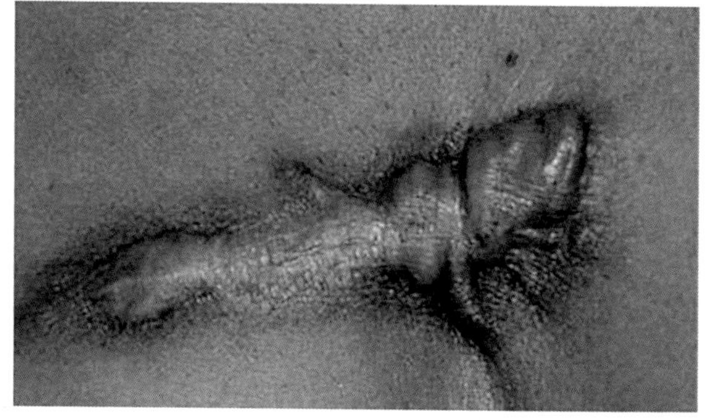

彩图 1-5-1-6

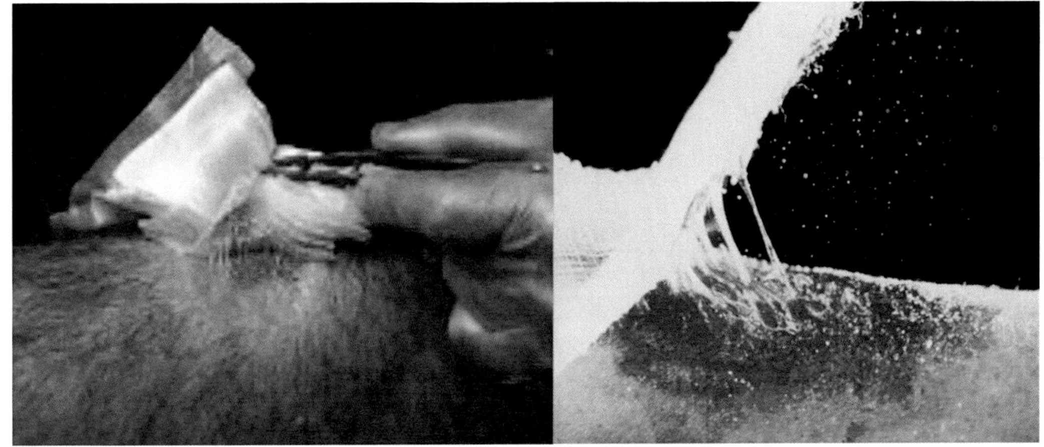

彩图 1-6-2-1

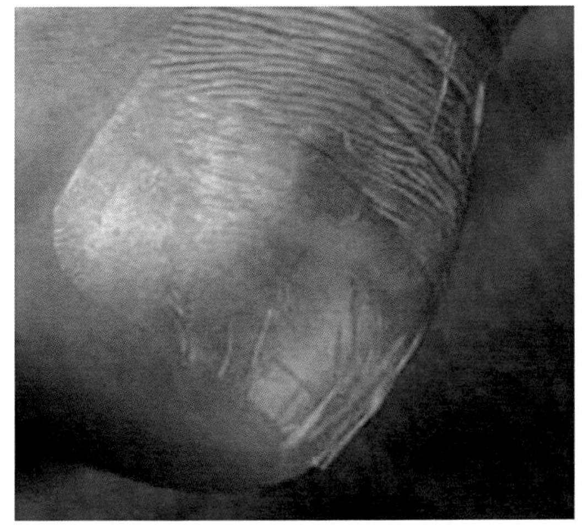

彩图 1-6-2-2

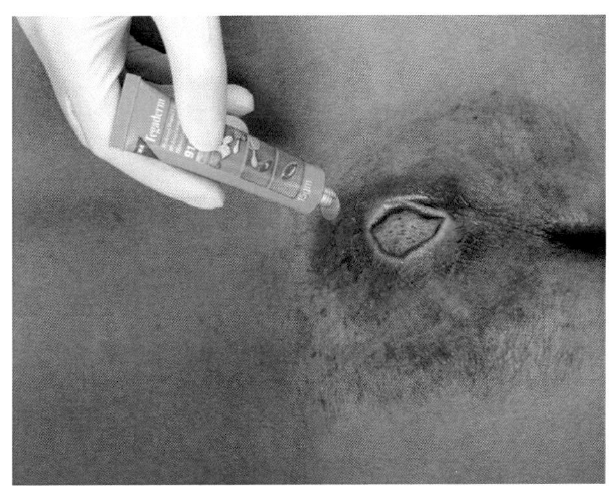

彩图 1-6-2-3

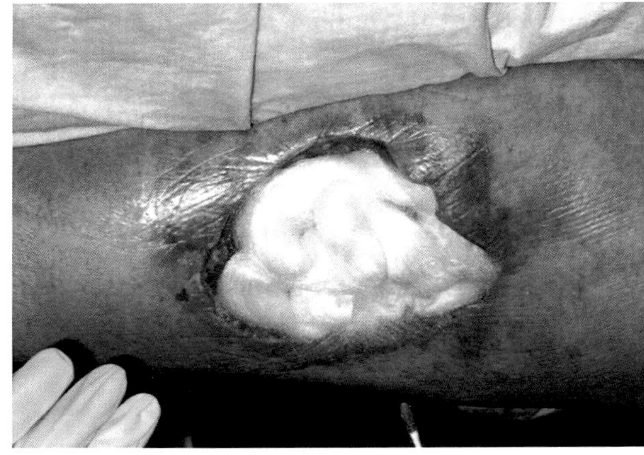

彩图 1-6-2-4

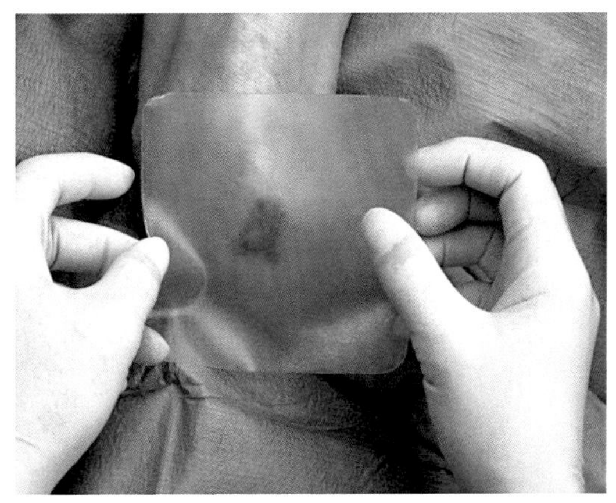

彩图 1-6-2-5

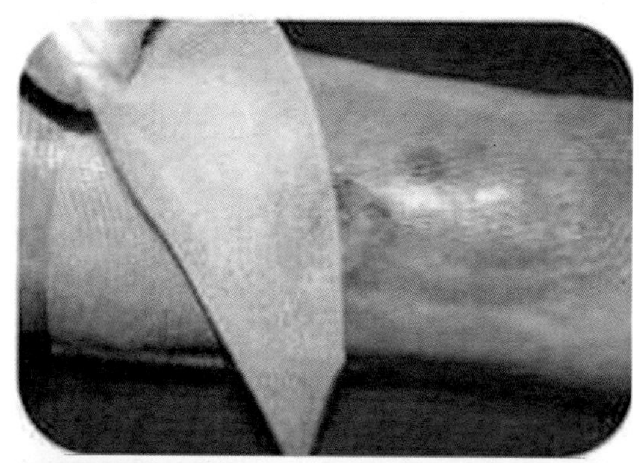

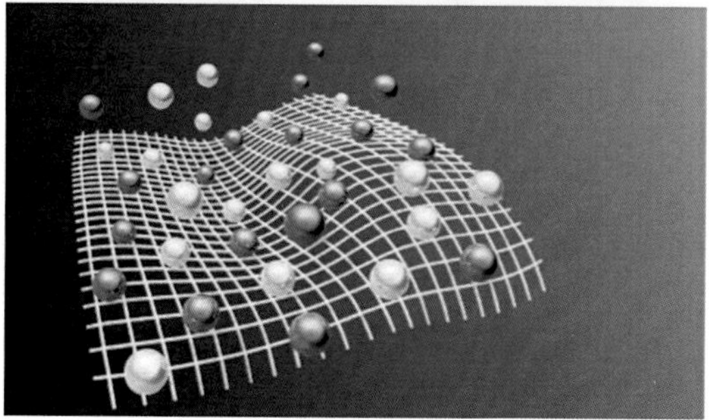

彩图 1-6-2-6

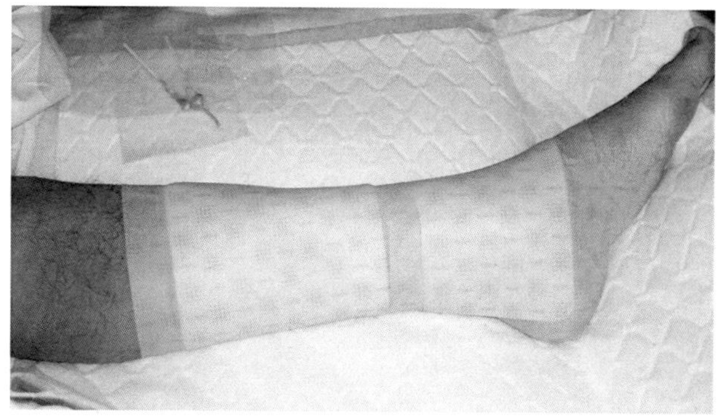

彩图 1-6-2-7

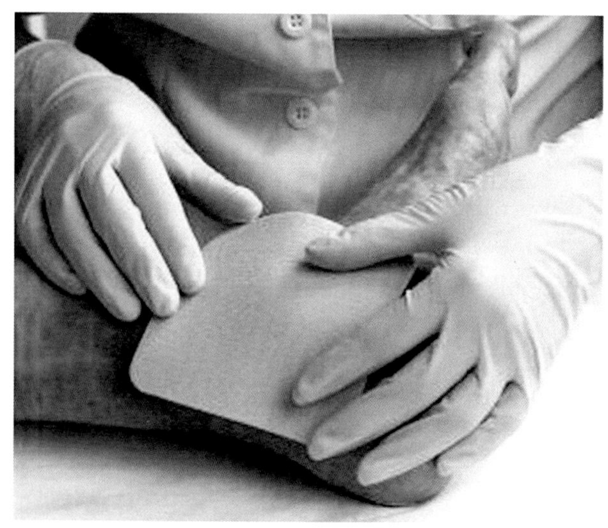

彩图 1-6-2-8

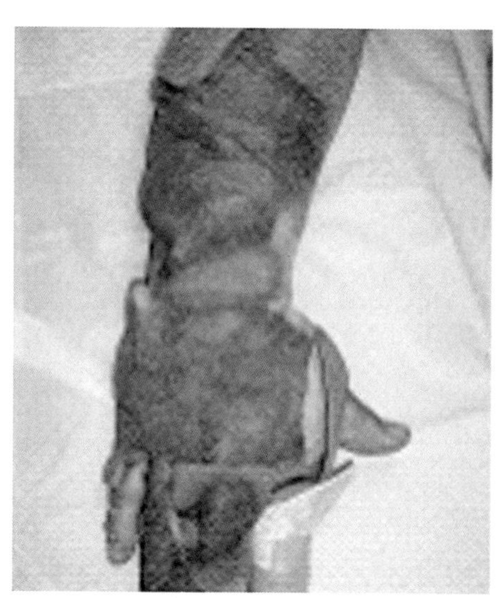

彩图 1-6-2-9

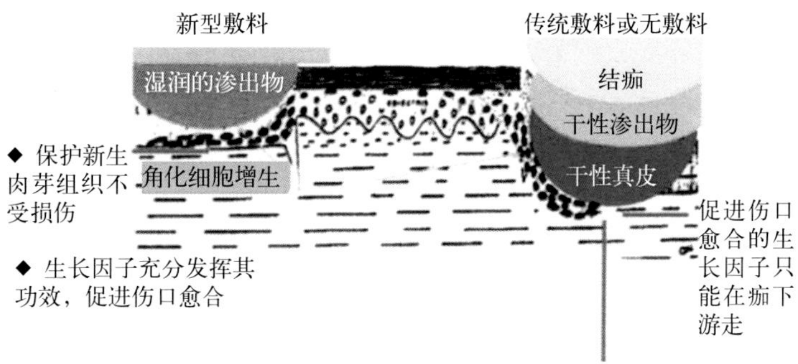

彩图 1-6-3-1

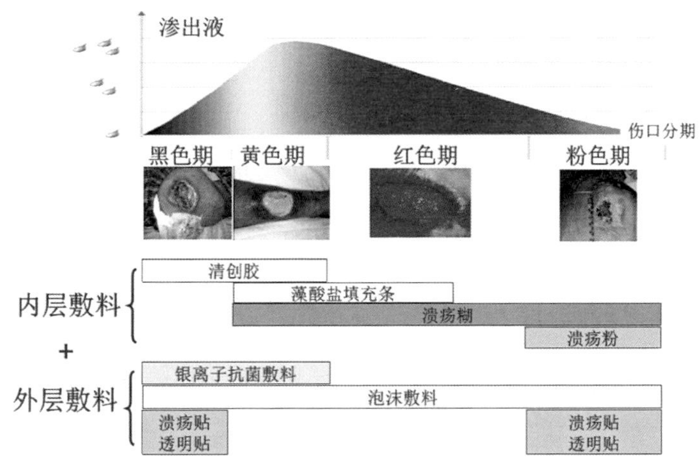

彩图 1-6-4-4

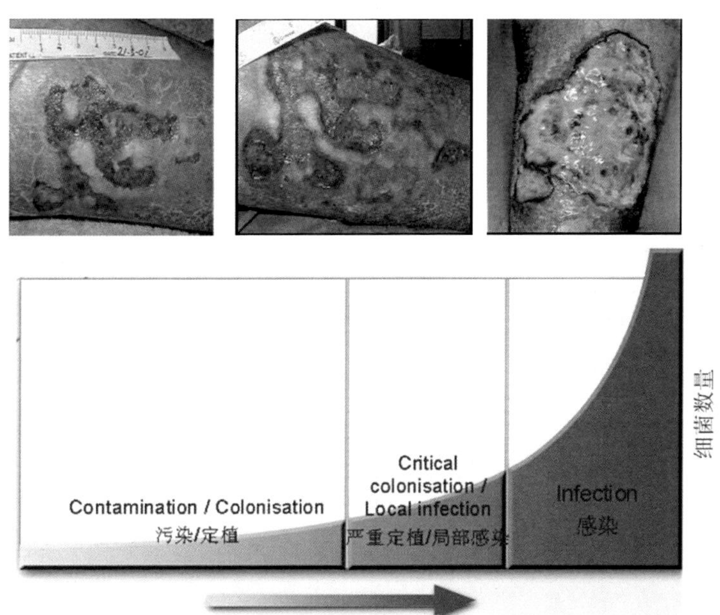

彩图 1-7-1-1

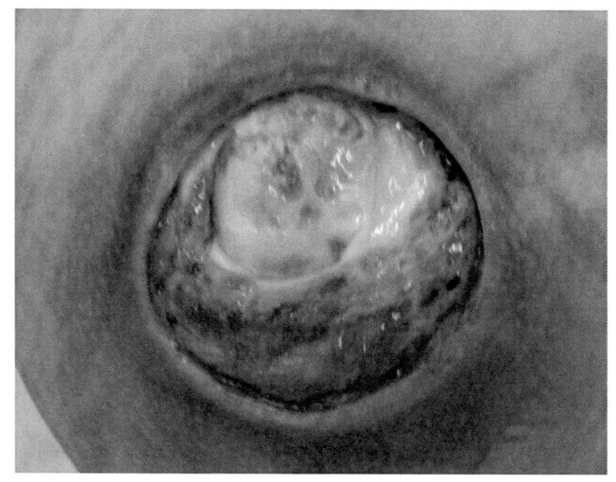

彩图 1-7-2-1

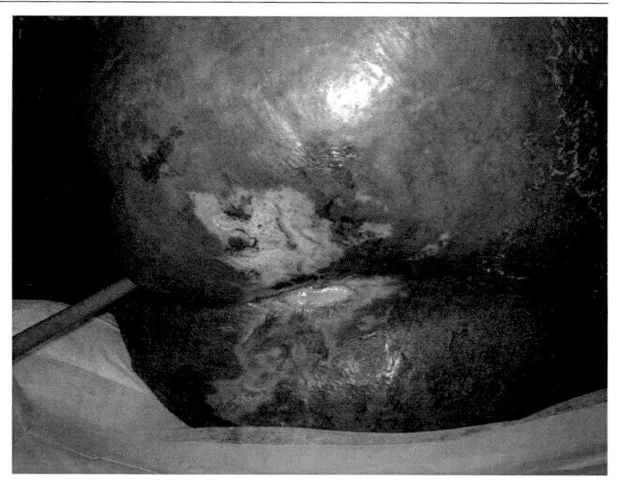

彩图 1-7-2-2

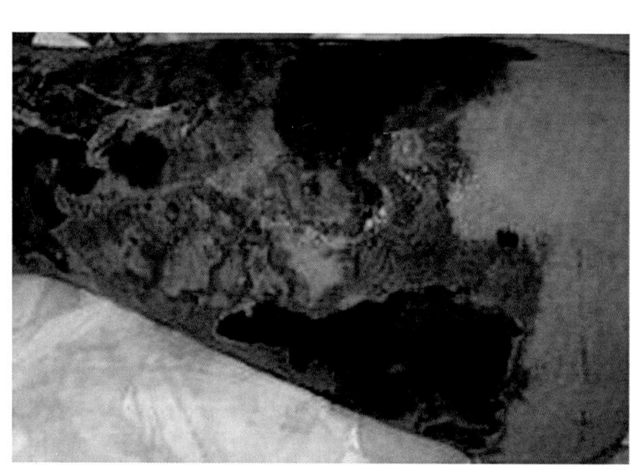

彩图 1-7-2-3

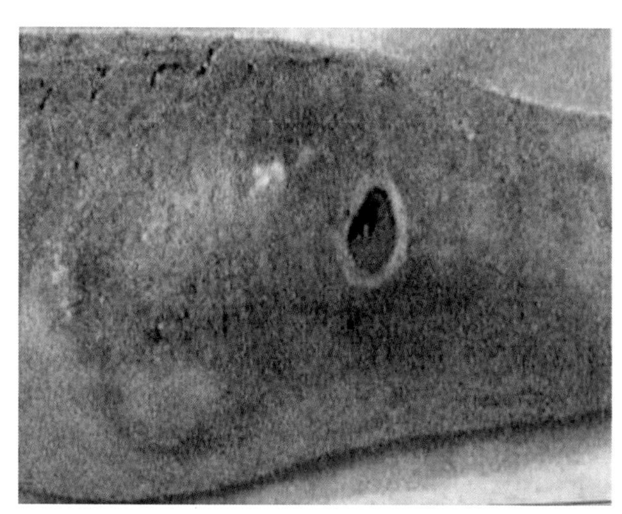

彩图 1-7-2-4

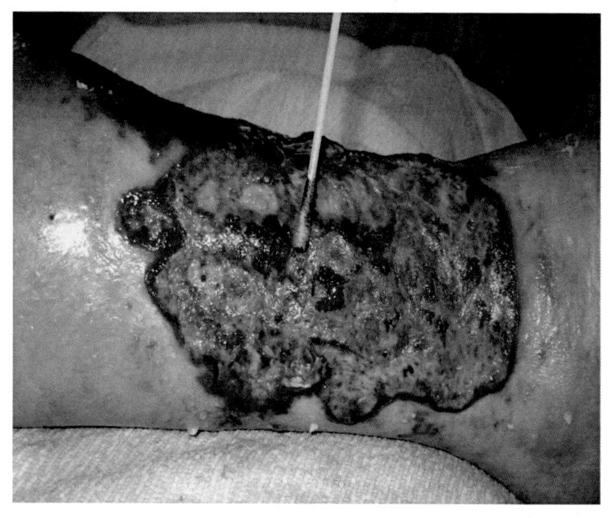

彩图 1-7-3-1

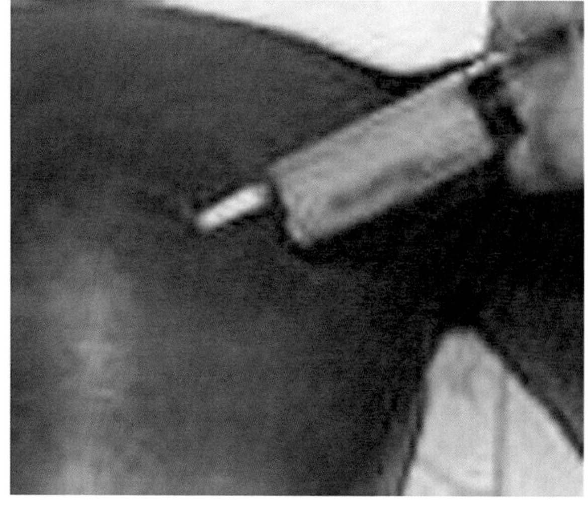

彩图 1-7-3-2

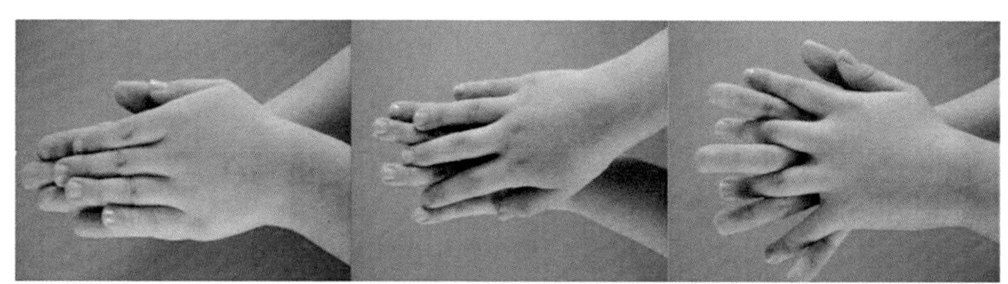

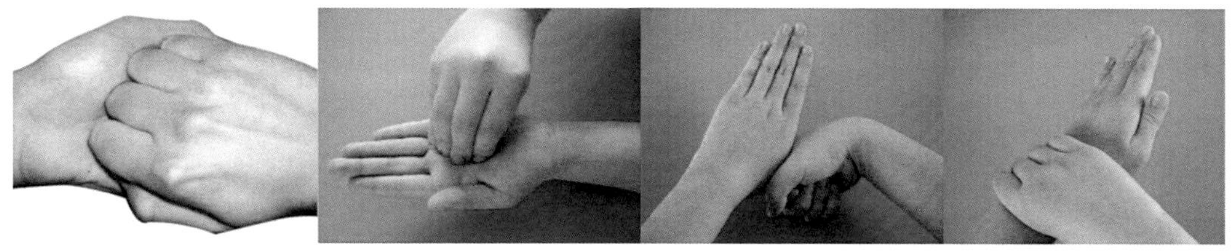

彩图 1-7-6-1

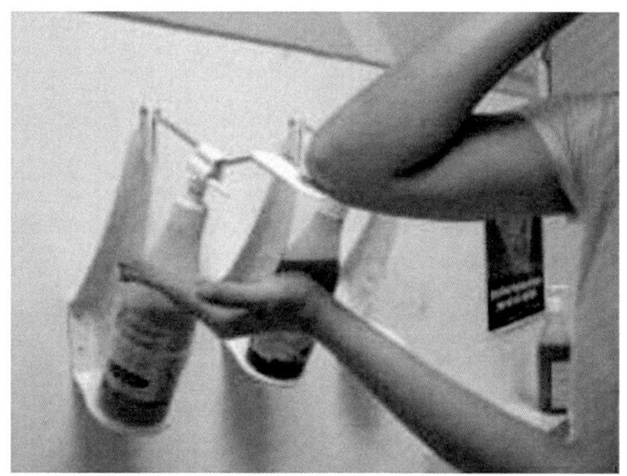

彩图 1-7-6-2

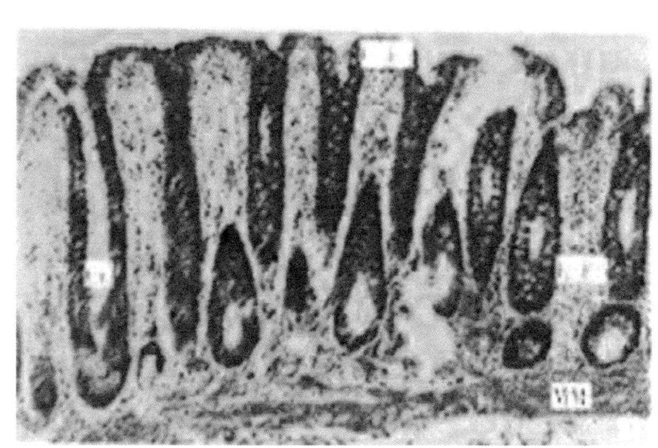

彩图 1-8-4-1

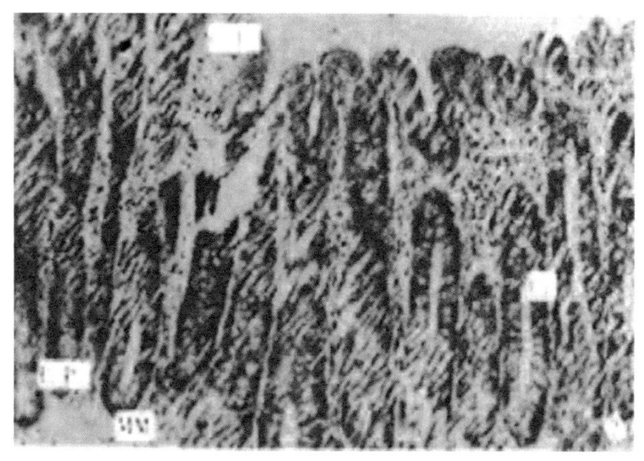

彩图 1-8-4-2

压疮高度危险

主要危险因素：

危险部位：结合图示

预防提示：

彩图 2-9-2-1

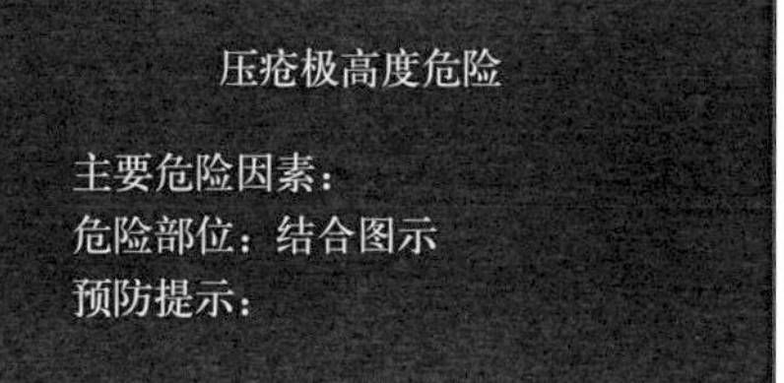

压疮极高度危险

主要危险因素：

危险部位：结合图示

预防提示：

彩图 2-9-2-2

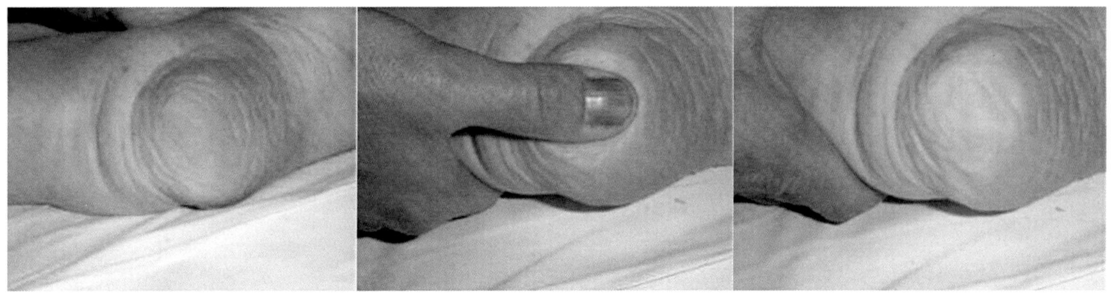

彩图 2-10-1-1

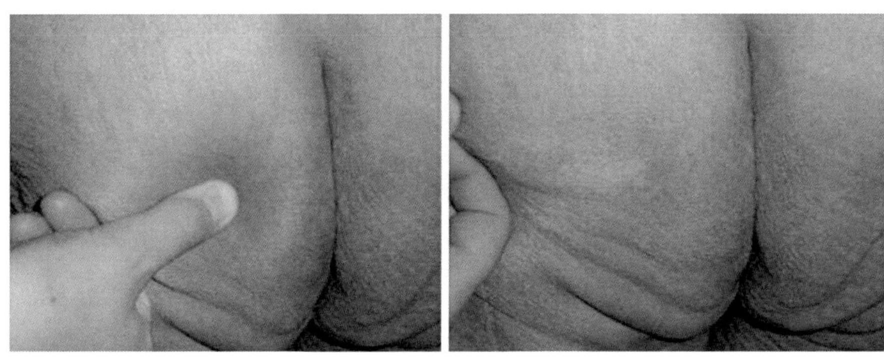

彩图 2-10-1-2

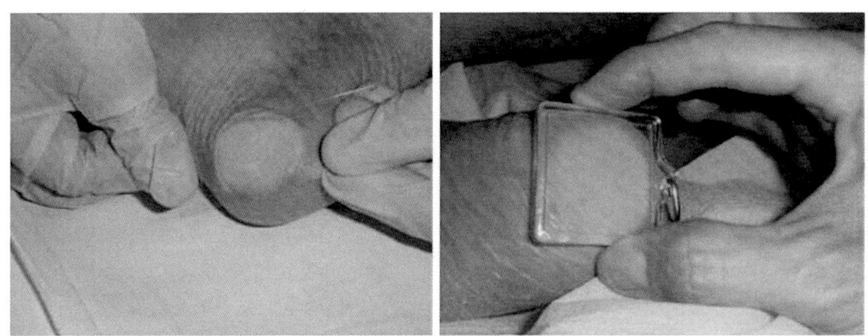

彩图 2-10-1-3

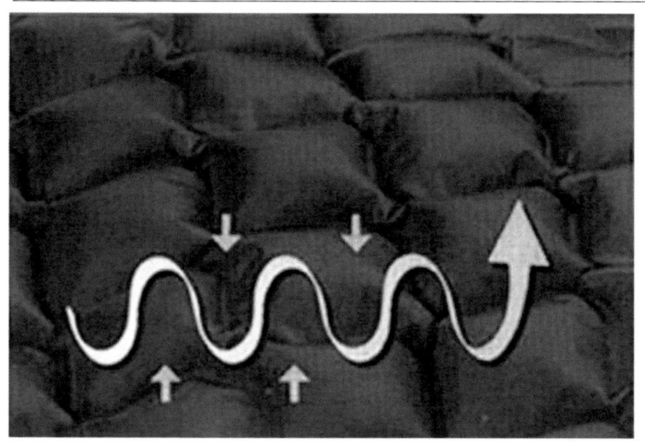

彩图 2-10-1-5

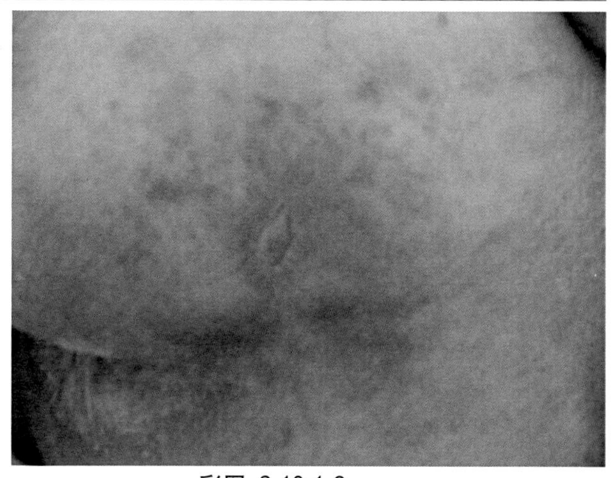

彩图 2-10-1-6

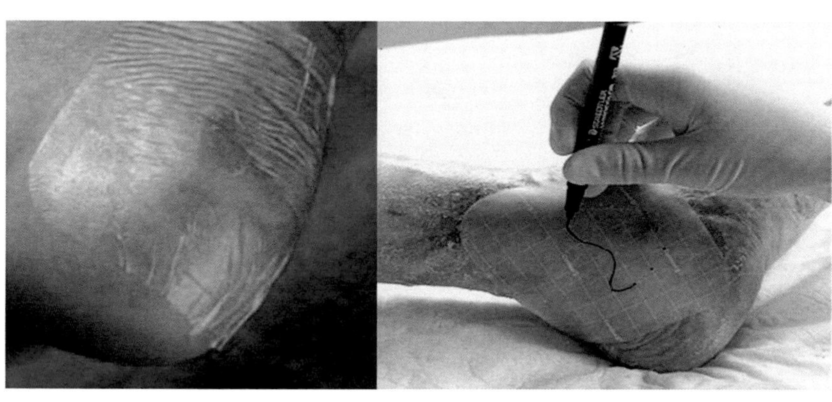

彩图 2-10-1-7

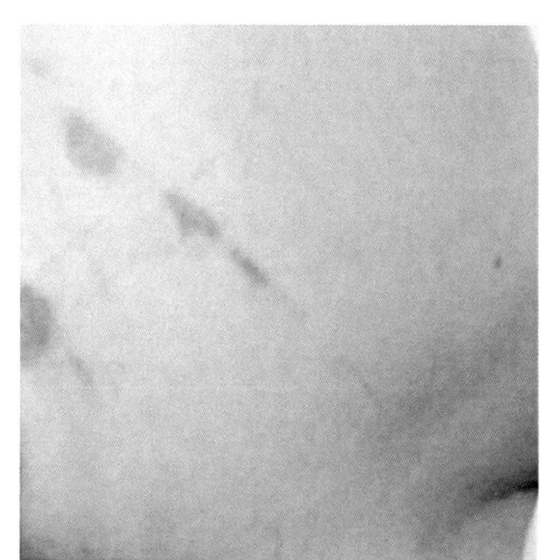

彩图 2-10-1-8

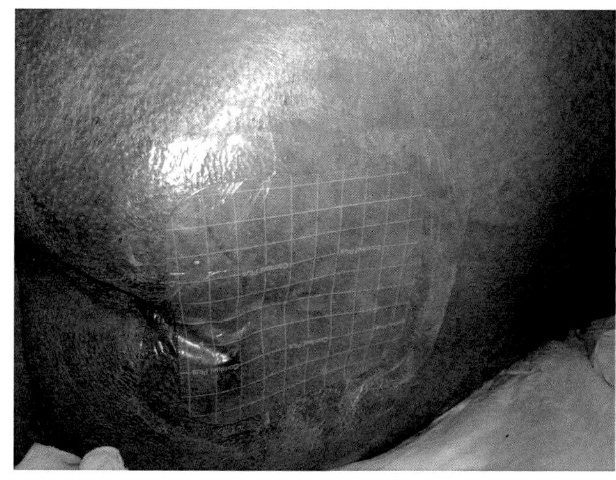

彩图 2-10-1-10

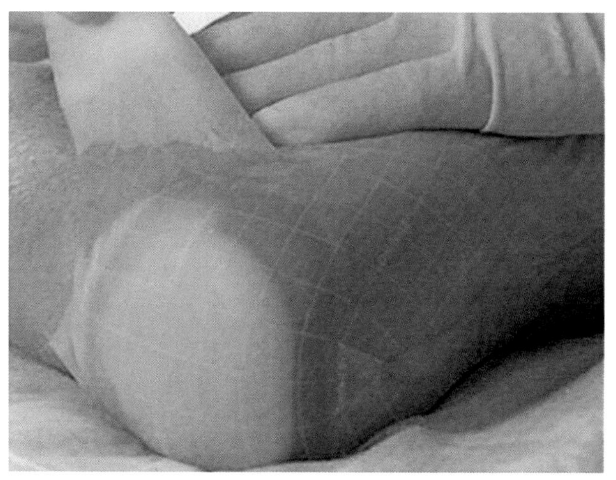

彩图 2-10-1-11

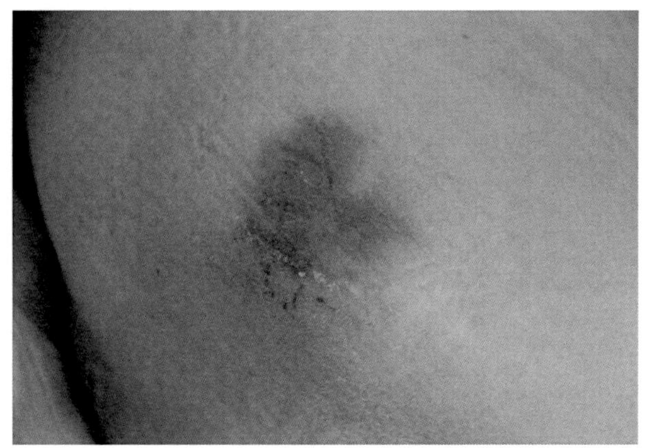

彩图 2-10-2-1

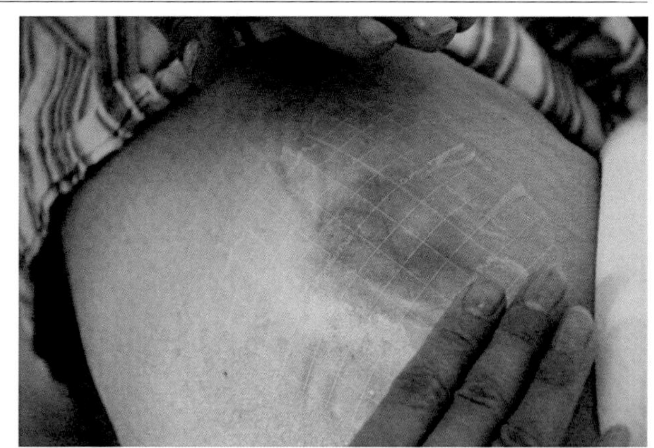

彩图 2-10-2-3

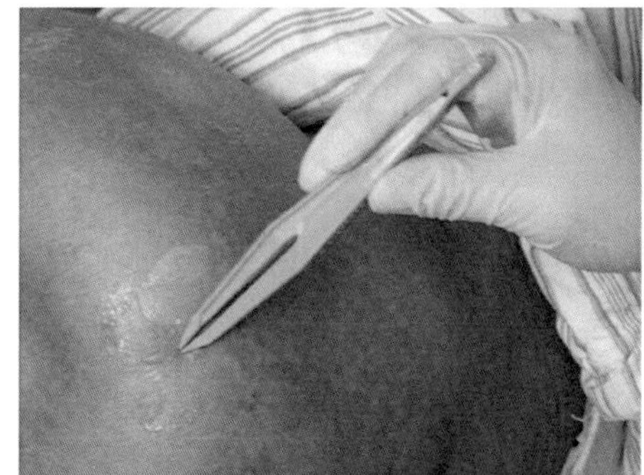

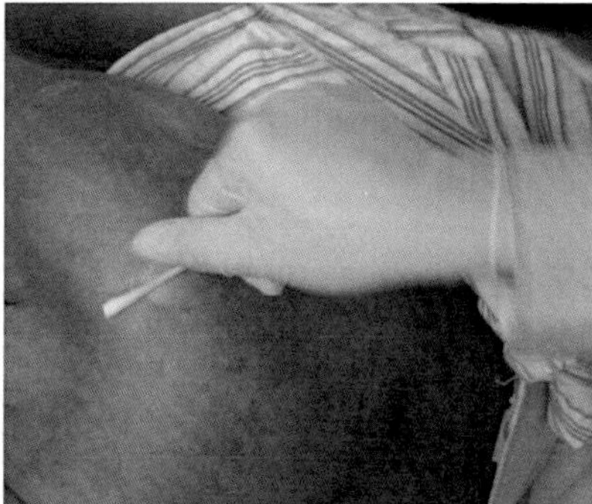

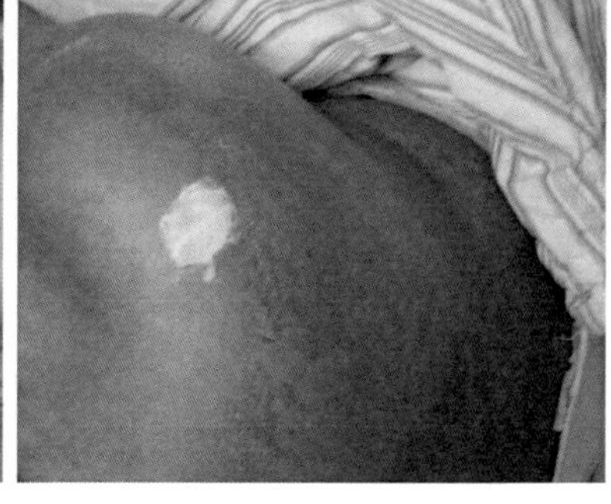

彩图 2-10-2-4

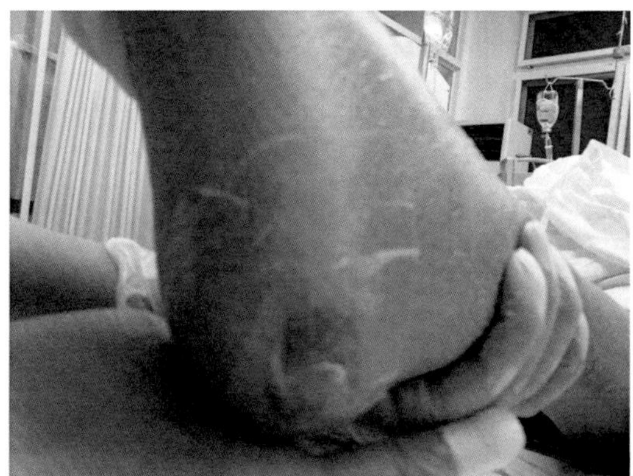

彩图 2-10-2-5

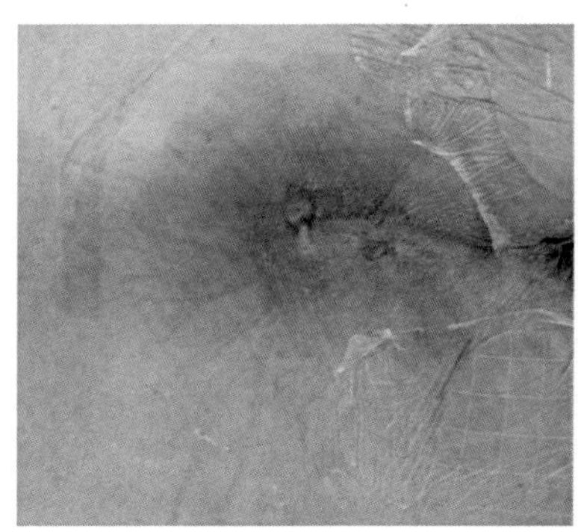

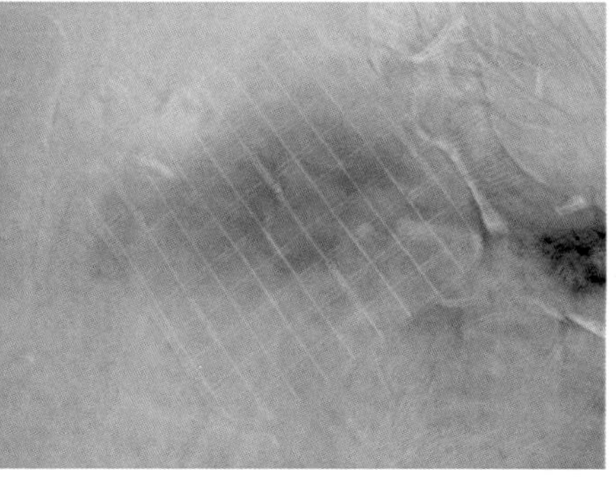

彩图 2-10-2-6

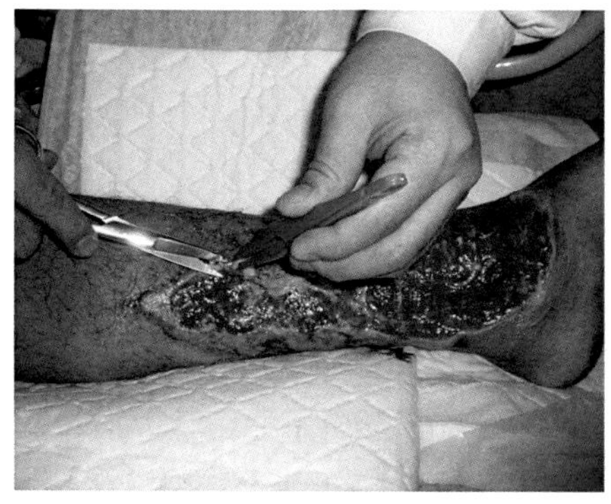
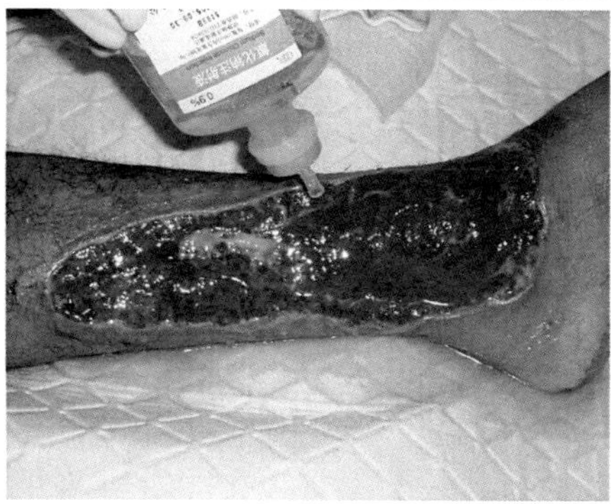
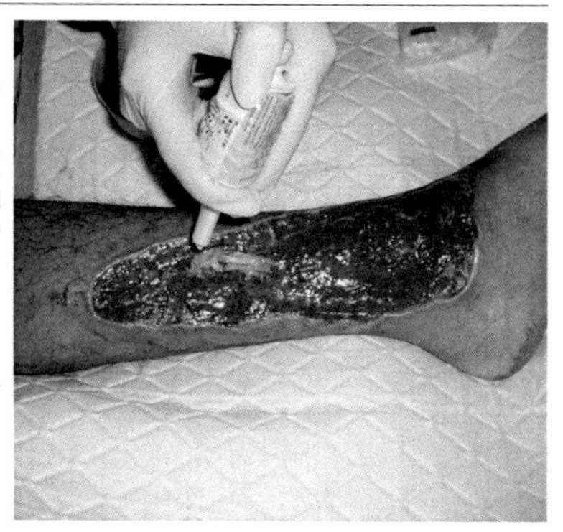

彩图 2-10-3-2

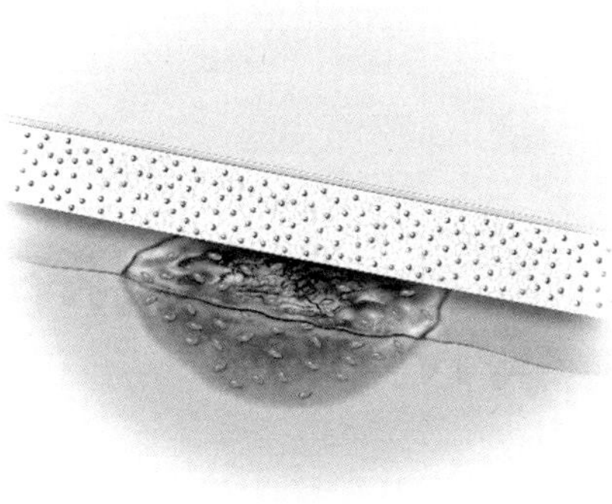
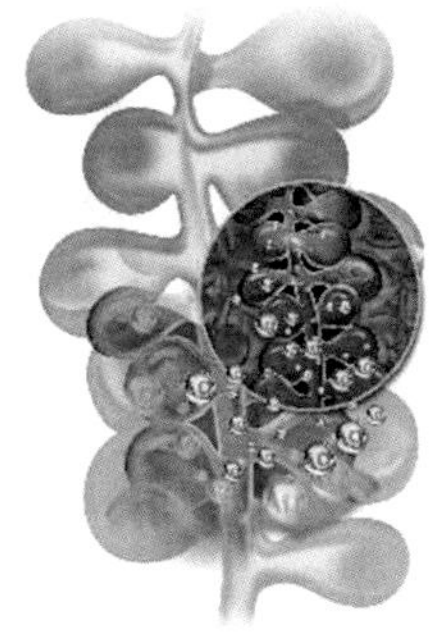
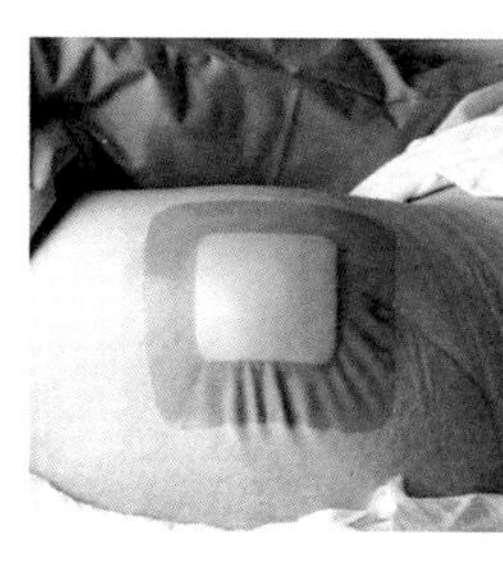

彩图 2-10-3-3

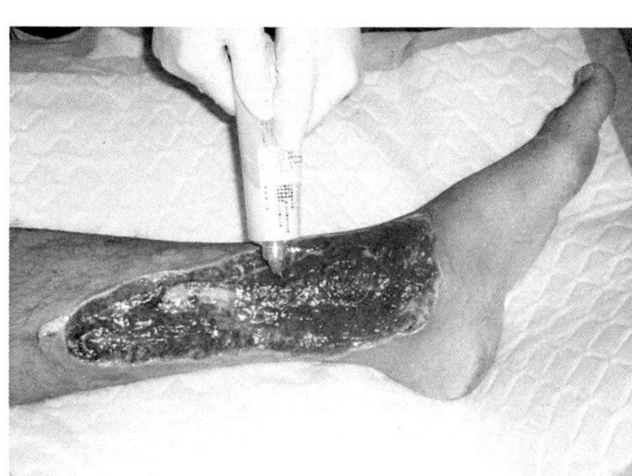
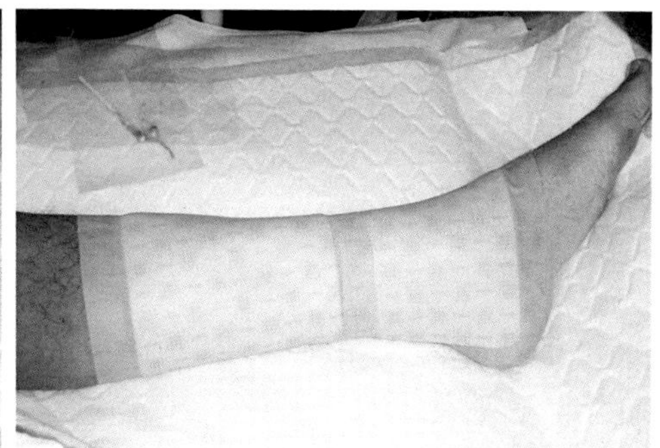

彩图 2-10-3-4

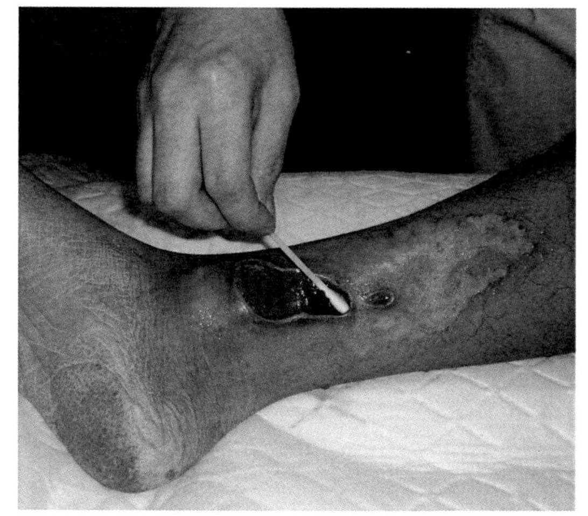

彩图 2-10-3-5

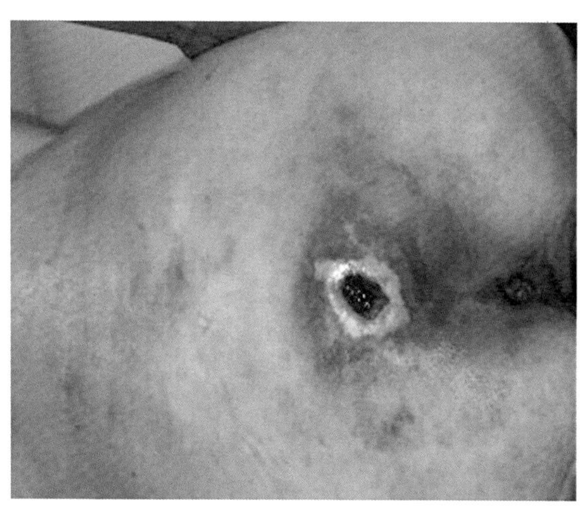

彩图 2-10-4-1

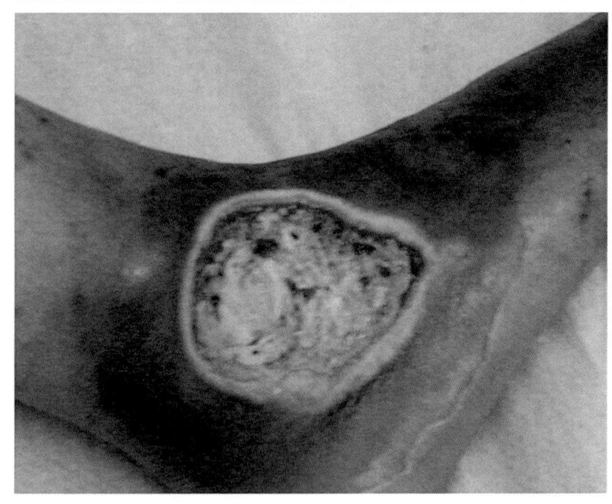

彩图 2-10-4-2

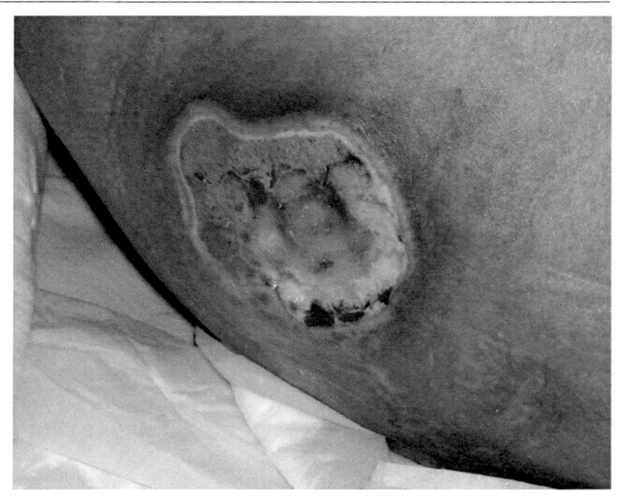

彩图 2-10-4-3

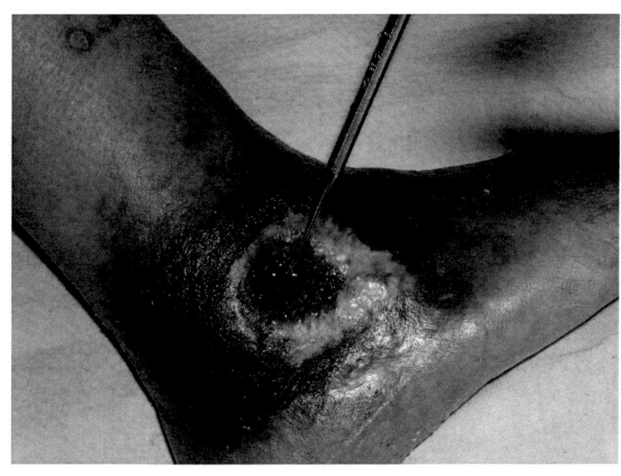

彩图 2-10-4-4

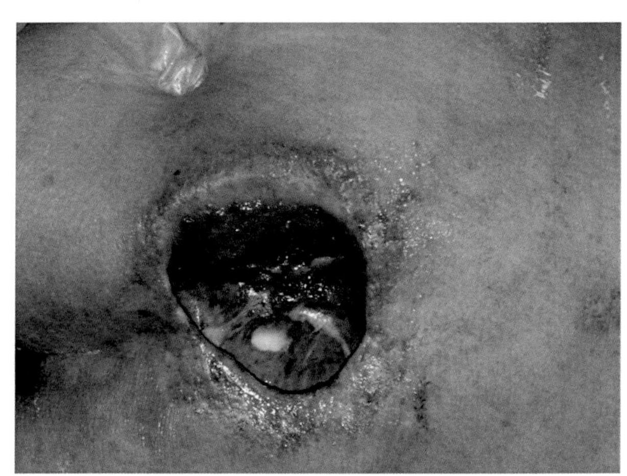

彩图 2-10-4-5

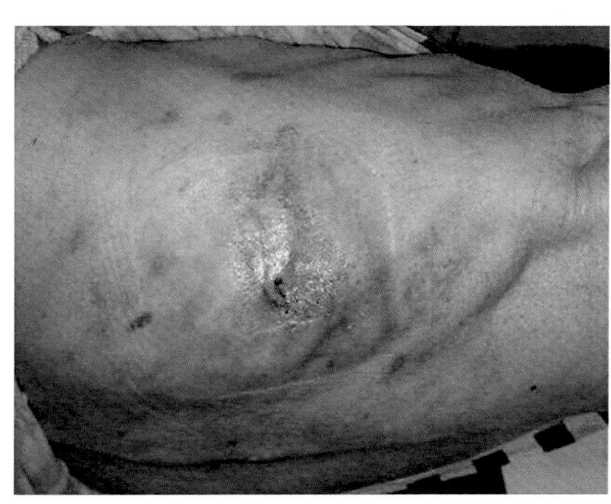

彩图 2-10-4-6

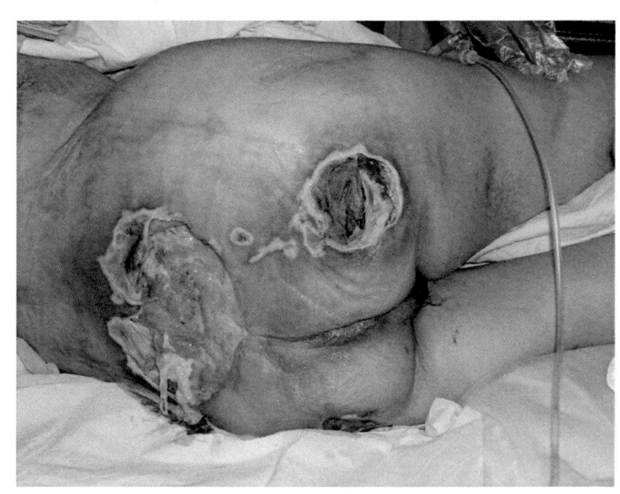

彩图 2-10-4-7

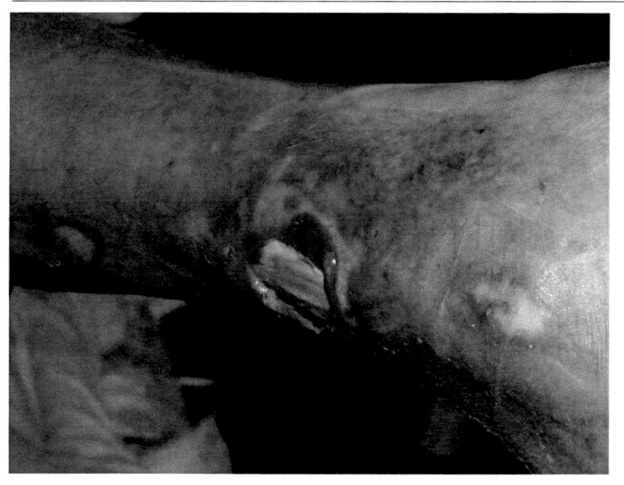

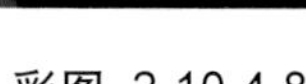
彩图 2-10-4-8

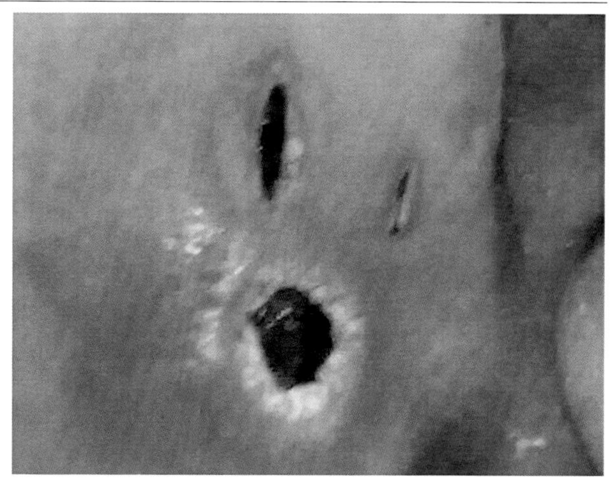

彩图 2-10-4-9

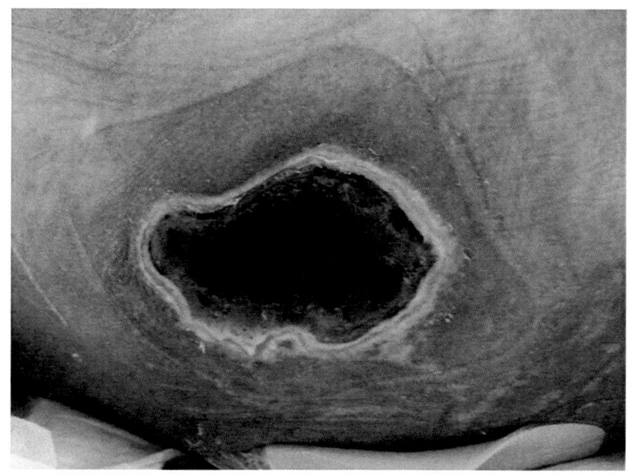

彩图 2-10-5-1

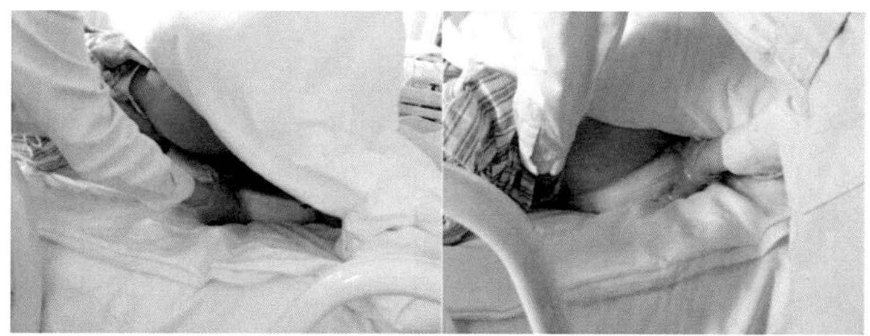

彩图 3-11-1-1

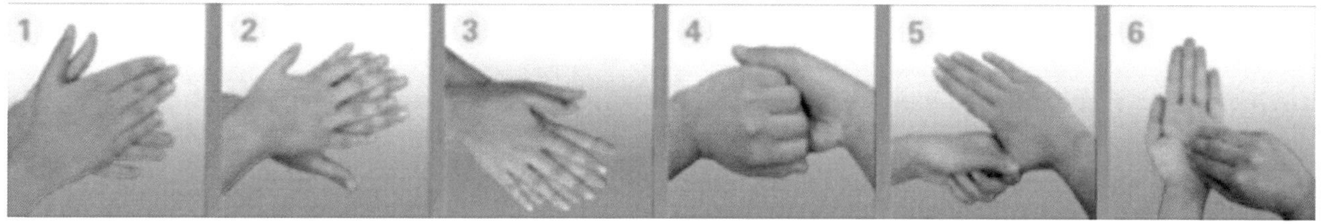

彩图 3-11-4-1

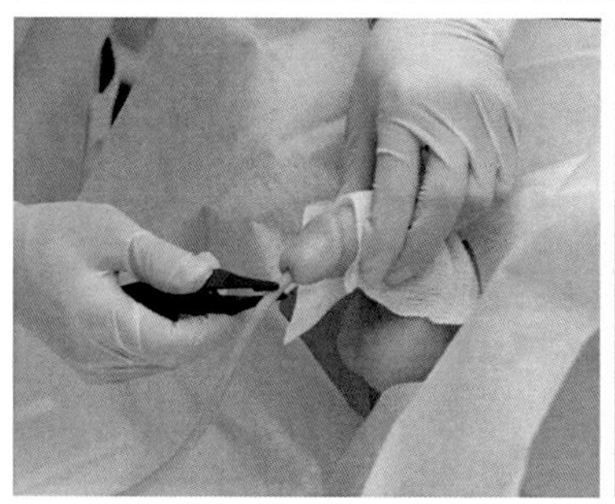

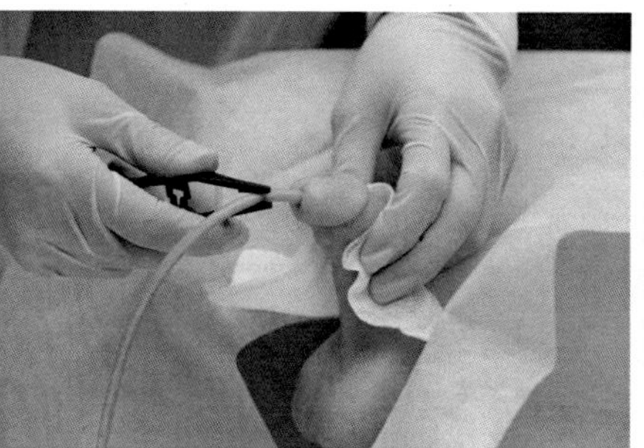

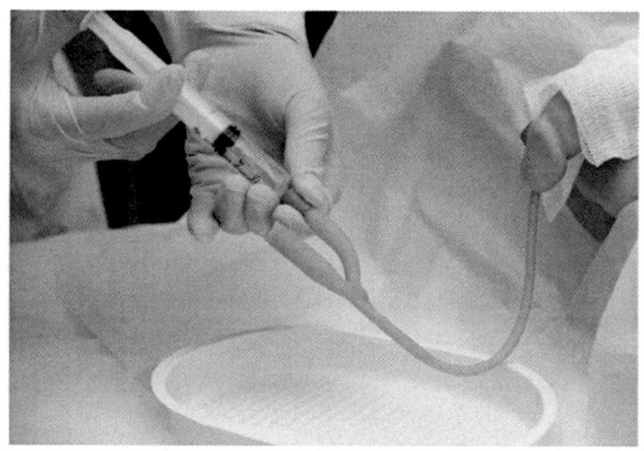

彩图 3-11-4-4

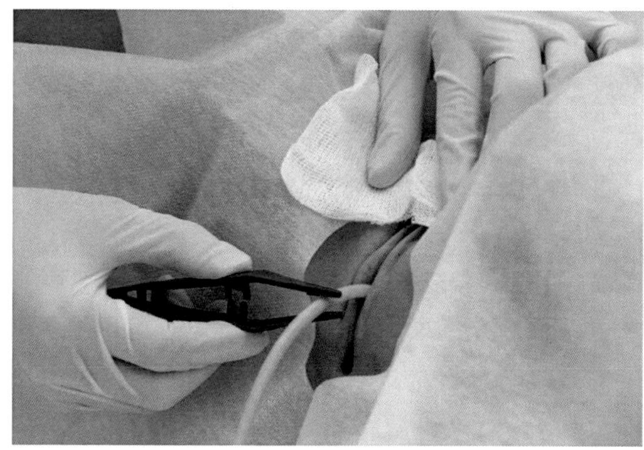

彩图 3-11-4-5

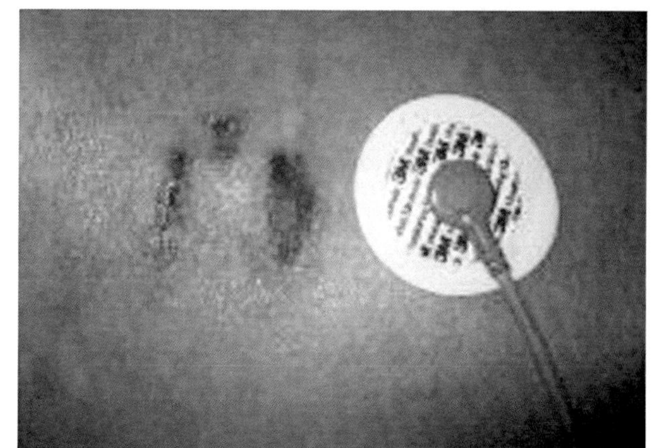

彩图 3-12-1-5

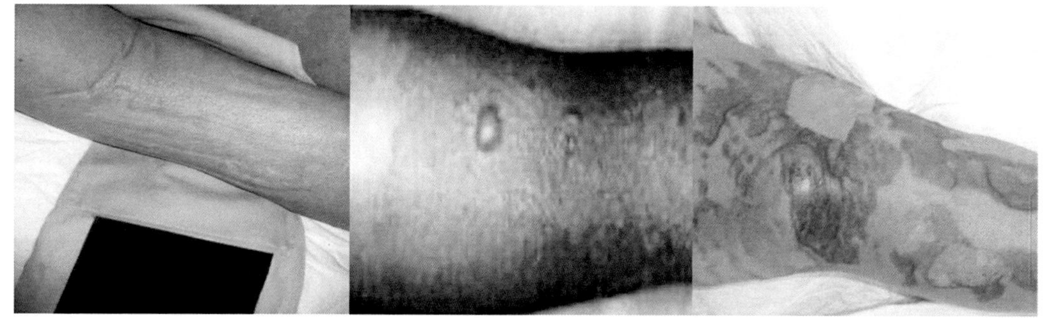

彩图 3-12-1-6

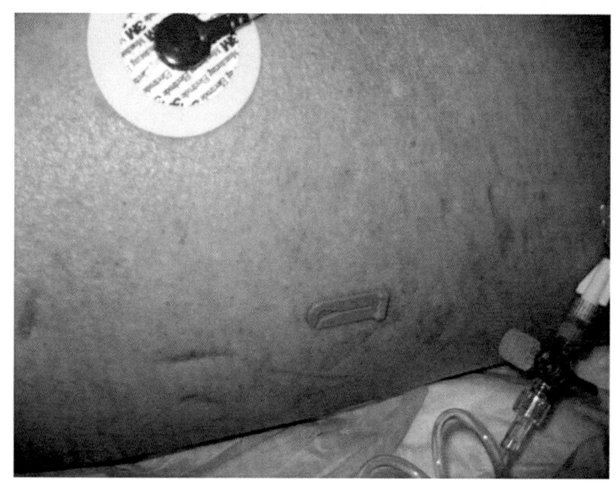

彩图 3-12-1-7

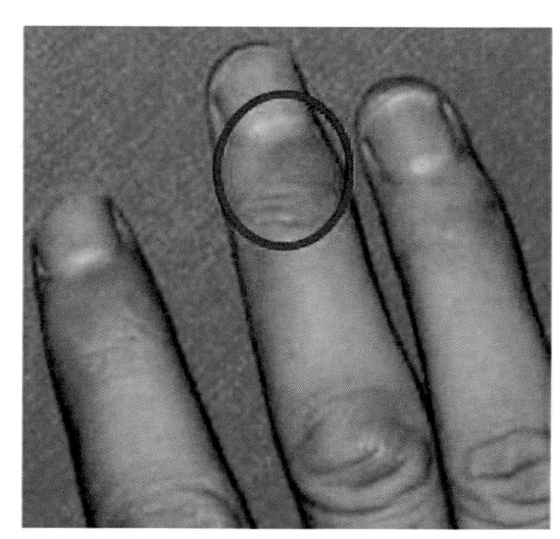

彩图 3-12-1-8

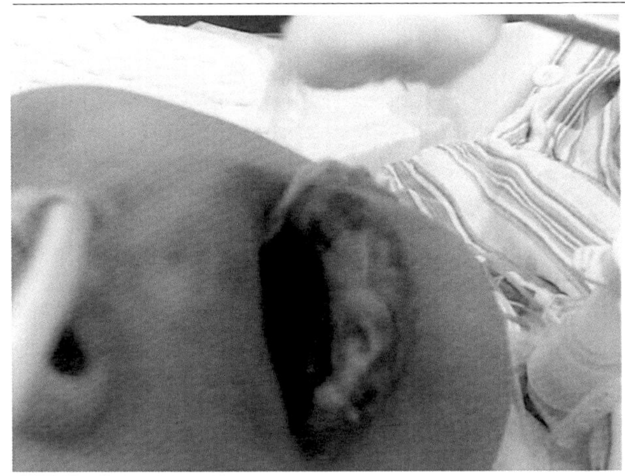

彩图 3-12-1-9

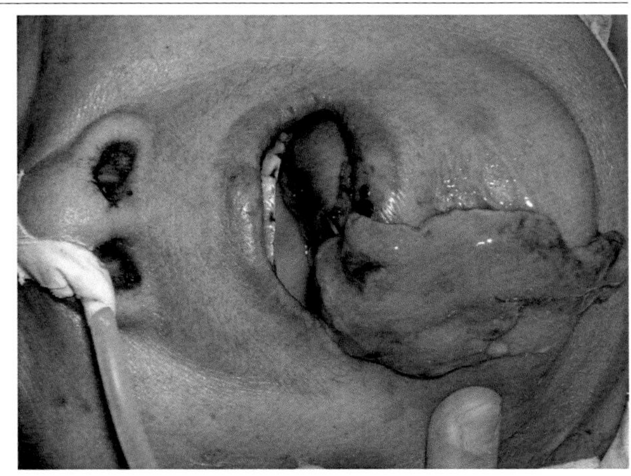

彩图 3-12-1-10

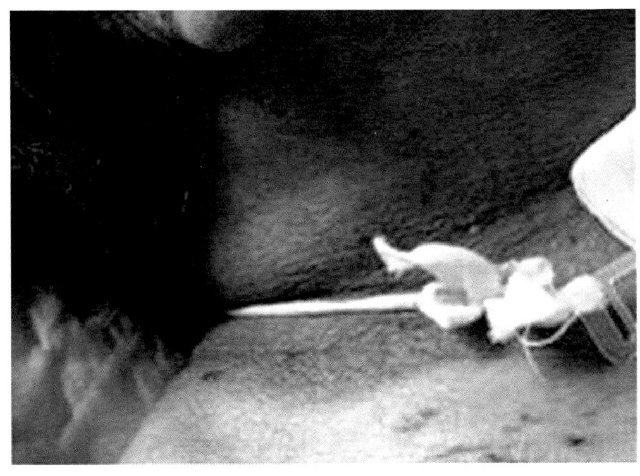

彩图 3-12-1-11

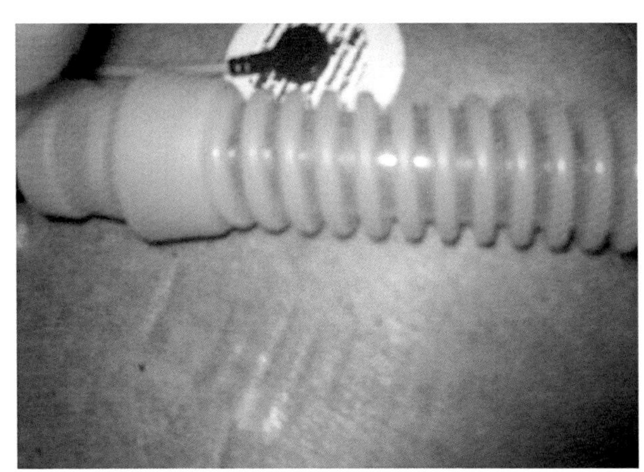

彩图 3-12-1-12

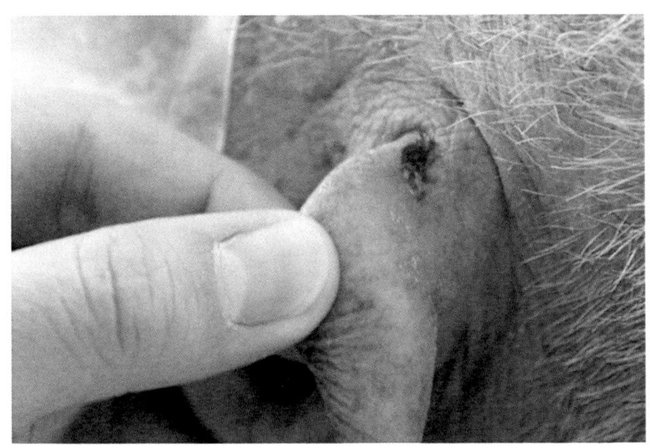

彩图 3-12-1-13

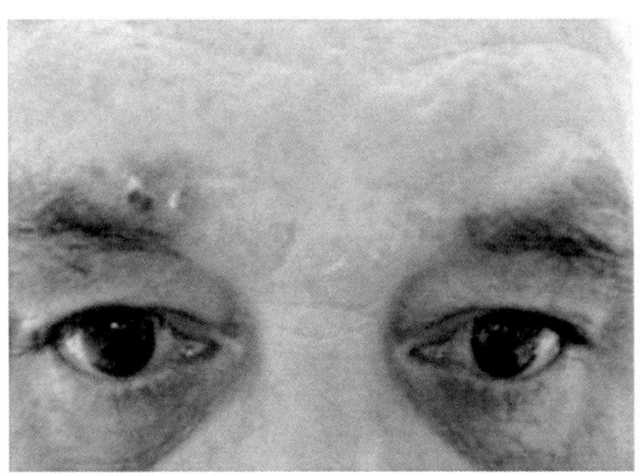

彩图 3-12-1-14

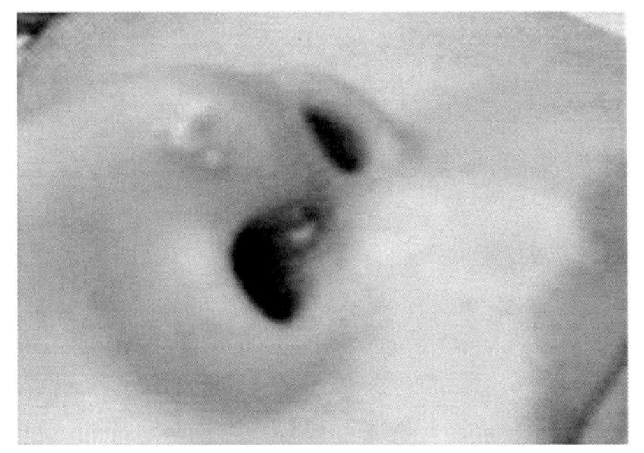

彩图 3-12-1-15

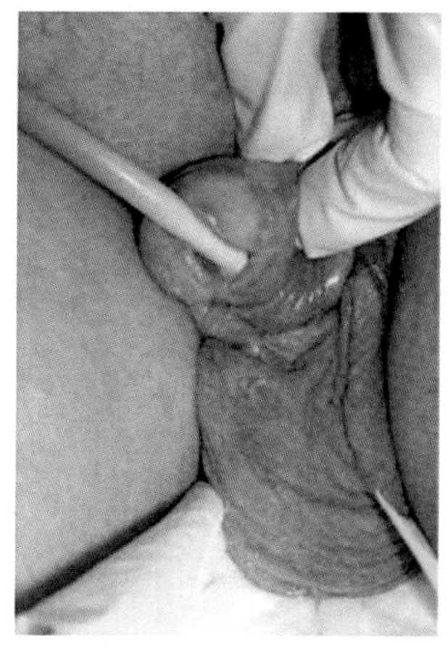
彩图 3-12-1-16

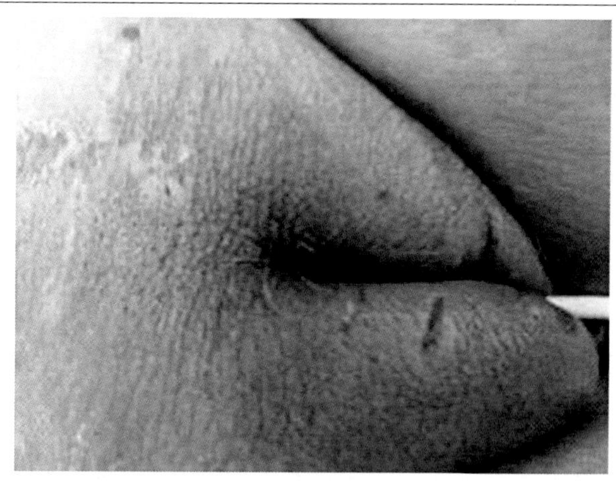
彩图 3-12-1-17

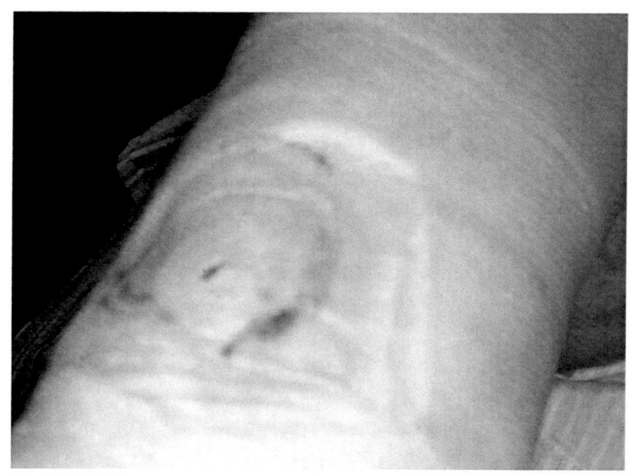
彩图 3-12-1-18

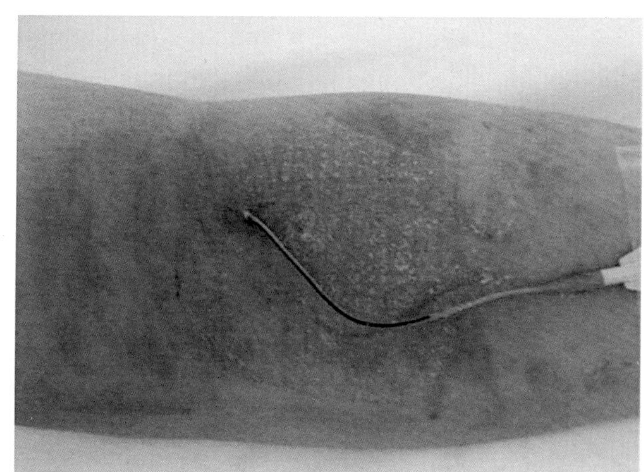
彩图 3-12-1-19

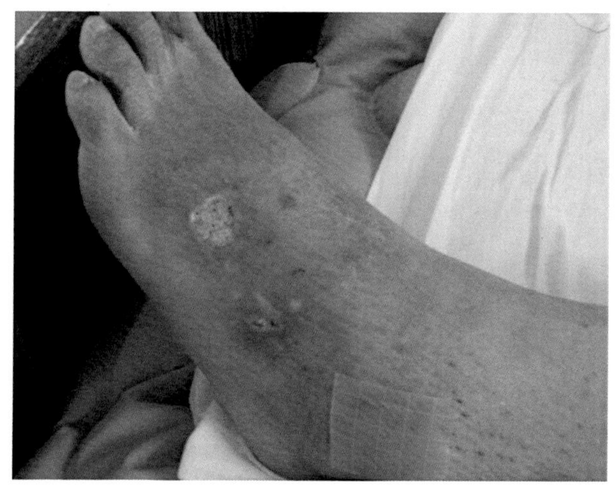
彩图 3-12-1-20

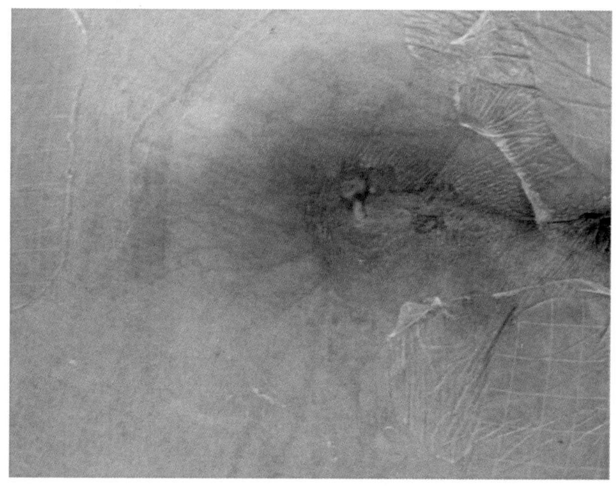
彩图 3-12-1-21

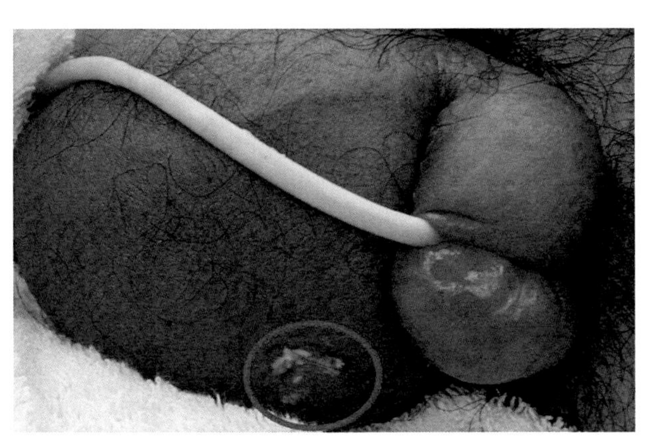

彩图 3-12-1-22

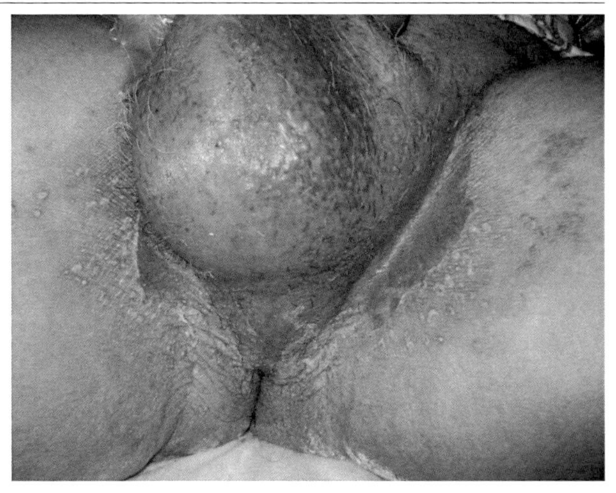

彩图 3-12-1-23

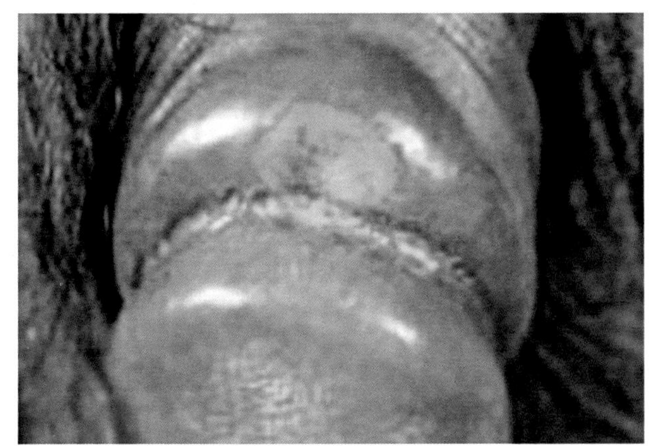

彩图 3-12-1-24

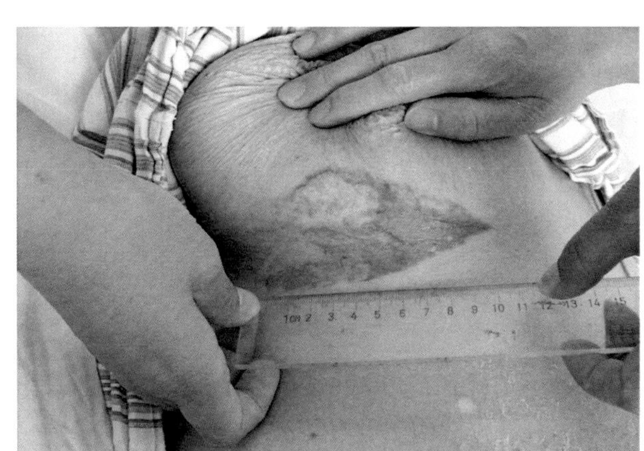

彩图 3-12-1-25

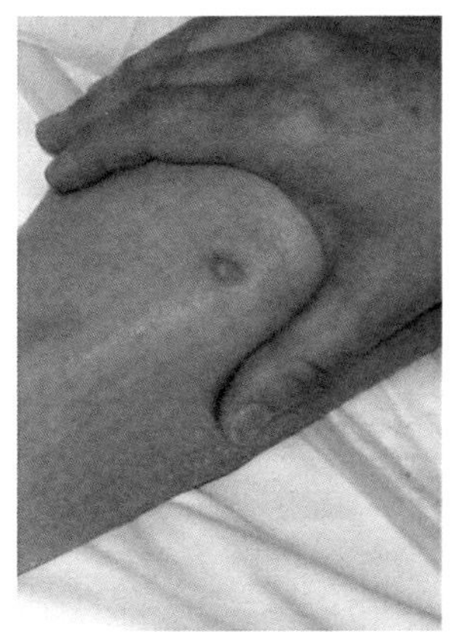

彩图 3-12-1-26

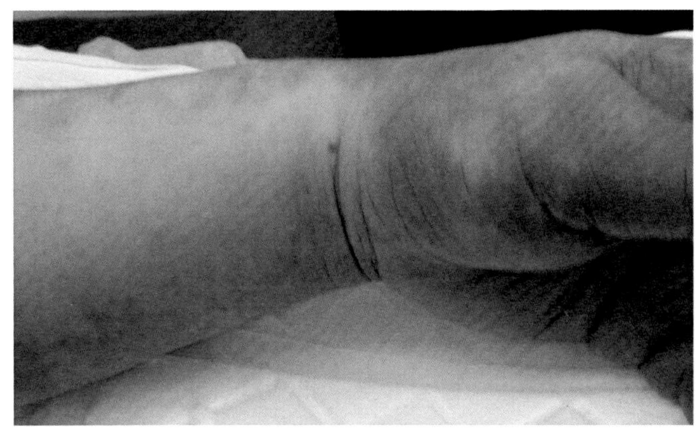

彩图 3-12-1-27

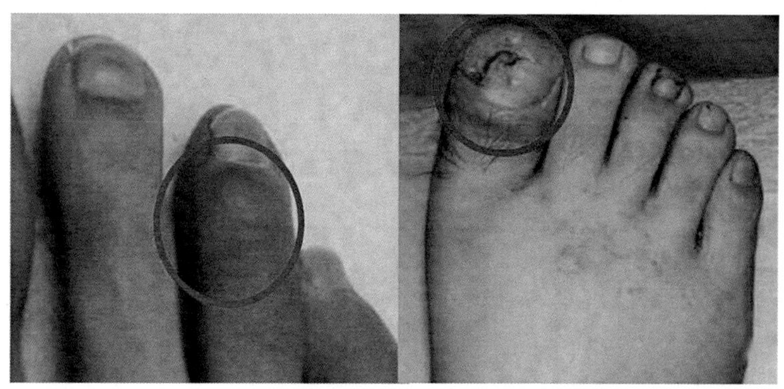

彩图 3-12-1-28

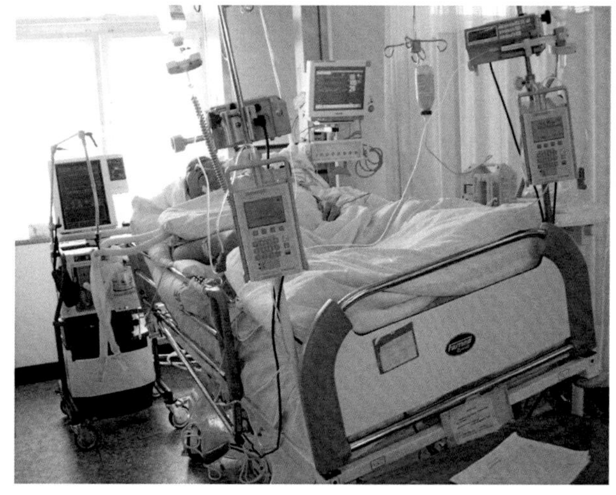

彩图 3-12-1-30

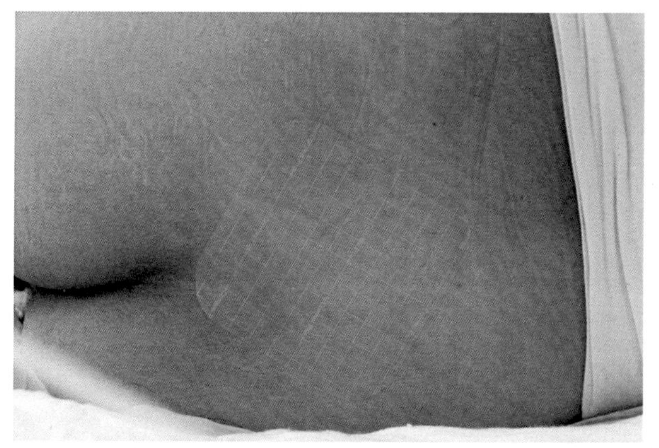

彩图 3-12-1-33

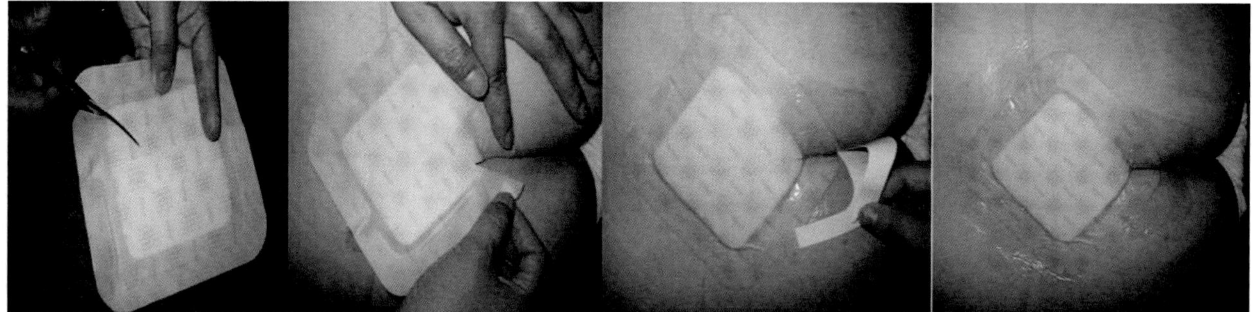

彩图 3-12-1-34

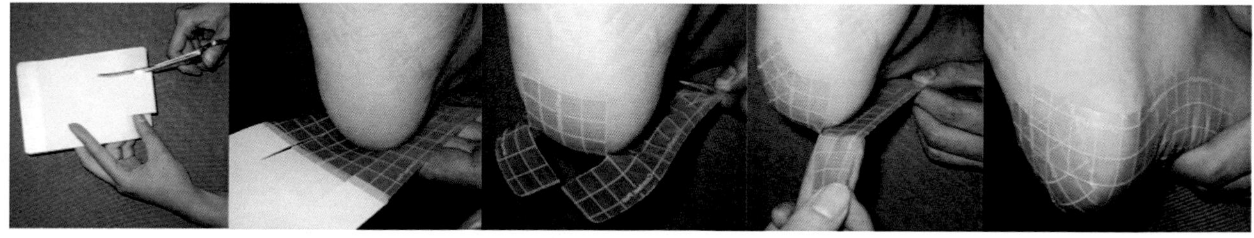

彩图 3-12-1-35

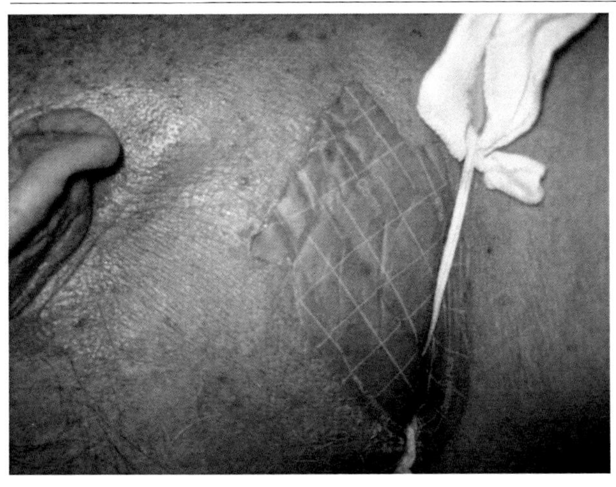

彩图 3-12-1-41

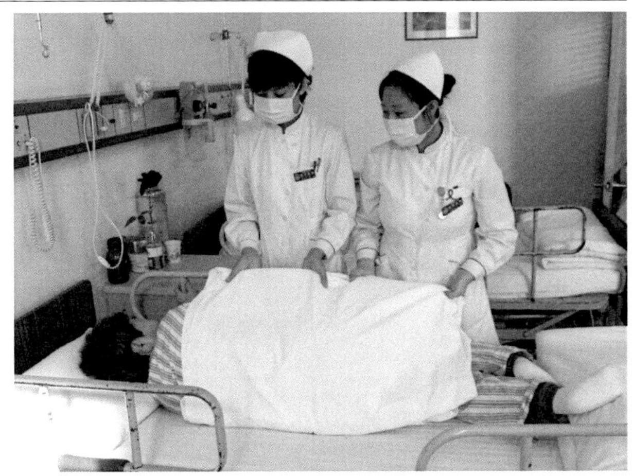

彩图 3-12-1-44

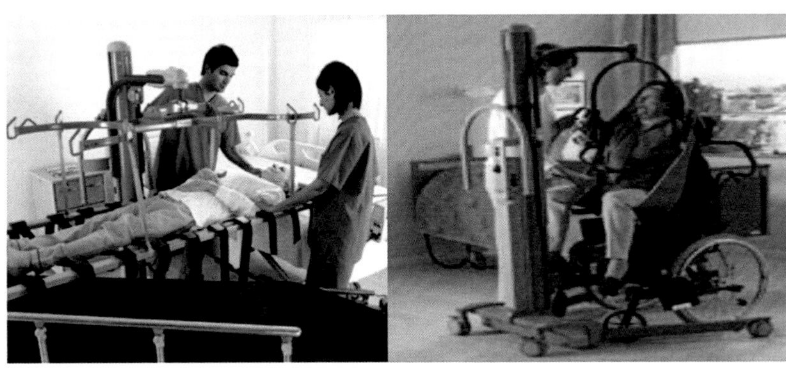

彩图 3-12-1-45

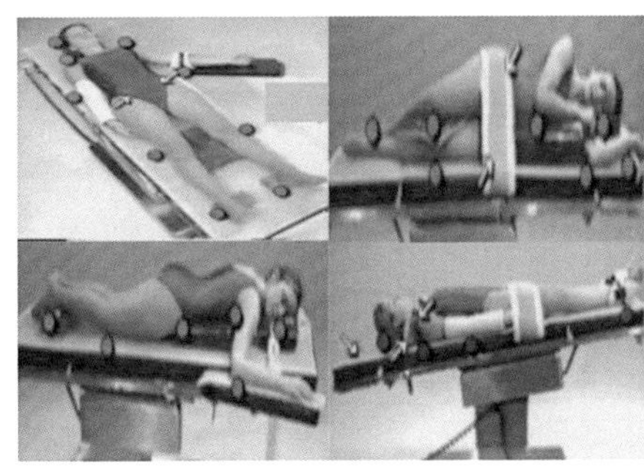

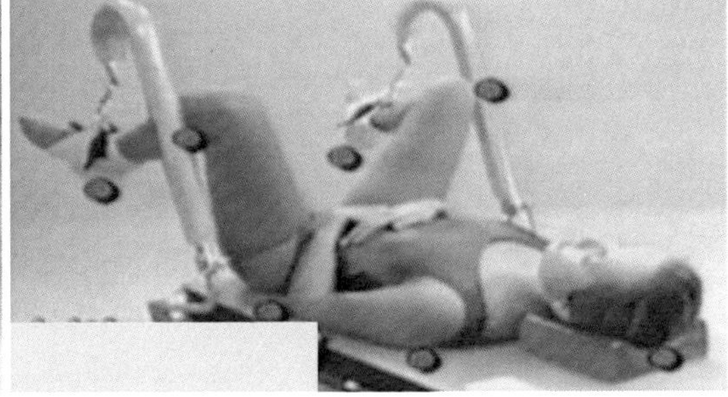

彩图 3-12-2-1

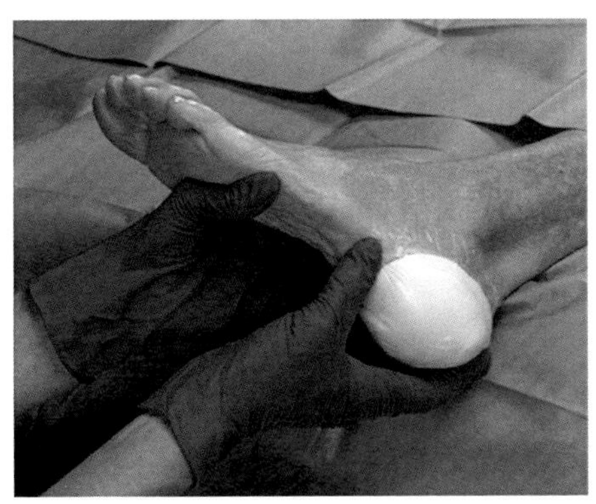

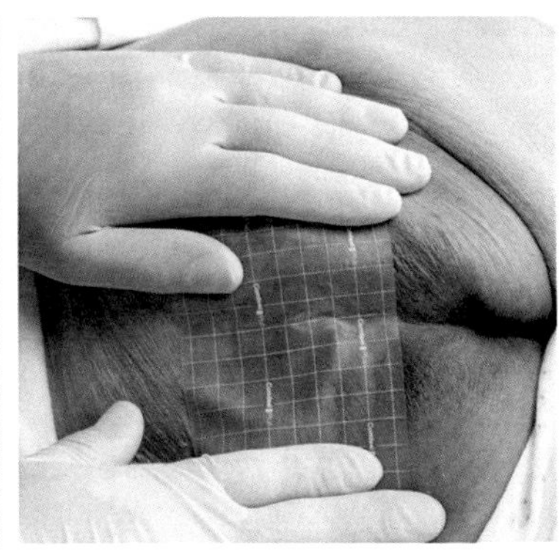

彩图 3-12-2-12

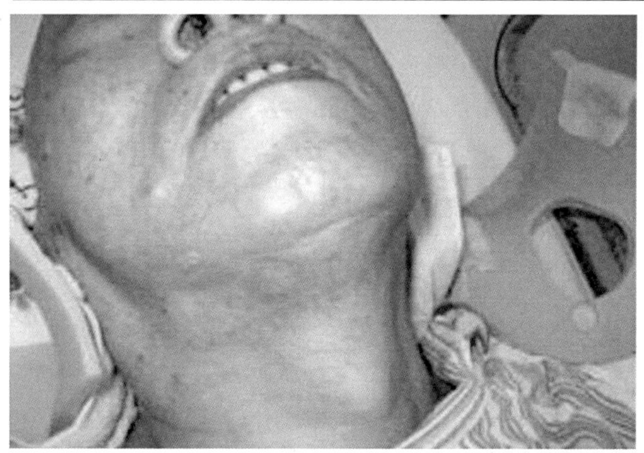

彩图 3-12-3-1

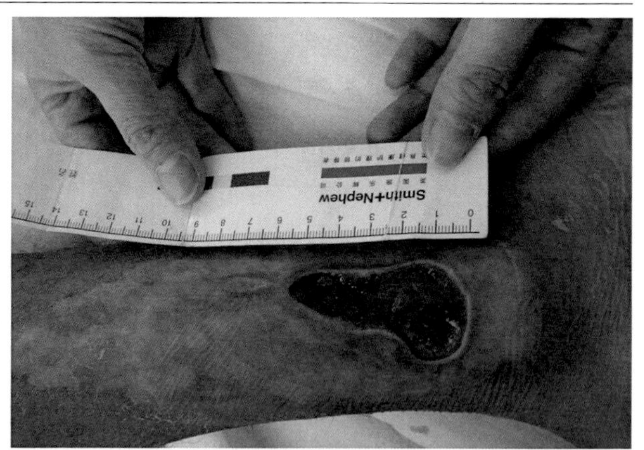

彩图 3-12-3-2

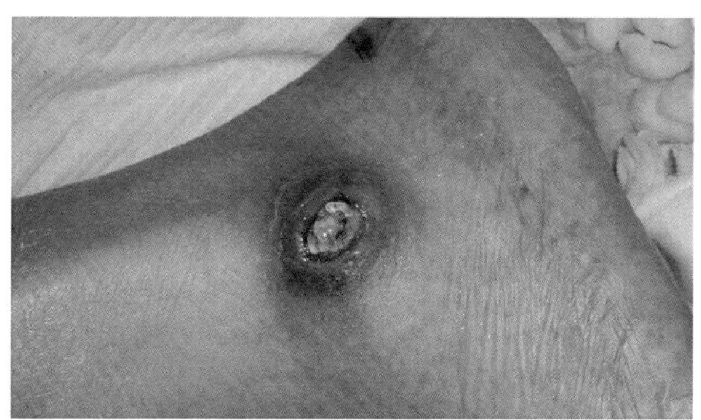

彩图 3-12-3-3

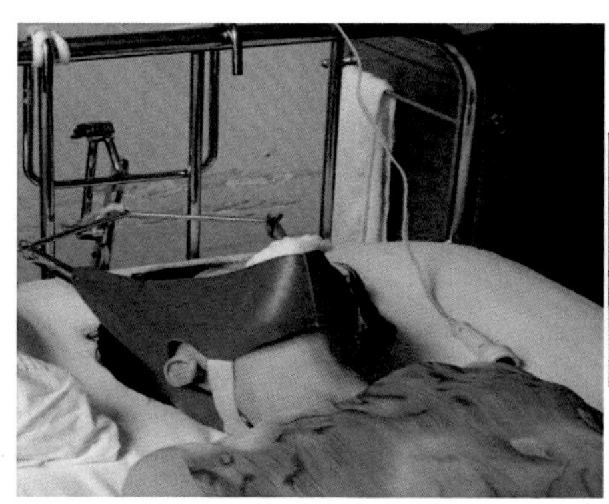

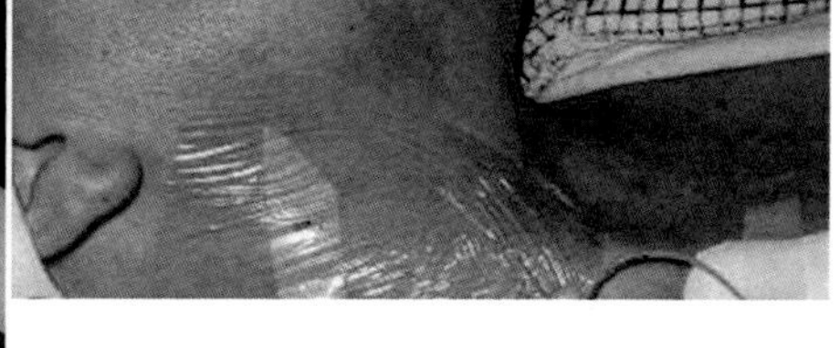

彩图 3-12-3-4

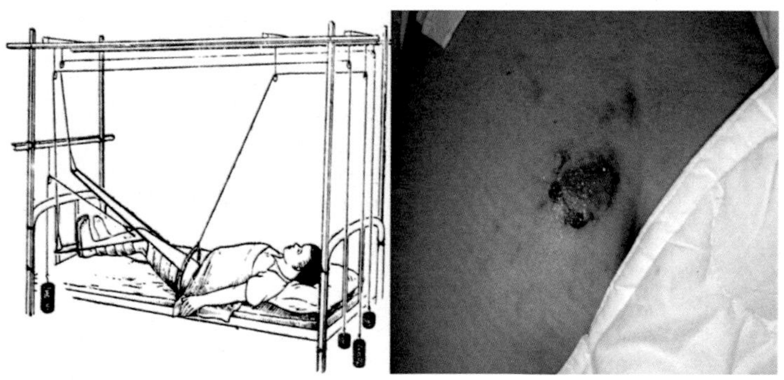

彩图 3-12-3-5

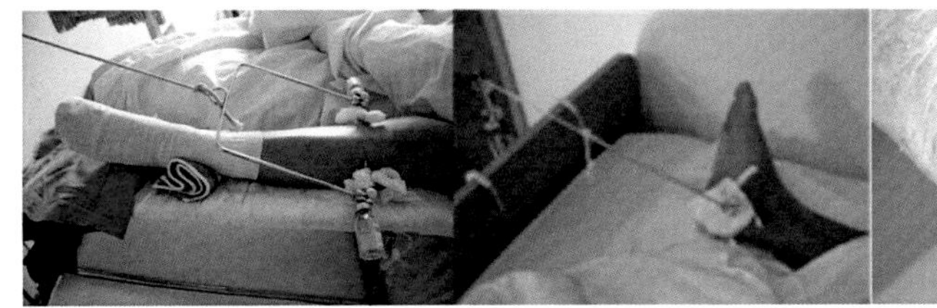
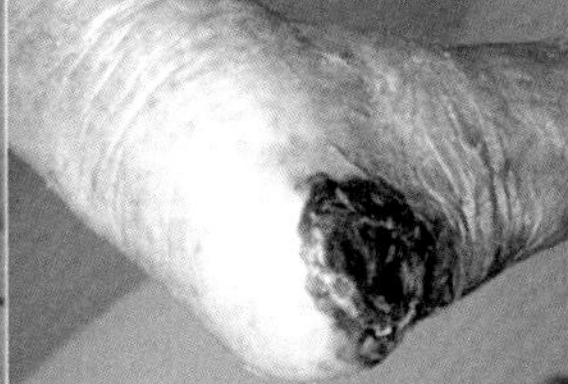

彩图 3-12-3-6

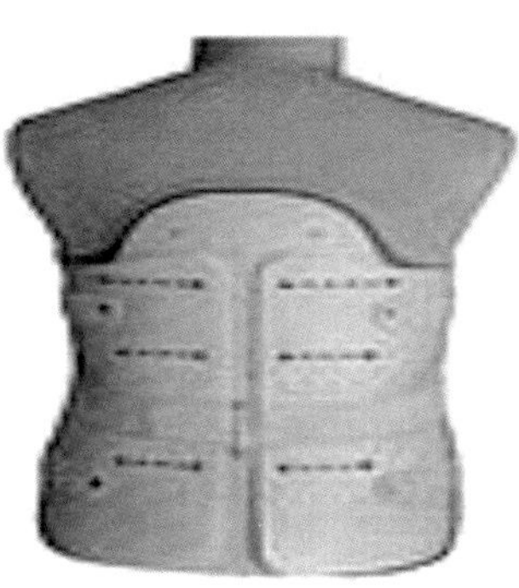
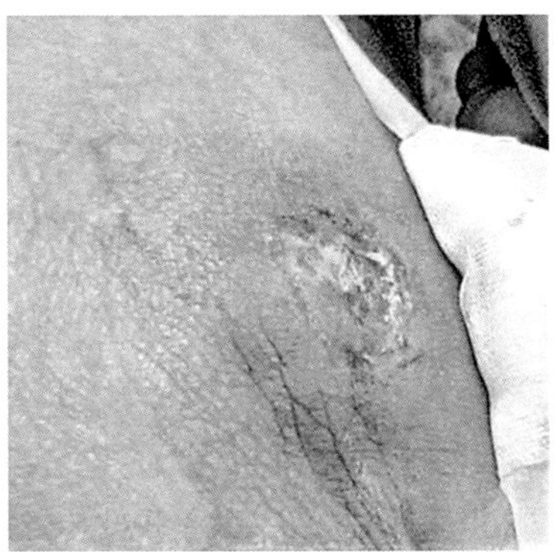

彩图 3-12-3-7

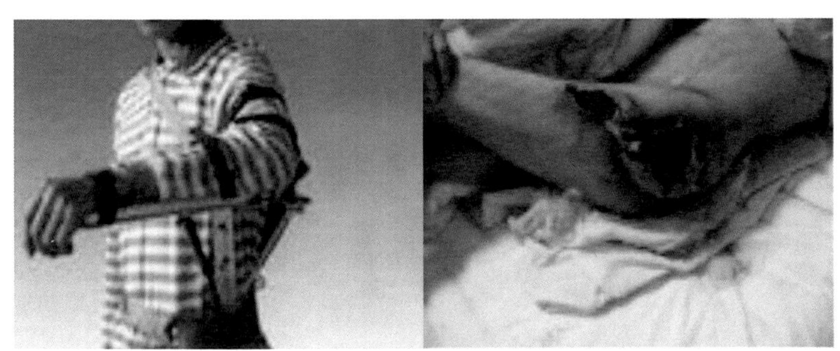

彩图 3-12-3-8

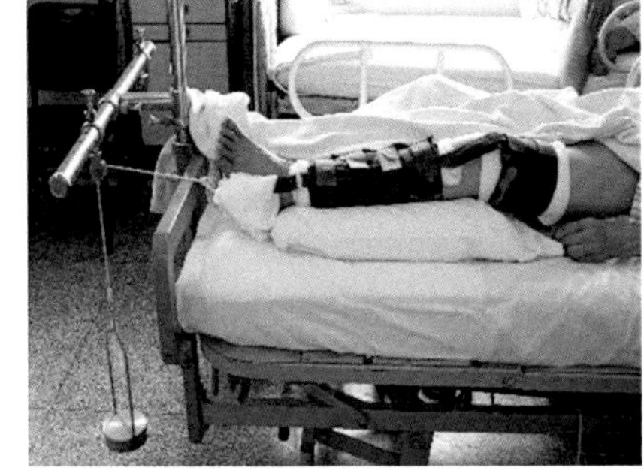

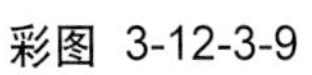

彩图 3-12-3-9

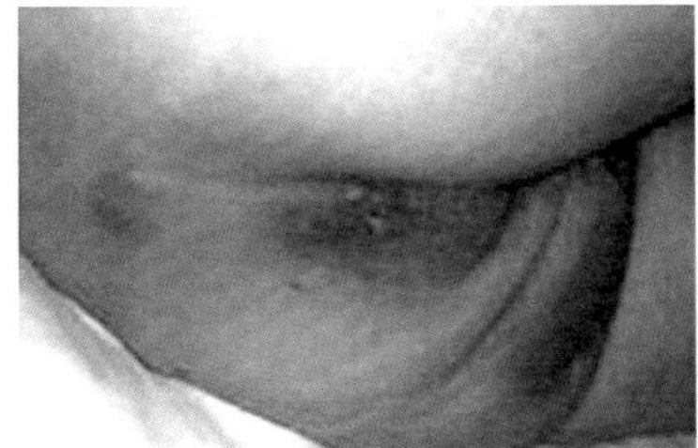

彩图 3-12-5-1

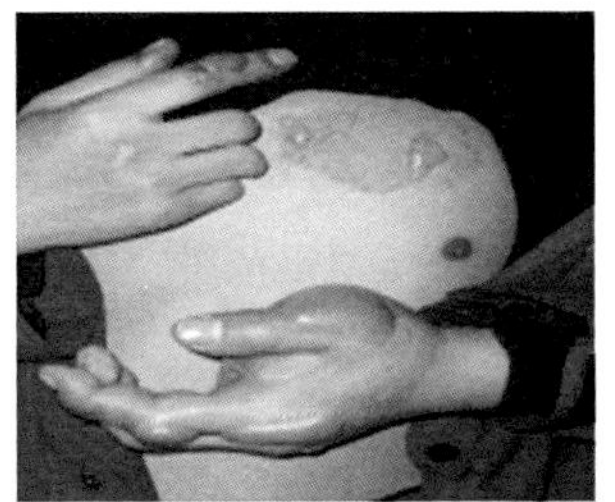

彩图 3-12-5-2

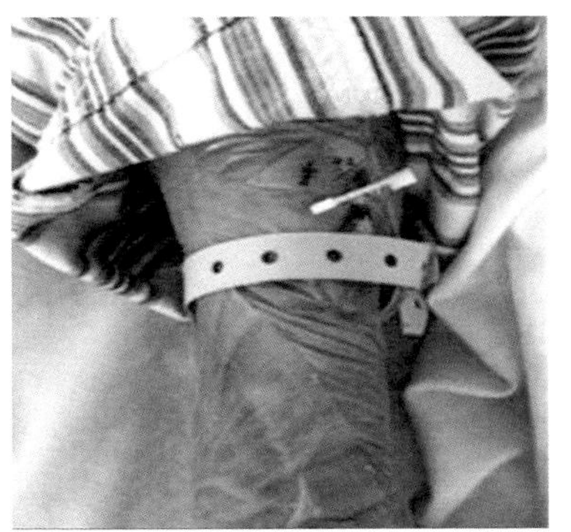

彩图 3-12-6-2

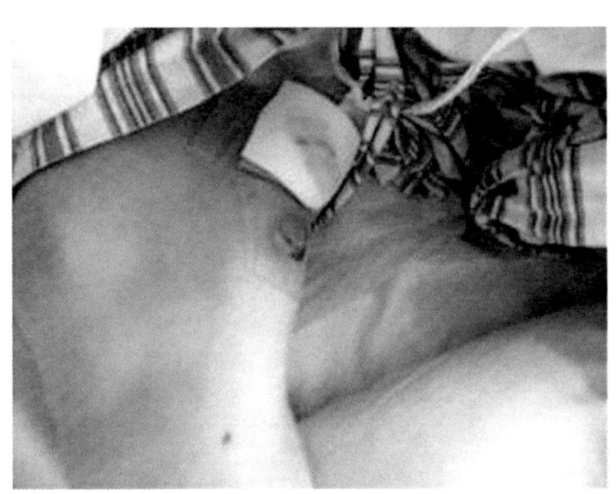

彩图 3-12-6-3

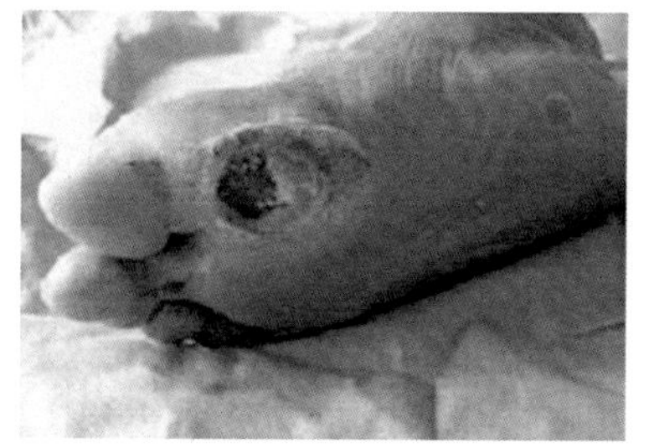
彩图 3-12-6-4

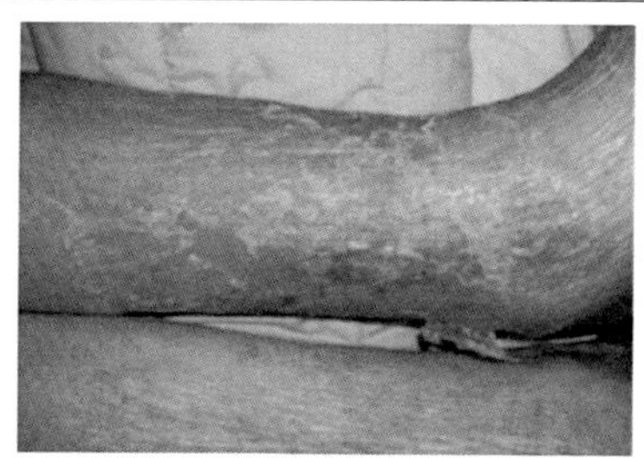
彩图 3-12-6-5

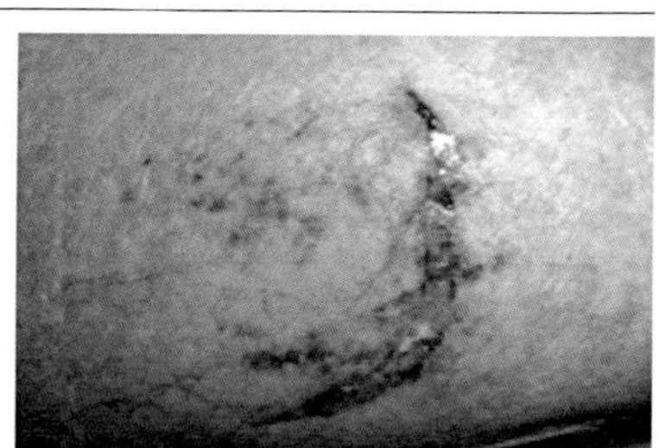
彩图 3-12-6-6

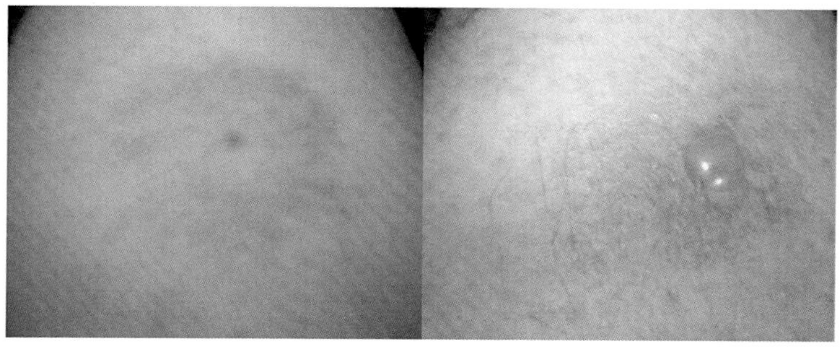
彩图 3-12-6-7

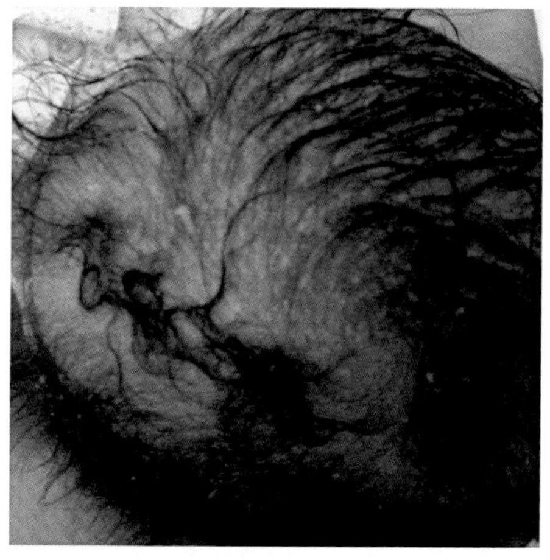
彩图 3-12-7-1

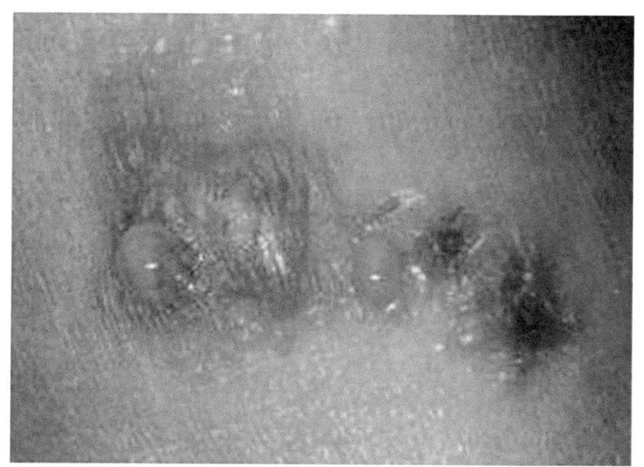
彩图 3-12-7-2

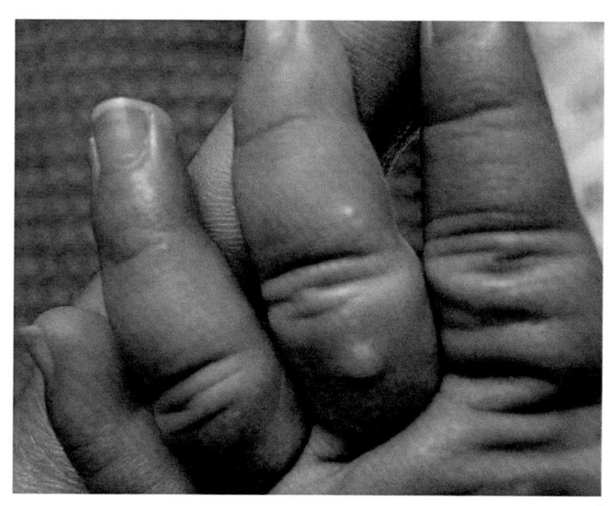
彩图 3-12-7-3

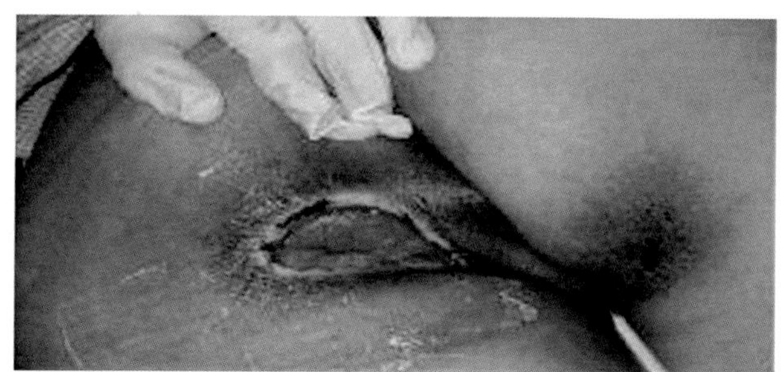
彩图 3-12-8-6

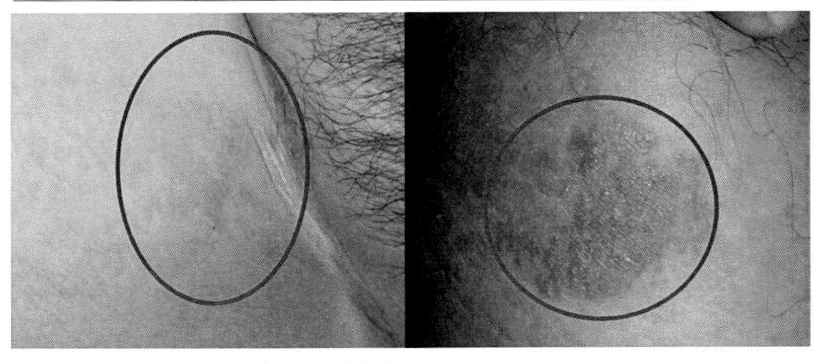

彩图 3-12-8-7

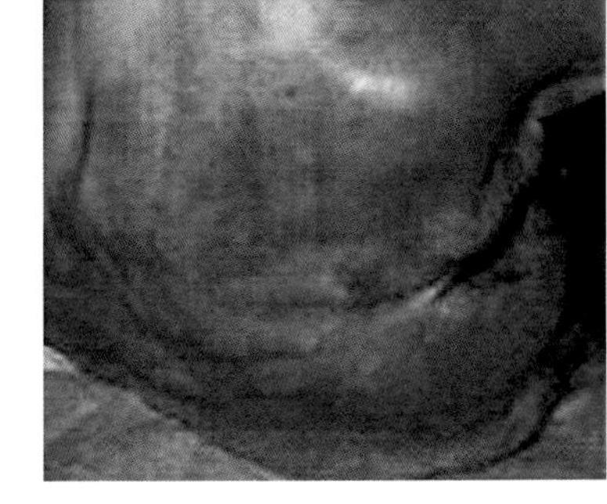

彩图 3-12-8-8

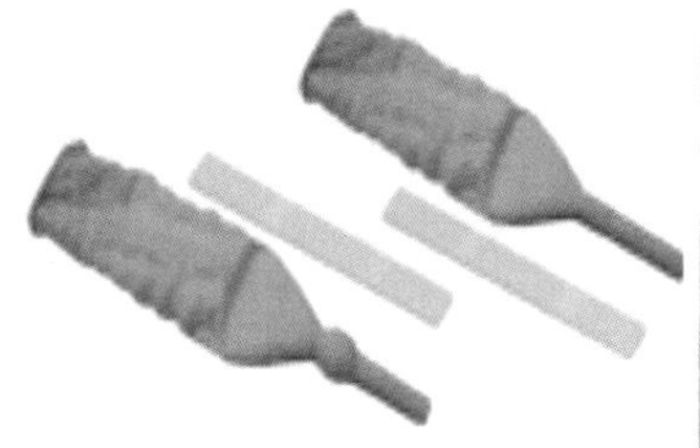

彩图 3-12-8-9

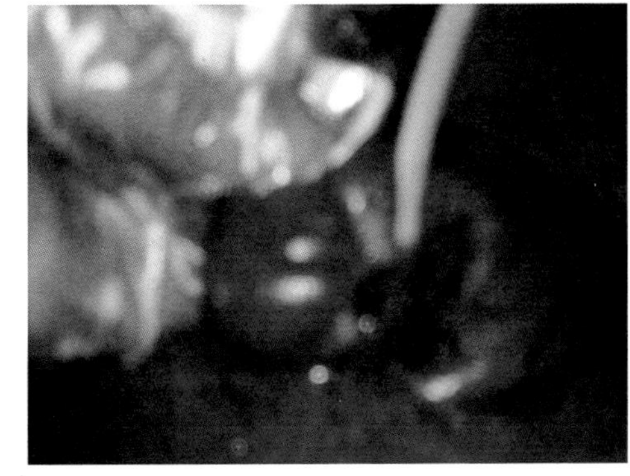

彩图 3-12-8-10

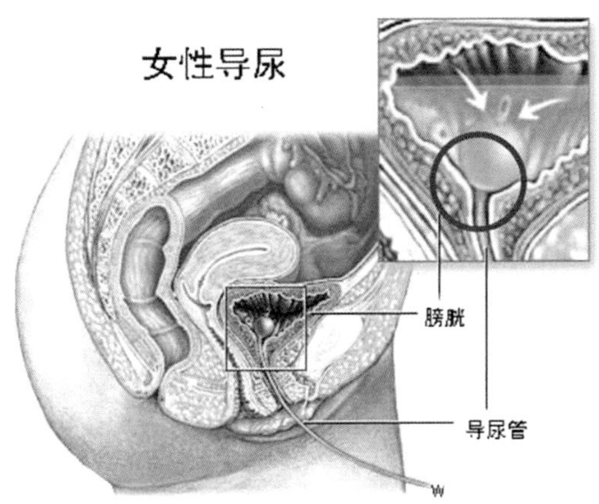

彩图 3-12-8-11

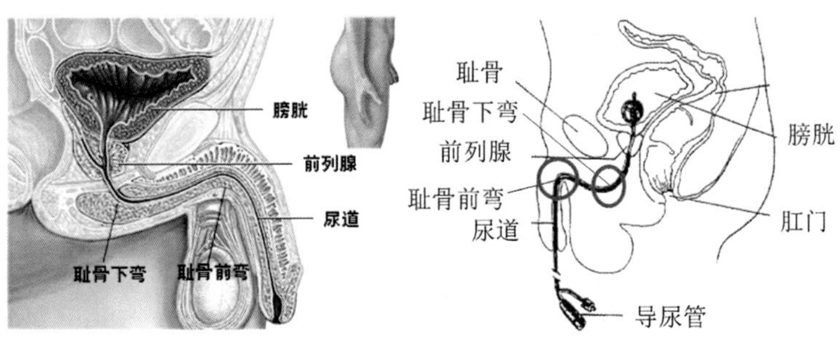

彩图 3-12-8-12

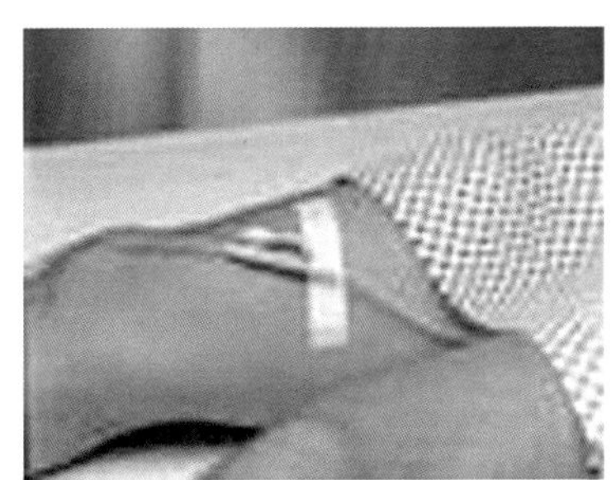

彩图 3-12-8-20

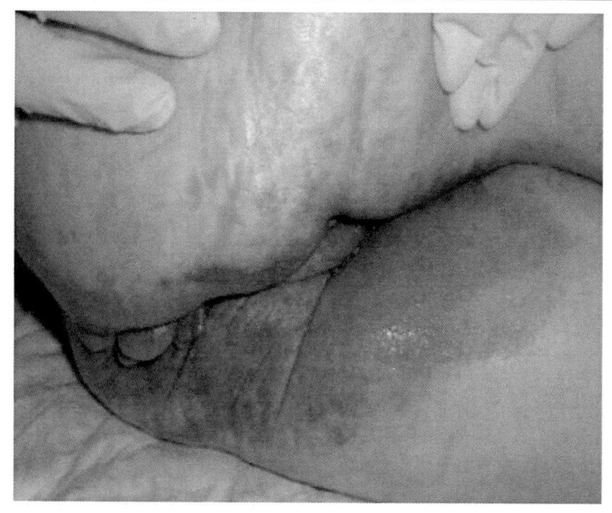

彩图 3-12-9-1

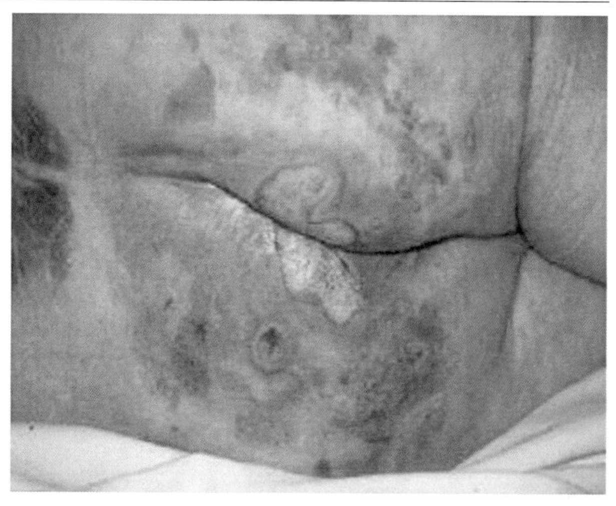

彩图 3-12-9-2

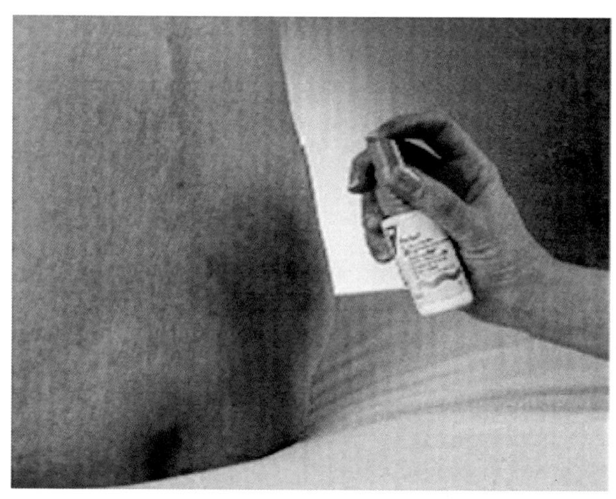

彩图 3-12-9-3

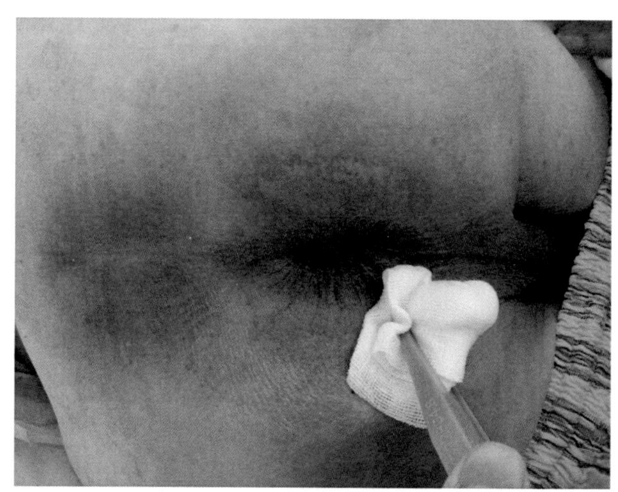

彩图 3-12-9-4

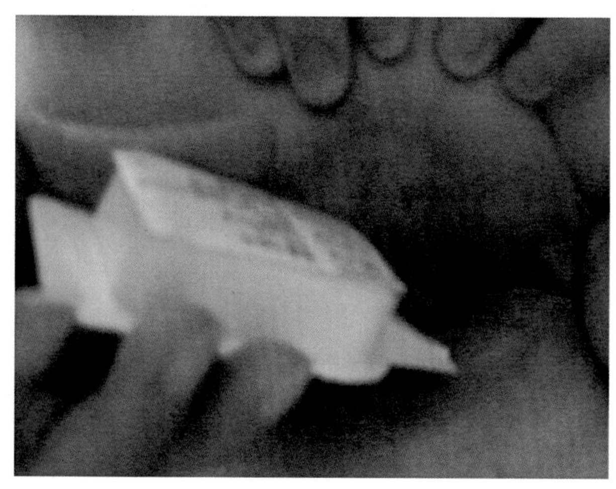

彩图 3-12-9-5

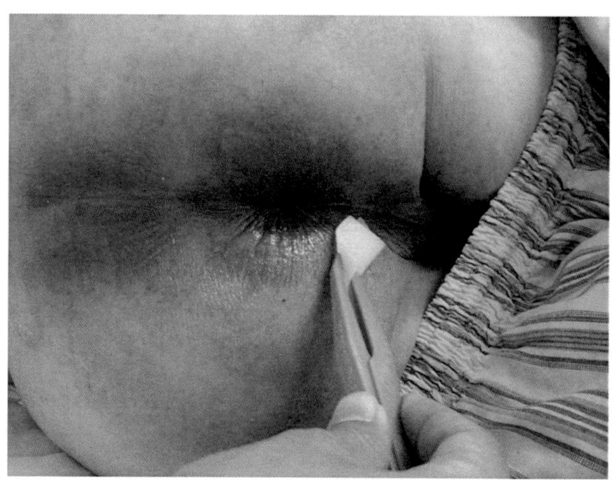

彩图 3-12-9-6

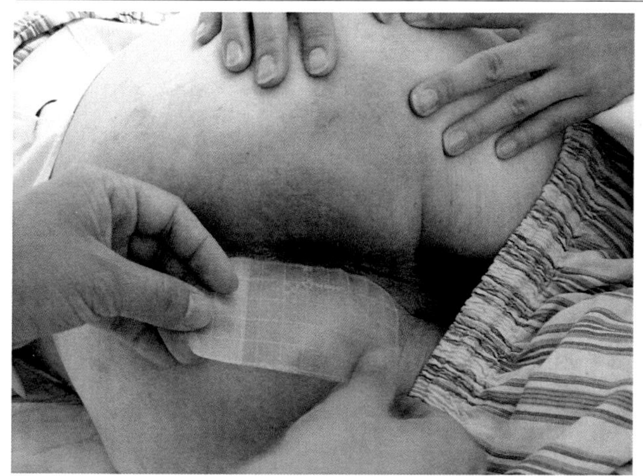

彩图 3-12-9-7

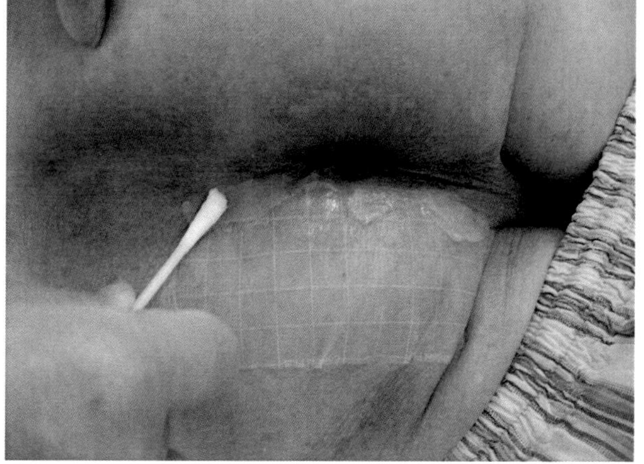

彩图 3-12-9-8

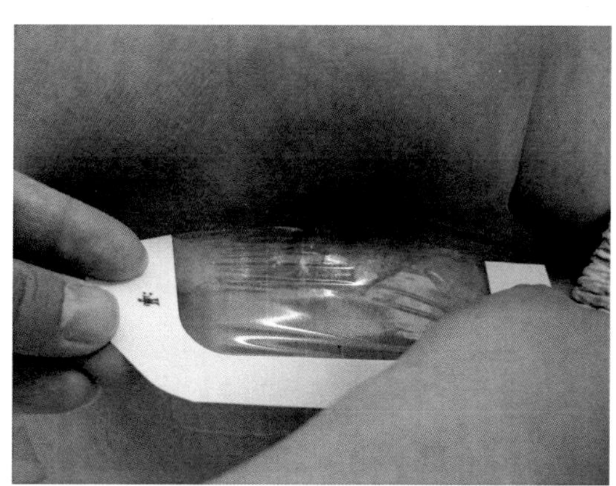

彩图 3-12-9-9

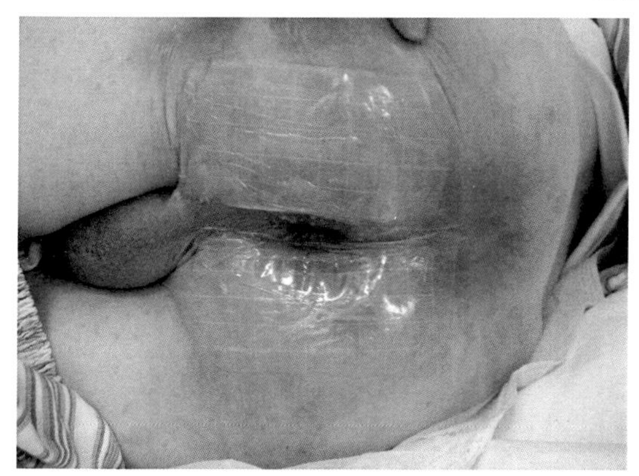

彩图 3-12-9-10

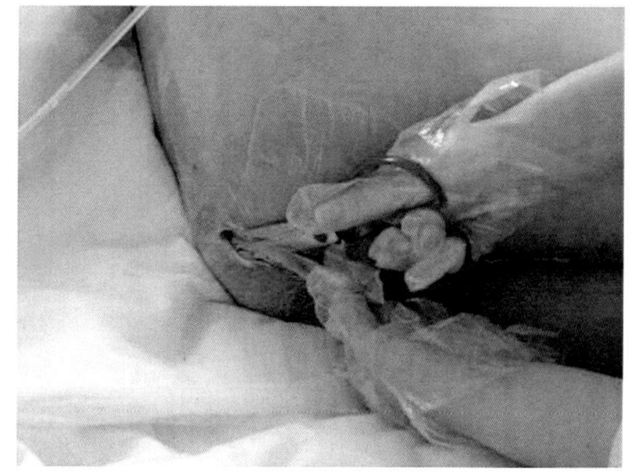

彩图 3-12-9-11

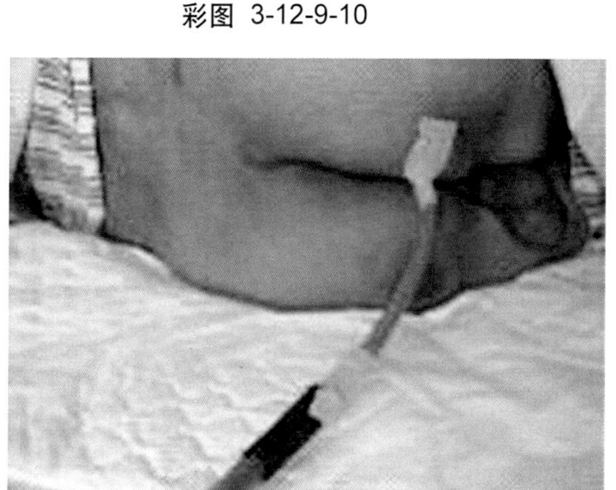

彩图 3-12-9-12

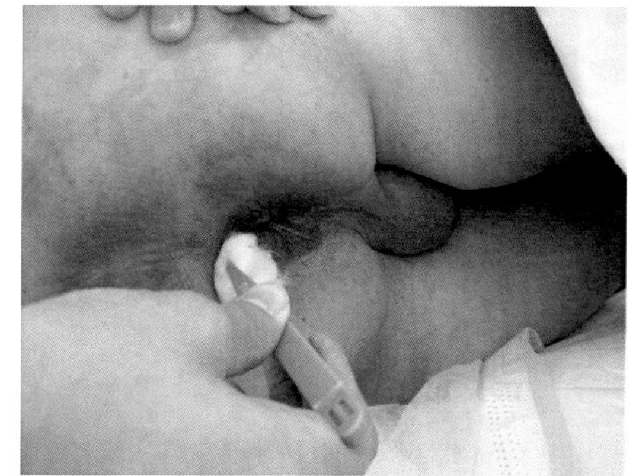

彩图 3-12-9-13

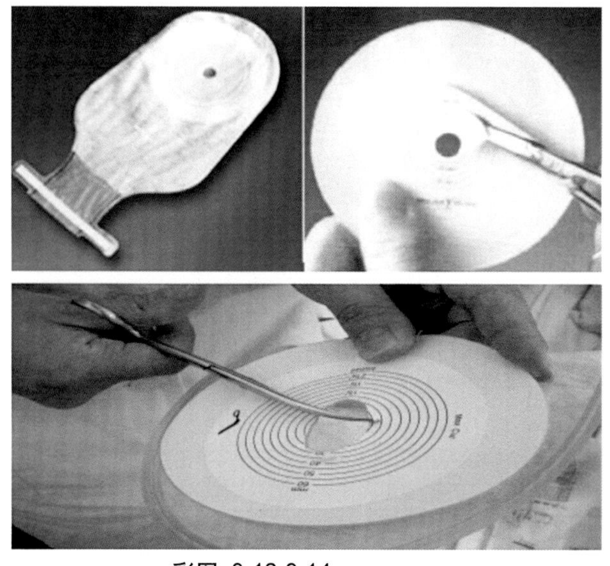

彩图 3-12-9-14

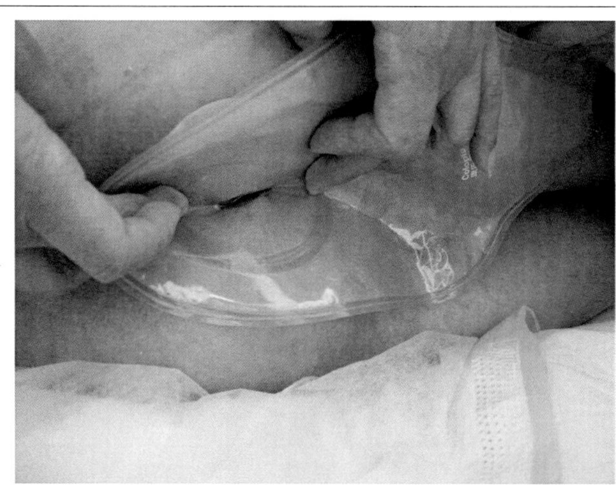

彩图 3-12-9-15

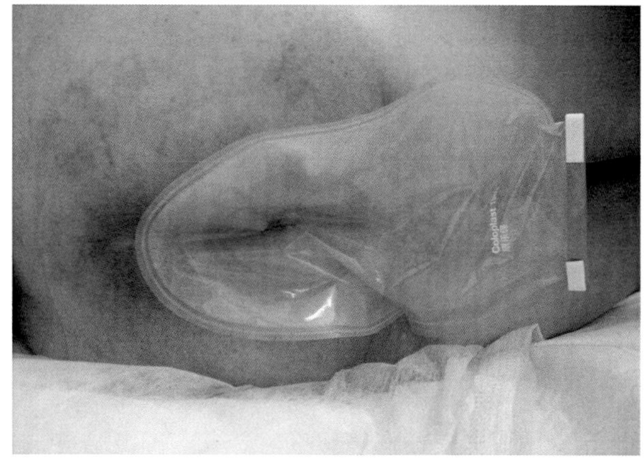

彩图 3-12-9-16

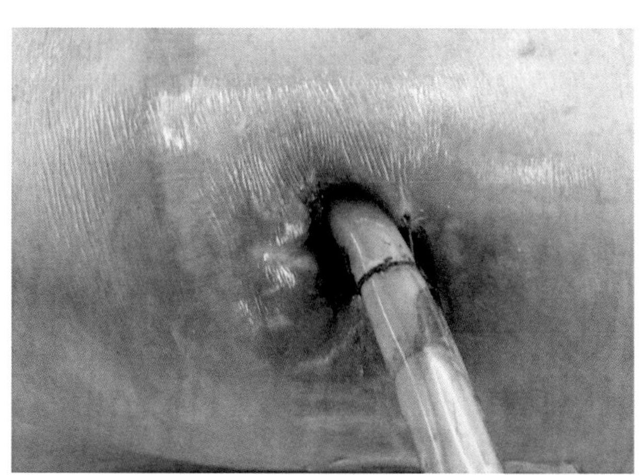

彩图 3-12-10-1

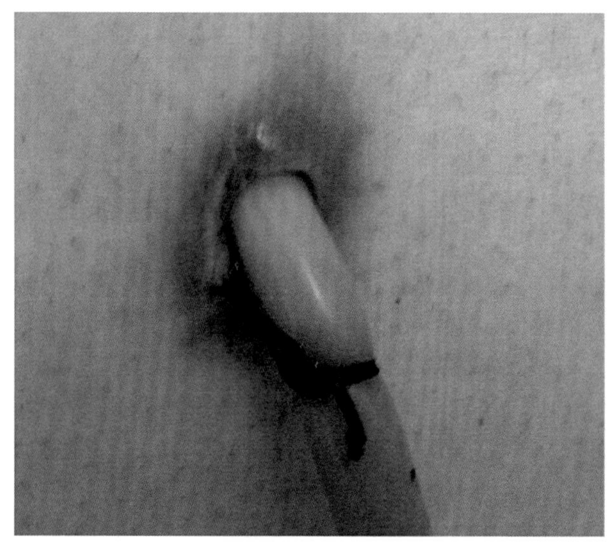

彩图 3-12-10-2

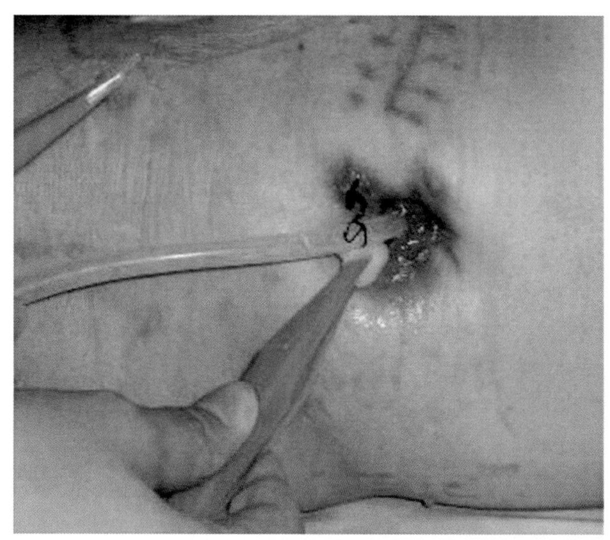

彩图 3-12-10-3

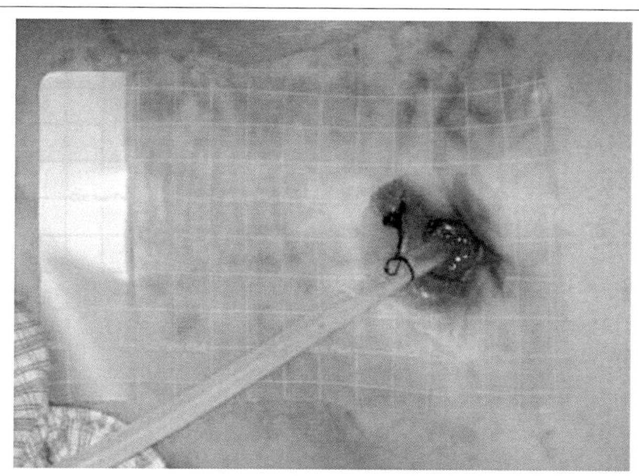

彩图 3-12-10-4

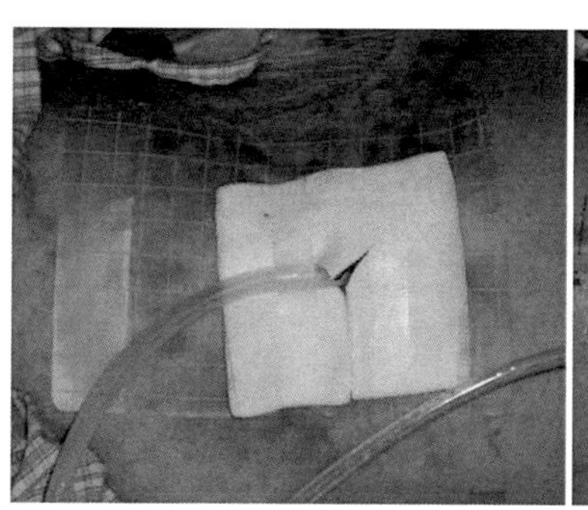
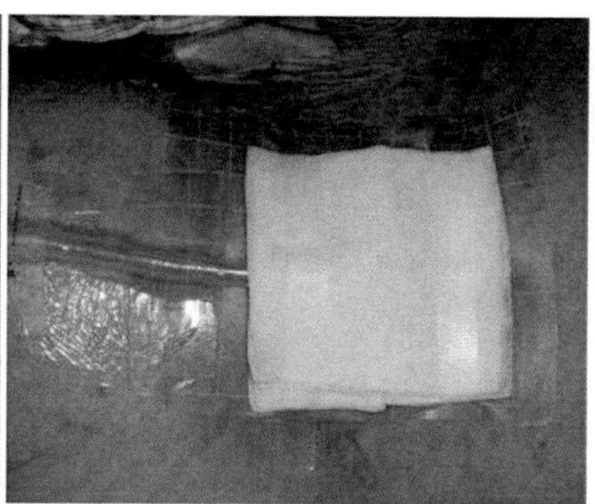

彩图 3-12-10-5

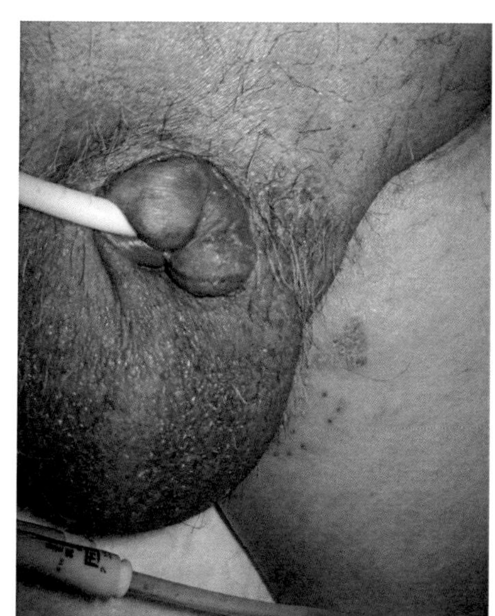

彩图 3-12-11-4

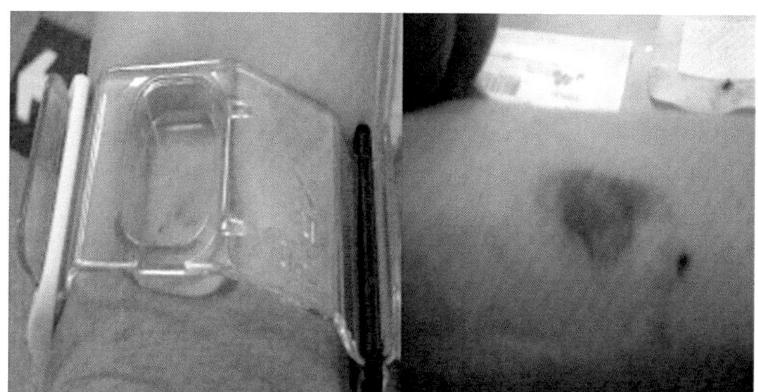

彩图 3-12-11-5

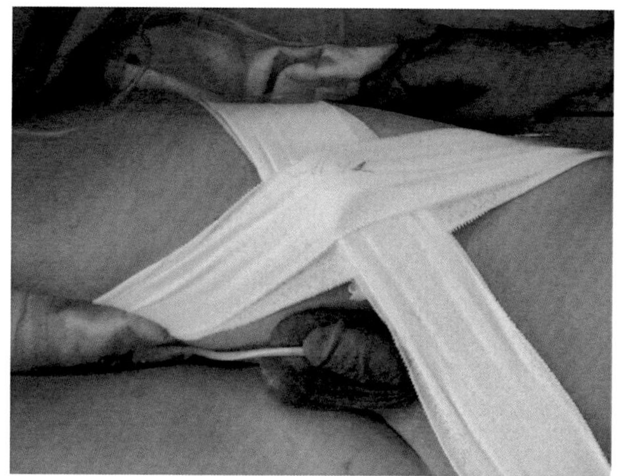

彩图 3-12-11-8

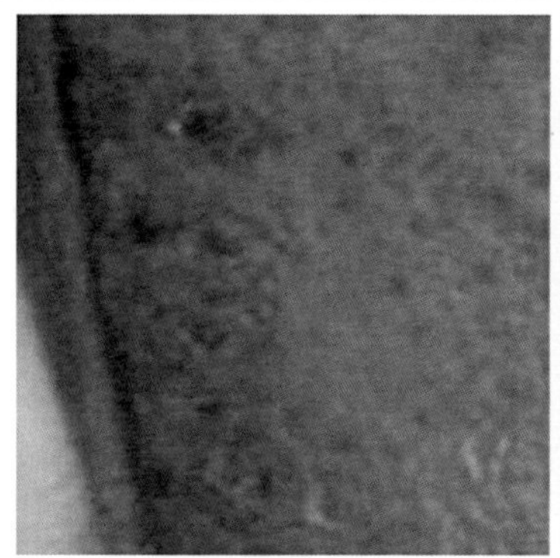

彩图 3-12-12-1

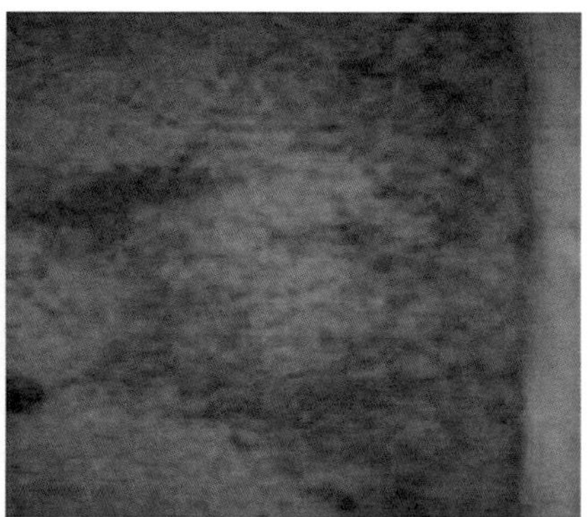

彩图 3-12-12-2

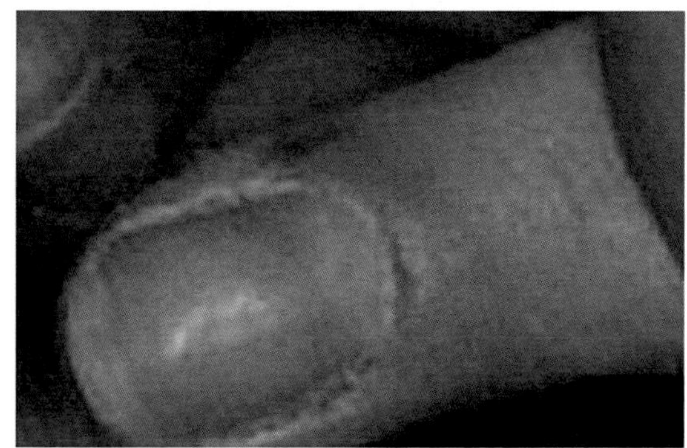

彩图 3-12-12-3

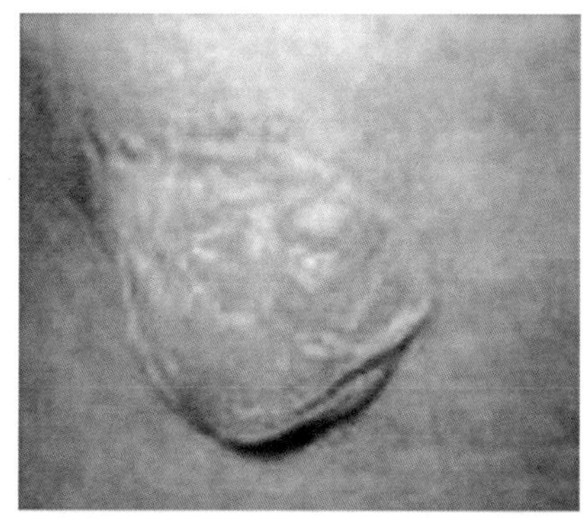

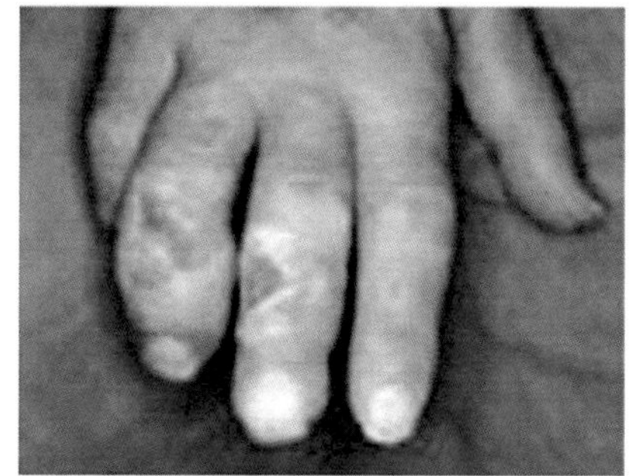

彩图 3-12-12-4

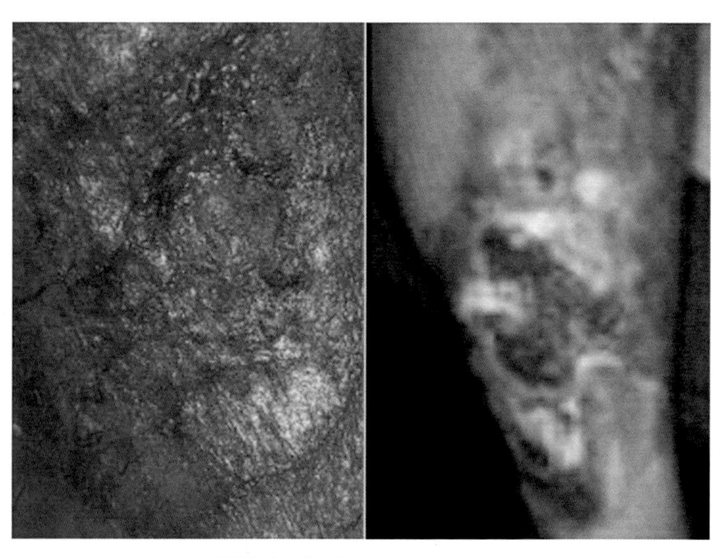

彩图 3-12-12-5

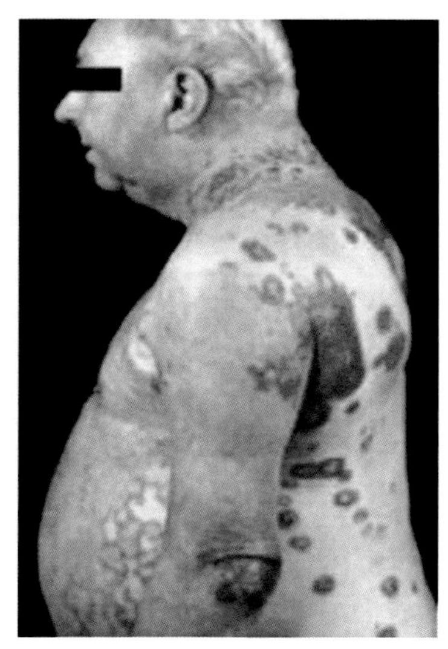

彩图 3-12-12-6

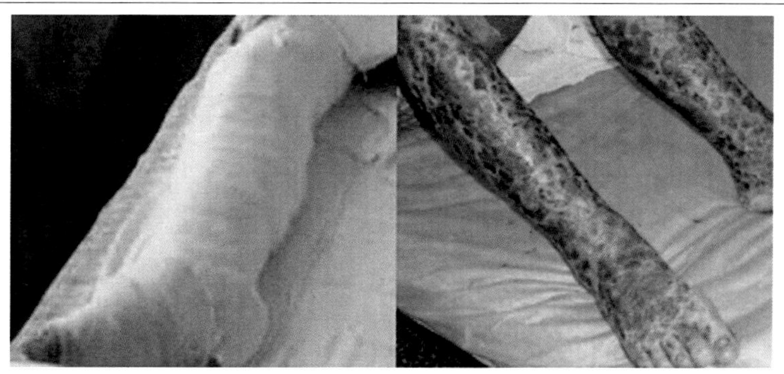

彩图 3-12-13-1

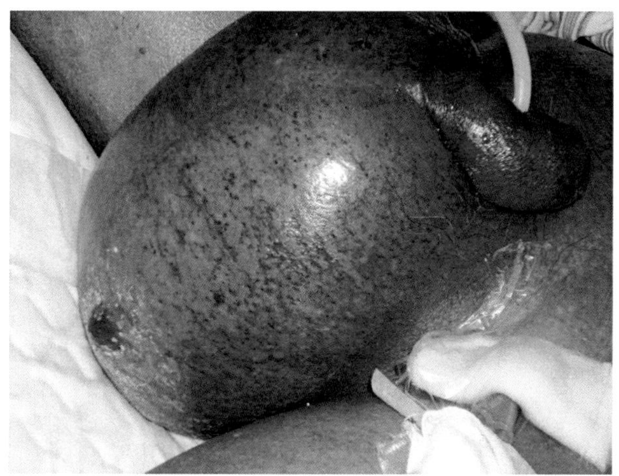

彩图 3-12-13-2

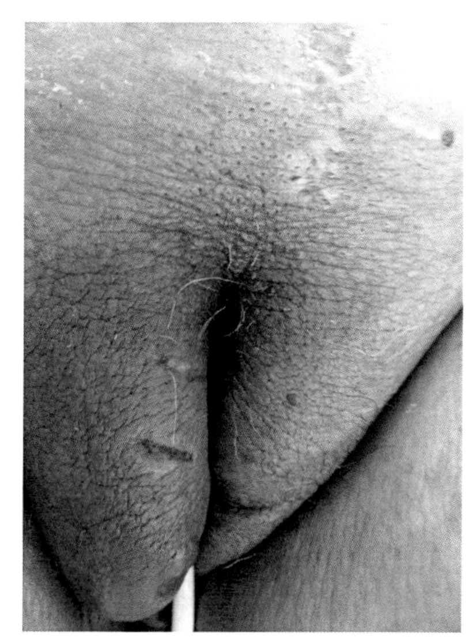

彩图 3-12-13-3

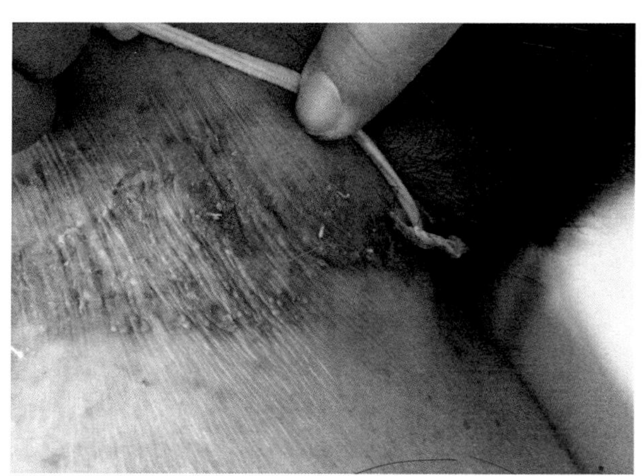

彩图 3-12-13-4

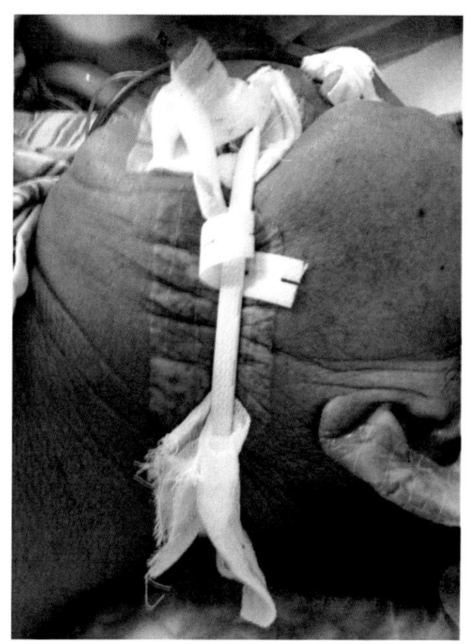

彩图 3-12-13-6

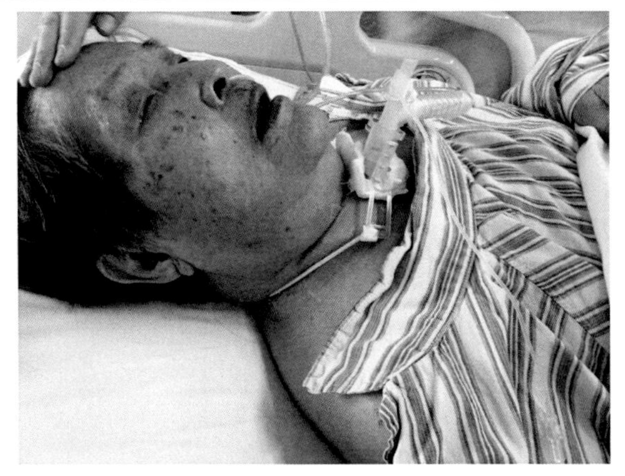

彩图 3-12-13-7

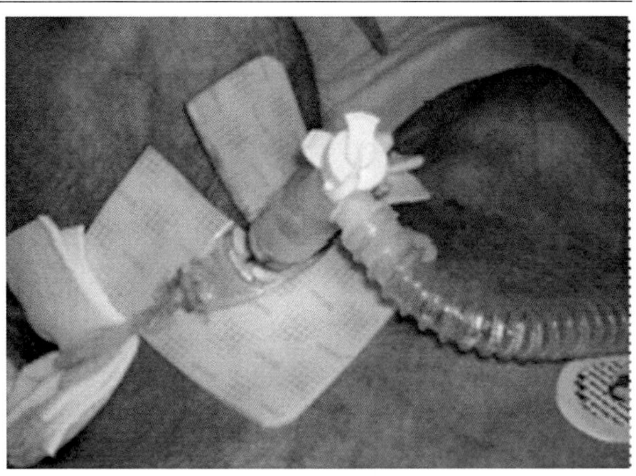

彩图 3-12-13-8

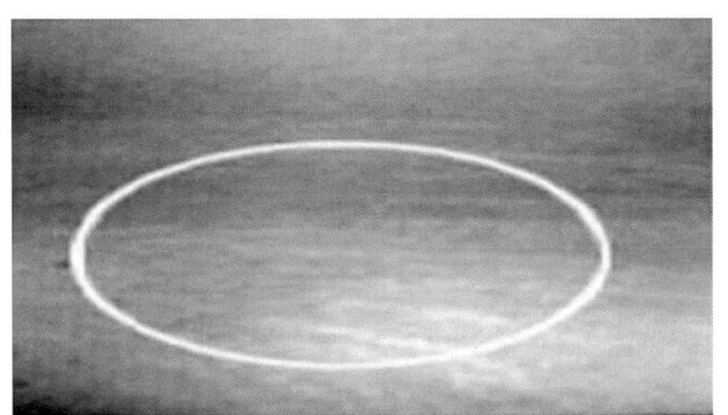

彩图 3-12-14-1

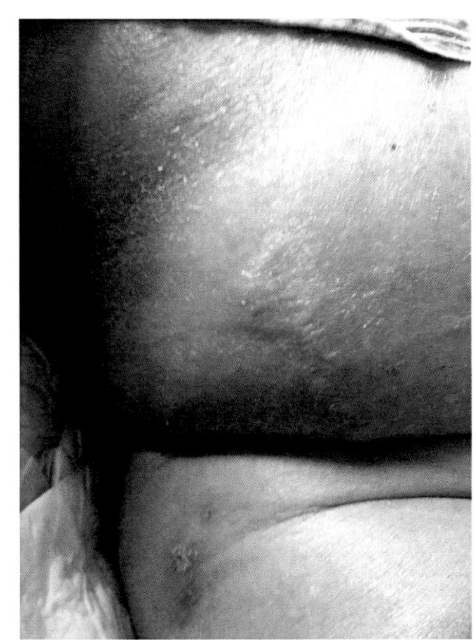

彩图 3-12-14-2

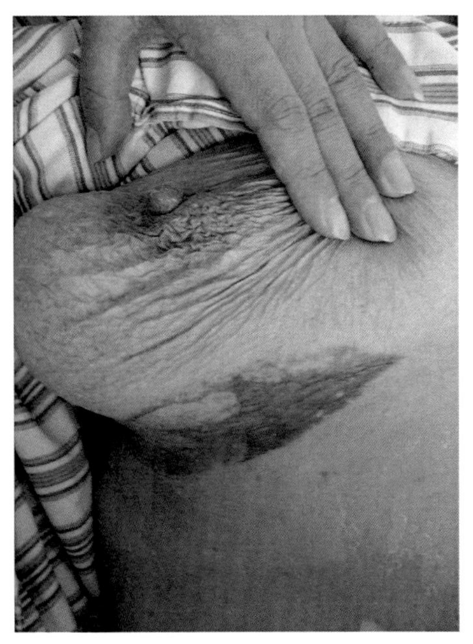

彩图 3-12-14-4

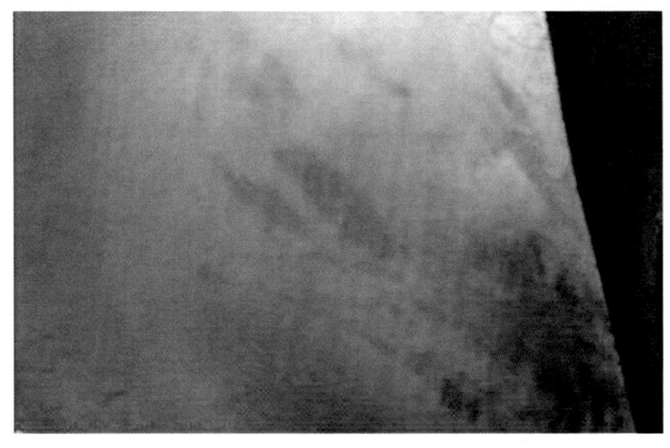

彩图 3-12-14-3

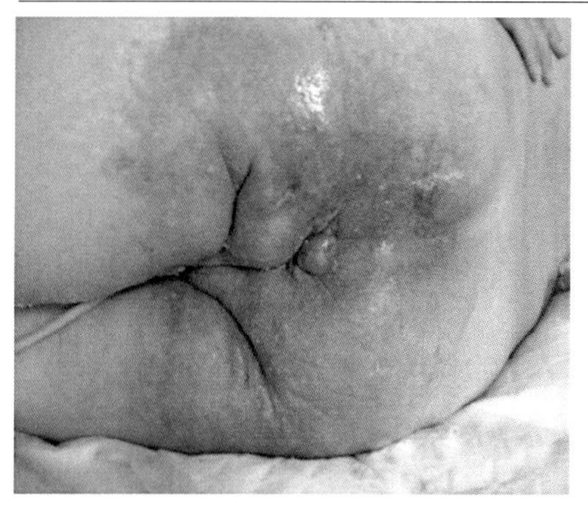

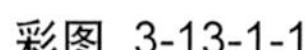

彩图 3-13-1-1

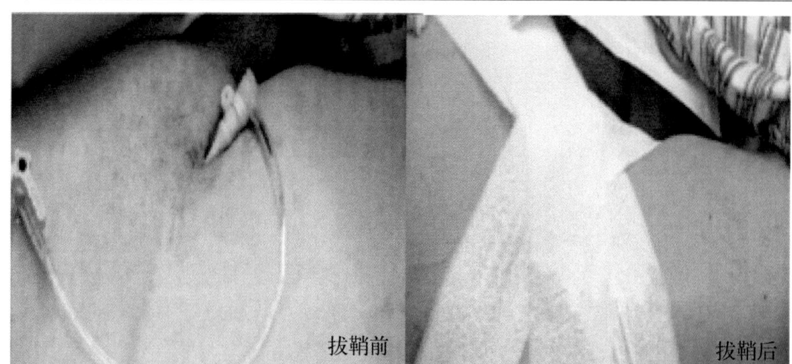

彩图 3-13-1-2

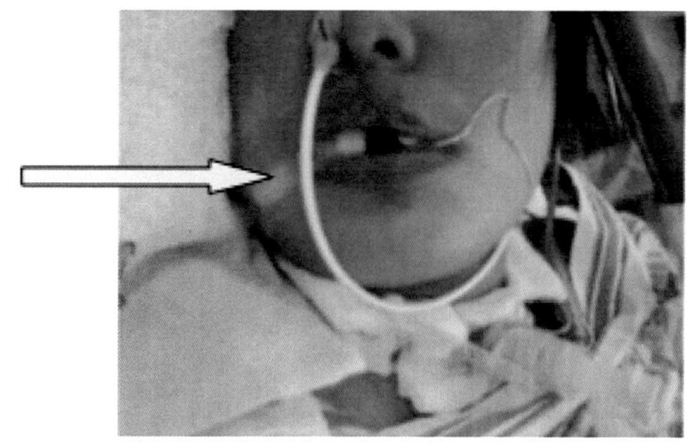

彩图 3-13-2-1

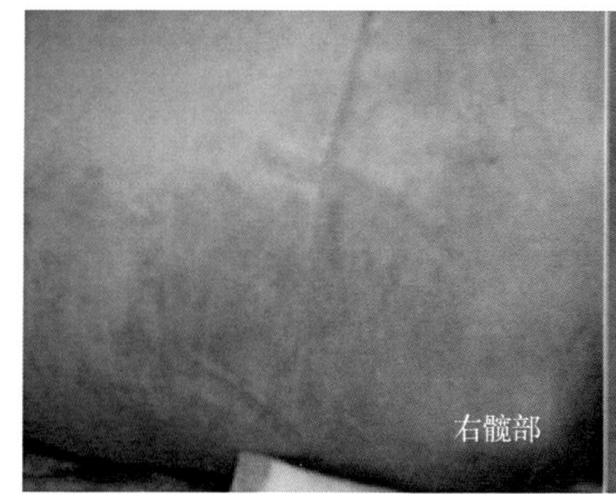

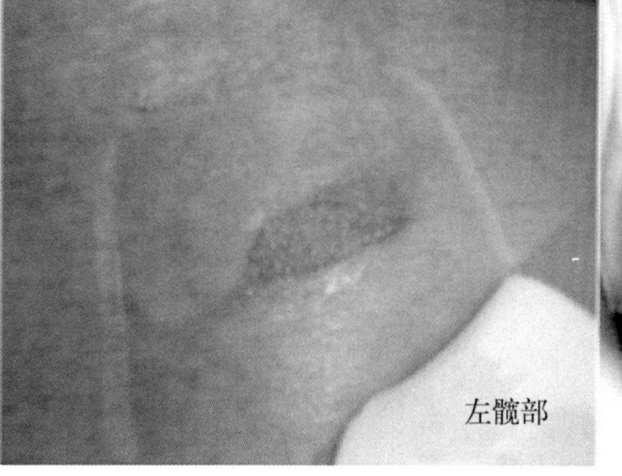

彩图 3-13-2-2

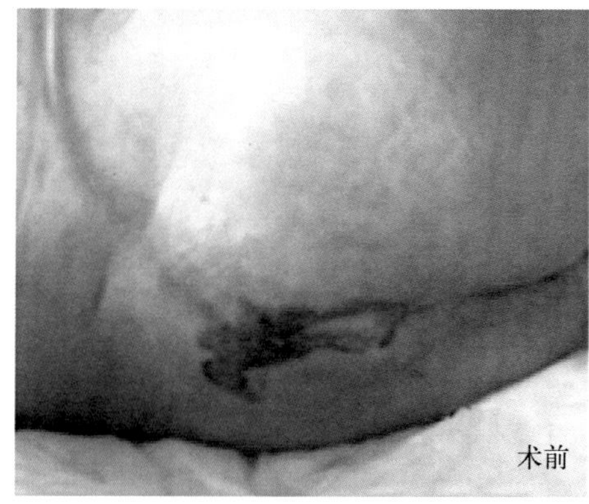

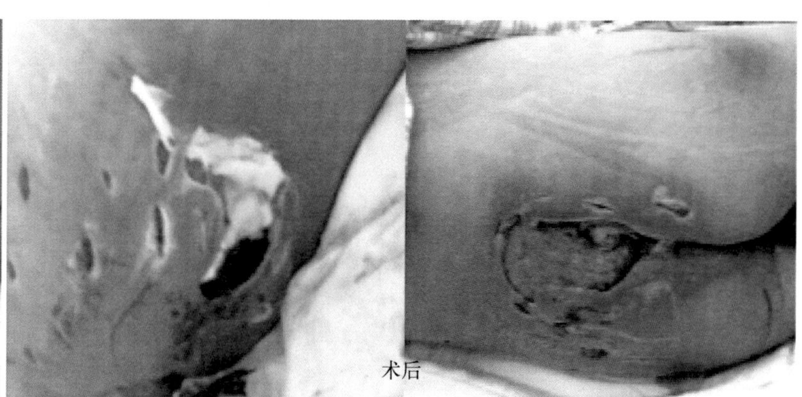

彩图 3-13-3-1

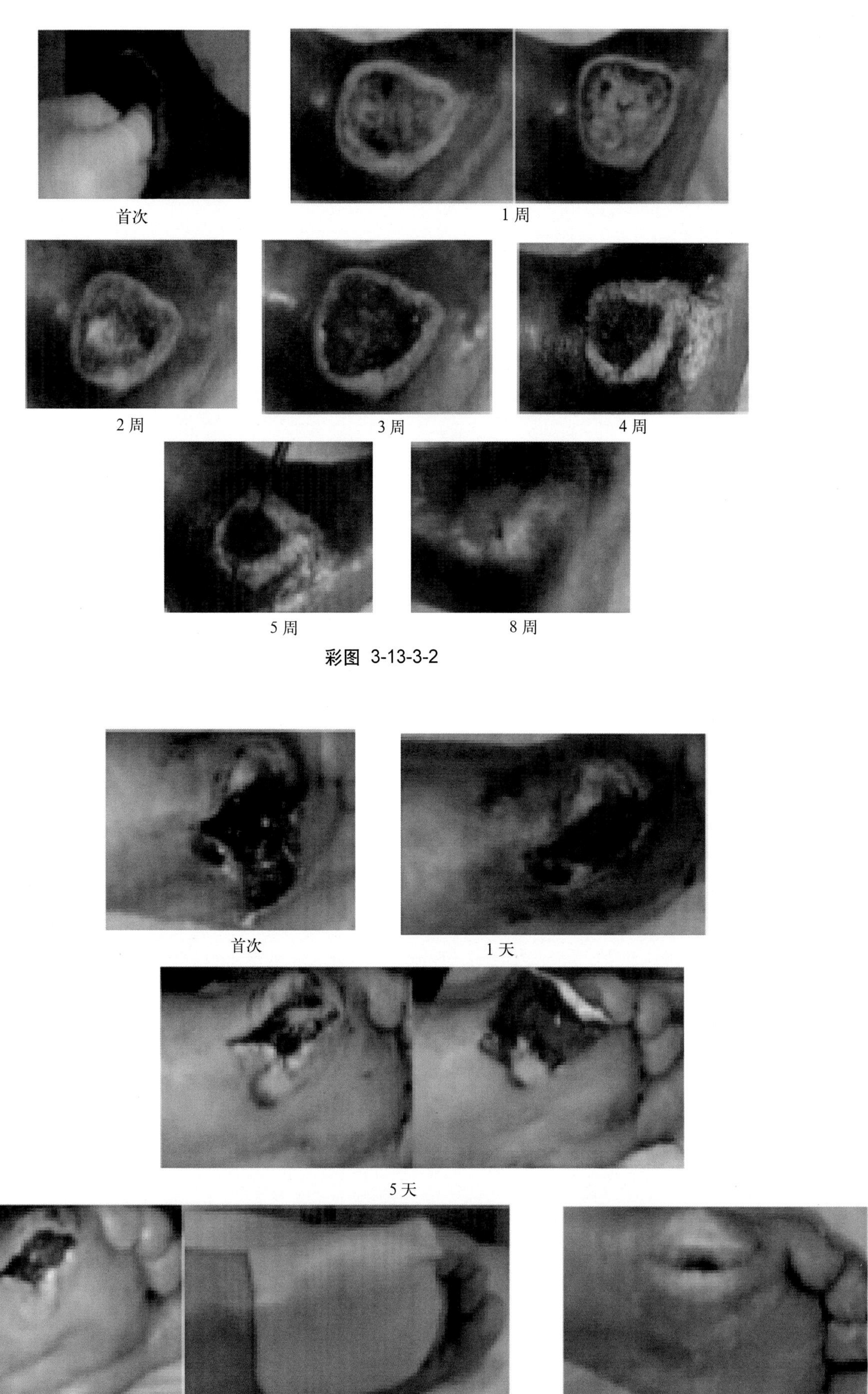

彩图 3-13-3-2

彩图 3-13-3-3

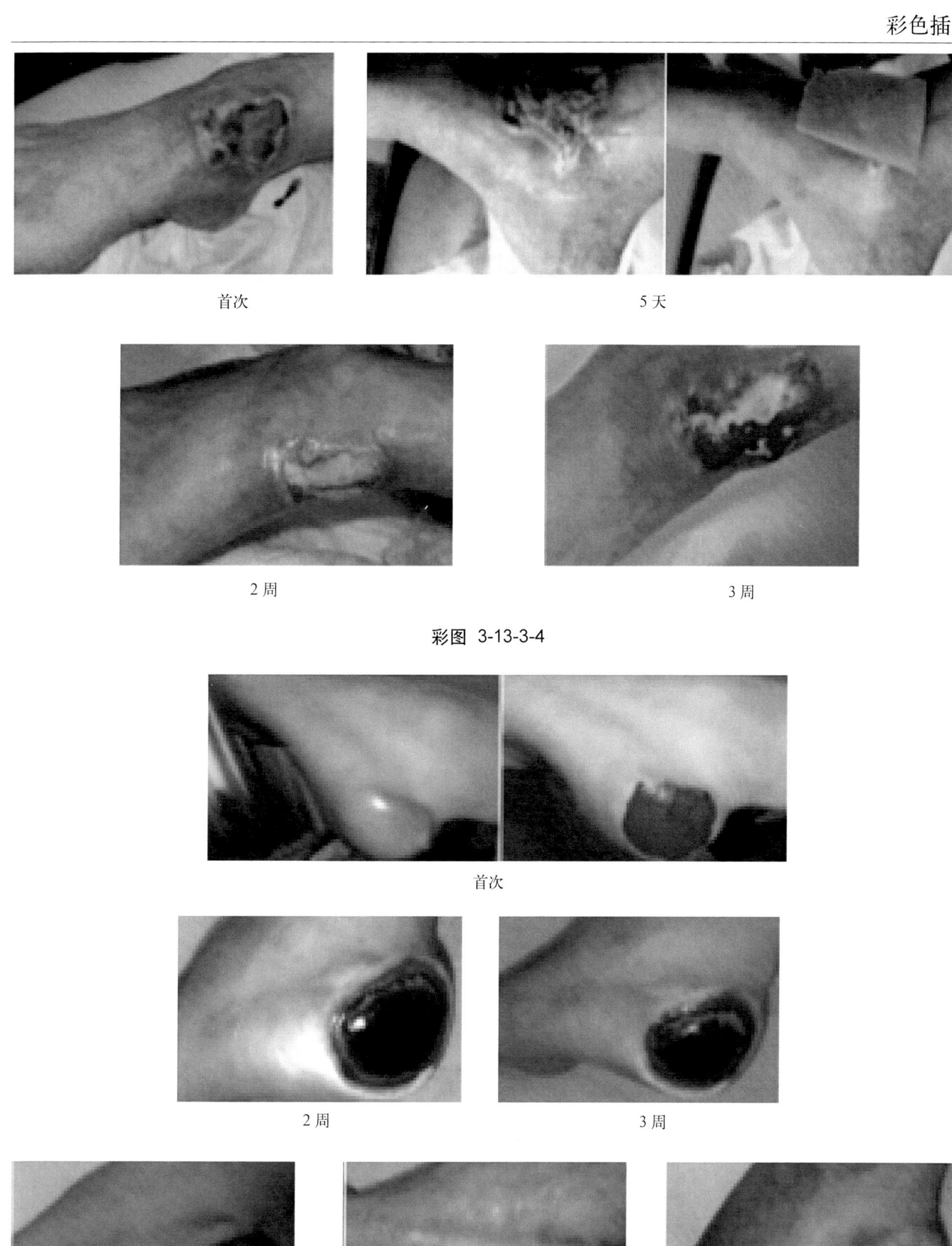

首次　5天

2周　3周

彩图 3-13-3-4

首次

2周　3周

4周　5周　6周

彩图 3-13-3-5

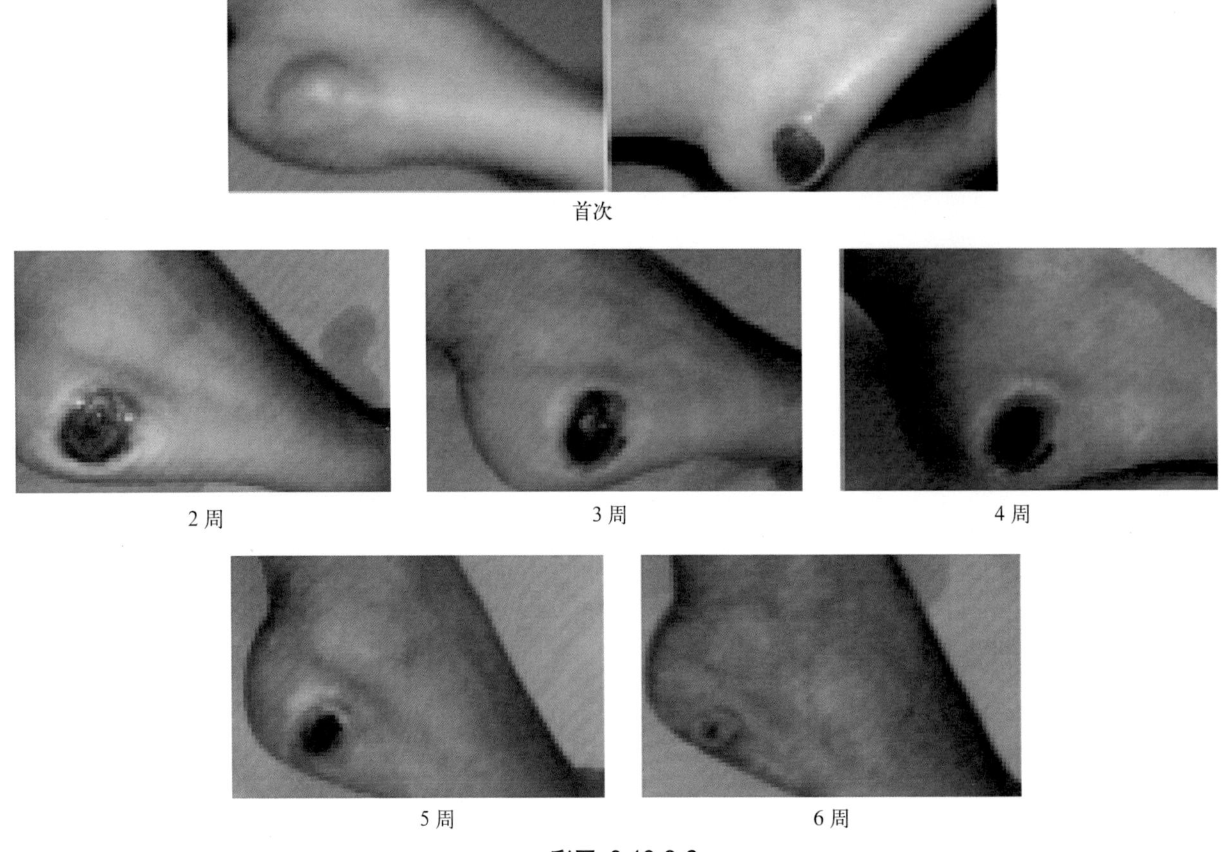

彩图 3-13-3-6

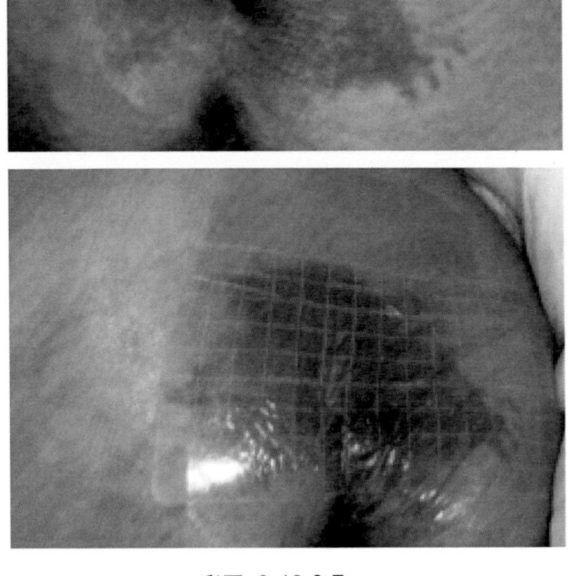

彩图 3-13-3-7